U0233413

精液脱落细胞学与睾丸组织病理学

第 2 版

主 编 曹兴午 徐 晨
李宏军 白文俊

北京大学医学出版社

JINGYETUOLUOXIBAOXUE YU GAOWANZUZHIBINGLIXUE

图书在版编目（CIP）数据

精液脱落细胞学与睾丸组织病理学 / 曹兴午等主编.
—2 版. —北京：北京大学医学出版社，2017.5
　ISBN 978-7-5659-1562-8

　Ⅰ. ①精…　Ⅱ. ①曹…　Ⅲ. ①精液 – 细胞脱离 –
细胞诊断 ②睾丸 – 病理组织学　Ⅳ. ① R321.1 ② R322.6

中国版本图书馆 CIP 数据核字（2017）第 034070 号

精液脱落细胞学与睾丸组织病理学（第2版）

主　　编：曹兴午　徐　晨　李宏军　白文俊
出版发行：北京大学医学出版社
地　　址：（100191）北京市海淀区学院路38号　北京大学医学部院内
电　　话：发行部 010-82802230；图书邮购 010-82802495
网　　址：http://www.pumpress.com.cn
E-m a i l：booksale@bjmu.edu.cn
印　　刷：北京圣彩虹制版印刷技术有限公司
经　　销：新华书店
责任编辑：王智敏　袁帅军　　责任校对：金彤文　　责任印制：李　啸
开　　本：889mm×1194mm　1/16　印张：24.5　字数：775千字
版　　次：2017年5月第2版　2017年5月第1次印刷
书　　号：ISBN 978-7-5659-1562-8
定　　价：225.00元

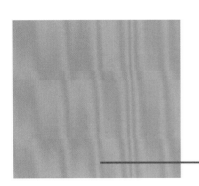

编委名单

王立红　北京天伦医院
王瑞雪　吉林大学白求恩第一医院生殖医学中心
徐　晨　上海交通大学医学院
严　肃　北京协和医院
姚怀国　中日友好医院
袁长巍　北京国卫生殖健康专科医院
张　丹　洛阳协和医院
张红国　吉林大学白求恩第一医院生殖医学中心
张新东　南京中医药大学男科学研究所
赵大春　北京协和医院
赵天德　中日友好医院
周　强　中日友好医院

主编简介

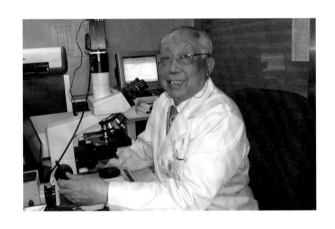

曹兴午，男，1932 年生于北京，主任技师、教授。曾任中日友好医院男科主任技师、顾问，第四届中国性学会荣誉理事，原中国性学会性医学专业委员会秘书长，原中国性学会学术工作部副部长，四川省生殖健康研究中心附属生殖专科医院医学顾问，吉林省生殖医学研究所特聘教授，中国中医药研究促进会中医生殖医学专业学术委员会委员，中国性学会专家委员会委员，《中国性科学》杂志编委、国际中华性健康研究会第三届（2009 年）名誉理事、《中国医学研究与临床杂志》副主编。

曾于 2006 年主编《精液分析与不育症——生精细胞凋亡、胀亡与精子形态学图谱》（汉英对照）、2011 年总主编《男性不育诊疗资料汇编》、2012 年主编《精液脱落细胞学与睾丸组织病理学（第 1 版）》著作。主编或参编著作 20 余部，发表学术论文近百篇，科普文章 500 余篇，曾多次荣获优秀论文奖励。

自 1949 年始，分别在北京协和医院、中日友好医院学习和工作，退休后继续发挥余热，自家购置显微镜，建立家庭独立实验室。经过 60 余年的临床医疗、教学、科研工作，曹兴午教授锤炼了扎实的显微镜下细胞形态学基本功，积累了极其丰富的实验室检测与临床治疗经验，提出应当重视"精子形态学"与"生精细胞学"分析在男性不育检查和治疗中的重要作用，开展男性学实验室检测与研究工作。他穷尽毕生之力创建的"精液脱落细胞学"分析（含"精子形态学"分析和"生精细胞学"分析两部分），颠覆了男性不育的诊断模式，使我国男性不育检查，由传统的精液分析跨越到了细胞分析的新阶段；使我国男性不育的治疗，由排除式的"经验疗法"跨越到了"互证诊疗"的新阶段。

曹兴午教授还致力于基层医院和民营医院男科学的建设和发展，组建自主经营的"生殖门诊"和实验室，开展多项男科学实验室与临床的研究，将实验室检验与临床诊疗相结合，取得了非常显著的效果。

曹兴午教授积极开展网络会诊新举措，十几位专家通过网络对 20 余病例进行会诊讨论，集思广益，进一步提高诊疗水平。他建立"曹兴午细胞学"微信公众号，将临床与实验室的诊断学病例总结成文，目前已经刊载关于寄生虫与男科学的实验室与临床专业文章 200 余期，共约 60 万字，几百幅图片。

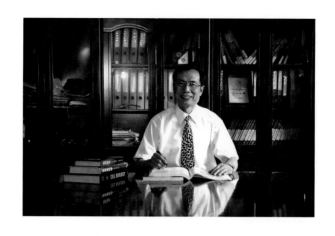

徐晨，男，1955 年出生于南京市。上海交通大学医学院二级教授，博士生导师。现任上海市科委生殖医学重点实验室主任、上海市生殖医学研究与培训中心副主任、上海市解剖学会副理事长、中国生殖生物学会理事、中国解剖学会医学发育生物学分会理事、中国优生科学协会理事、上海市计划生育与生殖健康学会理事、上海市生殖免疫学会理事；Asian J Androl、Reprod Contracept 等 9 本学术期刊的编委；亚洲男科协会（AAA）常委，国际男科学会（ISA）会员，美国生殖医学研究会（SSR）会员，美国男科学会（ASA）会员。

1984 年，毕业于安徽医科大学，1989 年在南京医科大学获得医学硕士学位，1993 年在上海第二医科大学获得医学博士学位，1995 年 10 月至 1997 年 10 月，在法国国家健康与医学科学研究院（INSERM）免疫病理研究所做博士后研究。

研究方向：精子发生的分子调节机制研究，生殖道感染与男性不育与节育的关系及其分子机制的研究，人类生殖系统微生物组学与健康和疾病关系的研究。

在 PNAS、Scientific Reports、Am J Pathol、JBC、Oncotarget、J Proteome Res、Infect Immun、Reproduction、Fertil Steril 等期刊发表学术论文 60 余篇，担任专著与教科书主编 8 部、副主编 6 部。入选上海市曙光学者、"国家百千万人才工程"，获得明治生命科学奖，享受国务院政府特殊津贴。

先后主持国家自然科学基金 9 项、国家计划生育委员会科研基金 1 项、上海市教委曙光计划 1 项、上海市科委基础研究重点项目 2 项、上海市人口与计划生育委员会科研项目 3 项，国家科技部 973 项目子课题 1 项。以第一完成人获得全国人口和计划生育委员会科技成果二等奖、上海市科技进步二等奖（2 项）、卫生部科技进步三等奖（2 项）、国家计划生育委员会科技进步三等奖、中华医学科学技术三等奖。获得国家发明专利授权 2 项。

主编的教育部规划教材《组织学与胚胎学》以及法文教材《Histologie et Embryologie（组织学与胚胎学）》获得上海市优秀教材一等奖和上海交通大学优秀教材特等奖。2014 年，上海交通大学医学院组织学与胚胎学获得教育部国家级精品资源共享课程，徐晨教授任首席教师。已经培养毕业博士后 1 名、博士 19 名、硕士 5 名。获得 2005 年宝钢全国优秀教师奖，2011 年上海市高等学校教学名师奖。

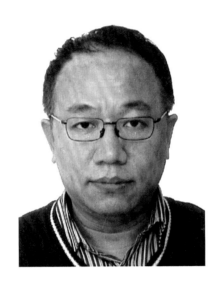

李宏军，男，北京协和医院主任医师、教授，博士生导师。《中华男科学杂志》副主编，北京协和医院生殖医学伦理委员会委员，综合医院精神卫生联盟工作委员会委员，中华医学会男科学分会常委，北京医师协会男科专家委员会主任委员，北京医学会身心医学分会委员，国家食品药品监督管理总局药品审评中心专家。从事男科学临床工作28年，诊治数万名男科疾病患者，在健康性咨询及心理咨询、男科疑难杂症等方面有独到的见解。承担各级研究课题并获奖多项。以第一作者发表学术论文100余篇，主编及主译学术专著十余部，主编科普著作三十余部，发表科普文章数百篇。

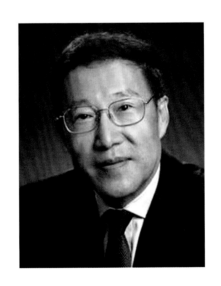

白文俊，男，回族，医学博士。北京大学人民医院泌尿外科教授、主任医师、博士生导师。中国性学会性医学专业委员会副主任委员，中华医学会泌尿外科分会男科学组副组长，中华医学会男科学分会《阴茎勃起功能障碍诊断与治疗指南（2013版）》主编，中华医学会泌尿外科学分会《前列腺炎诊断治疗指南（2007—2011版）》副主编，《中华男科学杂志》和《中国男科学杂志》编委，《中华医学杂志（英文版）》特约审稿人，中华医学会医疗事故技术鉴定专家库专家，国家自然科学基金委员会医学科学部评议专家及二审专家。主要从事泌尿外科及男科的临床、教学和科研工作，尤其对前列腺疾病、男性性功能障碍、男性不育症及青春期发育异常的诊断和治疗有较深的造诣。

序　一

曹兴午老师是著名的形态学诊断专家，也是我的恩师。他是看着我逐步成长起来的。近50年来，他不时地给我亲切的教诲、热情的支持与鼓励，在我的进步与发展过程中给予了不少的帮助，可谓"良师益友"。这次他主编的《精液脱落细胞学与睾丸组织病理学》一书再版，约我为之作"序"，既是我的荣幸，也是我们多年师生情谊的体现。

曹老师在检验医学的道路上奋斗了67年，已经是85岁的耄耋老人。他对检验事业的热爱和钻研精神始终不渝，毕生致力于检验学与病理学的研究与发展，注重将实验室检测结果与临床密切联系，取得了可喜的成果。曹老师于1949年进入北京协和医学院寄生虫学系学习与工作，经过严格的训练与培养，多年在医学、教学、科研中的实践，以及系统地搜集和阅读的大量科研资料，他锤炼了扎实的显微镜下细胞形态学观察与鉴定基本功，特别是对寄生虫的检查与鉴定有较深的造诣。1983年奉调中日友好医院，曹老师当时深深地感觉到男科学的实验诊断是检验医学界的弱项，尤其是精液检查项目常常被冷落、忽略甚至不屑一顾，严重阻碍了男科学的发展。因此，曹老师决心研究精液检测，并在中日医院检验科开展了精液脱落细胞学的研究，扭转了人们习以为常、司空见惯地认为"精液中的细胞都是白细胞"的观点。1993年退休后，曹老师仍然矢志不渝，继续从事精液病理学的研究。他自己出经费，并将精液标本存在自家冰箱中，每天到处奔波寻找可以合作的单位和实验室。经多方努力，完成了多项研究内容并发表多篇论文。其中，曹老师在解脲支原体在男性和女性中的感染以及与不育症关系的研究中，采用了不同的方法，对生殖道感染的病因以及支原体感染与致病性的关系进行

了深入的探讨。这些研究成果不仅丰富了业界对男科学领域的认识，为解脲支原体的致病性提供了充分的理论依据，也更加坚定了曹老师锲而不舍地对精液病理学研究的决心。

从检验医学的发展历史来看，形态学是检验医学发展的重要内容，与病因学有着密不可分的联系。目前已有多项以形态学为检验基础的学科，但缺乏精液脱落细胞学的形态学与病因学关系的系列探讨。曹老师经过30多年的努力，终于建立了"精液脱落细胞学"，研究检测了40多项相关内容，填补了检验医学精液病理学的空白。他将精液脱落细胞学形态学的内涵融入睾丸损伤病因学的研究中，并与患者睾丸组织病理相关疾病进行充分的结合与观察，对睾丸损伤机制进行了深入的探讨。这不仅是对检验医学的一项创新性贡献，还积极推动了对不育症患者的诊断与治疗的发展。我强烈提倡并建议有条件的单位应该积极开展"精液脱落细胞学"的检测，一方面提高我们国家检验人员对精液内容的认识水平，创新和发展检验医学的项目，另一方面提高男科学实验诊断水平，更好地服务于临床。

曹老师虽然年事已高，但仍然孜孜不倦、笔耕不辍。曹老师十分关心由于社会的进步和人们生活习惯的改变而带来的人体寄生虫感染谱的改变。鉴于新出现的和再现的寄生虫感染造成的危害，如潜蚤病、食脑虫、蠊缨滴虫、人芽囊原虫、肉孢子虫感染和粪类圆线虫的感染等，他建立了"曹兴午细胞学"微信公众平台，悉数发表了多篇文章，无私奉献了许多鲜为人知的病例和图片，特别是他多年在人体寄生虫感染的检验与诊断方面的宝贵研究经验和成果，倾情记述给后人学习和汲取，这不仅在一定程度上

满足了检验医学人员的求知欲望、提高了寄生虫鉴定水平，还为临床医学提供了正确的鉴定方法和依据，使患者受益。

曹老师在 2012 年联合多位专家完成的《精液脱落细胞学与睾丸组织病理学（第 1 版）》一书并成功出版后，仍在此学术领域不断探索和辛勤耕耘，继续为再版增添羽翼。5 年后的今天，经过专家团队的共同努力，这部令人翘首企盼的、具有"中国特色"的再版专著即将发行，这必将会再次引起业界的强烈反响，为国内乃至世界男科学及检验医学的发展带来新的启示。

曹兴午老师一生严谨治学、孜孜以求、尽职尽责、一丝不苟、无怨无悔、不计名利、不计报酬、始终如一。他对检验医学事业的执著追求和无私奉献的敬业精神值得肯定与褒奖。我由衷地向曹老师致敬！

丛玉隆

2017 年 2 月 16 日 于北京

丛玉隆，先后担任中华医学会检验医学分会主任委员，中国医师协会检验医师分会会长，全国医用临床检验试验室和体外诊断系统标准化技术委员会主任委员，中国人民解放军医学计量科学技术委员会常委兼第七届全军医学标准物质委员会主任委员，中国人民解放军医学科学技术委员会委员兼全军检验医学专业委员会主任委员、名誉主任委员，中国实验室国家认可委员会评定委员会副主任委员、中国实验室国家认可委员会技术委员会医学分委会主任委员、顾问，中国医院管理学会医学实验室分委会副主任委员。担任《中华检验医学杂志》名誉总编辑，《实用检验医师杂志》主编、《解放军医学杂志》顾问，以及多家杂志的编委、常务编委或副主编。在清华大学、重庆医科大学和中国人民解放军第三军医大学兼职教授。

序 二

在我国，男科学还不是独立的学科，男科学专业发展相对滞后，男科从业人员的专业技术水平严重不均衡，科学研究工作开展较少，尤其是基础的研究工作。这是我们男科学界需要加强的领域，以避免其制约男科学的发展。

美国著名物理学家罗兰在 134 年前列举了中国科学落后的原因，并以此警示美国科学界。罗兰指出："假如我们的科学只停留在科学应用上，很快就会退化成中国人那样，他们多少代以来在科学上都没有什么进步，因为他们只满足于科学的应用，而从未追问过所做事情的原理，这些原理就是纯科学。中国人知道火药的应用已经若干世纪，如果能用正确的方法进一步探索其特殊应用原理，他们就会在获得众多应用的同时创造发展化学，甚至物理学……这是中国人已经远远落后于世界科技进步的原因。"这是洋人当时对我们的看法，耐人寻味，也应该引起我们男科医学家深入思考与警示，加强此领域的工作。

在这样的背景下，由我国著名男科学专家曹兴午、徐晨、李宏军、白文俊教授主编的《精液脱落细胞学与睾丸组织病理学》再版专著的出版和发行，对我国男科学的发展有重要意义。本专著的专家团队秉承基础研究决定临床高度，临床高度决定诊疗水平的理念，经多年对精液脱落细胞学与睾丸组织病理学的潜心研究，搜集、总结了近 2 万份病例，生精细胞与精子形态学照片 1.5 万幅，睾丸病理组织切片 2 千幅，对睾丸病理和形态变化有了许多新认识与新观点，这些成果和珍贵资料都在第 2 版中得到了更充分的体现，并具有一定的原创性和较高的学术价值，这也正是全书的精华和特点所在。因此，本书具有国内先进水平，大量的图片在国际上也不多见，应该得到鼓励和支持。鉴于此，我十分乐意将此书推荐给广大读者。

根据目前医疗改革的大好形势，为促进我国男性生殖健康事业的发展，适应男性不育症诊疗发展和男性生殖医学研究的需要，加强和开展该领域的工作，扭转重临床轻基础的尴尬局面，我呼吁有条件的医院，应建立独立的"男科实验室"，并可以根据临床医师的需要开展工作。开展精液脱落细胞学研究势在必行、刻不容缓。

郭应禄

2017 年 1 月 26 日

郭应禄，中国工程院院士，我国泌尿外科和男科新一代学科带头人。现任北京大学男科病防治中心主任、北京大学第一医院名誉院长、北京大学泌尿外科研究所名誉所长、北京大学泌尿外科医师培训学院院长、中国计划生育协会副会长、中国医师协会泌尿外科医师分会主任委员、中华医学会泌尿外科专科医师培训中心主任、中华医学会泌尿外科学分会名誉主任委员、中华医学会男科学分会名誉主任委员。

序 三

2011 年为曹兴午、李宏军、白文俊三位专家主编的《精液脱落细胞学与睾丸组织病理学》（第 1 版）写了序，本次再版由曹兴午、徐晨、李宏军、白文俊四位专家主编，有幸应约再挥笔为其作序。

近半个世纪以来，男性的精子数量已下降了近一半，精子浓度亦较之前明显减低，不育症的发病率已从以往的 8% ～ 10% 上升到如今的 12% ～ 16%。疾病、社会经济状况、环境污染日趋严重，有害气体、大量排污、食物污染、电磁波辐射等对精子构成严重威胁。男性不育症只是睾丸生精功能障碍的临床表现，睾丸生殖功能障碍是其病因和本质。曹兴午等人经过 30 多年的不懈努力，从睾丸生殖功能障碍的本质出发，开展了大量精液脱落细胞学与睾丸组织病理学研究，并将大量的研究成果与诊疗经验汇集成册。在第 2 版中，更全面地介绍了精液中的有形成分与内容，用来预测睾丸功能障碍的发展趋势并进行评价，为预防、诊断和治疗提供依据。

此外，作者们还对睾丸病理活检组织切片进行了更为系统的描述，呈现了多种睾丸生殖功能障碍的组织变化，并特别关注到间质中的微血管病变在睾丸生殖功能障碍中起到的重要作用，这可能推动对特发性不育症的病因研究。

曹兴午医生退休后，自筹资金建立家庭实验室，继续发挥余热，精神可嘉。其后在民营医院开展教学与科研工作更是创举，有利于提高基层医院的医疗水平。他还积极开展网络会诊，集思广益，资源共享，值得借鉴与推广。

本书的出版发行，必将进一步推动男科学实验室诊断与临床诊疗的水平，有利于预防睾丸生殖功能的损伤，为我国人口资源的优化和不育症患者带来福音。

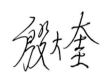

2017-1-24

殷大奎，曾任中华人民共和国卫生和计划生育委员会（原卫生部）副部长、全国政协委员、国家卫生和计划生育委员会（原卫生部）健康教育首席专家、中国医师协会会长、中国健康教育协会会长、中华健康快车基金会副主席兼秘书长等。

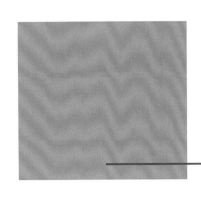

第2版前言

第1版《精液脱落细胞学与睾丸组织病理学》出版发行已经5年了，这本专著引起了专家和学者的广泛关注，并陆续收到了大量珍贵的建议和意见，加之近年来相关领域的科研和临床研究进展迅速，促使我们考虑对本书进行再版。在北京大学医学出版社相关领导和编辑的支持与帮助下，我们组织了众多科研和临床的一线专家进行了第2版的编著，对第1版内容进行了广泛、大幅度修订，并增加了许多有益的内容，以满足临床、实验室的工作和研究的需要。再版后的专著具有如下基本特点：

一、基础研究决定临床高度和诊疗方向

作为第1版专著的内容深化，第2版在对睾丸生精功能障碍、精子发生及成熟机制的探讨中，分别从生殖生理研究、分子生物学、发育生物学等领域角度增加了大量的基础类研究和机制探索的内容，使得单纯的形态学专著有了基础内容，与之相互呼应，加深了读者对精子形态学的认知，为疾病的临床诊疗奠定了基础，也为基础知识章节的撰写奠定了基本思路和方向，并贯穿始终。

二、实验室分析结果密切配合临床工作需求

精液中的有形成分是睾丸生精小管与副性腺的代谢产物，是直接反映睾丸生殖功能的具体表现。已知精液的主要成分有40余种，都是反映生殖系统功能正常与异常的有效指标。对这些精液成分进行有效的分类与检出是实验室的责任，更是临床医师诊疗的迫切需要，而我们应该结束临床工作中的简单报告"圆形细胞"时代。目前，临床工作中广泛开展的单纯计算机辅助精液分析精液常规检查（Computer-aided Semen Analysis System，CASA）已不能满足临床诊断和治疗的需要，精液脱落细胞学检测势在必行。因此，在第1版的基础上，我们在第2版中对生殖细胞凋亡、胀亡以及形态，粒细胞系统，淋巴细胞系统和吞噬细胞进行了明确分类，提供了较全面的临床疾病信息，充分体现转化医学的要求，将实验室的分析结果有效地转化为临床应用，以达到转化医学的精髓和终极目的。

三、精液细胞学检测是监测睾丸生殖功能的客观指标

精液细胞学检测可反映和评估睾丸生精功能状态，是监测睾丸生殖功能的客观指标。在第2版中，我们进一步丰富了精液脱落细胞学相关知识、检测方法及其结果分析，基本涵盖了精液所有代谢产物的内容，反映了睾丸生理病理的变化过程，旨在为临床提供检查精液内含物就可以监测睾丸生殖状态的变化规律的相关理论和实践依据，以及睾丸损伤的病理信息。在第2版中，我们延续了第1版在精液脱落细胞学检测中观察病理损伤后的细胞代谢发展规律：脱落早期→中期→高峰期→亚空化期→空化期→枯竭期，增加了精液脱落细胞学检测的大量病理图片并进行多方面分析，如细胞形态、细胞多寡、细胞阻滞水平（是精母细胞还是精子细胞）和细胞感染情况等，来帮助评估睾丸病理损伤状态，衡量睾丸生殖功能，为不育研究及疗效评估提供依据。

四、睾丸病理学研究是评估睾丸生殖功能障碍的客观指标

睾丸生殖病理学不同于一般的组织病理学，它是在观察睾丸活检切片的基础上，对患者的睾丸生殖功能做出客观评价，以及对睾丸生殖病理做出诊断。因此，要对睾丸生殖病理进行研究，就应该首先具有足够的关于男性生殖器官以及睾丸正常的组织结构及

其年龄变化的知识，根据睾丸组织的变化规律做出尽可能正确的诊断，为科研与临床服务。因此，在第2版中，我们对睾丸病理活检组织切片进行了更加系统、详细的观察（油镜观察）与描述：①增加了唯支持细胞综合征（Sertoli cell only syndrome，SCO）睾丸活检病理分型观察一章，讲述了支持细胞的发展过程与结局，以及4种病理变化类型；②丰富了精索静脉曲张与睾丸生精功能的病理变化一章的内容，提出了睾丸损伤的时效性分析，并介绍了精索静脉曲张导致的严重少精子症等病例的治疗经验和回顾性总结；③增加了腮腺炎病毒感染与精液脱落细胞学及睾丸病理学一章，提出了病毒包涵体在生精细胞感染中的6种细胞内形态；④丰富了睾丸微石症的组织病理诊断相关内容，提出了睾丸微结石对睾丸损伤可以造成出血现象，并对睾丸微结石病理进行了分析；⑤在支原体感染的精子与生精细胞一章中，增加了解脲支原体感染生精小管的实验研究结果，并阐述支原体致病性及其对生精细胞凋亡的影响；⑥通过对克兰费尔特综合征（Klinefelter syndrome）精液生精细胞学与组织病理诊断和生精细胞的观察，对睾丸发育趋势及睾丸取精术进行详细的介绍；⑦在精原细胞瘤的组织病理诊断与生精细胞检查一章中，增加了由沈玉雷教授提供的精原细胞瘤病理组织切片图片；⑧增加了梗阻性无精子症与睾丸活检组织病理观察一章，详细地阐述了梗阻性无精子症的睾丸活检组织病理学变化、部位确定方法及其对精液改变的特点，并进行典型病例分析；⑨隐睾可引起睾丸生精功能障碍，根据睾丸组织病理学提出了普遍性与特殊性的特点观察；⑩在物理性因素对睾丸生精功能的影响章节中，增加了有关6次原子弹核辐射造成睾丸生殖功能损伤的1 000只动物实验的观察结果，提出了损伤的时效性年限为5年。

此外，为了提高辅助生殖睾丸取精的准确性与成功率，我们在临床及科研实践中进行了睾丸活检印片细胞学检测与分析的新尝试，将染色体检查作为临床用于检测男性非梗阻性无精子症、严重少精子症和不育男性患者Y染色体微缺失的一项检测项目，并积累了丰富的临床经验。为此，在第2版中特增加染色体结构异常患者精液生精细胞学与睾丸组织病理诊断一章（第27章），详细阐述了染色体的检测方法与临床意义。

五、睾丸微血管硬化是值得重视的睾丸病理现象

生精小管之间的间质组织中含有微血管、小淋巴管及间质细胞簇，以及包括细胞成分在内的间质组织，约占成熟睾丸总体积的20%。在第2版中，描述了笔者等人在睾丸病理活检切片中观察到的睾丸微血管病变，如微血管硬化、淤血、红细胞溢出、含铁血黄素结晶等病理现象，特别提及了间质中的微血管病变在睾丸生殖功能障碍中起到的重要作用，强调在睾丸病理活检时，一定要注意观察微血管的病变，因为这可能是推动特发性不育症的重要病因，几乎在不同的睾丸病理变化中都可以见到，提示临床应予以重视。

本书的读者对象为高等医学院校教师、泌尿男科医师、检验科医师、技师、病理科医师、计划生育医师，以及从事生殖健康的研究人员、基础医学教师和科普专家。

我们专家编写团队倾注了大量心血，将这部具有"中国特色"之《精液脱落细胞学与睾丸组织病理学》专著再次倾情奉献给读者。本书多以形态学为主，缺乏大规模免疫组化、分子生物学、基因检测等近代手段，希望有识之士提出宝贵意见，以便再版时补充。鉴于编者的水平所限以及编写时间仓促，书中难免存在缺憾与不足，恳请读者与专家批评指正，以利于再版时修订。

曹兴午　徐　晨　李宏军　白文俊

2017 年 1 月 15 日

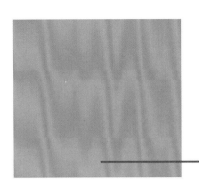

第 1 版前言

不育症困扰着 10% ~ 15% 的育龄夫妇，其中男方因素约占 50%，而 90% 的男性不育是由睾丸生精障碍引起的，其中特发性生精障碍约占 60%。

精液病理学已经成为当今男科实验诊断学中不可缺少的内容，是男科学中的一个分支学科。广义的精液病理学包括精子动力学、精子功能学、精子形态学、生精细胞学、精液生物化学等内容；狭义的精液病理学包括精子形态学和生精细胞学，主要以形态学为依据，可称为"精液脱落细胞学"，包括精子、生精细胞、粒细胞、红细胞、巨噬细胞、线索细胞、细胞骨架、结晶、细菌及其他有形成分。目前临床精液检验中，绝大多数医院的精液常规分析仅包括精子密度、精子运动和精液酸碱度等简单结果，已经严重阻碍男科学的发展，且不能满足临床工作的需要。为此笔者根据多年努力，积攒了万余例相关图片资料，并于 2006 年主编出版了《精液分析与不育症——生精细胞凋亡、胀亡与精子形态学图谱》一书，开创了精子形态学和生精细胞凋亡、胀亡与临床应用的先河。在其后的临床工作中，随着对精子形态学和生精细胞学临床研究的深入，创建了以分子机制为依据的精子凋亡形态分类的新方法，显著提高了诊断的准确性和科学性，减少了治疗的盲目性。

以精子形态学与生精细胞的凋亡率，判断睾丸生精阻滞在生精细胞的哪一阶段，可以对睾丸生精功能进行评估，临床上可以根据精液脱落细胞学的检查结果，有的放矢地进行治疗和评估疗效，为治疗男性不育症提供了客观证据和理论依据。

本书在对睾丸生精功能障碍机制的探讨中，结合睾丸的病理组织学改变，提出了睾丸生殖功能障碍的靶区（界膜）、靶细胞（间质细胞与支持细胞）、靶点（线粒体）的学术新观点，概括了男性不育症诊断和治疗中需注意的中心链条。在生精细胞脱落的病因分析中，根据精液中生精细胞的检出与生精细胞凋亡、胀亡的分类和细胞脱落状态与精子的多寡，分为早期、中期、高峰期、亚空化期和空化期，直接反映了靶细胞的损伤导致睾丸生精功能损害。细胞骨架包括了细胞核骨架和细胞质骨架以及组成骨架结构的微管、微丝、中间纤维和肌动蛋白。精液中检出了支持细胞骨架、微管、微丝，说明睾丸损伤已经威胁到支持细胞的功能，为深入研究睾丸生精功能障碍提供了新手段和新依据。

睾丸活检是传统的男性睾丸组织病理学检查方法，目前睾丸活检有几点不足：一是观察结果常常为单纯的形态学描述，缺乏统一的诊断标准；二是观察得不够细致，很多对睾丸组织的描述不到位，没有确切的诊断，没有提出睾丸组织结构与细胞脱落的关系；三是没有研究睾丸组织病理学与生精细胞学变化的因果联系；四是有时为了观察疗效而以活检为指标，实在是得不偿失。

本书睾丸组织病理学部分具有鲜明的特点．首先依据睾丸生精功能障碍的靶区、靶细胞、靶点为主线，以睾丸组织结构变化为出发点，观察界膜变化、基膜厚度、透明化，间质水肿、纤维化，间质细胞增生或萎缩，以及肌样细胞膨胀、萎缩、变性等病理形态变化，从而确定组织结构的变化；其次以支持细胞发育状态、高低、缩小或变异为中心，观察睾丸生精小管的变化及各级生精细胞的发育状态和凋亡、胀亡的形态特征以及精子成熟程度，评级标准以图文形式进行介绍。

在某种程度上，精液脱落细胞学可以代替睾丸活检，免除睾丸活检的创伤性以及患者的恐惧感，是一项评估睾丸功能的新方法。精液脱落细胞学变化是反映睾丸功能损伤程度的重要标志物。本书对此进行了详尽介绍。

对于睾丸微结石症，国内报道大多数都是以超声报告结果为依据，没有睾丸组织病理学的报告，本书首次进行了细致、详尽的组织病理学报道，提示了睾丸微结石对睾丸损伤是广泛和严重的，临床上不可忽视。

在精索静脉曲张的睾丸病理变化方面，作者进行了生精小管内的病变分级和对组织结构以及生精细胞变化的细致观察，明确了精索静脉曲张患者精液脱落细胞学的变化与睾丸组织损伤的分级密切相关，提出了精索静脉曲张对睾丸损伤具有持续性和迁延性的特征，尤其精索静脉曲张启动了生精细胞的凋亡途径，即不仅仅依赖精索静脉曲张的继续存在，而是以细胞凋亡机制为主导作用。为此，可以采用观察精液脱落细胞的凋亡和胀亡变化，对睾丸组织病理性损伤进行分级监控和评估，为临床提供了手术指征和疗效观察的新手段。

腮腺炎性睾丸炎的睾丸组织病理学，一般在急性炎症消退后存在进行性慢性改变。迁延性的腮腺炎性睾丸组织病理学特点是：生精细胞逐渐脱落以至完全丧失，生精小管透明化变性和硬化。间质细胞对腮腺炎病毒损害的耐受性比较强，故常得以保存。睾丸生精小管高度退化、基膜增厚、间质细胞紊乱，生精小管内无生精细胞，属于空化期，形成继发性唯支持细胞综合征。在不同的病理改变过程中，可以在精液中检出相应的生精细胞，甚至可以观察到患腮腺炎性睾丸炎20年后精液生精细胞凋亡性和胀亡性坏死。这说明腮腺炎急性患病后，可以造成睾丸不同程度的损伤。即使在没有发生睾丸炎的情况下，同样也可以对睾丸造成迁延性损伤，很可能是生精细胞凋亡机制起主导作用的结果。所以，临床上必须注意腮腺炎患病后虽然没有临床表现，但对睾丸损伤的后效应作用。

隐睾的睾丸组织病理学特点是生精小管管径缩小。隐睾生精小管界膜以纤维增生为主。生精小管基膜增厚，在成年隐睾患者，特别是腹腔内隐睾者，常可表现出严重的透明样变性，并严重改变生精小管的形态。

本书对物理性、化学性和病毒性因素造成睾丸损伤的组织病理学特征分别进行了介绍，并以典型病例加以说明。特别提出性传播疾病中，细菌阴道病虽然是女性的疾病，而男性是病菌的携带者和传播者，通过"乒乓效应"和"四口循环"的性行为方式传播，成为该病高发的重要原因。

本书对精原细胞瘤进行了分析。肿瘤常发生在原位，瘤细胞几乎占满了整个睾丸的生精小管，有时仅仅可以看到生精小管的"残影"。但有的病例仍然可以看到精子发生的生精小管和生精阻滞的生精小管，或仅有支持细胞的生精小管，甚至是变性的生精小管，所观察到睾丸组织病理损伤的现象，都是精原细胞瘤发展过程的不同时期和不同损害程度的表现。精原细胞瘤突出的病理表现是生精小管内壁基膜发生改变，生长发育的精原细胞发生病理性改变，导致了生精细胞的一系列病理损伤特点。

本书将实验室结果分析与临床工作密切结合，将实验室检查结果与临床诊疗效果进行综合分析评估，进一步将临床实践上升到理论认识层面，又反馈到实验室与临床的具体工作中，具有很强的实用性，也体现了"转化医学"从实验室到临床的新模式。

本书读者对象为泌尿外科医师、男科医师、检验科医师、病理科医师、计划生育医师，以及从事生殖健康研究的研究人员、教师等。

由于水平有限以及编写时间仓促，书中难免存在不足之处，甚或错误，恳请读者和专家批评指正，以利于再版时修订。

曹兴午　李宏军　白文俊

2011 年 8 月 20 日

目 录

第1章　睾丸与精子发生 ………………… 1
　第一节　睾丸的组织学结构 ………… 1
　第二节　精子发生与生精细胞 ……… 2
　第三节　界膜的构造与功能 ………… 5
　第四节　血睾屏障与紧密连接 ……… 8
　第五节　管周肌样细胞 ……………… 11
　第六节　支持细胞结构与功能 ……… 14
　第七节　支持细胞骨架形态 ………… 17
　第八节　间质细胞与雄激素 ………… 20

第2章　精子形态学 …………………… 23
　第一节　精子的正常结构 …………… 24
　第二节　精子的正常形态 …………… 27
　第三节　畸形精子 …………………… 29
　第四节　精子凋亡形态学分类 ……… 29
　第五节　精子凋亡的分子机制 ……… 38
　第六节　精子凋亡形态学参考值 …… 39
　第七节　精子形态学染色 …………… 39
　第八节　20余年北京地区男性不育症精子
　　　　　畸形率发展趋势的监测与观察 … 42

第3章　精子形态缺陷与疾病 ………… 43
　第一节　圆头精子 …………………… 43
　第二节　尼古丁效应精子凋亡及分子机制 … 46
　第三节　雄激素缺乏引起幼稚精子凋亡 … 47
　第四节　赤道板显现与非显现精子 … 48
　第五节　腺苷三磷酸能量不足引起精子胀亡 … 48
　第六节　双尾与双头精子 …………… 49

　第七节　精索静脉曲张与精子凋亡 ……… 50
　第八节　化学污染与精子损害 ………… 52
　第九节　小睾丸症精子胀亡形态 ……… 54
　第十节　睾丸热效应与精子畸形 ……… 55
　第十一节　精子功能的检测 …………… 56

第4章　前列腺液检查与脱落细胞学 … 60
　第一节　前列腺液pH、前列腺小体、白细胞
　　　　　及其关系 …………………… 60
　第二节　前列腺液白细胞检出与形态特征 … 61
　第三节　前列腺颗粒细胞的检查与形态 … 66
　第四节　前列腺上皮细胞 …………… 66
　第五节　前列腺结石检查与形态 …… 67

第5章　睾丸生精细胞与精液脱落细胞学
　　　　 …………………………………… 69
　第一节　睾丸生精细胞与精子生成 … 69
　第二节　正常生精细胞 ……………… 73
　第三节　生精细胞凋亡 ……………… 82
　第四节　生精细胞凋亡变化类型 …… 86
　第五节　各种生精细胞凋亡形态特点 ……… 96

第6章　生精细胞凋亡与胀亡 ………… 101
　第一节　细胞凋亡与胀亡的应用 …… 101
　第二节　胀亡细胞形态学描述 ……… 102
　第三节　生精细胞凋亡与胀亡的形态区别 … 103
　第四节　细胞胀亡的机制 …………… 106

第7章　精液生精细胞、脱落细胞学与
　　　　精液病理学 ……………… 107
　　第一节　精液生精细胞的检出率与类型 …… 107
　　第二节　生精细胞检测对无精子症和少精子症
　　　　　　的诊断意义 …………… 108
　　第三节　精液中生精细胞检出状况与分类 … 108
　　第四节　精液细胞检测的启示 ………… 110
　　第五节　精液脱落细胞学的内容 ……… 111
　　第六节　精液病理学 …………… 112

第8章　睾丸生精功能障碍的靶区、靶细胞
　　　　和靶点 …………………… 113
　　第一节　靶区——生精小管界膜 …… 113
　　第二节　靶细胞——间质细胞、支持细胞和
　　　　　　肌样细胞 …………… 114
　　第三节　靶点——线粒体 ………… 115
　　第四节　不同生精细胞水平上的生精阻滞 … 118
　　第五节　睾丸生精细胞障碍的原因分析 … 118

第9章　睾丸生精功能状态评定 ……… 121
　　第一节　睾丸生殖功能状态评定标准
　　　　　　（综合设计） …………… 121

第10章　物理性因素对睾丸生精功能的
　　　　影响 …………………… 131
　　第一节　高温对睾丸生精功能的影响 …… 131
　　第二节　微波辐射对睾丸生精细胞的影响 … 134
　　第三节　放射线对睾丸功能的损伤 …… 138
　　第四节　激光照排对睾丸生殖功能的影响 … 143
　　第五节　交变磁场接对睾丸生精功能的影响 … 146
　　第六节　原子弹核辐射造成的睾丸生殖功能
　　　　　　损伤 …………………… 149

第11章　化学性因素对睾丸生精功能的
　　　　影响 …………………… 151
　　第一节　环磷酰胺导致的睾丸病理改变 … 151

第二节　化学治疗对人类睾丸生精功能的
　　　　影响 …………………… 153

第12章　食用棉籽油对睾丸生精功能损伤的
　　　　机制与病理变化 ………… 156
　　第一节　棉籽油引起睾丸生精功能损伤的
　　　　　　机制 …………………… 156
　　第二节　睾丸损伤者生精细胞变化类型 … 157
　　第三节　典型病例 ……………… 159

第13章　精液脱落细胞学检测及其临床
　　　　应用 …………………… 162
　　第一节　精液脱落细胞检测在少、无精子症中
　　　　　　的应用价值 …………… 162
　　第二节　精液脱落细胞学对无精子症的诊断
　　　　　　意义 …………………… 164
　　第三节　精液中脱落细胞检出率与类型 … 167
　　第四节　病例分析 ……………… 169

第14章　睾丸活检的组织病理学诊断 … 173
　　第一节　睾丸活检的目的与要求 …… 173
　　第二节　睾丸活检取材的方法 ……… 174
　　第三节　正常成年男性睾丸组织学 …… 174
　　第四节　睾丸活检的临床应用及组织病理学
　　　　　　分类 …………………… 177
　　第五节　睾丸活检定量观察 ………… 184
　　第六节　睾丸活检组织学的评估要求 … 185
　　第七节　睾丸会诊读片 …………… 187

第15章　睾丸活检印片细胞学检测与
　　　　分析 …………………… 191
　　第一节　病例及病史介绍 ………… 191
　　第二节　睾丸活检组织印片组织细胞学
　　　　　　观察 …………………… 194
　　第三节　分析与讨论 …………… 204

第 16 章　阴道加德纳菌的检查与临床
意义 ………………………… 207
第一节　阴道加德纳菌及其致病性 ……… **207**
第二节　细菌性阴道病的致病机制 ……… **209**
第三节　临床微生物检查 …………… **210**
第四节　阴道加德纳菌感染发病分析 …… **215**
第五节　细菌性阴道病的动物实验研究 … **216**

第 17 章　支原体感染的精子与生精
细胞 ………………………… 221
第一节　概述 ……………………… **221**
第二节　人类支原体致病的种类与生物学
特性 ……………………… **222**
第三节　解脲支原体形态及其感染精子与
生精细胞 …………………… **224**
第四节　支原体致病性 …………… **229**
第五节　支原体感染诱导生精细胞凋亡 … **230**

第 18 章　腮腺炎病毒感染与精液脱落细胞学
及睾丸病理学 …………… 232
第一节　腮腺炎睾丸炎临床特征 ……… **232**
第二节　急性腮腺炎性睾丸炎的组织病理学
变化 ……………………… **232**
第三节　急性睾丸炎患者对侧睾丸的影响 … **236**
第四节　腮腺炎性睾丸炎后生精细胞学
特征 ……………………… **241**
第五节　迁延性腮腺炎睾丸组织病理学 … **243**
第六节　腮腺炎病毒的延长效应对细胞骨架
的破坏 …………………… **246**
第七节　生精细胞凋亡率计算及睾丸测量 … **247**
附：　AIDS、SARS 对睾丸损伤的组织病理与
生精细胞变化 …………… **247**

第 19 章　巨细胞病毒感染、包涵体形成与
生精细胞凋亡及不育症 ……… 249
第一节　病原学、流行病学和传播途径 … **249**

第二节　巨细胞病毒发病机制 ………… **250**
第三节　巨细胞病毒感染的细胞病变效应 … **250**
第四节　巨细胞病毒感染血管内皮细胞脂质体
观察 ……………………… **250**
第五节　巨细胞病毒包涵体特性与检测 … **251**
第六节　精液中生精细胞内包涵体的检出 … **253**

第 20 章　睾丸微石症的组织病理诊断 … 260
第一节　概述 ……………………… **260**
第二节　睾丸微石症流行病学 ………… **262**
第三节　睾丸微石症形成的机制分析 …… **262**
第四节　睾丸微结石的病理形态特征分析 … **263**
第五节　睾丸微石症的临床表现 ……… **265**
第六节　睾丸微石症与肿瘤 …………… **266**
第七节　睾丸微石症患者精液中检出含铁血
黄素结晶 …………………… **266**
第八节　睾丸微石症的影像学特点 ……… **267**

第 21 章　精索静脉曲张与睾丸生精功能的
病理变化 ………………… 268
第一节　精索静脉曲张的发病率 ……… **268**
第二节　精索静脉曲张导致睾丸生精障碍的
机制 ……………………… **268**
第三节　精索静脉曲张导致精子凋亡和
畸变 ……………………… **271**
第四节　精索静脉曲张精子凋亡的分析 … **272**
第五节　精索静脉曲张导致生精细胞凋亡 … **273**
第六节　精索静脉曲张患者精液生精细胞脱落的
九种类型 …………………… **273**
第七节　精索静脉曲张患者的睾丸活检病理学
特征 ……………………… **276**
第八节　典型病例 ………………… **284**
第九节　精索静脉曲张致严重少精子症患者
治疗成功病例回顾性总结 ……… **285**
第十节　精索静脉曲张、无精子症因子 C 区缺失
和腮腺炎史病例治疗经过与回顾 … **288**

第22章 克兰费尔特综合征精液生精细胞学
　　　与组织病理诊断 …………………… 296
　第一节 克兰费尔特综合征临床表现及组织
　　　　病理特征 ……………………… **297**
　第二节 克兰费尔特综合征精液生精细胞学
　　　　分析（典型病例） ……………… **299**
　第三节 克兰费尔特综合征睾丸取精术 …… **302**

第23章 唯支持细胞综合征睾丸活检病理
　　　分型观察 …………………… 305
　第一节 原始生殖细胞的发生、迁移以及性别
　　　　决定 ……………………… **305**
　第二节 典型病例与睾丸活检组织观察 …… **307**
　第三节 唯支持细胞综合征睾丸病理分型 … **308**
　第四节 继发性唯支持细胞综合征的发展规律
　　　　分析 ……………………… **317**
　第五节 唯支持细胞综合征病理变化和发病
　　　　机制 ……………………… **319**
　第六节 唯支持细胞综合征患者相关激素的
　　　　观察 ……………………… **321**
　第七节 免疫组化研究观察结果 ………… **321**
　第八节 界膜厚度的考量指标与"巡逻兵
　　　　细胞" …………………… **322**

第24章 精原细胞瘤的组织病理诊断与生精
　　　细胞检查 …………………… 324
　第一节 精原细胞瘤组织病理学 ………… **324**
　第二节 精原细胞瘤患者手术后生精细胞
　　　　检查 ……………………… **329**
　第三节 精原细胞瘤病理组织切片 ……… **330**

第25章 梗阻性无精子症与睾丸活检组织
　　　病理观察 …………………… 332
　第一节 梗阻性无精子症的部位确定 …… **332**

第二节 梗阻性无精子症的精液改变 …… **333**
第三节 典型病例 ……………………… **333**
第四节 梗阻性无精子症睾丸活检组织病理学
　　　变化观察 ………………… **334**
第五节 分析与讨论 ………………… **339**

第26章 隐睾引起睾丸生精功能障碍与睾丸
　　　组织病理诊断 …………………… 341
　第一节 隐睾引起生精功能障碍的病理
　　　　机制 ……………………… **341**
　第二节 隐睾症患者生精细胞检查及其
　　　　特征 ……………………… **342**
　第三节 隐睾的睾丸组织病理学特征及四种
　　　　分型 ……………………… **344**
　第四节 典型病例 ………………… **347**

第27章 染色体结构异常患者精液生精
　　　细胞学与组织病理诊断 ……… 348
　第一节 染色体结构异常的临床表现 …… **349**
　第二节 Y染色体微缺失的区间位置 …… **350**
　第三节 无精子症因子检查在男性不育症中的
　　　　应用 ……………………… **351**
　第四节 染色体结构异常与睾丸组织病理学
　　　　特征 ……………………… **351**
　第五节 Y染色体微缺失患者精液细胞学
　　　　研究 ……………………… **353**
　第六节 易位携带者精子染色体分析 …… **355**
　第七节 染色体易位导致生精障碍的机制 … **356**
　第八节 Y染色体结构异常与生育、助孕
　　　　技术 ……………………… **357**
　第九节 染色体结构异常的典型病例介绍 … **357**

参考文献……………………………… **360**

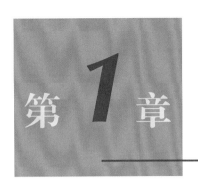

第 **1** 章　睾丸与精子发生

　　睾丸（testis）是男性生殖系统的主要器官，具有产生精子和分泌性激素的功能。性成熟以后，在多种相关激素的调节下，睾丸内生精细胞不断增殖与分化，产生和释放精子；间质细胞在垂体分泌激素的调节下，合成和分泌雄激素。雄激素促进精子的产生和男性生殖器官的发育，并维持男性的第二性征和性功能。

第一节　睾丸的组织学结构

　　睾丸是实质性器官，左右各一，位于阴囊中。睾丸表面覆以浆膜，即睾丸鞘膜脏层，深部为致密结缔组织构成的白膜。在白膜后缘，白膜增厚形成纵隔，称睾丸纵隔。睾丸纵隔的结缔组织呈放射状伸入睾丸实质，将睾丸实质分成约 250 个锥形小叶，每个小叶内有 1～4 条弯曲细长的生精小管（seminiferous tubule），生精小管在近睾丸纵隔处变为短而直的直精小管。直精小管进入睾丸纵隔，相互吻合形成睾丸网，与附睾相通。生精小管之间的疏松结缔组织称为睾丸间质（图 1-1-1）。

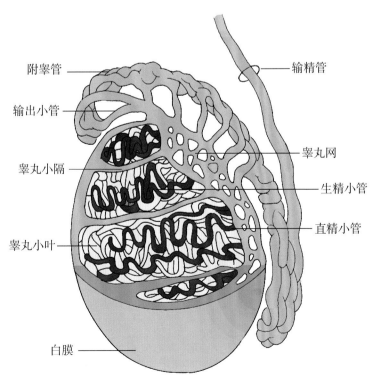

附睾管　　　　　　　　　　　　　　　　输精管

输出小管

睾丸小隔　　　　　　　　　　　　　　　睾丸网

　　　　　　　　　　　　　　　　　　　生精小管

　　　　　　　　　　　　　　　　　　　直精小管

睾丸小叶

白膜

图 1-1-1　睾丸与附睾结构模式图

成人的生精小管长 30 ~ 70 cm，直径 150 ~ 250 μm，管壁厚 60 ~ 80 μm，成人两侧睾丸的生精小管总长度为 500 m 左右。生精小管的管壁为基底膜，内表面由复层上皮构成，称为生精上皮（spermatogenic epithelium）。生精上皮由支持细胞（sertoli cell）和 5 ~ 8 层生精细胞（spermatogenic cell）组成。上皮基膜外侧有胶原纤维和梭形的肌样细胞（myoid cell）。肌样细胞收缩有助于精子排出（图 1-1-2）。

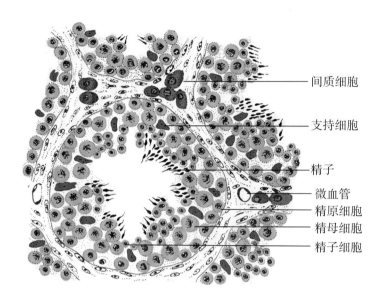

间质细胞
支持细胞
精子
微血管
精原细胞
精母细胞
精子细胞

图 1-1-2 正常生精小管模式图

第二节 精子发生与生精细胞

自生精上皮基底部至腔面，排列有不同程度发育阶段的生精细胞，排列成 5 ~ 6 层同心圆，包括精原细胞（spermatogonium）、初级精母细胞（primary spermatocyte）、次级精母细胞（secondary spermatocyte）、精子细胞（spermatid）和精子（sperm 或 spermatozoon）。从精原细胞到形成精子的连续增殖分化发育过程，称为精子发生（spermatogenesis），在人类中，此过程需 64±4.5 天，经历了精原细胞的增殖、精母细胞的减数分裂和精子形成三个阶段（图 1-2-1 ~ 图 1-2-4）。

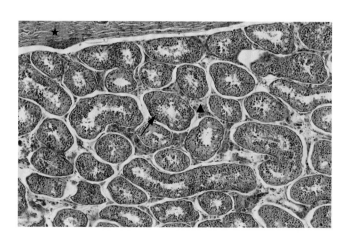

图 1-2-1 正常生精小管组织切片苏木精 - 伊红（H-E）染色（10×）（★白膜，♠生精小管，▲间质）

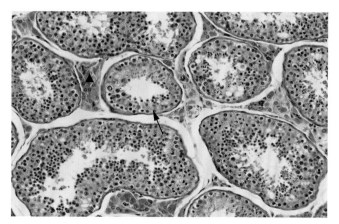

图 1-2-2 正常生精小管组织切片 H-E 染色（40×）（♠生精小管，▲间质）

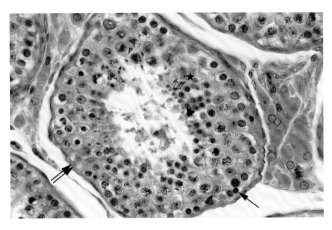

图 1-2-3　正常生精小管组织切片 H-E 染色（40×）
（★支持细胞，△精子，☆精母细胞，▲精原细胞，◇间质细胞，♠界膜，▲精子细胞）

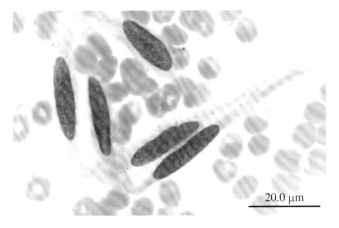

图 1-2-4　睾丸发育中肌样细胞（睾丸组织涂片）

一、精原细胞

精原细胞紧贴基膜，呈圆形或椭圆形，直径为 12 μm。精原细胞分为 A、B 两型。A 型精原细胞核呈卵圆形，染色质细小，染色深，核中央常见淡染区；或染色质细密，染色浅。A 型精原细胞是生精细胞中的干细胞，能不断地分裂和增殖，一部分子代细胞继续作为干细胞，另一部分分化为 B 型精原细胞。B 型精原细胞核呈圆形，核周边有较粗的染色质颗粒。B 型精原细胞经过数次分裂后，分化为初级精母细胞。

二、初级精母细胞

初级精母细胞位于精原细胞近腔侧，圆形，体积较大，直径约 18 μm。核大而圆，核型为 46，XY。初级精母细胞经过 DNA 复制后（4n DNA），进行第一次减数分裂，形成 2 个次级精母细胞。由于第一次减数分裂的分裂前期历时较长，因此在生精小管的切面中常可见到处于不同增殖阶段的初级精母细胞。

三、次级精母细胞

次级精母细胞位置靠近腔面，直径约 12 μm。核圆形，染色较深，核型为 23，X 或 23，Y（2n DNA）。次级精母细胞不进行 DNA 复制，迅速进入第二次减数分裂，产生 2 个精子细胞，核型为 23，X 或 23，Y（1n DNA）。减数分裂（meiosis）又称为成熟分裂，仅见于生殖细胞的发育过程。经过 2 次减数分裂，染色体数目减少一半。

四、精子细胞

精子细胞位于近腔面，直径约 8 μm。核圆，染色质细密。精子细胞不再分裂，经过复杂的形态学改变，由圆形逐渐转变为蝌蚪状的精子，这一过程称为精子形成（spermiogenesis），包括：①核染色质高度浓缩，成为精子头部的主要结构；②由高尔基复合体形成顶体（acrosome），位于核的一侧；③中心体迁移到顶体对侧，其中一个中心粒的微管延长，形成轴丝，成为精子尾部（或称鞭毛）的主要结构；④线粒体聚集，缠绕在轴丝近段周围，形成线粒体鞘；⑤多余的细胞质汇聚于尾侧，形成残余体（residual body），最后脱落。

五、精子

人的精子形似蝌蚪，长约 60 μm，可分头、尾两部分。头部嵌入支持细胞的顶部细胞质中，尾部游离于生精小管内。头部正面观呈卵圆形，侧面观呈梨形，长 4 ~ 5 μm。头内有 1 个高度浓缩的细胞核，核的前 2/3 有顶体覆盖。顶体是特殊的溶酶体，内含多种水解酶，如顶体素、透明质酸酶、磷酸酯酶等。尾部是精子的运动装置，可分为颈段、中段、主段和末段四部分。构成尾部全长的轴心是轴丝，由 9+2 排列的微管组成。中段的轴丝外有 9 根纵行外周致密纤维，外侧再包有 1 层线粒体鞘。主段最长，外周有纤维鞘。末段短，仅有轴丝。

在精子发生的过程中，由 1 个精原细胞增殖分化所产生的各级生精细胞，其细胞质并未完全分开，由细胞质桥（cytoplasmic bridge）相连，形成同步发育的细胞群，称同源细胞群（isogenous group）现象。

生精细胞在生精上皮中的排列是严格有序的。处于不同发生阶段的生精细胞形成特定的细胞组合（cell association）。尽管从生精小管全长来看，精子发生是不同步的，但是从生精小管某个局部来看，间

隔一定的时间又会再现相同的细胞组合，这种细胞组合又称为期（stage）。在人的睾丸组织切片上，可见生精小管不同断面具有 6 种不同发育阶段的生精细胞组合，也即有 6 个期（图 1-2-5）。人的精子发生需 64 ~ 70 天。

正常人精子发生过程呈现 6 种不同的细胞组合，这 6 种组合周而复始。Ⅰ期（4.8 天）：包括 A、B 型精原细胞、精母细胞、圆形精子细胞和延长型精子细胞；Ⅱ期（3.1 天）：包括 A、B 型精原细胞、精母细胞、圆形精子细胞和精子。Ⅲ期（1.0 天）：包

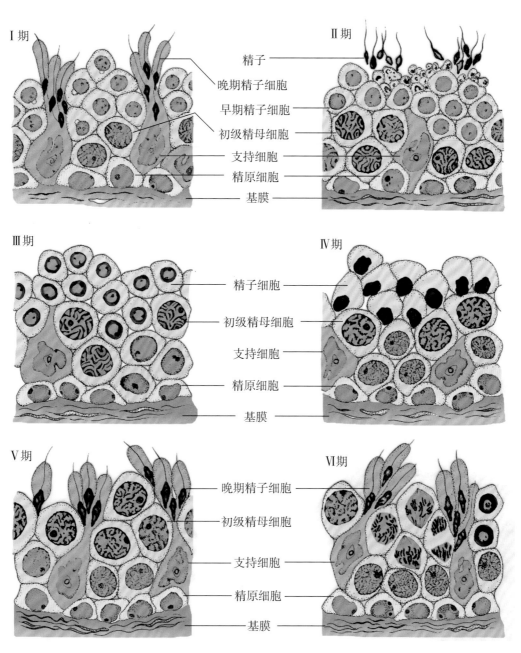

图 1-2-5　人精子发生分期示意图

括 A 型精原细胞、间期初级精母细胞、精母细胞、圆形精子细胞。IV 期（1.2 天）：包括 A 型精原细胞、粗线前期初级精母细胞、精母细胞、中期精子细胞。V 期（5.0 天）：包括 A 型精原细胞、粗线前期初级精母细胞、精母细胞、晚期精子细胞。VI 期（0.8 天）：包括 A 型精原细胞、粗线期初级精母细胞、减数分裂中期精母细胞、圆形精子细胞）

第三节　界膜的构造与功能

一、睾丸内生精小管界膜的结构

界膜（limiting membrane）也有人称之为固有层（lamina propria）、管周层（peritubular layer）、管周组织（peritubular tissue）或边界组织（boundary tissue）。近年来，对人睾丸界膜的形态学研究使人们对其微细结构有了更全面的认识：它由 5～7 层细胞及细胞外结缔组织成分构成，细胞主要包括肌样细胞和成纤维细胞，细胞外结缔组织则由生精上皮的基膜及界膜内的细胞间质成分共同构成。基膜位于界膜的最内层，紧贴在支持细胞和精原细胞的基底面，呈均质状。基膜外是 3～4 层肌样细胞。一般认为，睾丸内生精小管的界膜有 3 层（图 1-3-1）：①内层为基膜（黑线区），厚约 80 nm，贴于支持细胞和精原细胞基部，有时可以看到基膜有少许皱褶或结节状突起，突入生精小管。免疫学研究证明，生精小管基膜有很强的抗原性，注射其提取物可造成无精子症。②中层为肌样细胞层（黄线区），肌样细胞呈星状或长形，核长不规则，在肌样细胞的细胞质中可见两种细丝，一种为 80 μm 的微细丝，一种为 100 μm 的细丝，都是肌动蛋白或类肌动蛋白样物质。③最外层是成纤维细胞层（蓝线区），这层细胞有再生能力，能对界膜受损后起修复作用。

二、界膜厚度

界膜是睾丸生殖功能障碍的靶区。认识界膜的正常厚度对了解睾丸生殖功能障碍界膜增厚的病理学意义十分重要。关于界膜的厚度，各家报道相近，其中 Martin 等将正常界膜分为 a、b 两型，a 型界膜厚度 ≤ 7 μm，b 型界膜厚度为 7.0～10 μm。

才秀莲对 50 例不育症患者的睾丸行组织穿刺以

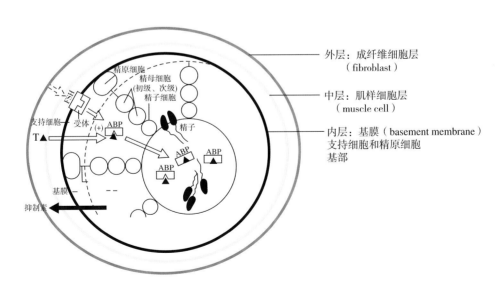

▲T：支持细胞分泌的蛋白液，分泌到生精小管的管腔中，与睾酮（T）或脱氢睾酮结合，形成雄激素结合蛋白（androgen binding protein，ABP）。

☐⇨：卵泡刺激素（follicle-stimulating hormone，FSH）受体逐渐增多，进入管腔，促进合成 ABP 的能力增强。

⇨：ABP 进入管腔形成高浓度的内环境，维持精子生成。

◀：支持细胞分泌抑制素，抑制腺垂体合成和分泌 FSH，维持平衡。

○-○○○：细胞生成排列顺序。

图 1-3-1　生精小管的界膜与支持细胞功能模式图

测量界膜厚度，厚度范围在 2 ～ 12 μm。关于界膜的平均厚度，轻度生精障碍者为 2.96 μm，中度生精障碍者为 4.56 μm，重度生精障碍者为 5.84 μm。对照组（8 例尸检睾丸）界膜厚度范围为 2.1 ～ 3.5 μm，平均为 2.59±0.57 μm。观察结果证实，随着界膜厚度的增加，睾丸生精功能障碍的程度加重。界膜厚度 ≥ 6.11 μm，可引起睾丸重度或不可逆性生精功能障碍。界膜厚度能够比较准确地判断生精功能障碍的程度（图 1-3-2 ～图 1-3-4）。

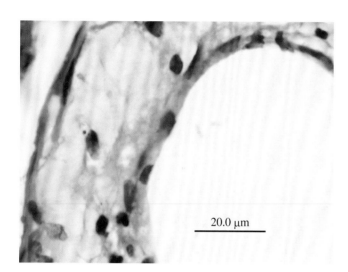

图 1-3-2　病理性界膜增厚（ > 20 μm）

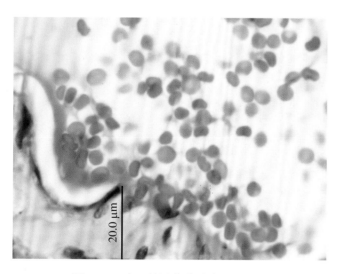

图 1-3-3　病理性界膜增厚（ > 20 μm）

精液脱落细胞学检出的基膜睾丸生殖功能障碍发生后，必然会造成生精小管损伤和坏死。随着生精细胞的大量脱落，生精小管进入空化期，一部分生精小管向唯支持细胞综合征发展。在这个过程中，精液中可以见到脱落的生精小管基膜等残渣，随无精子精

液一起排出，废弃的生精小管界膜也可以在精液中检出，这是睾丸生殖功能障碍的指征。

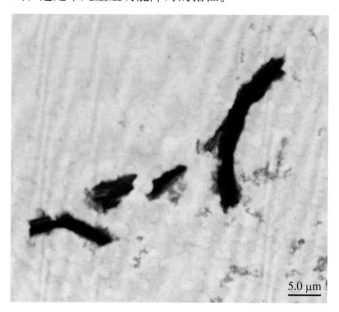

图 1-3-4　精液中脱落的生精小管界膜残体，界膜厚度增加（瑞特 - 吉姆萨染色，简称瑞 - 吉染色）

三、界膜的生理意义

根据界膜在睾丸组织中的位置，不难看出，界膜在维持精子发生的内环境稳定方面具有重要作用。界膜位于睾丸间质与生精小管之间，确切地讲，它位于一切外来因素与生精小管之间，这构成了血睾屏障。界膜通过由支持细胞形成的紧密连接，将生精小管分成基底小室和近腔小室，使精原细胞的分裂、分化与精母细胞向精子的分裂、分化处于两个截然不同的微环境中，形成严密的睾丸内环境，维持睾丸正常的生理功能。

一切营养物质（包括生精上皮所需要的水、电解质、糖类、脂类、蛋白质、氨基酸及激素）的转运都需要通过界膜；在病理学方面，界膜又是生精小管的一道保护屏障。致病因素首先要攻破界膜，才能进而攻击生精上皮，因此界膜称为睾丸生殖功能障碍的"靶区"。如果界膜的功能发生紊乱，精原细胞及支持细胞将难以获得充足的营养，由此将引发一系列改变，如精原细胞的分裂不能正常进行，甚至死亡，支持细胞功能紊乱，最终势必导致睾丸内生精小管微环境的破坏。由此，关于致病因素对睾丸的影响，可获得这样一个结论，即生精小管界膜在此过程中起到举足轻重的作用，这是我们诊断和治疗睾丸生殖功能障碍的出发点与落脚点。

四、界膜的生理功能

（一）细胞外基质的作用

细胞外基质（extracellular matrix，ECM）包括生精小管基膜及管周细胞（肌样细胞）的基质成分，其生化组成主要为胶原蛋白，以及某些糖蛋白（如层粘连蛋白、纤维粘连蛋白）及糖胺聚糖。目前，对 ECM 功能的认识都是从体外细胞培养中获得的。总结起来有以下几点：

1. 维持支持细胞和间质细胞的生活性状

在塑料板上生长的支持细胞呈单层扁平上皮状，不能维持生精细胞生存、生长。在人工重构基膜 [层粘连蛋白（laminin）、Ⅳ型胶原蛋白（collagen Ⅳ）、硫酸类肝素蛋白聚酶 heparan sulfate proteolycon 和巢蛋白（nidogen）] 上的支持细胞呈单层高柱状，有明显极性，细胞质内有精细的细胞骨架，其超微结构非常类似于在体的支持细胞，相邻细胞间形成的紧密连接构成渗透屏障，可以阻止菊粉和硝酸镧通过；在 ECM 上生长的支持细胞可以维持生精细胞生存，但不能分化。若将有完整基板和肌样细胞的一段生精小管共同培养，则生精细胞能够成熟。以上报道说明细胞外基质是维持支持细胞进行正常生命活动的依托。

另有报道，若将间质细胞在 ECM 上培养，则可以使培养的间质细胞十分接近于自然形态。在Ⅰ型胶原蛋白的水溶性胶中培养，间质细胞的黏附力弱，容易脱落；但在纯化的Ⅳ型胶原、纤维粘连蛋白或层粘连蛋白上以及胶状的基膜物质（来源于鼠肿瘤）上培养，间质细胞迅速而牢固地黏附，并且细胞形态与其在塑料板上的扁平上皮状不同，变成在基膜物质上的圆形并聚集成群的状态，更接近于睾丸内正常间质细胞的自然性状。

2. 参与调控支持细胞和间质细胞的分裂分化

支持细胞的 DNA 复制和依赖 FSH 的雄激素向雌激素转化被认为是支持细胞幼稚型的表现。基膜物质能降低依赖 FSH 的雌激素产生，抑制 DNA 的复制，促进和维持支持细胞的成熟。基膜物质也维持间质细胞的成熟状态，抑制间质细胞的增生，使在基膜物质上生长的间质细胞中的、与类固醇激素产生有关的 3β 羟固醇脱氢酶的活性得以保存；而在塑料板上培养的，情况恰好相反。

3. 参与调控支持细胞和间质细胞的代谢

在基膜物质上培养的支持细胞，其所有蛋白的分泌量（如 ABP、转铁蛋白和Ⅰ型胶原蛋白等）都明显高于培养在塑料板上的相应产量，且细胞的分泌极性也明显增强。据分析，造成上述结果的原因可能是基膜改善了细胞的代谢系统。Dym 发现基膜可增加支持细胞膜基底面 G 蛋白 α 亚基的数量，从而提高了支持细胞对 FSH 的敏感性。FSH 通过与支持细胞的细胞膜表面的 G 蛋白 α 亚基结合，进而激活腺苷酸环化酶，启动依赖环腺苷酸（cyclic adenylic acid，cAMP）的细胞内代谢系统。生长在基膜物质上的支持细胞对生理剂量的 FSH（25 ～ 50 ng/ml）即可发生反应，而生长在塑料板上的支持细胞发生反应则需 FSH 达到药理剂量（500 ng/ml）。以上两种情况都是 ECM 对支持细胞的单独影响。Reventos 将支持细胞和间质细胞共同培养，则发现在支持细胞存在的情况下，其可明显提高间质细胞的人绒毛膜促性腺素（human chorionic gonadotropin，HCG）受体数量及合成类固醇激素的能力；反过来，在间质细胞存在时，支持细胞的 FSH 结合位点增多，由 FSH 诱发的支持细胞纤溶酶原活化因子的分泌活动增强。用 ECM 对上述两种细胞共同培养时，它们之间的这种正向相互促进作用明显增强。电镜观察提供了可靠的形态依据：间质细胞周围存在基膜，这些基膜主要分布在间质细胞之间、间质细胞与巨噬细胞接触部位以及间质细胞与毛细血管紧贴处，可见间质细胞的突起伸入基膜。免疫组化证明该处基膜内也有Ⅳ型胶原蛋白和层粘连蛋白分布。

五、界膜的构造

（一）电镜下界膜形态和构造（图 1-3-5 ～ 图 1-3-6）

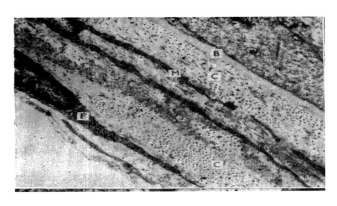

图 1-3-5　人生精小管的管周组织。可见基板（基膜，B）、胶原原纤维区（C）、肌样细胞（M）及成纤维细胞（F），×10 000

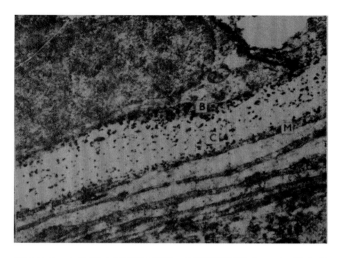

图 1-3-6　人生精小管管周组织，碱性磷酸酶（ALP）反应产物分布基板（基膜，B），最内侧胶原原纤维区（C）及肌样细胞（M），×12 000

（二）光镜下界膜的形态和构造（图 1-3-7）

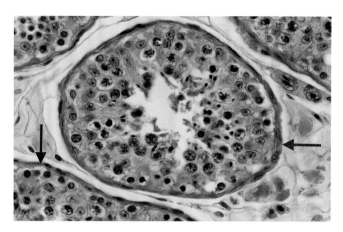

图 1-3-7　人生精小管界膜，H-E 染色（↟）

第四节　血睾屏障与紧密连接

一、睾丸生精小管血睾屏障与紧密连接位置

界膜的内侧为肌样细胞，肌样细胞的内侧则为基膜（红色），即血睾屏障（blood-testis barrier，BTB）（见图 1-4-1）。血睾屏障与支持细胞密切相连，是支持细胞的基底，并以此为发育的基础，进而形成广泛的、紧密连接（蓝色）的网状结构，延伸至管腔，发挥重要的生理作用。血睾屏障可连接间质与血管，形成广义的血睾屏障区域。

二、血睾屏障的组成

血睾屏障存在于生精小管与睾丸间质的血管之间，由以下几个部分组成：①微（毛细）血管的内皮及基膜，②间质的结缔组织，③生精上皮的基膜，④支持细胞之间的紧密连接结构。血睾屏障中的细胞连接可以有多种方式，包括紧密连接（tight junction，TJ）、管状复合物（tubulobulbar complex，TBC）、基底细胞外质特化（basal ectoplasmic specialization，basal ES）、桥粒和半桥粒及缝隙连接（gap junction，GJ）等，其中，起到周期性重要作用的是紧密连接，这是构成血睾屏障最重要的组成部分（图 1-4-1 蓝色区域）。紧密连接对血液中各种物质的通透性具有很强的选择性，是血睾屏障中最不容易通过的结构，从

而保证生精小管有序开放，这是精子生成的重要保证。

三、血睾屏障的作用

睾丸血睾屏障是机体最有效的保护屏障之一，其功能主要是阻止某些大分子物质经血液或淋巴途径进入生精小管的管腔，调节生物活性物质在生精上皮内的浓度，维持生精小管内微环境稳定，同时具有免疫屏障的作用。支持细胞作为生精上皮中唯一与生精细胞接触的细胞，通过紧密连接、锚定连接和缝隙连接等连接复合体共同组成血睾屏障，创造稳定的生精内环境，这是支持细胞行使功能的重要基础。紧密连接是相邻支持细胞基部细胞膜之间形成的连接结构，由闭锁蛋白、紧密连接蛋白、连接黏附分子等构成。已经报道 100 多种紧密连接相关蛋白，对细胞间连接和细胞能动性发挥重要作用。这些连接复合体通过特殊的"开"与"关"的功能装置，来调节前细线期和细线期精母细胞顺利穿过血睾屏障，促进其进一步进行发育和分化，维持睾丸的生殖功能。血睾屏障（图1-4-1 红色区域）在生精小管基底部，与支持细胞特化的细胞膜形成一条将细胞彼此封闭而又开启的紧密连接（图 1-4-1 蓝色区域）。

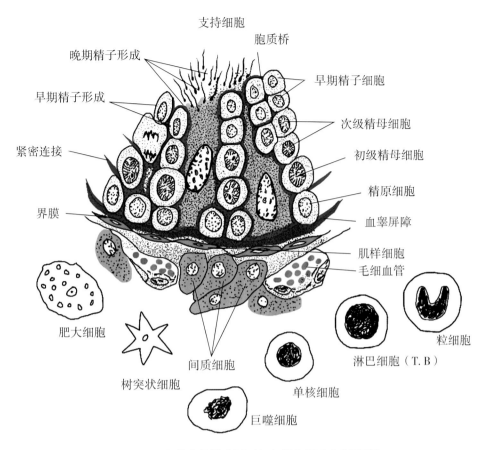

图 1-4-1　生精小管模式图（红色部位显示血睾屏障）

实验证明，将硝酸镧注入动物血管后，镧离子可通过毛细血管内皮细胞、生精小管的界膜进入生精上皮精原细胞的间隙中，但被支持细胞间的连接复合体阻挡，后者具有紧密连接的典型结构。支持细胞内多种细胞骨架成分与血睾屏障重要生理功能的实现密切相关。近年来，随着细胞和分子生物学研究技术的快速发展以及电子显微镜的广泛应用，对细胞骨架的作用有了更深层次的认识。细胞骨架在维持细胞形状、促进细胞的运动和连接以及信号转导方面都有积极的作用。充分了解支持细胞内多种细胞骨架成分与血睾屏障结构、功能的关系，以及某些干扰物对其产生的影响，对探讨男性不育机制、保护男性生殖健康具有重要的现实意义。

在许庭良的研究中，其用透射电镜观察并结合形态计量法来研究慢性镉中毒时小鼠睾丸支持细胞及血睾屏障的超微结构。结果表明：① 支持细胞明显受损，细胞核增大，细胞器出现变性，有些支持细胞呈现坏死。②血睾屏障各部分受损，间质内血管内皮细胞变性、坏死、剥脱；生精小管基膜增厚、分裂成层；管周组织内胶原纤维显著增多；相邻支持细胞间紧密连接破坏。从形态结构方面考虑，认为血睾屏障的瓦解可能是引发生生精功能异常的主要原因。

四、血睾屏障的重要功能

血睾屏障的主要功能有：其一，将单倍体精子细胞与机体分割开，从而防止生精细胞抗原被免疫系统识别（预防自身免疫性睾丸炎）。血睾屏障为免疫细胞和生精细胞提供免疫隔离，保持生精小管免疫豁免区域。一旦血睾屏障免疫豁免区域受到伤害，生精小管必然引起免疫性睾丸炎。其二，为生精细胞的减数分裂及精子的形成提供良好和特殊的微环境。血睾屏障的开启与关闭决定于支持细胞的功能状态和活动，而不是生精上皮的发展阶段。更重要是血睾屏障的构造与功能决定生精细胞避免与来源于外缘或间质的代谢产物接触。换句话说，生精小管的免疫状态与生精细胞的分化、发育和变化完全依靠支持细胞的维护。这种"营养功能"和"保姆功能"都依靠支持细胞的作用机制来实现：选择性主动运输、胞饮作用、合成与定向分泌等。为此，维护好支持细胞的状态与功能，是保证睾丸生殖功能良好状态的前提，必须予以重视。

五、界膜区、血睾屏障与间质的血管

Cieciura 的研究认为，人及大鼠、牛、兔等 7 种哺乳动物的界膜都很相似，由 4 层结构构成，由内向外依次是：无定形内层、内层细胞、无定形外层、外层细胞。尽管如此，界膜的构成又似乎有种属的特异性。他们发现大鼠、小鼠、小田鼠等啮齿类动物生精小管的界膜外层和细胞间有独特的裂隙，成六角形的网眼，形状极似蜂窝；他们又在人的界膜中发现，毛细血管可进入细胞内层（即肌样细胞层），而在其他动物中的毛细血管则只到达界膜的表面，无上述现象。与此现象有关的观察还出现在 Ergun 的报告中。他是通过借助计算机三维重建技术，分析间质细胞间的和界膜内的毛细血管，发现从段动脉（segmental artery）分支而来的小动脉，进一步分支形成毛细血管。这些毛细血管分布在间质细胞之间，或以半圆形围绕生精小管，或是穿入相邻的生精小管界膜，到达肌样细胞层，然后离开界膜。因此，他认为在人体睾丸内与生精小管有关的微脉管系统可分为：输入毛细血管、壁内毛细血管以及输出毛细血管。间质细胞成群分布在微循环的动脉及静脉端。这种毛细血管的走行方式，可说明间质细胞与肌样细胞之间有着密切关系。

纪小龙报告：从临床睾丸组织病理学上看，在小血管管壁明显透明性病变的病例中，生精小管的生精功能亦极度底下，甚至未见精原细胞，提示生精不良与小血管硬化之间存在密切关系。这种并行关系的组织学改变可解释为，由于小血管的病变，管壁纤维性增厚（图 1-4-2 ～ 1-4-5），可导致血供不足，引起生精小管一系列生精不良改变。因此，我们认为间质小血管管壁增厚和管腔闭塞可以是"特发性"（idiopathic）生精不良的主要致病环节。从小血管病变入手对生精不良进行深入研究，是一条可行性途径。这种小血管病变有可能是由于自身免疫、化学毒素作用或者物理因素等多种原因共同作用的结果。

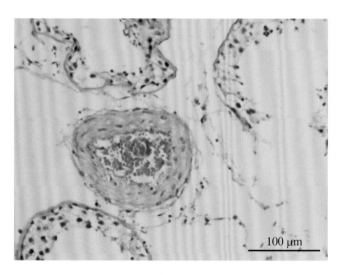

图 1-4-2

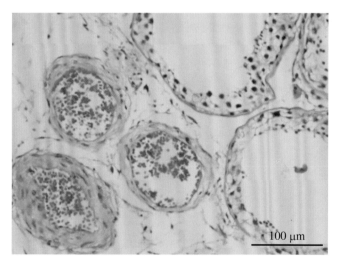

图 1-4-3

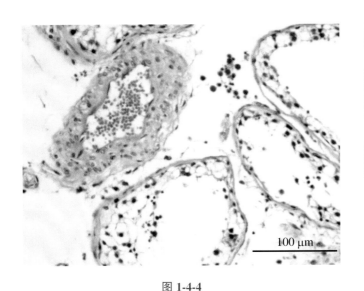

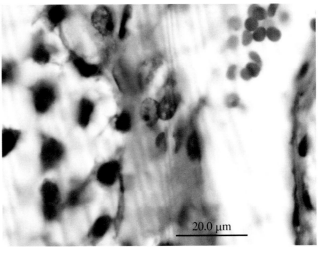

图 1-4-4

图 1-4-5

图 1-4-2 ～图 1-4-5　　为睾丸间质微血管管壁增厚

第五节　管周肌样细胞

一、概述

1901 年，Regaud 观察到大鼠生精小管周围有一层连续扁平的单层细胞。几十年后，Clermont 在电子显微镜下观察到这些细胞具有平滑肌细胞的特征，认为其主要是起伸缩作用。1967 年，Ross 对这种细胞的细微结构进行了研究，并称之为管周伸缩细胞（peritubular contractile cell）。这类细胞在亚显微水平与平滑肌细胞有细胞学相似性，故 Fawcett 等在 1969 年引入了"肌样细胞（myoid cells）"一词。现在常见使用"peritubular myoid（PTM）cells"或缩写为 PMC。这是由于该类细胞围绕着生精小管外周排列。文献中也用"peritubular cells（PTC）"来表示，中文多称为管周细胞或是肌样细胞。此书中，笔者采用肌样细胞。

二、肌样细胞形态与特性

肌样细胞为一层或多层排列，位于生精小管界膜中层的内侧，外侧有少量成纤维细胞，细胞扁平呈星形或长形，有细丝，两者都是肌动蛋白或类肌动蛋白样物质。肌样细胞存在于所有哺乳动物的睾丸中，但不同种属动物的管周肌样细胞的排列与数量会有差别。其在人生精小管固有层中排列 3 ～ 6 层。肌样细胞和间质细胞、成纤维细胞一样，均来源于间叶细胞。通过对由亚显微结构的观察可推测，人睾丸发育过程中的肌样细胞可能分化为间质细胞。肌样细胞既有成纤维细胞的特点又有平滑肌细胞的特性。其受到病理刺激后可转化为成纤维细胞，分泌过多的基质和纤维，这在病理改变中起到一定的作用。肌样细胞对生精小管有收缩作用，参与调控睾丸精子、睾丸液的输出。肌样细胞间的缝隙连接为低电阻区，与细胞不停地扩散收缩波有关。和平滑肌一样，肌样细胞中间微丝具有肌间线蛋白，其中的 α- 平滑肌激活素（alpha-smooth muscle actin，α-SMA）可以作为肌样细胞的特异性分化标识物。

三、肌样细胞与间质细胞之间的相互作用机制

肌样细胞和间质细胞都不是终末分化细胞，二者在成人睾丸中仍能增殖，并具有一定的更新周期，也具有代谢功能。肌样细胞和间质细胞的发育和增殖需要相互之间的持续作用。间质细胞的分化、发育及其功能受肌样细胞和间质的巨噬细胞、血管上皮细胞的调控。外周未分化的肌样细胞、未分化的成纤维细胞、间质细胞和淋巴管的内皮细胞，将间质细胞与肌样细胞分隔。在成人睾丸中，成熟的间质细胞并不直

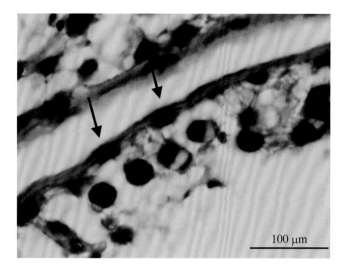

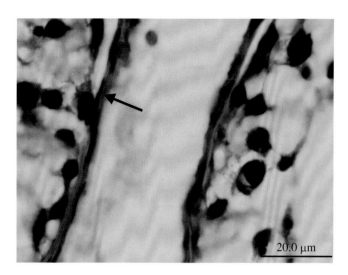

图 1-5-1

图 1-5-2

图 1-5-1 ～图 1-5-2　为睾丸生精小管界膜内的肌样细胞（▲）

接包绕在生精小管壁周围，并与支持细胞接触的肌样细胞形成物理性连接。但发育过程中，未成熟或未分化的间质细胞与肌样细胞可能形成机械连接。在生精小管发育过程中，肌样细胞的组织分型的定性和稳定与细胞间的作用及细胞与细胞基层的作用是相联系的。

肌样细胞最明显的功能为收缩活动。通过收缩活动，肌样细胞可调节生精小管内的压力，促进精子及生精小管管液的流动。此外，肌样细胞还有很多其他重要功能，从人睾丸内局部微循环的网络关系上看，间质细胞与肌样细胞之间有由微动脉、毛细血管网和微静脉构成完整的微循环系统，这种结构上的相关性无疑暗示着二者功能上的联系。在肌样细胞膜上有雄激素的受体，睾酮可能作用于肌样细胞，然后再由肌样细胞产生旁分泌因子，后者可将间质细胞的信息传递给支持细胞。当然，这方面的研究还很不充分，假如生理上果真具有上述关系，那么更显示了肌样细胞的重要性。

四、肌样细胞与雄激素效应

睾丸各类群细胞不是孤立存在的，生物学功能也不是独立的，它们彼此之间是相互联系和合作的。间质细胞是睾丸雄激素的生产者和提供者，而肌样细胞的发育依赖于雄激素作用，是获益者。为此，若

睾丸受到损伤，间质细胞合成雄激素过程被阻断，或者出现抗雄激素抗体后，肌样细胞的发育都可能受到阻碍。因为肌样细胞含有雄激素受体，且其数量与支持细胞中的相当，故雄激素是肌样细胞和支持细胞之间的调节因素。间质细胞分泌的雄激素睾酮作为主要旁分泌刺激物，影响肌样细胞中的旁分泌因子（PModS）的合成，而肌样细胞的旁分泌因子又是调节支持细胞的功能和营养供给的支持者，是一个功能的效应链，一旦被阻断，必然间接地影响睾丸生精细胞的发育，导致睾丸功能发生障碍，精子减少而不育。

催产素是一种肽类激素，Frayne 等证实人睾丸间质细胞有催产素受体，作用于肌样细胞，使生精小管发生收缩。生精小管的局部收缩使管壁出现波纹，出现波浪式运动，可能会协助减数分裂前的精原细胞移离基底膜，还有助于生精小管在释放精子细胞过程中释放精子，进一步推动精子移动进入附睾。

五、肌样细胞与支持细胞的相互作用机制

任何哺乳动物的睾丸都有肌样细胞，这说明肌样细胞是睾丸中一个不可忽略的成分。肌样细胞与支持细胞的相互关系，对维持睾丸的生理功能起着重要的作用。肌样细胞之间及界膜中基膜的成分属于细胞外基质。细胞外基质是介导支持细胞和肌样细胞间机

械作用的基本成分。支持细胞合成和分泌层粘连蛋白、Ⅰ型和Ⅳ型胶原蛋白以及糖蛋白，肌样细胞合成和分泌Ⅰ型胶原蛋白、糖蛋白和纤维粘连蛋白，这两类细胞各自合成和分泌的产物共同参与基膜的构建。支持细胞分泌的纤溶蛋白酶原激活因子参与了基膜层粘连蛋白的降解和更新，并且能影响细胞之间的连接。肌样细胞分泌的蛋白酶抑制物能抑制纤维蛋白溶酶原激活因子的活性；抗蛋白酶可能调节蛋白酶的活性，以抑制支持细胞和肌样细胞之间细胞外基质的降解，以及维持血睾屏障的完整性；蛋白酶和抗蛋白酶均能影响肌样细胞和支持细胞之间的机械作用。

　　肌样细胞还能分泌一种非有丝分裂原性旁分泌因子 PModS 来影响支持细胞的功能，无血清的肌样细胞培养液能刺激支持细胞合成多种蛋白质，如雄激素结合蛋白（androgen binding protein，ABP）和转铁蛋白。PModS 已被分离和纯化，并且在体外培养中显示其对支持细胞的效应比其他调节因子（如 FSH）更强。在体外培养情况下，雄激素对支持细胞的作用弱于 FSH 对支持细胞的作用，甚至可以忽略，而肌样细胞能增加雄激素对支持细胞的作用，这表明雄激素可能并非直接调节支持细胞的功能。现在了解较清楚的一种调节方式，是在哺乳动物（包括人类）睾丸中，精子发生与类固醇生成之间的旁分泌调节，是通过支持细胞核上的雄激素受体（androgen receptor，AR）进行调节的。

六、肌样细胞与生精细胞及激素的关系

　　精子发生是一个复杂而高度有序的过程，有很多阶段性的基因产物参与，并且这些基因产物的表达程序非常精确、协调。这些基因表达的调节主要在细胞内、细胞间和细胞外三个水平。生精细胞内高度保守的基因序列决定了生精细胞的分化。生精细胞内的特殊基因调控需要来自生精细胞周围细胞提供的信息。其中，支持细胞在细胞间的调控中提供生精细胞所必需的支持，如生精细胞的增殖及其各个发育阶段。细胞间的调控也依赖细胞外的影响，主

要是睾酮（testosterone，T）和 FSH 的作用。这两种激素作用于支持细胞和肌样细胞，由此间接作用于生精细胞。生精细胞大量凋亡时，同时也诱导间质细胞凋亡。人工诱导间质细胞全部凋亡后，支持细胞和肌样细胞数目也减少，并伴随生精细胞凋亡。正常精子的发生、分化和繁衍必须依赖于睾酮，肌样细胞与支持细胞之间的旁分泌参与了间质细胞分泌睾酮的调节。通过统计和观察金黄仓鼠吞饮小泡的总体积发现，生精活跃的睾丸与不活跃的睾丸相比较，前者肌样细胞内吞饮小泡的总体积是后者的近 3 倍。这说明当睾丸生精活跃时，肌样细胞吞噬也活跃，吞饮小泡体积大；当睾丸生殖功能出现障碍（不活跃）时，肌样细胞的功能也减弱，表明肌样细胞的非特异性转运与睾丸生精功能有密切的关系。在体外试验也证实了肌样细胞的缺失可导致睾丸生精功能障碍。在睾丸内，只有间质细胞、支持细胞和肌样细胞有雄激素受体，而成熟睾丸的生精细胞没有雄激素受体，故睾酮作为一种主要的雄激素不直接作用于生精细胞，而是通过支持细胞起间接效应。另外，不像支持细胞的雄激素受体表达呈生精发育的阶段依赖性，肌样细胞内雄激素受体可以持续表达，并且表达稳定，提示它们参与雄激素对精子发生的调控，而且肌样细胞可能一直参与维持精子的发生。垂体激素黄体生成素（LH）刺激间质细胞分泌雄激素，雄激素影响肌样细胞 PModS 的合成，而 PModS 可以调节支持细胞的功能和营养供给，从而间接地影响生精细胞的发育。以上说明肌样细胞对雄激素作用，促进生精细胞的分化、生长，具有举足轻重的作用，从某种意义上讲，其重要性可能胜过支持细胞。

　　肌样细胞在睾丸内发挥着持续性、多样性的协同效应，通过其收缩、合成细胞外基质和分泌生物活性物质等多种性能，介导了睾丸生殖功能与精子发生和雄激素合成的调节。肌样细胞与睾丸其他类群细胞的相互作用，协调维持着睾丸内环境的动态平衡，为此，肌样细胞是睾丸生殖生理功能细胞群重要的一员，切不可忽视。

第六节 支持细胞结构与功能

一、支持细胞的结构

支持细胞，又称为 Sertoli 细胞。每个生精小管的横断面上有 8 ～ 11 个支持细胞。细胞呈不规则长锥形，从生精上皮基底延伸至腔面。由于支持细胞侧面镶嵌着各级生精细胞，故光镜下细胞轮廓不清。核呈三角形或不规则形，染色浅（H-E 染色），核仁明显。电镜下，细胞质内有大量滑面内质网和一些粗面内质网，高尔基复合体发达，线粒体和溶酶体较多，并有许多脂滴、糖原、微丝和微管（图 1-6-1）。成人的支持细胞不再分裂，数量恒定。相邻支持细胞侧面近基部的细胞膜形成紧密连接，将生精上皮分成基底室（basal compartment）和近腔室（abluminal compartment）两部分。基底室位于生精上皮基膜和支持细胞紧密连接之间，内有精原细胞；近腔室位于紧密连接上方，与生精小管管腔相通，内有精母细胞、

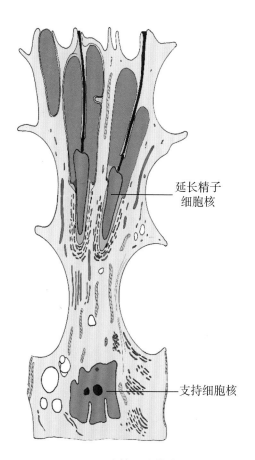

延长精子
细胞核

支持细胞核

图 1-6-1 支持细胞模式图

精子细胞和精子。生精小管与血液之间存在血睾屏障，其组成包括血管内皮及其基膜、结缔组织、生精上皮基膜和支持细胞紧密连接，其中紧密连接最重要。

二、支持细胞的发育和成熟

青春期前的支持细胞属于未成熟型，包括未成熟支持细胞（Sf 型）、未成熟支持细胞（Sa 型）和未成熟支持细胞（Sb 型）。成熟支持细胞（Sf 型）为胚胎型支持细胞，一般在出生 2 周转化为 Sa 型。1 岁后，Sa 型支持细胞转化为 Sb 型。至青春期，随着生精小管管腔的出现，Sb 型支持细胞转化为 Sc 型，即成熟型支持细胞（图 1-6-2）。

三、支持细胞的形态与变化性

从支持细胞的发育过程，就可以看出支持细胞在睾丸生殖功能中的变化特点。借鉴生殖病理的现象，认识睾丸支持细胞的生殖生理功能，可能更容易了解有关睾丸的知识。

1. 支持细胞的高度变化趋势　正常支持细胞的发育高度一般在 180 μm，维持睾丸的正常生理功能，一旦睾丸功能受到损伤，睾丸的界膜增厚等会导致睾丸内环境改变，支持细胞必然受到累积性影响，而出现支持细胞萎缩、高度降低、功能减退等早期改变，引起睾丸的一系列病理性变化，出现睾丸生殖功能障碍的指标（图 1-6-3）。

支持细胞联结网：睾丸生精小管内侧有 8 ～ 11 个支持细胞，5 个支持细胞连接形成一个细胞网，生精细胞均镶嵌在支持细胞的细胞质上，吮吸营养、发育、繁殖、成熟和产生精子。此联结网的发展直接影响精子的多寡，根据高度和生精细胞的状态，从高至低排列的分值依次为：10 ～ 9 分，为发育良好；8 ～ 7 分，为生精低下；6 ～ 5 分，为生精阻滞；4 ～ 3 分，为生精紊乱；2 ～ 1 分，为生精枯竭（幼稚化、萎缩），形成唯支持细胞综合征。在 7 ～ 5 分可能是精液生精细胞脱落高峰期，随着损伤时间延长，生精细胞缓慢减少至枯竭，精子在不同分值的发

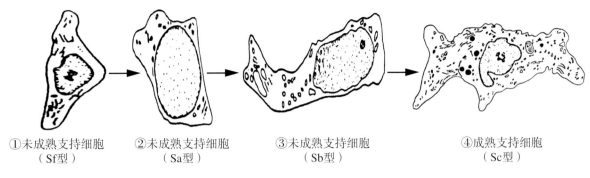

①未成熟支持细胞　　　②未成熟支持细胞　　　③未成熟支持细胞　　　④成熟支持细胞
（Sf型）　　　　　　　（Sa型）　　　　　　　（Sb型）　　　　　　　（Sc型）

图 1-6-2　支持细胞的发育示意图

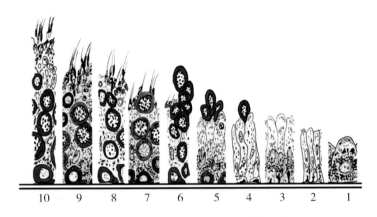

10　9　8　7　6　5　4　3　2　1

图 1-6-3　睾丸损伤生精小管支持细胞迁延性变化模式图，以分值体现睾丸生殖功能损伤的趋势与时效性

展阶段的表现不同，临床出现少精、严重少精以致无精子。这是睾丸生殖功能障碍的关键指标。

管腔直径：精子发生功能完整的管腔直径为 > 180 μm，精子发生功能低下者为 180 μm，精子功能阻滞者 < 180 μm，唯支持细胞综合征者 ≤ 150 μm。睾丸管径缩小是由于支持细胞萎缩（幼稚化），进一步导致睾丸逐渐萎缩，体积缩小（支持细胞支柱功能降低）。

2．支持细胞是睾丸中忠实的"保姆细胞"，其跟随睾丸损伤不同程度的发展，一直坚守，不离不弃，最后形成唯支持细胞综合征的不可逆的结局，最终生精小管内生精细胞几乎全部脱落空化、管腔缩小，就连精原细胞都已经完全丧失，但仍然可以看到支持细胞的"残影"（图 1-6-4 ~ 图 1-6-9）。

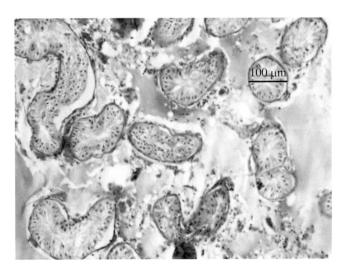

图 1-6-4　睾丸损伤的支持细胞形态

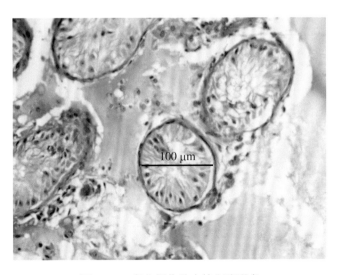

图 1-6-5　睾丸损伤的支持细胞形态

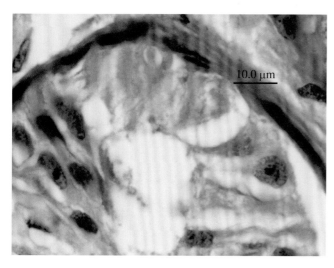

图 1-6-6   睾丸损伤的支持细胞形态

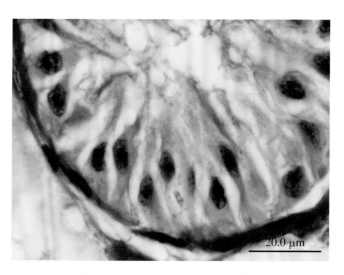

图 1-6-7   睾丸损伤的支持细胞形态

图 1-6-4 ～图 1-6-7   显示高倍镜下观察，界膜增厚，肌样细胞变形、变性，精原细胞及生精细胞消失，呈现支持细胞形态特点（萎缩状态）。

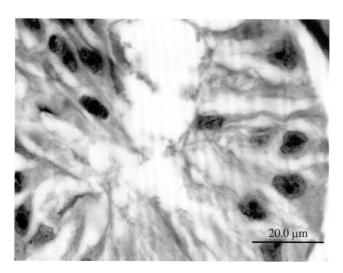

图 1-6-8   唯支持细胞综合征

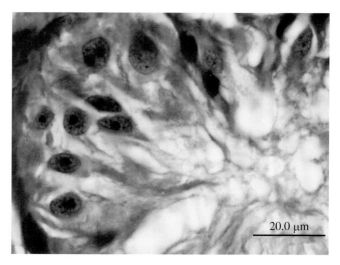

图 1-6-9   唯支持细胞综合征

图 1-6-8 ～图 1-6-9   生精细胞空化型生精小管，唯支持细胞综合征（支持细胞代偿性增生）

四、支持细胞的功能

（一）合成雄激素结合蛋白

支持细胞具有多种功能。青春期后，支持细胞发育成熟，停止分裂，出现特征性的形态结构，使睾酮转化为雌激素的芳香化酶逐步减少，甚至消失。卵泡刺激素（FSH）受体逐渐增多，开始具有合成雄激素结合蛋白（ABP）的能力。

（二）分泌与结合睾酮

ABP 可以为一些减数分裂的生殖细胞创造一个雄激素高浓度的内环境。在支持细胞突起中也含有 ABP，提示了 ABP 对精子形成的重要性。在 32℃时，分泌的 ABP 最多，如将阴囊或支持细胞培养温度提高到 37℃，其分泌 ABP 的功能就会受到严重损害。ABP 可作为衡量支持细胞的指标。支持细胞分泌 ABP 的速率高，表明其功能完好；反之，ABP 产生少，往往意味着支持细胞退化变性。一般而言，睾丸精子发生旺盛时，支持细胞产生 ABP 的速率也高，两者相一致。所以，在高温状态下，会引起睾丸的热效应（caloric effect），导致睾丸生精功能障碍。

据研究，20% 的 ABP 通过支持细胞基部进入血液循环；80% 分泌到生精小管管腔内，ABP 与雄激素结合才可维持生精小管内雄激素的高浓度内环境，并可为生精上皮所摄入利用。此外，高浓度的 ABP 随睾丸液流向附睾，这对附睾功能尤其是附睾头的功能具有重要意义。

（三）分泌抑制素

支持细胞还分泌抑制素（inhibin），能选择性地抑制脑垂体前叶合成和分泌 FSH，但不影响黄体生成素（leuteinizing hormone，LH）的合成和分泌。支持细胞能将孕烯醇酮及黄体酮转化为睾酮，并将睾酮转化为雌二醇，因此支持细胞有产生和分泌雌激素的能力。支持细胞分泌雌激素的量与年龄有关，幼年和老年者分泌的雌二醇较多，青春期分泌减少。抑制素可抑制 FSH 的分泌和减少成熟睾丸精原细胞数量。激活素（activin）由支持细胞产生，也可由睾丸间质细胞产生，可诱导 FSH 的释放并刺激未成熟精原细胞的增殖。正常水平的 LH 和 FSH 是保证精子产生所必需的。

（四）支持细胞促进生精细胞的增殖

支持细胞具有促进生精细胞增殖、释放精子以及对生精细胞的支架作用。如支持细胞形态与位置的改变都可影响生精上皮的结构与功能，导致生精细胞的排列紊乱与精子发生障碍。精子释放至管腔，也是支持细胞顶端细胞质主动运动的结果。

（五）支持细胞的营养作用

支持细胞将葡萄糖代谢成为乳酸和丙酮酸，作为生殖上皮的有效能源，提供营养。生精上皮内无毛细血管，基底小室中的生精细胞可直接从生精小管外获取营养物质，而近腔小室内生精细胞的营养必须通过支持细胞的物质转运才能获得。

（六）支持细胞的吞噬功能

支持细胞能吞噬变性的生精细胞、残余体和注入的颗粒物质。生精细胞大量凋亡变性（生理的或病理的）后，支持细胞的吞噬功能则增强。生精增殖过程中，支持细胞的吞噬功能并不十分旺盛，必须先由生精细胞自身溶酶体（lysosome）激活，使其发生自噬（autophagy）作用，然后支持细胞主要起异噬性降解（heterophagic degradation）作用。当生精细胞的自溶作用减弱或是支持细胞的吞噬功能降低时，临床上有些患者的精液中会出现程度不同的残破与变性的生精细胞。如果发生自溶作用减弱或吞噬功能降低严重时，就会在患者精液中看到大量的细胞碎片。这样就可以解释，为什么在精液的检查中，常常看到大量的细胞残体、碎片和"渣滓"，这其实是由生精细胞和支持细胞的功能出现异常造成的。如果在精液的检查中看到这些结果，对于临床是很有参考价值的，临床可以根据损害的部位，为治疗定位。

第七节　支持细胞骨架形态

精液中支持细胞经瑞 - 吉染色，其细胞核常常为浓染、呈紫红色，可见核微体，细胞质淡染、粉红色、形态不规则。

一、支持细胞的凋亡形态（图 1-7-1 ～ 图 1-7-4）。

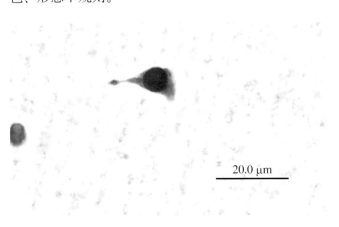

20.0 μm

图 1-7-1　支持细胞凋亡（不定形）

20.0 μm

图 1-7-2　支持细胞凋亡（菱形）

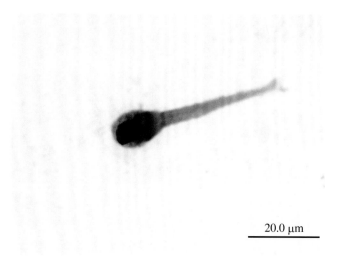

20.0 μm

图 1-7-3　支持细胞凋亡（蝙蝠形）

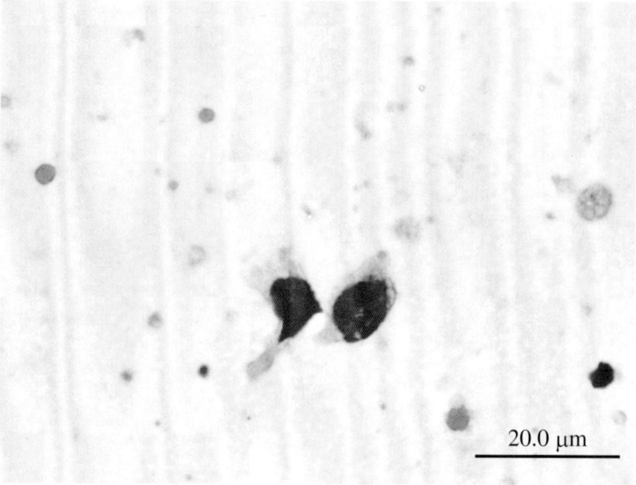

20.0 μm

图 1-7-4　支持细胞凋亡（蝌蚪形）

二、支持细胞骨架形态（图 1-7-5 ~ 图 1-7-10）。

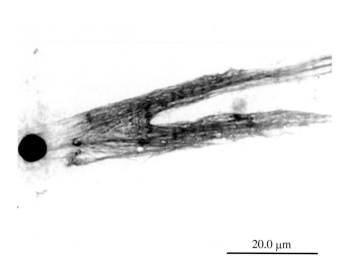

20.0 μm

图 1-7-5　支持细胞凋亡（网状骨架）

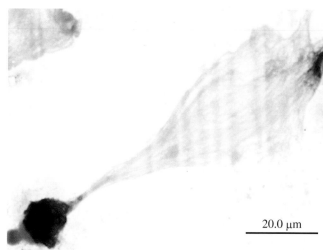

20.0 μm

图 1-7-6　支持细胞凋亡（网状骨架与凋亡小体）

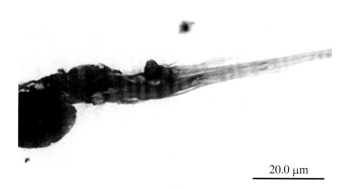

20.0 μm

图 1-7-7　支持细胞凋亡（凋亡小体）

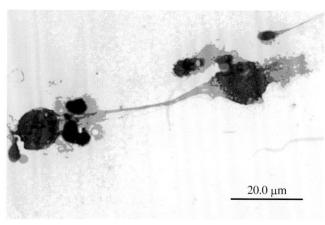

20.0 μm

图 1-7-8　支持细胞凋亡与白细胞

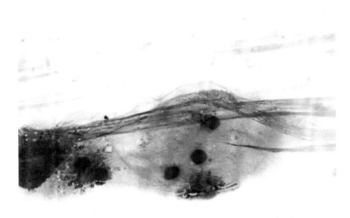

20.0 μm

图 1-7-9　退化的支持细胞骨架

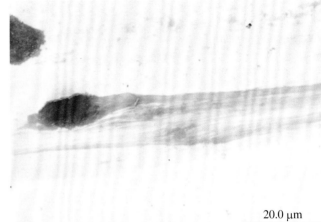

20.0 μm

图 1-7-10　退化的支持细胞骨架

三、支持细胞损伤与微丝、微管形态
（图 1-7-11 ~ 图 1-7-14）

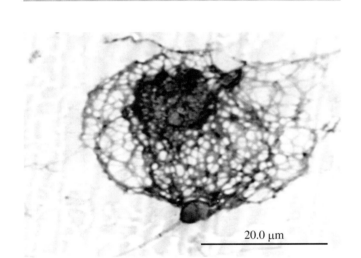

20.0 μm

图 1-7-11　精液中脱落的支持细胞微管（粗）

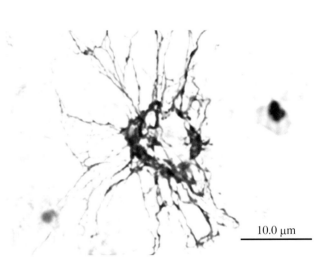

10.0 μm

图 1-7-12　精液中脱落的支持细胞微管（粗）

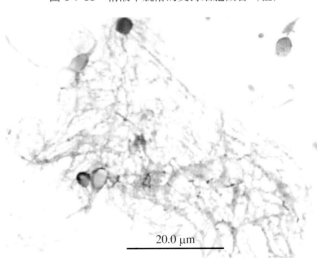

20.0 μm

图 1-7-13　精液中脱落的支持细胞微丝（细）

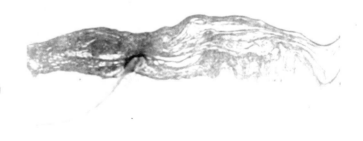

20.0 μm

图 1-7-14　精液中脱落的支持细胞微丝（细）

第八节　间质细胞与雄激素

睾丸间质位于生精小管之间，为富含血管和淋巴管的疏松结缔组织，含有睾丸间质细胞，又称为 Leydig 细胞。细胞呈圆形或多边形，直径 15 ~ 20 mm，核圆，居中，细胞质嗜酸性，具有类固醇激素分泌细胞的超微结构特征（图 1-8-1 ~ 图 1-8-2）。从青春期开始，睾丸间质细胞在黄体生成素的刺激下，分泌雄激素。雄激素可促进精子发生和男性生殖器官发育，以及维持第二性征和性功能。

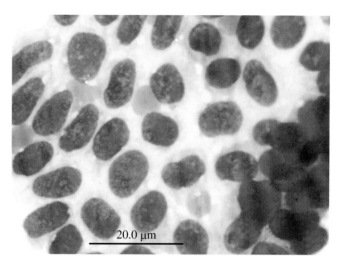

图 1-8-3　未成熟的睾丸间质细胞

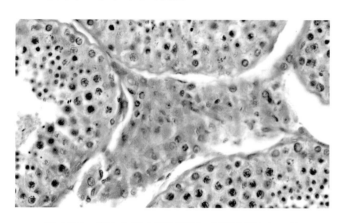

图 1-8-1　睾丸生精小管与间质、间质细胞（×40）

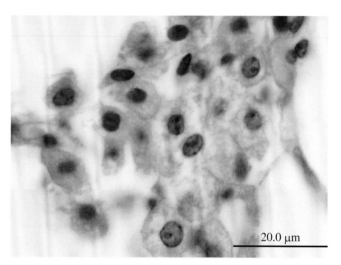

图 1-8-4　成熟的睾丸间质细胞

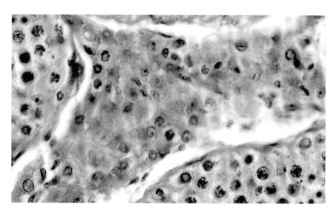

图 1-8-2　睾丸间质与间质细胞（×100）

一、睾丸间质细胞的不同发育阶段（图 1-8-3 ~ 图 1-8-4）

（一）胚胎发育期

胚胎第 8 周的睾丸间质细胞为分化前型间质细胞，其主要特征是细胞质中滑面内质网和线粒体开始增加，而粗面内质网却减少。胚胎第 9 ~ 14 周，其

转化为分化型间质细胞。胚胎第 14 ~ 18 周，睾丸间质细胞分化为成熟型，数量明显增多，并且具有很强的合成和分泌雄激素的能力，形成了性激素分泌的第一高峰。这一类型细胞出现时，正值性分化期。随后间质细胞发生退化，数量也明显减少，为间质细胞退化期。

（二）婴幼儿期

出生后，睾丸间质细胞进一步退化，称为婴幼儿期。其特征是滑面内质网减少，脂滴增加，核形不规则，核膜凹陷，核染色质移至核膜下，并可见间质细胞被吞噬的现象。

（三）青春期前阶段

此期的间质细胞也称为青少年型间质细胞。在2～12岁时，可见此型细胞成群分布于生精小管之间。这是一种静止型间质细胞，无合成和分泌雄激素的能力。但在人绒毛膜促性腺激素（HCG）的刺激下，其结构和功能发生改变，可具有合成和分泌雄激素的能力。

（四）青春期

此时，青春期前静止型间质细胞转化为成熟型间质细胞，不但在结构上显示了间质细胞的特点，而且具有很强的合成和分泌性激素的能力，同时，体内出现了雄激素分泌的第二个高峰。

（五）老年期

中年期后，间质细胞数量逐渐减少。据统计，20岁男性双侧睾丸间质细胞的数量大于 700×10^7。20岁以后的男性，间质细胞数量每年减少 8×10^7 个，60岁男性的间质细胞减少近 50%，到 70～80 岁时，降至 200×10^7 个。此外，间质细胞的结构也发生退化，合成和分泌雄激素的能力下降。

二、精液中间质细胞的形态

精液中间质细胞呈圆形、多角形，直径14～20 μm，核大、偏位，瑞-吉染色为淡染，偶见双核，细胞质嗜酸性、颗粒状，含脂滴和脂褐素。精液中间质细胞的形态多种多样、大小不一（图1-8-5～图1-8-14）。

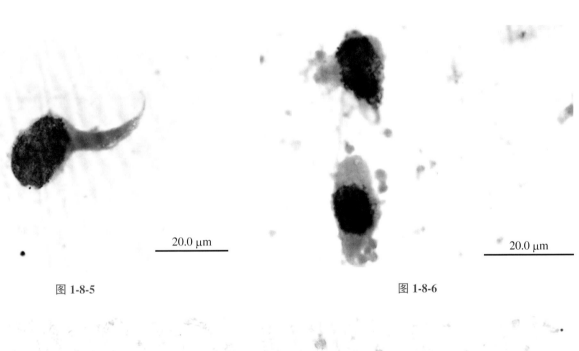

20.0 μm

图 1-8-5

20.0 μm

图 1-8-6

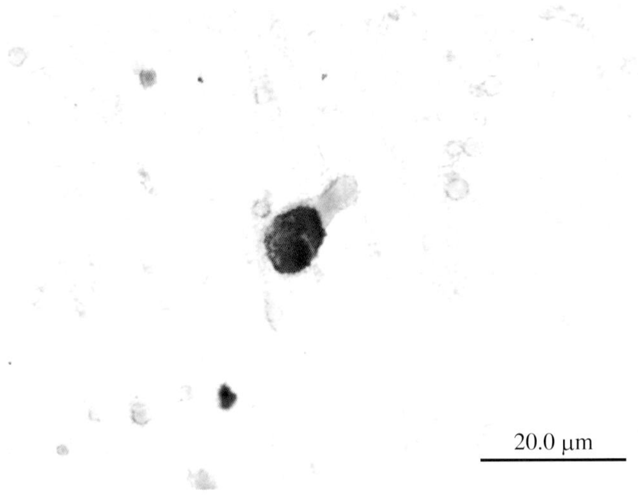

20.0 μm

图 1-8-7

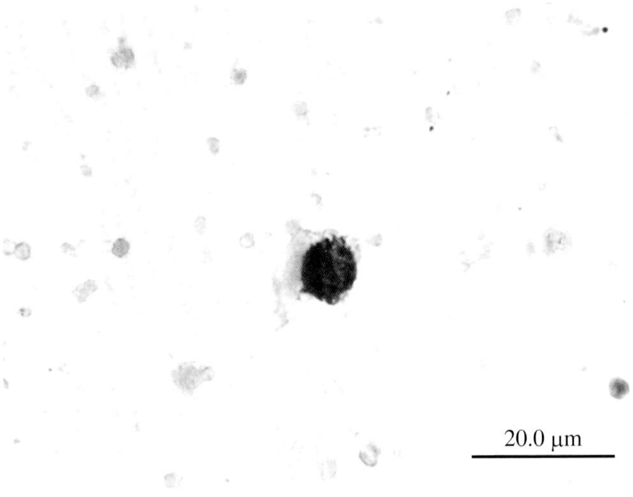

20.0 μm

图 1-8-8

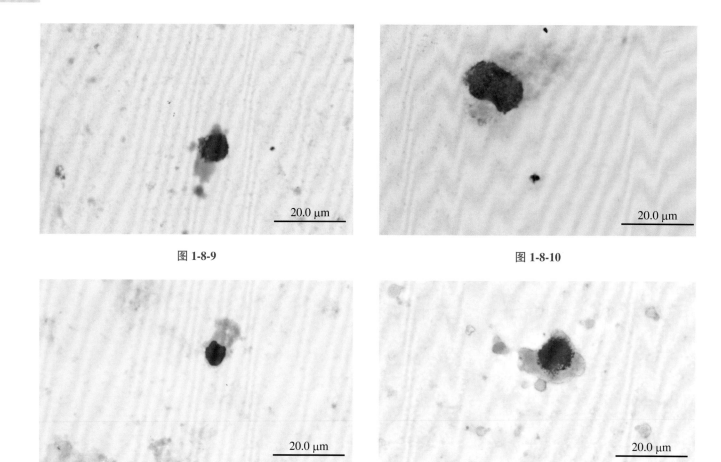

图 1-8-9

图 1-8-10

图 1-8-11

图 1-8-12

图 1-8-5 ～图 1-8-12　精液中不同形态的间质细胞

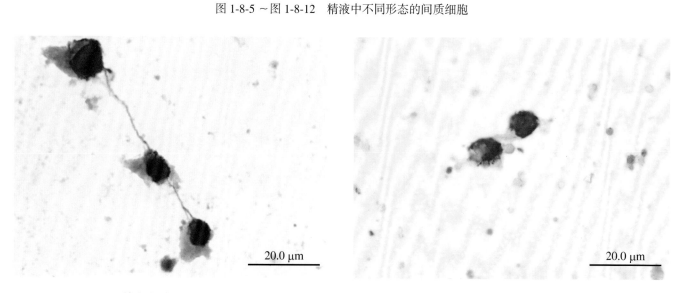

图 1-8-13　精液中脱落的间质细胞（3 个）

图 1-8-14　精液中脱落的间质细胞（2 个）

（曹兴午　徐　晨　商学军　袁长巍　王　莉　陈苏红）

第**2**章 精子形态学

人的精子形似蝌蚪，长约 60 μm，可分头、尾两个部分。头部由高度浓缩的细胞核和顶体组成，核内含有遗传物质，为遗传信息的携带者。顶体内含有多种酶，与精子穿越放射冠、透明带和卵细胞膜有关。尾部，又称为鞭毛，分为颈段、中段、主段和末段四部分，含有轴丝、线粒体鞘和纤维鞘等结构，与精子的运动有关（图 2-0-1 ~ 图 2-0-2）。

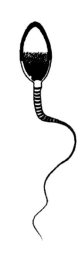

图 2-0-1　人类正常精子示意图

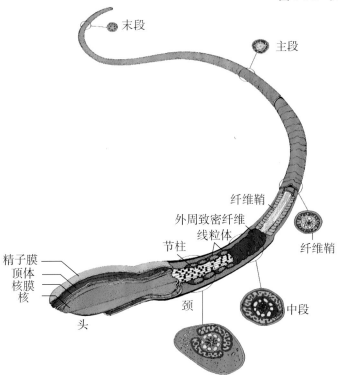

图 2-0-2　精子结构模式图

第一节　精子的正常结构

一、精子头部

人类精子头部正面观呈卵圆形，侧面观呈梨形，

长 4 ～ 5 μm。头内有一个高度浓缩的细胞核，核的前 2/3 有顶体覆盖（图 2-1-1 ～图 2-1-2）。

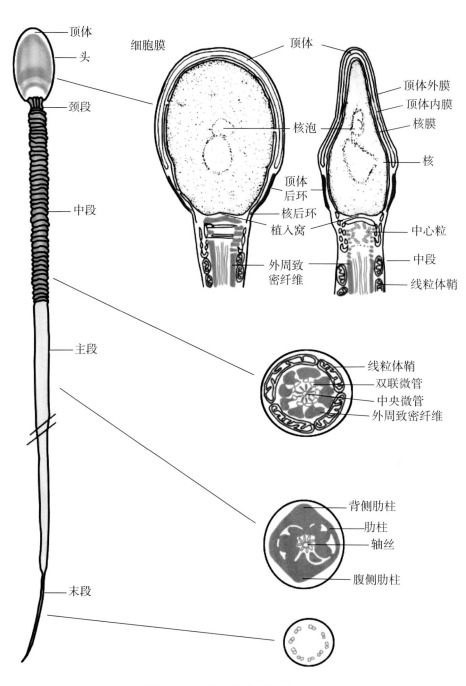

图 2-1-1　人精子超微结构模式图

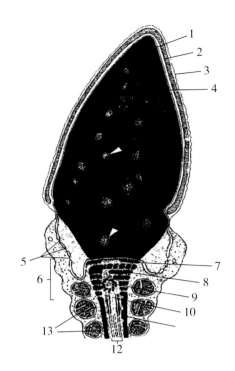

图 2-1-2　精子头部超微结构模式图

1. 核　2. 顶体　3. 细胞膜　4. 核囊　5. 核膜孔　6. 颈部　7. 基底板　8. 横纹小柱　9. 中心粒（近端）　10. 中心粒（远端）　11. 外纤维　12. 鞭毛轴丝　13. 线粒体（△为核空泡）

（一）核

位于精子头部的中央偏后，表面包有核膜，其内为核质，核质主要为高度浓缩的染色质。电镜下核内染色质呈不规则的纤维颗粒状，在浓密的核染色质中，常可见不规则的透亮区，称为核泡（nuclear vacuole）。核泡是在染色质浓缩过程中形成的。较大的核泡可能是染色体排列发生畸变引起的，可影响精子的受精能力。

核的表面为核膜，为类脂双层结构。精子的核膜较体细胞的核膜薄，厚 7 ～ 10 nm，大部分核膜无核孔。在核后环处，精子变态过程中，核染色质浓缩，核体积缩小，多余的核膜形成下垂的皱褶，一直延伸到颈段，此处的核膜较厚，同体细胞的核膜一样 40 ～ 60 nm，膜上有孔。核膜的内表面有一层蛋白质形成的网，称为核板（nuclear lamina），主要由 3 种层粘连蛋白（laminin）A、B、C 组成，起支撑核膜的作用，并可固定染色质。

（二）顶体

顶体为覆盖于精子细胞核前 2/3 的扁囊状结构。

顶体由顶体外膜、顶体内膜和顶体腔三部分组成。顶体外膜与细胞膜之间有薄层的细胞质，顶体内膜与核膜间也有一间隙，约 20 nm，称为顶体下间隙。内、外膜在顶体后缘相互延续，顶体腔内容物呈均质状，含多种与受精有关的化学物质。

顶体又可分为顶体前区和赤道板部分，前者位于精子的前部，构成顶体的大部分，后者较短，位于头部较宽处。

顶体是一个特化的溶酶体，其内含有多种与受精相关的水解酶，如顶体蛋白酶、透明质酸酶、b-N-乙酰氨基葡萄糖苷酶、酸性磷酸酶、芳基硫酸酯酶A、胶原酶样多肽酶、磷脂酶、放射冠穿透酶等，总称为顶体酶系，其中顶体蛋白酶和透明质酸酶尤为重要。

（三）顶体后环和核后环

顶体尾侧处的细胞质局部浓缩，特化成一薄层环状增厚的致密带，紧贴于细胞膜下，称为顶体后环（postacrosomal ring）。受精时，覆盖于此处的细胞膜首先与卵膜融合，因此为精卵识别部位，顶体后环的缺乏可导致不育。在顶体后环的尾侧，细胞膜与核膜紧贴，形成一环状线，称为核后环（postnuclear ring）。核后环尾侧，细胞膜又和核膜分离，多余的核膜在此形成下垂的皱褶。在核的后极，有一浅窝，称植入窝，与尾部颈段起始端嵌合，加强头与尾的连接。

二、精子尾部（图 2-1-3 ～图 2-1-4）

（一）颈段

颈段为精子尾和头的连接部位，故又称为连接段（connecting piece），由前端的小头（capitulum）、后端的节柱（segmented column）和中央的中心粒组成。小头由致密纤维样结构组成，与核后端的植入窝相接触，两者间存有狭窄的间隙，其内含有细丝连于两侧的小头和核膜，起连接作用，如用胰酶消化细丝，则头、尾于此处断裂开来。节柱为小头向后延伸形成，首先形成 2 根较大的和 5 根较小的节柱，自前向后与尾部的长轴平行排列。此处的节柱呈节段状，每根节柱由 9 ～ 10 个节段相连组成，节柱的前端包围着近端中心粒，近端中心粒由 9 组双联微管组成。中心粒是节柱和轴丝形成的组织中心，精子尾部的微管由此长出延伸，并由此带动了精子的拉长。

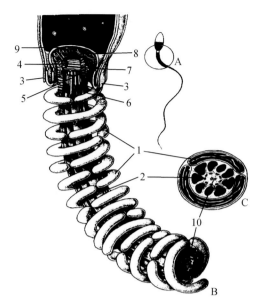

图 2-1-3　精子颈部超微结构模式图
A、B. 颈局部：1. 线粒体，2. 外纤维，3. 细胞膜，4. 中
心粒（近位），5. 中心粒（远位），6. 外纤维，7. 横纹小柱
8. 关节样小头，9. 关节样小头顶，10. 轴丝；C. 中部断面：
1. 线粒体，2. 外纤维

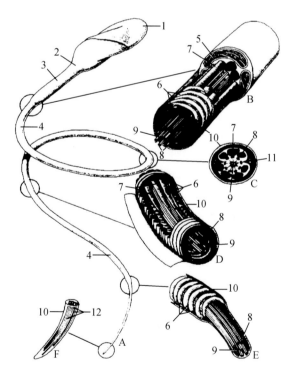

图 2-1-4　精子整体及尾部内部超微结构模式图
A. 精子整体超微结构形态：1. 头部顶体，2. 颈部，3. 中部，
4. 尾部；B. 中部与尾部的连接部位：5. 中部断面线粒体，
6. 纤维鞘，7. 九根外纤维，8. 九根周围微管，9. 中央微管，
10. 细胞膜；C. 为 B 的断面：11. 纵向支柱；D. 尾部近远
端；E. 终端主节与终节相连部位；F. 终节：12. 微细管

（二）中段

中段位于颈段和主段之间，长 5 ～ 7 mm，由内
到外，主要由轴丝、外周致密纤维、线粒体鞘和细胞
膜组成。

轴丝前端连于颈段，后部向尾部延伸，贯穿于
精子尾部的全部，和纤毛的结构一样，轴丝由周边的
9 对双联微管和中央 2 根单独的微管组成。每对双联
微管分为 A 亚微管和 B 亚微管，其中 A 亚微管管型
完整，离中轴较近，B 亚微管呈 "C" 字形，以其开
口的两端附着于 A 亚微管。每根亚微管均由螺旋形
排列的原丝组成，A 亚微管有 13 根原丝，B 亚微管
有 10 ～ 11 根原丝围在 A 亚微管一侧，另有 3 根原
丝与 A 亚微管合用。中央 2 根单独的微管管型完整，
外包有中央鞘。每个 A 亚微管向下一个 B 亚微管伸
出二个短臂，称为动力蛋白，含有内侧支臂和外侧支
臂。中央鞘向周围双联微管中的 A 亚微管发出丝状
的结构，称为放射辐，长约 80 ～ 100 nm，将中央微
管和双联微管连接起来。

放射辐呈杆状，一端连于 A 亚微管，另一端呈
球状，称辐射丝头，指向中央微管。相邻的双联管间
有细丝相连，长约 20 nm。自 A 亚微管的内、外支臂
之间伸向 B 亚微管，连接丝的作用可能是控制动力
蛋白与下一微管的间隙大小。

外周致密纤维（outer-dense fiber）围绕轴丝，由
9 根纵行的柱状结构组成，头端与颈段的节柱相连，
尾段伸达主段长度的 60% 处。每根外周致密纤维的
内侧与双联微管相邻。不同部位的外周致密纤维粗细
不一，起始段较粗，以后逐渐变细。

线粒体鞘包绕外周致密纤维，由线粒体呈螺旋
形包绕形成。人精子线粒体鞘有 10 ～ 12 圈，人每个
精子约含 75 个线粒体。线粒体为椭圆形的细胞器，
直径为 0.5 ～ 1.0 mm，每一线粒体由外膜、内膜及基
质三部分组成。内膜又向内折叠形成平行排列的膜片
状嵴。线粒体的主要功能是产生能量，在线粒体的内
膜及基质中含有多个参与三羧酸循环的关键酶及能量
转换的偶联磷酸化装置，为精子运动提供腺苷三磷酸
（adenosine triphosphate，ATP）。此外，线粒体还含
有丰富的脂肪和磷脂，可维持膜的稳定性，需要时还
可作为能量来源。线粒体数量减少或呼吸酶链缺陷均
可导致精子活力下降。

在中段线粒体鞘最后一圈的尾侧，细胞膜

反折特化，形成一层致密的板状结构，称为终环（terminal ring）。细胞膜附着于此环上，可防止线粒体在精子运动时向尾端移位。

（三）主段

主段长约 45 mm，为精子尾部最长的一部分，组成精子尾部的主要部分。和中段相比，主段的轴心仍为轴丝，但外周致密纤维仅达头侧的 60%。此外，主段无线粒体鞘，但在外周致密纤维的周围包有纤维鞘。

纤维鞘由背侧纵柱、腹侧纵柱和环形肋柱组成。背侧和腹侧纵柱与精子长轴平行，分别起始于轴丝的第 3 和第 8 对双联微管的外侧。主段的头侧附着于第 3 和第 8 根外周致密纤维，在尾侧外周致密纤维消失后，两纵柱的内侧各发出纵行的嵴状突起，与相对应的双联微管相连。由于有 9 对双联微管，因此在横断面上，纵柱将主段分成不对称的两部分，一部分含 4 根外周致密纤维，另一部分含 3 根。肋柱是由紧密排列的环形细丝组成，两端变宽，与纵柱相连，肋柱之间的间隙较小，且相邻肋柱发出分支相连。纤维鞘的功能是调整精子尾部摆动的平面，由于第 3 和第 8 双联微管与背侧和腹侧纵柱相连，限制了微管的滑行运动，只有其余 7 对双联微管可以滑行，同时由于纵柱的存在使得精子尾部的弯曲只能发生在与背、腹轴相垂直的平面上，也就是在与中央微管连线相垂直的平面上。此外，纤维鞘上还含有三磷酸甘油脱氢酶，为糖酵解酶，提示纤维鞘还与精子的能量产生有关。

（四）末段

末段为精子尾部的最后一段，起始部有少量纤维鞘，随着末段的变细，纤维鞘消失，仅剩中央的轴丝和外周的细胞膜，末端轴丝的双联微管可相互分离。

第二节　精子的正常形态

一、正常（健康）精子瑞 - 吉染色图

头、体、尾形态完整，头部顶体部位淡染，核部位浓染，可见赤道板。颈中段清晰，尾部挺直，均没有附着赘生物（图 2-2-1 ～图 2-2-6）。

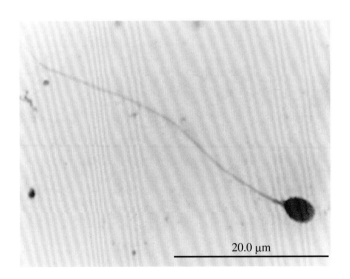

图 2-2-1　正常精子

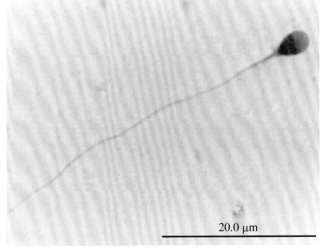

图 2-2-2　正常精子

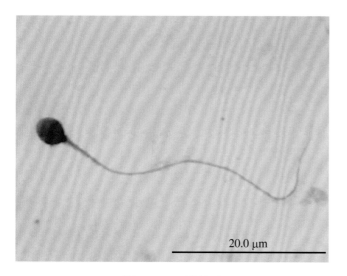

图 2-2-3　正常精子

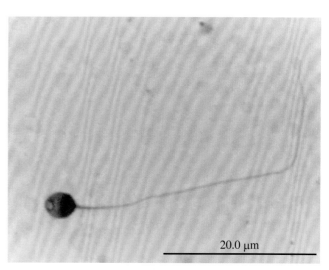

图 2-2-4　正常精子

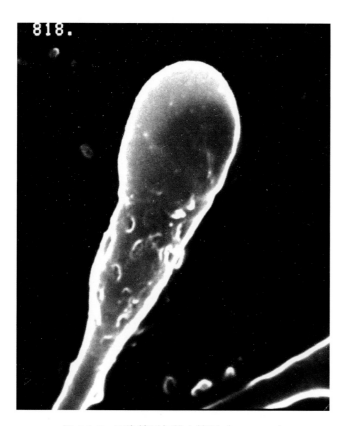

图 2-2-5　正常精子扫描电镜图（×10 000）

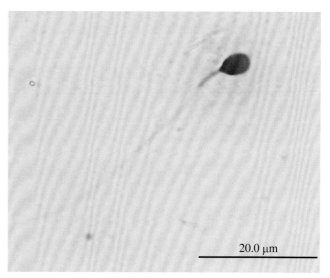

图 2-2-6　正常精子

第三节　畸形精子

精子畸形是精子质量差的重要表现，是导致男性不育的重要原因之一。精子畸形主要有以下几种类型：

一、精子头部异常

大头、小头、锥形头、梨形头、圆头、无定形头、有空泡头、顶体过小（小于头部的 40%）、双头以及上述缺陷的任何组合。可能与遗传因素和精子受到高温、辐射、化学物质、生物毒素等因素的影响有关。

二、颈部和中段的缺陷

颈部"弯曲"（颈和尾成的角度大于头部长轴的 90%），中段非对称性地接在头部、粗的或不规则的中段（多见于精子成熟过程中的残余体，可能与精子细胞变成精子过程中发生异常有关）、异常细的中段（即无线粒体鞘）以及上述缺陷的任何组合。可能与精子的能量代谢有关。

三、尾部缺陷

尾部缺陷包括：短尾、多尾、发卡形尾、尾部断裂、尾部弯曲（> 90°）、尾部宽度不规则，或者上述缺陷的相互组合。可能与精子营养物质的转运、生殖道感染及精子的活力有关。

四、细胞质小滴大于正常精子头部的一半。此小滴通常位于中段

男性不育有很多原因，精子畸形是其中常见的原因之一，如果精子的畸形率过高，将会给男性患者的生育带来很大的困扰。

男子泌尿与生殖系统的某些感染，也是造成畸形精子症的重要原因之一。较常见的影响精子畸形的感染有：前列腺炎、精囊炎、尿道炎等。

酗酒也是常见的造成精子畸形的原因之一。已有研究证实，酗酒产生的酒精中毒可能损伤精子，造成精子畸形率增高，同时还可造成性欲冷淡、阳痿、早泄等性功能的异常。酗酒引起的精子畸形，如意外授精，还会影响胎儿在母体子宫内的发育，有时还会导致畸形怪胎或低能儿。

第四节　精子凋亡形态学分类

患者精液中检出的异常（缺陷）精子，实际上是精子在生成过程中发生不同类型的凋亡。随着科技的进步，已经不能再停留在过去对精子凋亡的认识和分类上，笔者提出应该依精子凋亡形态进行分类。精子凋亡在精子生成过程中是一个重要特征，自发的凋亡对维持正常精子数量非常重要。生精细胞凋亡是许多哺乳类动物在正常生精过程中的一种"优胜劣汰""保持平衡"的增殖机制，不仅发生在睾丸的生精阶段，在精子生成以后也仍然发生精子凋亡。而诱发过多的生精细胞凋亡是一种异常的病理现象，导致过多的精子凋亡，而这与男性不育密切相关。精子凋亡形态学分类介绍如下：

一、原位缺口末端标记染色精子凋亡形态

原位缺口末端标记（TUNEL）染色被认为是鉴别凋亡细胞的有效方法。经 TUNEL 染色后，凋亡精子核染成深棕色或深褐色，由于受到 Bcl-2（抑制凋亡因子）及 Fas（死亡受体）的阳性表达，细胞质和细胞膜呈棕黄色或棕褐色。因此，在 TUNEL 染色中可以看到核浓染呈深棕色或深褐色是精子凋亡的特征。图 2-4-1 为凋亡精子与非凋亡精子的形态学比较。还可看到核浓缩（图 2-4-2）、核边聚（图 2-4-3）、核浓染和核均匀化特征（图 2-4-4 ～图 2-4-5）。幼稚凋亡精子可以看到残体尾缠绕呈现棕黄色浓染特征（图 2-4-6）。

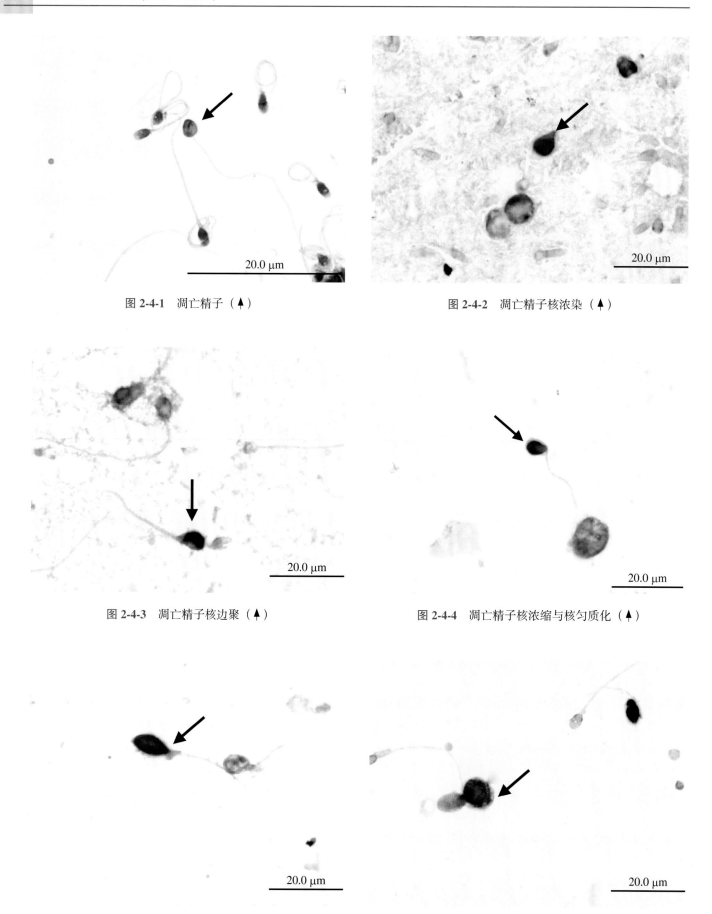

图 2-4-1　凋亡精子（▲）

图 2-4-2　凋亡精子核浓染（▲）

图 2-4-3　凋亡精子核边聚（▲）

图 2-4-4　凋亡精子核浓缩与核匀质化（▲）

图 2-4-5　凋亡精子核浓缩与核匀质化（▲）

图 2-4-6　幼稚凋亡精子残体浓染（▲）

二、瑞 - 吉染色精子凋亡形态

　　瑞 - 吉染色是一般实验室普遍具备条件的染色方法。为了便于精子凋亡形态区别与鉴定，就头部、颈中部和尾部分别叙述其特征。

（一）凋亡精子头部形态

　　凋亡精子头部形态主要有：头核深染，头核浓缩、深染，头核顶边聚、浓染，头核中聚，头核边聚，圆头，双头，小头，大头凋亡精子头核顶边聚等（图 2-4-7 ～图 2-4-18）。

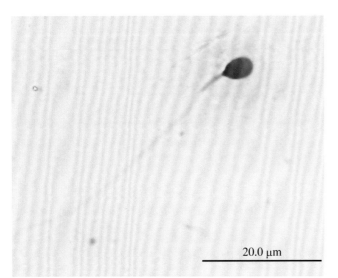

20.0 μm

图 2-4-7　正常精子图

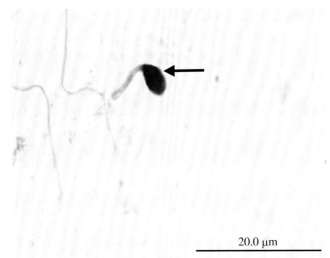

20.0 μm

图 2-4-8　凋亡精子核深染（▲）

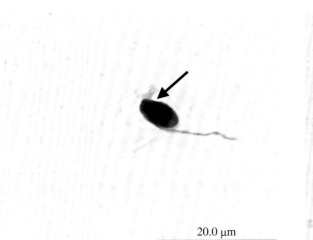

20.0 μm

图 2-4-9　凋亡精子核浓染（▲）

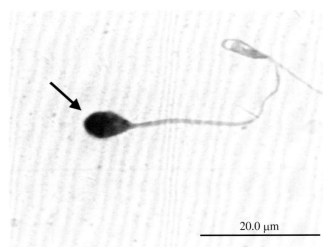

20.0 μm

图 2-4-10　凋亡精子核顶边聚（▲）

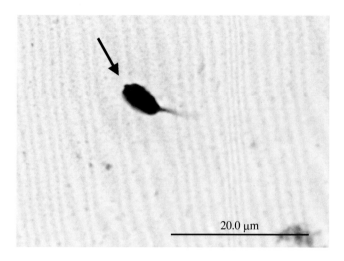

图 2-4-11　凋亡精子核浓染（↑）

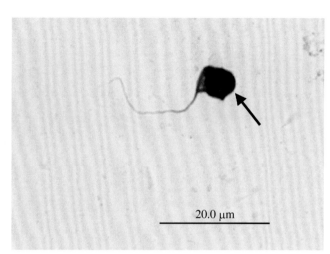

图 2-4-12　凋亡精子核边聚、浓染（↑）

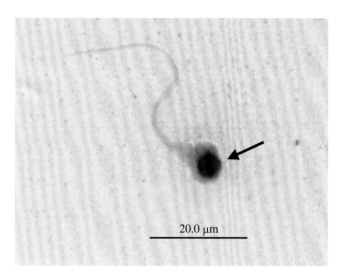

图 2-4-13　凋亡精子核中聚（↑）

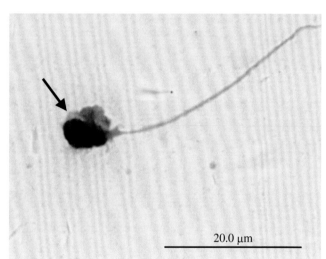

图 2-4-14　凋亡精子核边聚（↑）

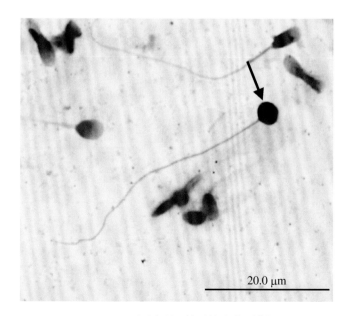

图 2-4-15　圆头凋亡精子核浓染（↑）

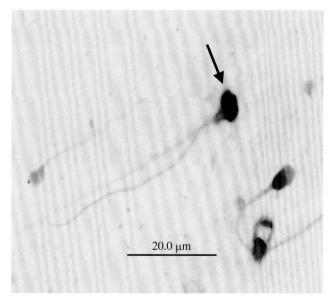

图 2-4-16　双头凋亡精子（↑）

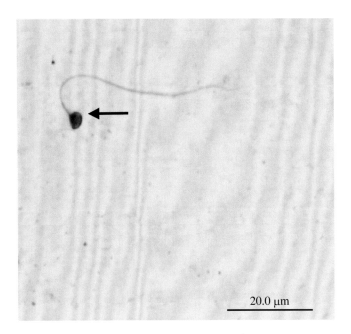

图 2-4-17　小头凋亡精子（▲）

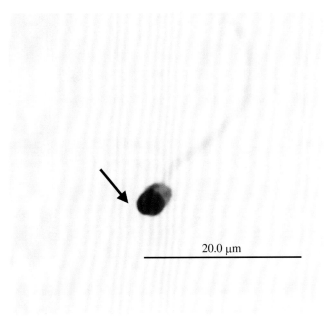

图 2-4-18　大头凋亡精子顶边聚（▲）

（二）凋亡精子核凸出形态

凋亡精子核凸出、浓染、边聚（图 2-4-19 ～图 2-4-20），头核伸长（图 2-4-21）。

（三）凋亡精子头部具有凋亡小体

文献未见报道凋亡精子出现凋亡小体现象，曹兴午等记录，供参考。凋亡精子出现凋亡小体，以头核是否浓染为区别：一种是精子头核无浓染（图 2-4-22 ～图 2-4-27）；一种是精子头核浓染（图 2-4-28 ～图 2-4-29）。

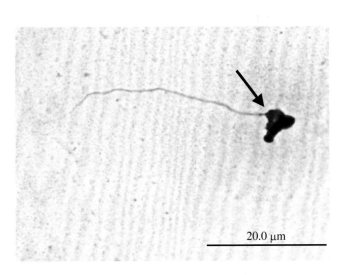

图 2-4-20　凋亡精子核凸出（▲）

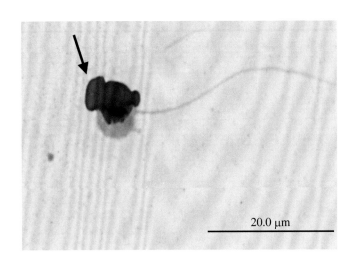

图 2-4-19　凋亡精子核凸出（▲）

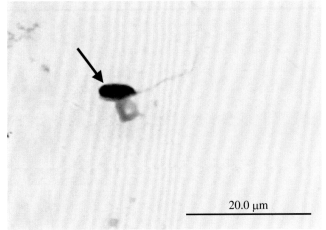

图 2-4-21　凋亡精子核伸长（▲）

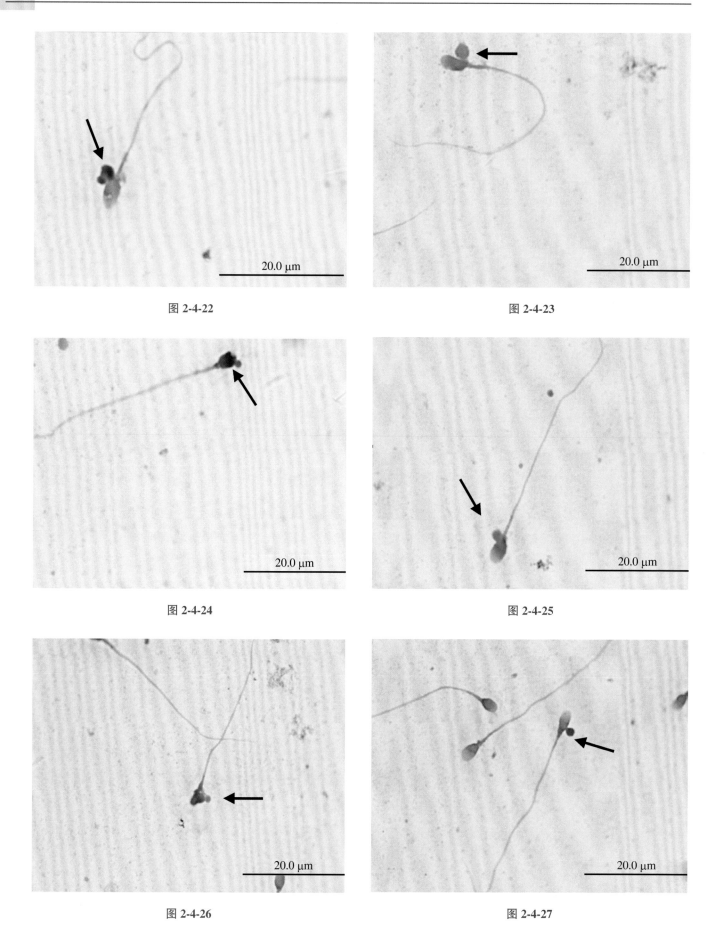

图 2-4-22

图 2-4-23

图 2-4-24

图 2-4-25

图 2-4-26

图 2-4-27

图 2-4-22 ~ 图 2-4-27　凋亡精子核无浓染并具凋亡小体（▲）

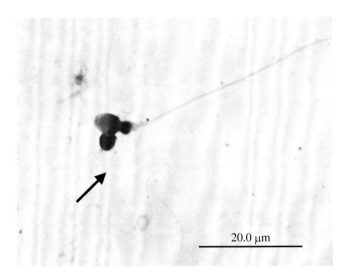

图 2-4-28

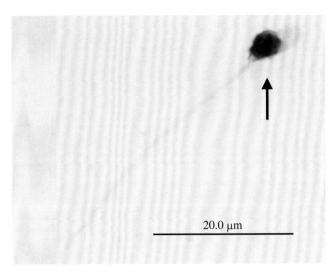

图 2-4-29

图 2-4-28 ～图 2-4-29 凋亡精子核浓染并具凋亡小体（▲）

（四）颈中段凋亡精子

1. 颈中段凋亡精子有两种类型，一种可以看到尾部（图 2-4-30 ～图 2-4-31），另一种看不到尾部（图 2-4-32 ～图 2-4-33），核均呈现浓缩、浓染的凋亡状态。

2. 颈中段凋亡精子具有凋亡小体（图 2-4-34 ～

图 2-4-35）。

（五）尾部凋亡精子

可以看到尾部凋亡精子呈浓染与淡染形态，也可以看到尾凋亡具有凋亡小体（图 2-4-36 ～图 2-4-37）。

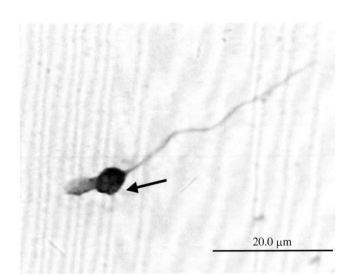

图 2-4-30

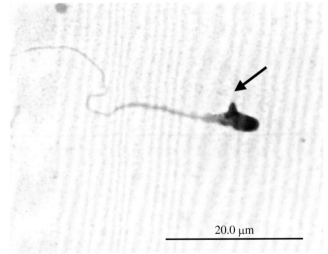

图 2-4-31

图 2-4-30 ～图 2-4-31　颈中段凋亡精子有尾部形态（颈中段浓染 ▲）

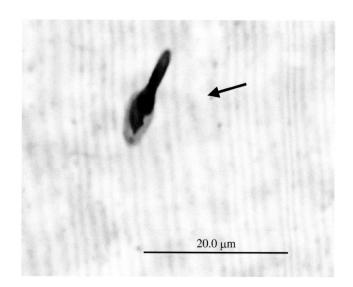

图 2-4-32

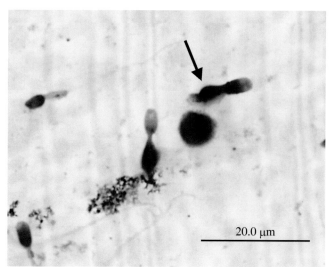

图 2-4-33

图 2-4-32 ~ 图 2-4-33　颈中段凋亡精子无尾部形态（颈中段浓染的幼稚精子▲）

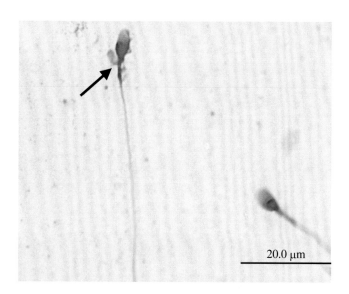

图 2-4-34　颈中段具凋亡小体（颈淡染▲）

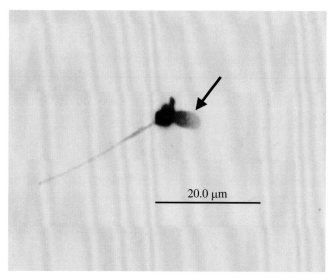

图 2-4-35　颈中段具凋亡小体（颈浓染▲）

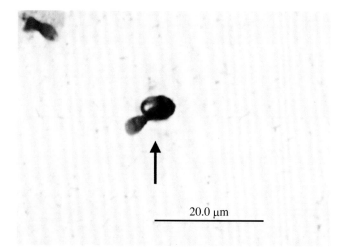

图 2-4-36　尾部凋亡精子浓染（▲）

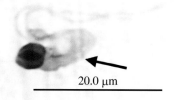

图 2-4-37　尾部凋亡精子非浓染（▲）

（六）幼稚凋亡精子

幼稚精子可有凋亡和非凋亡的区分（图 2-4-38）。在凋亡的幼稚精子中，可以看到头部浓染的幼稚凋亡精子（图 2-4-39），也可以看到残体部位浓染的幼稚凋亡精子（图 2-4-40），尾卷曲的幼稚凋亡精子（图 2-4-41），幼稚凋亡精子残体部位具凋亡小体（图 2-4-42），以及尖头凋亡幼稚精子（图 2-4-43）。

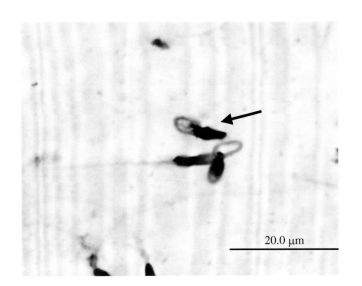

图 2-4-38　幼稚凋亡精子（▲）

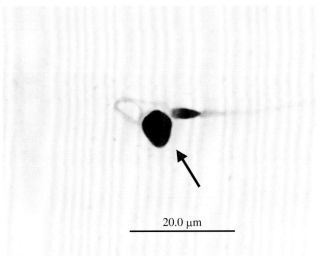

图 2-4-39　幼稚凋亡精子（头浓染▲）

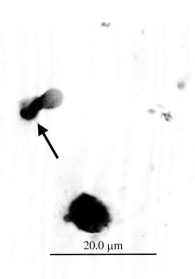

图 2-4-40　幼稚凋亡精子（颈浓染▲）

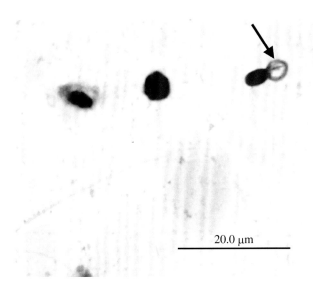

图 2-4-41　幼稚凋亡精子（尾卷曲▲）

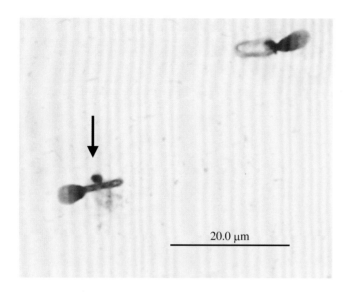

图 2-4-42　幼稚凋亡精子（凋亡小体▲）

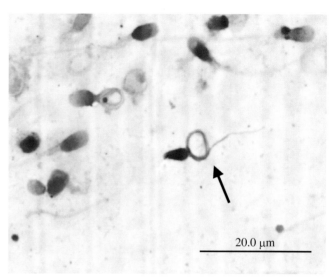

图 2-4-43　尖头幼稚凋亡精子（▲）

第五节　精子凋亡的分子机制

在精子凋亡机制中，DNA 的损伤占据了重要位置。精子核的浓缩和浓染是精子 DNA 损伤的结果和表现。精子中的 DNA 包括两种：一种位于精子头部的核 DNA，另一种位于精子中段的线粒体 DNA（mtDNA）。为此，我们可以看到精子头部凋亡精子和精子颈中段凋亡精子，分别是这两个部位的 DNA 损伤造成的结果。目前，精子核 DNA 损伤的机制尚未明了，可有 3 种机制：

一、氧化应激反应（oxidative stress）

生理浓度的活性氧（reactive oxygen species，ROS）有助于精子获能和顶体反应，但高浓度的 ROS 则造成精子 DNA 的损伤，导致精子 DNA 产生单链或双链断裂。已经证实显示，在 25% ~ 40% 的不育患者精液中可以检测出高浓度的 ROS。

二、精子染色质组装缺陷与分离异常

染色质的组装需要内源性核酶参与，以建立和连接 DNA 缺口，有助于鱼精蛋白在替代组蛋白过程中释放扭力（torsional stress）和染色体重组。在这个过程中精子可发生异常或 DNA 的损伤。

三、凋亡精子异常发生

正常情况下，在哺乳动物睾丸生精细胞分化之前，需要经过多轮有丝分裂，而克隆扩展必须要经过凋亡等机制控制其数量。实验表明，半胱氨酸天冬氨酸蛋白酶 -3（又称胱天蛋白酶 3，Caspase 3）本身在细胞凋亡中也能够剪切胆固醇调节元件结合蛋白（Sterol-regulatory element binding proteins，SREBPs），凋亡通路通过这种方式干扰膜蛋白的代谢，从而导致细胞膜泡状化。我们看到的细胞膜泡状化的凋亡精子，有可能是上述原因引起的。

精子头核异常，是染色质成熟过程异常，导致精子核空泡样缺陷，即致密的染色质被颗粒原纤维或空区域取代，占精子核的 20% ~ 50%。过去，这被认为是精子染色质成熟度和凝缩异常，实际上是精子凋亡的不同时段和过程的不同表现，最后形成整个核固缩、浓染的凋亡状态。染色质异常的精子常常表现头部异常，可导致妊娠率下降或引发流产。Siddighi 等认为精子核蛋白组型转换异常、染色质结构异常、精核蛋白缺陷、DNA 断裂与精子形态异常和精子凋亡有关。所以，头部缺陷率高的精子，常常与精子染色体非整倍体率有关，减数分裂异常可导致精子核异常。笔者采用吖啶橙染色，荧光显微镜观察精子核 DNA 状态和顶体状态，对头部缺陷精子进一步证实。

当前，对精子功能进行检测与判断已经提上日程。精子头部异常是精液分析的重点，常与疾病有关。我们不能再以过去的观点看待精子的缺陷和表现形态。

第六节　精子凋亡形态学参考值

精子凋亡率参考值由于方法不同而差异较大。岳焕勋的报告采用荧光显微图像测定 34 份检精者（平均年龄为 33.5 岁）精液中的凋亡精子。精液中凋亡精子的平均百分率为 6.5%，最大值为 20.1%，最小值为 1.3%；坏死精子为 11.8%，最大值为 30.6%；最小值为 3.4%。

周增娣等采用 AnnexinV 荧光染色流式细胞技术检测发现，精液中精子凋亡率为（5.3±2.7）%。Riccil 等采用同样的技术检测了正常精液中的凋亡精子，结果为（4.9±3.3）%；坏死精子为（17.8±8.9）%。Barroso 等检测不育患者精液的结果为，凋亡精子的百分率为（17±12）%（高活动力精子），（11±5）%（低活动力精子），其结果显示较大变异范围（最小和最大值分别为 4% ~ 42% 和 1% ~ 17%）。

刘媛采用瑞 - 吉染色进行凋亡精子的形态学观察，发现不育组与不育组中的少精子组的精子凋亡率均明显高于生育组（$P < 0.05$）；弱、畸形精子症组的畸形凋亡率与生育组比较，差异均无显著性（$P > 0.05$）。他认为不育组精子凋亡率高于生育组，尤其是少精症患者的精子凋亡率增加更明显。

曹兴午（2006）对不育症伴发精索静脉曲张和无伴发精索静脉曲张患者的精子凋亡率进行比较，精子凋亡率分别为（19.7±11.4）% 和（7.8±3.5）%，t 检验分别：$t = 6.39$；$t = -5.53$（$P < 0.0001$），呈显著差异。

曹兴午（2008）采用传统精子正常与畸形分类法，在对 263 例患者的精液分析发现，正常精子为 56.9%±23.4%（$\bar{x} \pm s$）；缺陷精子为 36.4%±20.7%（$\bar{x} \pm s$）。

第七节　精子形态学染色

一、精子巴氏染色（图 2-7-1 ~ 图 2-7-4）

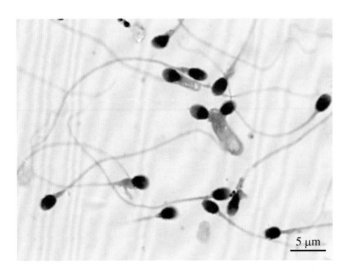

5 µm

图 2-7-1

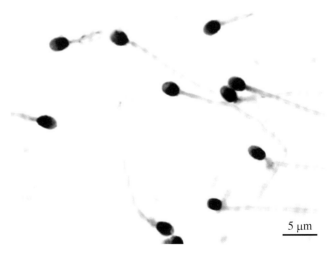

5 µm

图 2-7-2

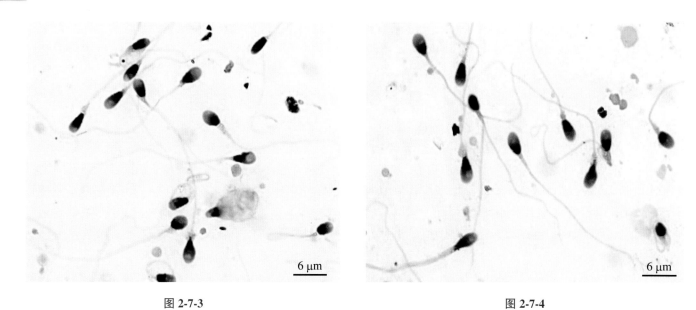

图 2-7-3　　　　　　　　　　　　　　　　　　　　　　图 2-7-4

图 2-7-1 ～图 2-7-4　巴氏染色精子形态

二、H-E 染色精子形态（图 2-7-5 ～图 2-7-8）

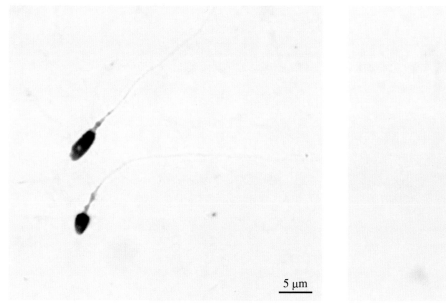

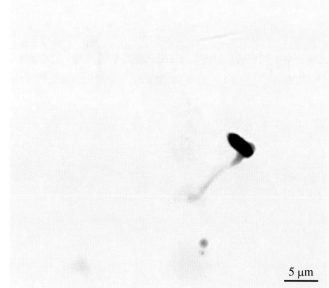

图 2-7-5　　　　　　　　　　　　　　　　　　　　　　图 2-7-6

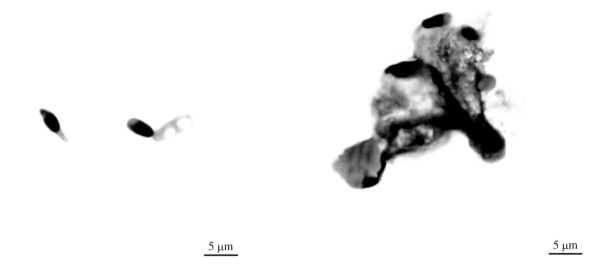

5 μm　　　　　　　　　　　　　　　　5 μm

图 2-7-7　　　　　　　　　　　　　　图 2-7-8

图 2-6-5 ～图 2-6-8　H-E 染色精子形态

三、血细胞染色是形态学检查的基础

血细胞的染色效果决定了血细胞识别的质量，直接影响着血液系统疾病诊断与鉴别诊断的水平。

早年，俄罗斯学者罗曼诺夫斯基首创了含有亚甲蓝和伊红的罗氏染色法，并证明亚甲蓝 - 伊红液越陈旧，其染色效果越好。罗氏染色剂是利用氧化剂氧化亚甲蓝，使之产生天青，再与伊红液混合后可立即染色已固定的涂片。1901 年利什曼、1902 年瑞特和 1902 年吉姆萨分别根据用伊红和亚甲蓝混合而成罗氏染液的原理，设计了 3 种不同特点的染色剂，并成批生产出染色粉剂，从而建立了经典瑞 - 吉染色法，并一直使用至今。1984 年，国际血液学标准化委员会（ICSH）推荐罗氏染色为参考染色法。

四、推荐瑞 - 吉染色方法

在我国，几乎所有实验室均采用瑞 - 吉染色方法来进行血液细胞学的检测，尤其是在基层单位，更是必备的染色方法。目前，市场销售的贝索快速染色液，使用方便，染色技术简单，可以用于精液细胞学检测。

做好精液涂片和正确染色，是精液脱落细胞学检测的重要步骤，涂片和染色的质量将直接决定检验

结果，看似简单的操作环节都至关重要。瑞 - 吉染色方法及注意事项如下：浓度正常的精液标本可直接涂片；对于严重少精子症或无精子症患者的精液标本，需将全部精液进行离心（3000 g，15 min），弃上清液，将沉淀物充分混匀后，取 5 ～ 10 μl 进行涂片，干燥后染色。好的精液涂片片膜薄厚适宜，细胞分布较均匀。黏稠的精液标本可适当拉薄，避免涂片厚而不均。涂片过厚，冲洗时容易脱片，还会造成细胞间相互重叠，影响着色而不易分辨。涂片过薄会导致细胞数量过少，不利于细胞计数。其次，在进行瑞 - 吉氏染色时，滴加 A 液数滴于涂片上，并让染液覆盖整个精膜区，染色 1 ～ 2 min。依据精膜区面积滴加 A 液，液量要充足，避免染液蒸发干燥，染料沉于涂片，染色时间不宜过长或过短，以免影响效果；滴加 B 液于 A 液上面（2 倍于 A 液），用洗耳球吹出微风使液面产生涟漪，使两种液体充分混合，染色 3 ～ 5 min；洗耳吹打液面时要轻柔，避免用力过猛使液面脱离片膜，液面一定要充分混合，防止着色不均匀。再次，冲洗时不能先倒掉染液，应直接以流水冲洗，以防止有沉渣在标本上，水流不宜过大，以防冲掉片膜。最后干燥后镜检，在低倍镜下选择合适视野，油镜观察。

采用瑞 - 吉染色，开展精液脱落细胞学检测，具有得天独厚的条件。一方面，精液脱落细胞学检测已

经超越仅检出精子的简单内容，发展到检出睾丸生精小管内排泄物的所有有形成分，包括精液中脱落的残渣，能够反映生精小管内支持细胞的吞噬功能。当残渣过多则说明支持细胞吞噬功能减弱；另一方面，巴氏和 H-E 染均需要经过染色与脱水等诸多步骤，在脱水过程中有可能将精液中的有效成分脱落，不利于精液脱落细胞学的检出。因此，强烈推荐在进行精液脱落细胞学检出时，以瑞 - 吉染色法为宜。

第八节　20 余年北京地区男性不育症精子畸形率发展趋势的监测与观察

方法均采用瑞 - 吉染色法，利用油镜观察。连续 22 年对北京地区男性不育症患者精子畸形率进行监测，提供考量生育状态的长期指标（表 2-8-1）。

表 2-8-1　22 年北京地区不育者精子畸形率监测

年份	例数（n）	畸形率（%）
1992 年	77	21.1
1997 年	189	40.1
2006 年	254	40.2
2008 年	263	36.41
2010 年	2559	45.13
2011 年	243	55.86
2012 年	425	65.76
2013 年	356	79.79

曹兴午等在 20 余年中连续地检测北京地区男性生育力状况（自然分类法），结果显示，在观察方法一致、人员技术水平要求一致的情况下，在北京地区就诊的不育男性患者中，精子畸形率逐年显著增加，2012 年比 1912 年增加了 3.1 倍，2013 年增加了 3.78 倍。精子畸形增加的趋势可见一斑。

（曹兴午　徐　晨　袁长巍　姚怀国）

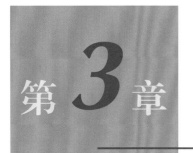

第 **3** 章　精子形态缺陷与疾病

临床上常常根据精子动力学和精子形态学的分析结果来诊断不育症，并确定患者的病因与治疗方案。单纯的精子动力学检查已经不能客观、准确地反映患者的情况，往往需要结合形态学加以确定。在精子形态学的分类中，进一步确定病因是临床诊断的迫切需要，是实验室诊断的必然趋势，是检验医学客观发展的目标。为此，本章就精子形态缺陷与疾病的关系进行探讨，藉以提高精子形态学分类的应用价值。

第一节　圆头精子

一、100% 圆头精子形态

圆头精子综合征系以精子顶体异常为主要特征的不育综合征。患者的精液中 100% 检出圆头精子，有可能是遗传因素造成，也可能是环境有害因素造成。在精子形态学中看到的圆头精子，头部圆形，一般无顶体，长宽之比在 1.00 ～ 1.12 之间。可有大、中、小之分。一般表现为精子头呈圆形，顶体缺如、无顶体后致密带。圆头精子凋亡：在瑞 - 吉染色中，头核显示深蓝色、充实、浓染（图 3-1-1 ～图 3-1-5）；在原位缺口末端标记（TUNEL）染色中，头核染棕黄色，显示凋亡精子状态（图 3-1-6）。但也可以看到非凋亡的圆头精子（图 3-1-7 ～图 3-1-9），还可以看到双头核、三核凋亡精子（图 3-1-10 ～图 3-1-11）。

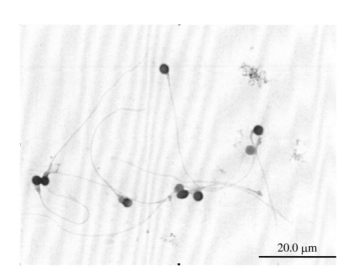

20.0 μm

图 3-1-1　圆头精子（圆头固缩）

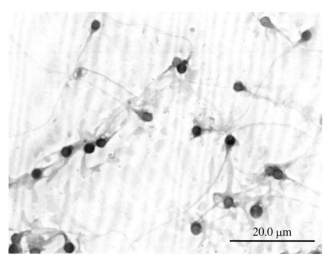

20.0 μm

图 3-1-2　圆头精子（头核固缩）

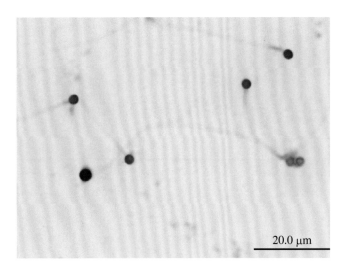

图 3-1-3 圆头精子（头核固缩）

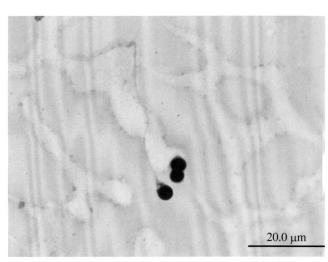

图 3-1-4 圆头精子细胞（头核固缩、无顶体）

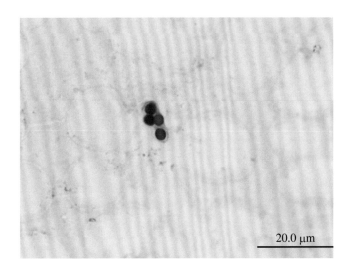

图 3-1-5 圆头精子细胞（头核固缩、无顶体）

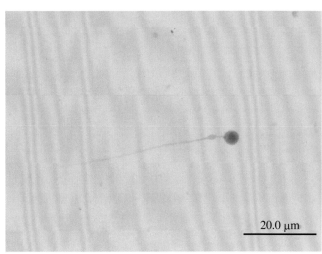

图 3-1-6 圆头精子凋亡（TUNEL 染色）

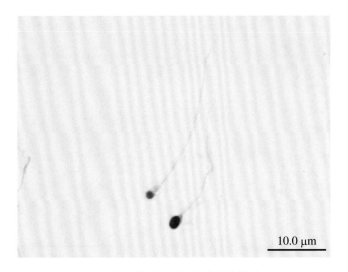

图 3-1-7 凋亡精子（下）与非凋亡精子（上）

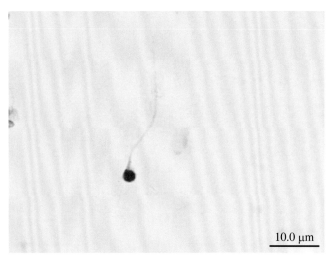

图 3-1-8 圆头精子（单核）

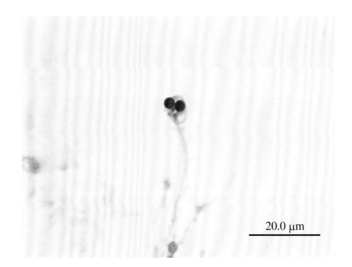

图 3-1-9　圆头精子（双核）

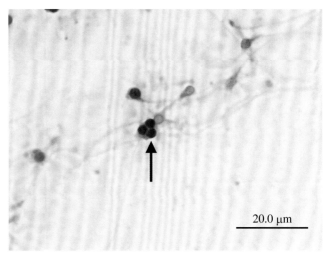

图 3-1-10　圆头精子（三核▲）

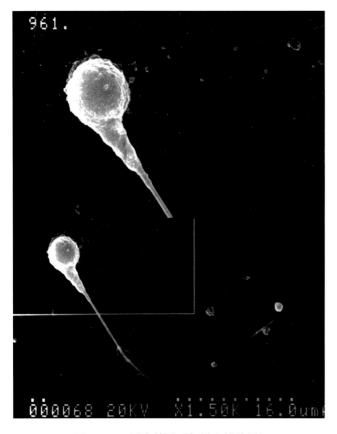

图 3-1-11　圆头精子（扫描电镜检测）

二、圆头精子产生的分子机制

　　1971 年，Battaglia 等首先对圆头精子症进行了描述。其形态特征主要包括顶体畸形（严重病例大多数顶体缺如）、异常形态精子核以及异常的精子线粒体排列。免疫组织化学研究显示，圆头精子缺乏顶体蛋白，如：顶体酶、顶体外膜抗原和顶体酶抑制剂。如果男性精液中出现圆头精子的比例显著增加，不育的概率也显著增加。目前，普遍认为圆头精子症与孟德尔遗传基础有关。遗传方式包括常染色体隐性、常染色体显性、限性显性、X 连锁以及多基因遗传。李建平报告 1 例圆头精子症精液常规检查指标中，除形态外其余均正常，精子形态为 100% 圆头精子伴顶体缺如，属于严重精子畸形病例。该患者有 1 兄 1 弟，都已结婚生育。推测其遗传方式可能为常染色体隐性遗传。邵永等报告在患者的 Y 染色体短臂多一条带，其父亲的 Y 染色体短臂同样多出类似的一条带，因而推测其圆头精子症患者 Y 染色体短臂上这条多余的条带是遗传引起的，是导致圆头精子的原因。

　　Kang-Decker 等研究发现，Hrb 基因无效突变的雄性小鼠不育且呈现圆头精子综合征。正常小鼠精子细胞中，Hrb 与前顶体运输囊泡细胞质表面相结合，前顶体囊泡在精子分化的第 3 步融合成一个大的顶体囊泡。尽管 Hrb 基因缺少的精子细胞可形成前顶体囊泡，但不能够融合，并在精子分化的第 2 步阻断顶体的形成。因此，认为 Hrb 基因是顶体生物发生过程中前顶体囊泡融合所必需的。笔者推测产生圆头精子可能与基因和环境有害因素的刺激有关。圆头精子症的确切病因尚不清楚，可能涉及早期发生的多基因或多形态学起源，也可能与中心粒功能紊乱有关。不仅头部畸形，尾部的线粒体和微管排列也紊乱。线粒体是细胞凋亡信息的接受者和放大者，说明精子凋亡与线粒体有关。

第二节 尼古丁效应精子凋亡及分子机制

在高浓度尼古丁温育精子后，电镜显示精子形态异常，精子头的顶体区和顶体后区、精子中段的收缩区和尾部都有严重破裂与囊泡化（图3-2-1）。精子头部前端的膜破裂达到了最大化，提示在尼古丁所致的氧化应激过程中，自由基诱导的脂质过氧化是导致精子形态异常的最主要原因。

这一类精子是由于烟草的影响，造成精子畸形。出现的特征性变化有可能是因患者自己吸烟，也可能是二手烟的影响，造成精子特征性畸变。已经证明，吸烟者精子中的内源性 DNA 链断裂增加，精子核内有较高水平的氧化性 DNA 合成物，如 8- 羟基脱氧鸟嘌呤，这可能是基因损害的信号。接触尼古丁可导致大鼠睾丸萎缩与生精功能损伤。精液中检出的尼古丁和其代谢产物可替宁以及其他成分影响精子发育。已经证实，氧化应激影响精子染色质的完整性，并常引起单股和双股 DNA 链断裂（图3-2-1～图3-2-5）。

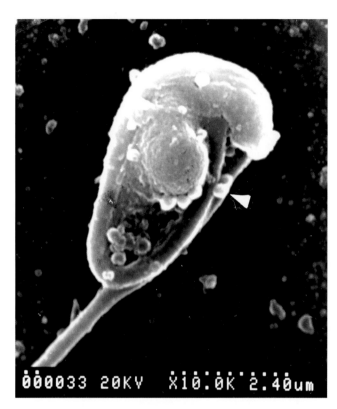

图 3-2-1 尼古丁效应精子（扫描电镜）

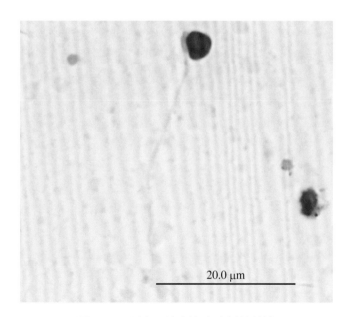

图 3-2-2 尼古丁效应精子（头核固缩）

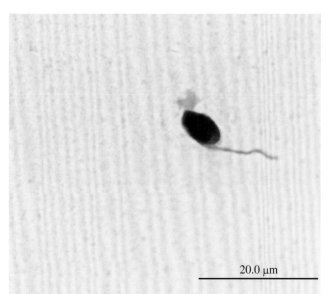

图 3-2-3 尼古丁效应精子（头核固缩、尾卷曲）

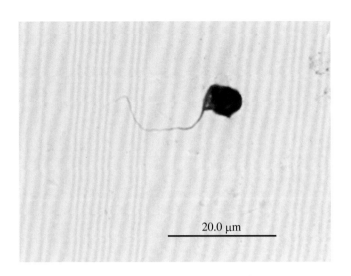

20.0 μm

图 3-2-4　尼古丁效应精子（豆芽菜状）

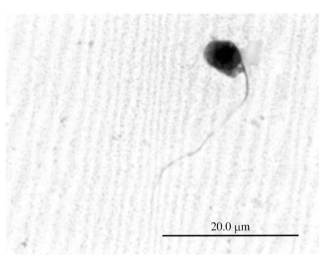

20.0 μm

图 3-2-5　尼古丁效应精子（豆芽菜状）

第三节　雄激素缺乏引起幼稚精子凋亡

由于雄激素缺乏导致精子在生成过程中分化不良，以幼稚状态就排出体外，而且精子凋亡常常发生在成熟过程中的始发期和终末期，与支持细胞的功能有关。如果在老年人的精液中出现，则属于老年人雄激素缺乏引起的生理现象（图 3-3-1～图 3-3-4）。

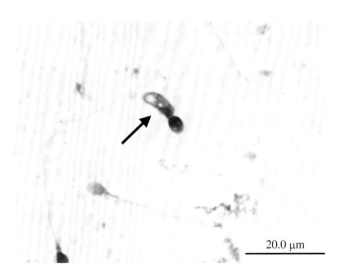

20.0 μm

图 3-3-1　幼稚凋亡精子（▲）

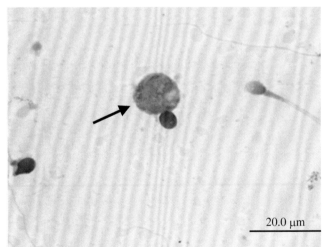

20.0 μm

图 3-3-2　幼稚凋亡精子（▲）

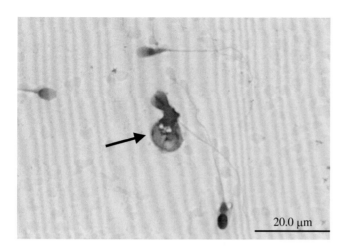

图 3-3-3　幼稚凋亡精子（↟）

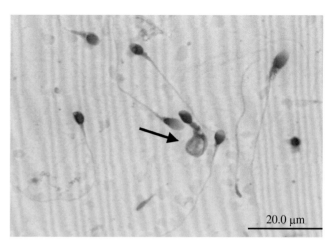

图 3-3-4　幼稚凋亡精子（↟）

第四节　赤道板显现与非显现精子

据笔者测量，生育组精子有赤道板者占（26.88± 18.27）%；不育组精子有赤道板者占（35.07±23.68）%（图 3-4-1 ~图 3-4-2）。

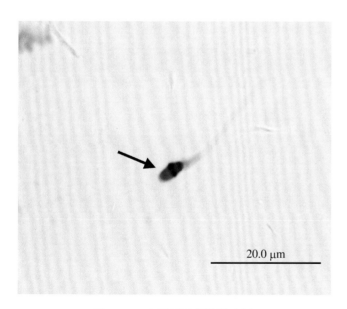

图 3-4-1　赤道板显现精子（↟）

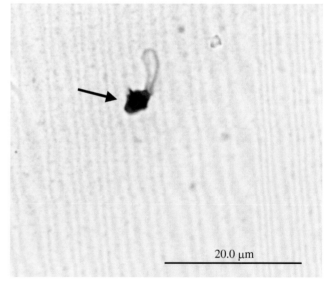

图 3-4-2　赤道板显现精子（↟）

第五节　腺苷三磷酸能量不足引起精子胀亡

胀亡精子的出现，说明在精子发育的过程中，由于腺苷三磷酸（ATP）缺乏或供应不足，导致精子凋亡过程中能量不足，进而导致精子凋亡转化为精子胀亡，出现精子头核膨胀、溶解，浆肿胀（匀质化），显现 2 条精子尾（图 3-5-1 ~图 3-5-4），生精细胞同样出现胀亡。

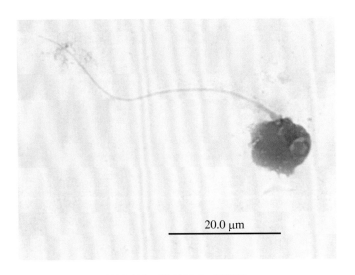

图 3-5-1　精子胀亡（膨胀）

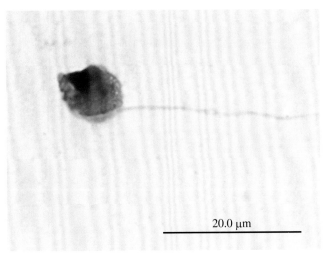

图 3-5-2　精子胀亡（膨胀）

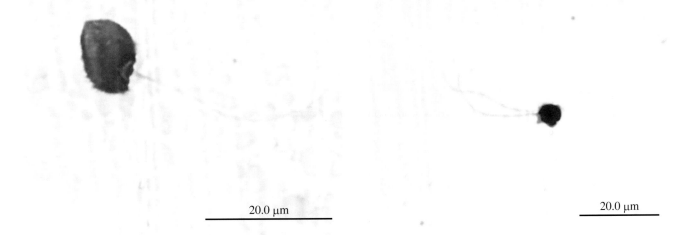

图 3-5-3　精子胀亡（膨胀）　　　　　　　　　　图 3-5-4　精子胀亡（双尾精子）

第六节　双尾与双头精子

　　精液中出现双头和双尾精子，常常提示患者有基础疾患。多数精索静脉曲张患者，其精液中精子缺陷率明显增高，出现尾部呈双，精子头或头部核成双，上述情况常常是由于精子细胞分化不良，导致精子发育不良造成的（图 3-6-1 ～图 3-6-4）。

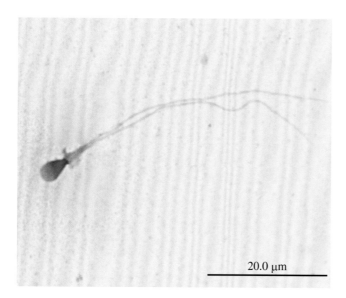

图 3-6-1 双尾精子

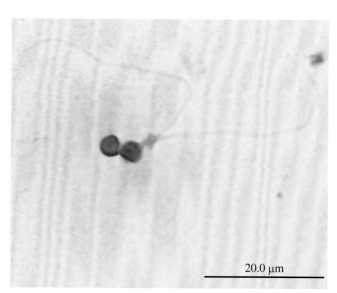

图 3-6-2 双尾精子

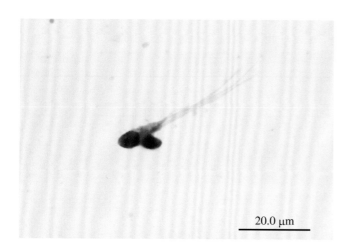

图 3-6-3 双头凋亡精子

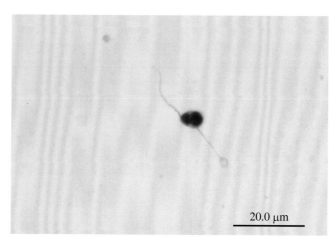

图 3-6-4 双头凋亡精子

第七节 精索静脉曲张与精子凋亡

一、精索静脉曲张精子凋亡形态特征

精索静脉曲张精子凋亡表现为精子头部核固缩、核浓染，顶体空化、缺如，头部畸变，精子形态、大小不一和赤道板缺失、增多等（图 3-7-1～图 3-7-6）。曹兴午在 293 例不育症精液分析中，将精索静脉曲张的病例与非精索静脉曲张者比较，发现前者精子头缺陷率为（60.5±21.1）%［非精索静脉曲张者为（56.7±24.9）%］，颈中段缺陷为（40.6±21.1）%［非精索静脉曲张者为（37.8±20.4）%］，尾部缺陷为（19.0±16.9）%［非精索静脉曲张者为（19.8±19.4）%］，精索静脉曲张患者精液中的缺陷精子比例均高于非精索静脉曲张者，尤以头部和颈中段明显（表 3-7-1）。

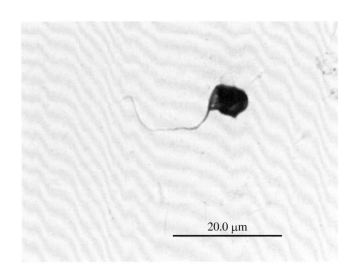

图 3-7-1　精索静脉曲张凋亡精子

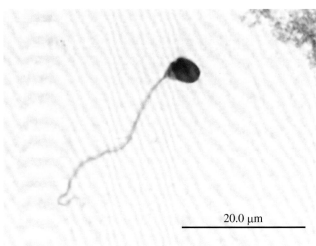

图 3-7-2　精索静脉曲张凋亡精子

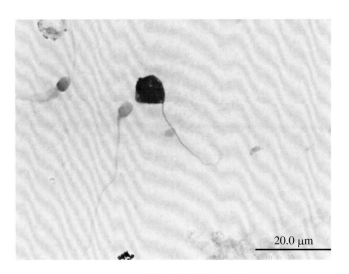

图 3-7-3　精索静脉曲张凋亡精子

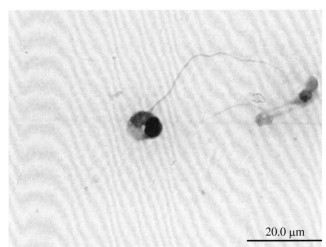

图 3-7-4　精索静脉曲张凋亡精子

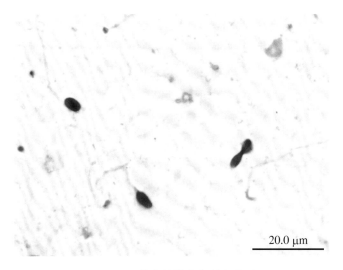

图 3-7-5　精索静脉曲张凋亡精子

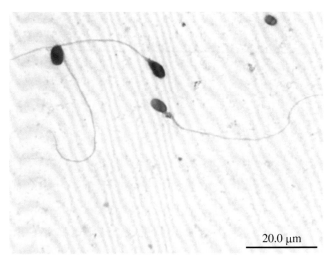

图 3-7-6　精索静脉曲张凋亡精子

表 3-7-1 精索静脉曲张者与非精索静脉曲张者凋亡精子统计（$\bar{x} \pm s$）

	精索静脉曲张（n=41）	非精索静脉曲张（n=50）
非凋亡精子数（%）	72.6±22.5	92.2±3.5
凋亡精子数（%）	19.7±11.4	7.8±3.5
t 检验	$t = 6.39$	$t = -5.53$
P	< 0.0001	< 0.0001

二、精索静脉曲张者缺陷精子增加

精索静脉曲张患者的缺陷精子增加，说明缺陷精子的发生率增加，其发生和发展可能与精索静脉曲张造成睾丸缺血性和热源性的结果有关。在精液分析时，凋亡精子可以作为一项参考指标，说明精索静脉曲张已经导致睾丸的损伤，如果不及时进行手术，可以持续对睾丸继续进行迁延性损伤乃至引起无精子症。在患者的精液中，凋亡精子增加≥15%者，尤其已经有不育表现的患者，就应该考虑尽快进行手术和手术后的恢复性治疗，可以取得满意效果。从表 3-7-2 可以看出，手术后缺陷精子与凋亡精子比例明显下降，说明手术对精液质量的改善是有效的。实践证明，在手术后还需要进行睾丸生殖功能恢复性治疗，尤其是雄激素的补充和抗氧化的治疗，这对恢复间质细胞和支持细胞的功能都是有益的。因为睾酮可以通过旁分泌、细胞膜渗透效应和调节基因等进行调节，满足睾丸内睾酮浓度高于血液 100 倍的需要。

表 3-7-2 104 例精索静脉曲张患者手术前后精液分析结果比较

		手术前（n=77）	手术后（n=27）
缺陷精子	> 60%	96.1%（74/77）	74.07%（20/27）
缺陷精子	< 60%	3.9%（3/77）	25.9%（7/27）
凋亡精子	< 15%	32.2%（24/77）	55.5%（15/27）
凋亡精子	> 15%	68.9%（53/77）	44.4%（12/27）

不同组别精子密度与生精细胞凋亡率比较见图 3-7-7。随着精子密度减少，生精细胞凋亡率增加。

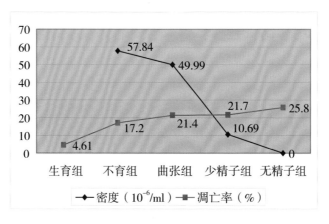

图 3-7-7 不同组别精子密度与生精细胞凋亡率比较

第八节 化学污染与精子损害

图 3-8-1 ～图 3-8-6 所示的精子在农药接触者的精液中出现率比较高，主要是精子短尾的异常形态。一般缺陷精子比例超过 50% ～ 70%，就要考虑到毒物的作用和影响，尤其是短尾精子的增加，农药（化学性）中毒的可能性极大。

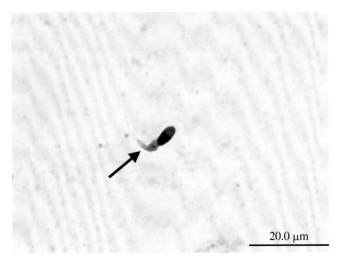

图 3-8-1　短尾精子（化学性）（↟）

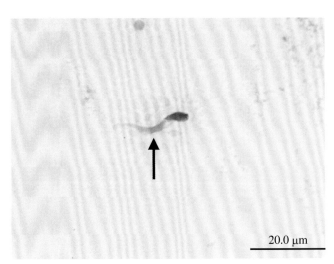

图 3-8-2　短尾精子（化学性）（↟）

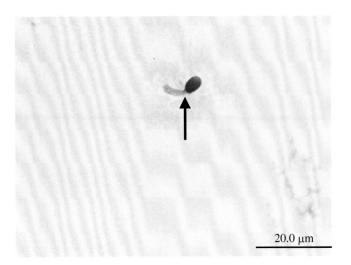

图 3-8-3　短尾精子（化学性）（↟）

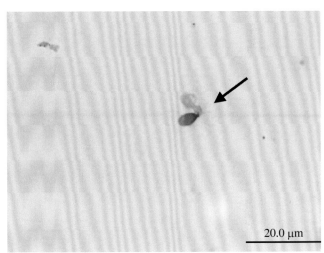

图 3-8-4　化学药物污染精子（↟）

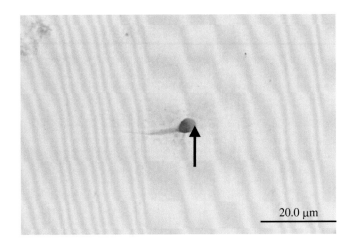

图 3-8-5　化学药物污染精子（↟）

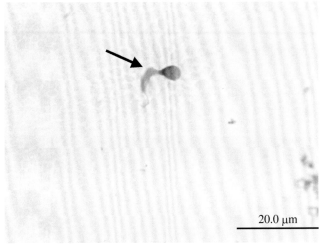

图 3-8-6　化学药物污染精子（↟）

第九节　小睾丸症精子胀亡形态

　　小睾丸症精子常常是多种多样、奇形怪状的，尤其是胀亡的精子检出率比较高，这是由于精子凋亡过程中 ATP 供应不足造成精子凋亡转变为胀亡（图 3-9-1 ～图 3-9-6）。

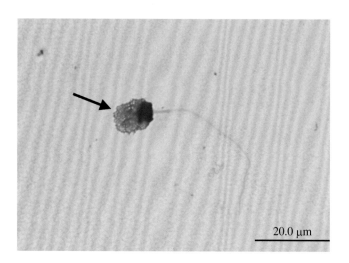

图 3-9-1　精子胀亡（▲）

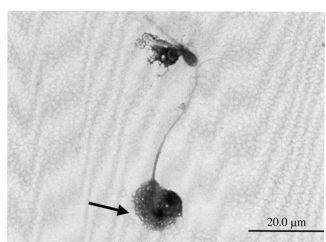

图 3-9-2　精子胀亡（▲）

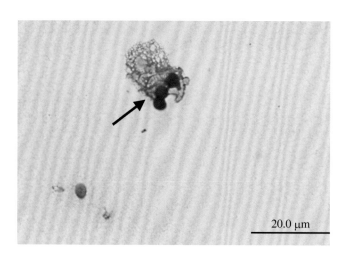

图 3-9-3　精子细胞胀亡（▲）

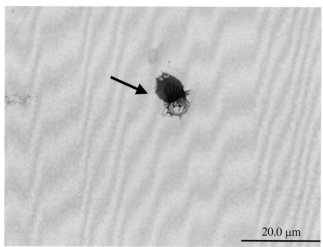

图 3-9-4　精子细胞胀亡（▲）

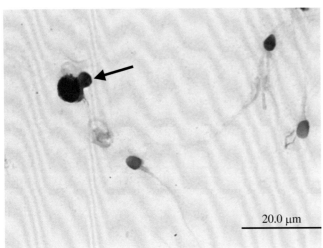

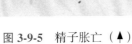

图 3-9-5　精子胀亡（▲）

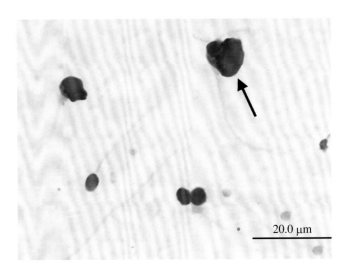

图 3-9-6　胀亡精子（▲）

第十节　睾丸热效应与精子畸形

人类男性的阴囊位于体外，因而睾丸温度比身体核心温度低 2 ~ 8℃。职业性热辐射者（如锅炉工、焊工、经常洗桑拿浴、穿紧身裤、职业司机等）以及精索静脉曲张和隐睾者都可引起睾丸温度升高。睾丸温度升高可以使支持细胞变性，导致各级生精细胞营养不足，从而使其比例减少，造成精子成熟障碍。高温引起生精细胞损伤常伴随支持细胞形态与功能改变。热效应削弱了精子 DNA、RNA 和蛋白质的

合成并且引起蛋白质变性、染色体包装异常、DNA 的完整性破坏。研究显示，热效应下的生精细胞完成了它们的发育，最终成为带有受损 DNA 的有活力的精子，说明热效应损害了 DNA 的完整性，可出现热源性长头精子，其特点是精子颈部伸长，头部与颈中段浓染，尾部短缺，呈梭形状态（图 3-10-1 ~ 图 3-10-4）。

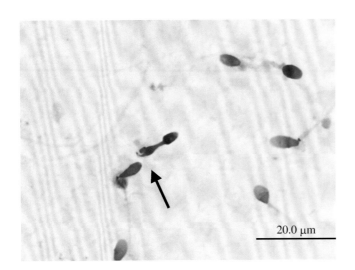

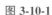

图 3-10-1

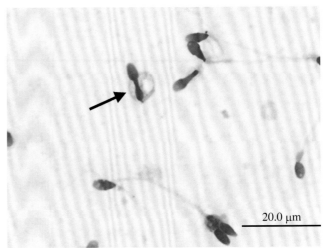

图 3-10-2

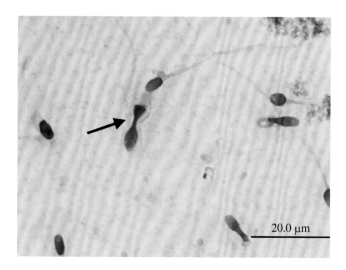

图 3-10-3

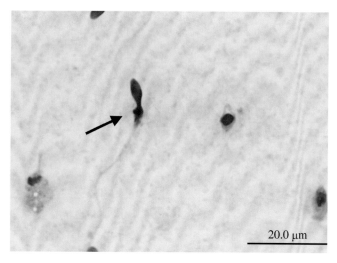

图 3-10-4

图 3-10-1 ～图 3-10-4　热源性长头精子（梭形▲）

第十一节　精子功能的检测

精子头部的 65% 由鱼精蛋白和 DNA 组成。成年男性排出的精子中既有双链 DNA 精子，也有单链 DNA 精子，其中只有双链 DNA 精子才具有受精能力。

精子功能正常与否，对临床选择体外受精（in vitro fertilization，IVF）还是精子卵浆内注射（intracytoplasmic sperm injection，ICSI）治疗不育症都十分重要。因为体外受精需要功能完全正常的精子，而精子卵浆内注射的受精只需要精子的正常核 DNA，不需要其他的功能。在发明 ICSI 以前，患者体外受精失败率很高（20% ～ 35%）。研究表明，这些体外受精失败主要是与患者精子功能障碍有关。这些患者常常表现为少精子症、弱精子症和畸形精子症。在精子形态学检测中只是反应精子的形态，没有反应精子的功能，如精子核的成熟和 DNA 的损伤等。因此，需要建立精子功能的检测方法。

一、吖啶橙染色荧光显微镜观察

精子成熟度和 DNA 损伤的测定表明，精子核未成熟或 DNA 损伤的精子，都会导致受精失败或影响受精卵及胚胎的生长发育。吖啶橙（AO）荧光染色显示，双链 DNA 破坏后变成单链，因而失去了正常功能。当双链 DNA 染色后即成荧光绿色，而单链 DNA 染色后成黄色或红色。应用吖啶橙染色可以区

分单链和双链 DNA 的成熟度，藉以评价男性的生育力（图 3-11-1 ～图 3-11-8）。

二、正常参考值

黄宇烽报告 58 例不育症患者中，双链 DNA 精子的比例范围很广，为（77.1±15.2）%；33 例正常生育组男性与 31 例配偶流产的男性，比例均＞ 66%。

三、感染性缺陷精子

这类精子常常是由于原体（支原体、衣原体）感染发育为折断颈精子和无动力精子。通常因前列腺有支原体感染，支原体继续进入睾丸生精小管和附睾，而感染精子的可能性极大（见第 17 章，支原体感染的精子与生精细胞）。

精子形态是评价精子质量的重要指标。根据精子缺陷异常的状态不同，可以区别其来源的不同，可将精子缺陷分为两大类：原发性和继发性。原发性是指发生在睾丸生精小管内生精细胞的增殖、分化和凋亡的过程，甚至到精子的生成、分化和释放的全过程。这个过程牵涉诸多的有害因素，对界膜、间质细胞和支持细胞的损伤和激素的分泌水平有影响。原发性精子形态缺陷，常常是头、颈、体部全范围的缺

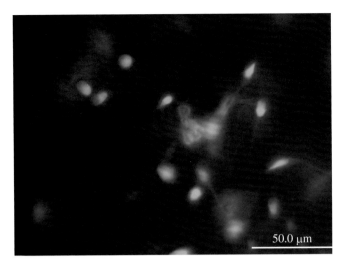

图 3-11-1　AO 荧光染色后正常精子（绿色）

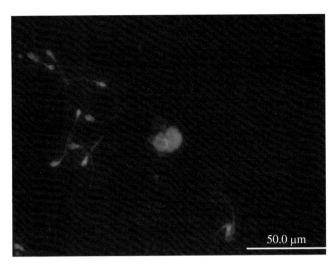

图 3-11-2　AO 荧光染色后反应过度精子（黄色）

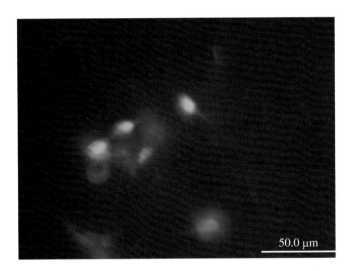

图 3-11-3　AO 荧光染色后正常精子（绿色，双链 DNA）

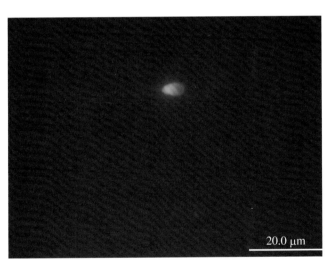

图 3-11-4　AO 荧光染色后正常精子（绿色，双链 DNA）

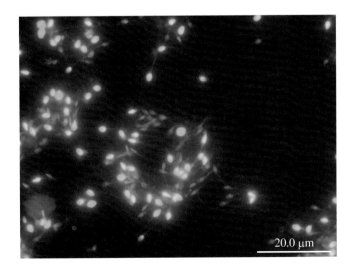

图 3-11-5　AO 荧光染色后正常精子（绿色，双链 DNA；黄色，单链 DNA）

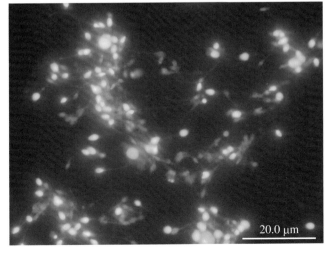

图 3-11-6　AO 荧光染色后正常精子（绿色，双链 DNA；黄色，单链 DNA）

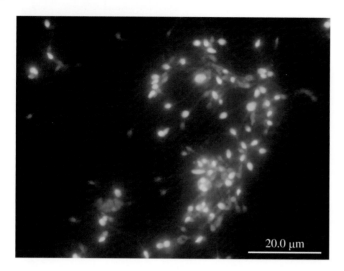

图 3-11-7　AO 荧光染色后正常精子（绿色，双链 DNA；黄色，单链 DNA）

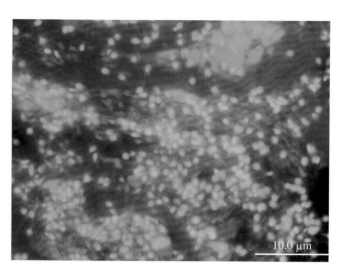

图 3-11-8　AO 荧光染色后精液中精子群体（绿色，双链 DNA；黄色，单链 DNA）

陷。如精索静脉曲张和幼稚精子增多，就属于这类。继发性是指缺陷发生在附睾内精子获能、成熟、排出的过程，常常与环境中的物理、化学污染，微生物感染等有关。继发性精子形态缺陷，常常是以尾部缺陷为主。廖卫公证明，低氧引起的精子形态异常主要表现为继发性的，低氧 5 天就出现尾部异常精子数增多，说明低氧主要影响了精子在附睾内的成熟过程。笔者认为也不绝对，有时候变化是多种多样的。

四、精子染色质扩散试验

精子染色质扩散试验（sperm chromatin dispersion test，SCD）是一种简便、快捷、准确且重复性较好

的方法。正常生育男子和不育患者的 SCD 值有显著差异。DNA 完整的精子在经过酸处理去除核蛋白后，精子染色质结构变得松散，使得 DNA 环附着于残留的核结构并扩散形成特征性的光晕；而 DNA 完整性受损的精子，其染色质损伤处产生的单链 DNA 片段会抑制 DNA 光晕的扩散，因此不会产生这种特征性光晕。根据光晕的有无、大小来判别精子 DNA 的损伤程度，对不育、自发流产、胚胎停育的病因分析以及妊娠结局的预测和辅助生育助孕方式的选择具有重要的临床意义。研究表明，精子 DNA 损伤与精子发生过程中异常的染色体组装、氧压胁迫或凋亡异常有关。精子 DNA 损伤会导致不育、反复流产和助孕治疗成功率降低（图 3-11-9 ～图 3-11-11）。

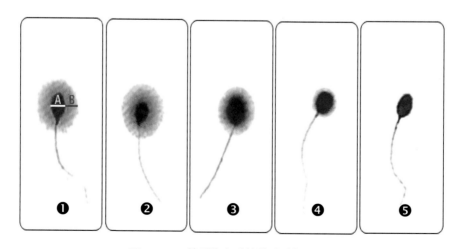

图 3-11-9　精子染色质扩散试验标准图

精子光晕判读标准：①为精子 DNA 损伤判定图示，其中 A 为精子头部最小直径，B 为单侧光晕厚度，当 B ≤ 1/3A 时，则表明精子存在 DNA 损伤；②③为 DNA 完整的精子；④⑤为存在 DNA 损伤的精子

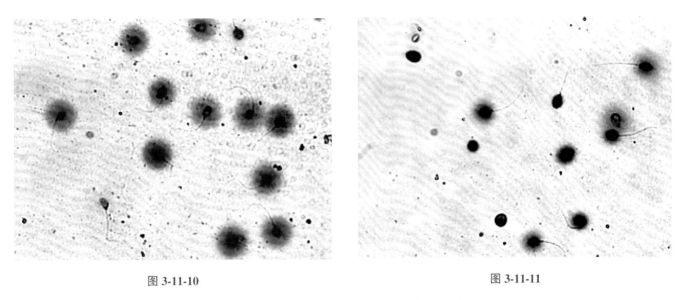

图 3-11-10　　　　　　　　　　　　　　　　　图 3-11-11

图 3-11-10 ～图 3-11-11　精子染色质扩散试验示意图

（曹兴午　袁长巍　王立红　姚怀国）

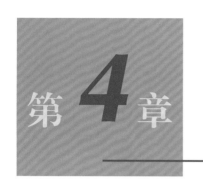

第 **4** 章　前列腺液检查与脱落细胞学

前列腺液是精液的组成部分。前列腺液检查是一项对前列腺疾病的诊断很有价值的检验项目。前列腺属于附属性腺的组成部分，它不断分泌较黏稠的乳白色、半透明的前列腺液。前列腺液内含有磷脂、钾、钠、钙、氯、蛋白质、淀粉、葡萄糖、磷酸盐、碳酸盐、维生素 C、酸性磷酸酶、纤溶酶等化学物质，并有少量上皮细胞和白细胞。前列腺小体 [卵磷脂小体（small particle of lecithin，SPL）] 富含胆固醇，前列腺的化学成分与胆固醇结合很容易形成前列腺结石。也有报导，前列腺结石与支原体感染有关。

用按摩法采集前列腺液，即先排尿后，从上向下按摩前列腺左右两叶各 2 ~ 3 次，或从前列腺的两侧向中线各按压 2 ~ 3 次，然后由中线向肛门口按压 2 ~ 3 次，再挤会阴部尿道，乳白色的前列腺液便从尿道口流出。用玻片接取标本检查。如需做前列腺液培养，应先清洗尿道口，再用无菌容器送检。前列腺液标本，少则 1 ~ 2 滴，多者可达 1 ml，当标本过少时，需特别注意及时送检，以免干涸。由于挤压可能有精囊液同时排出，可呈现乳白色液体。

正常前列腺液是一种乳白色浆液性液体，每日分泌量为 0.5 ~ 2.0 ml，总含脂量为 280 mg/dl（2.8 g/L），其中磷脂占 65%，又以卵磷脂为主。显微镜下每高倍视野白细胞数在 10 个以内，卵磷脂小体满视野属正常。

第一节　前列腺液 pH、前列腺小体、白细胞及其关系

有参考文献指出前列腺液的 pH 为 5.3 ~ 7.0，笔者采用广泛 pH 试纸（E.Merck，Art，9557，9615566），进行了 127 例前列腺液测定结果（试纸尖测定）：pH 平均为 6.65。其 pH 的改变与内容物有关。

一、前列腺 pH 与白细胞的关系

由表 4-1-1 可见，前列腺液 pH 低，白细胞少；pH 高，白细胞也高；证明前列腺的 pH 改变，受前列腺组织炎性反应的影响。

表 4-1-1　127 例前列腺液 pH 与白细胞的关系

pH	白细胞（个 /HP）								合计（个）
	0 ~	（%）	5 ~	（%）	10 ~	（%）	20 ~	（%）	
< 7.0	69	54.3	15	11.8	6	4.7	3	2.4	93
≥ 7.1	9	7.0	6	4.7	5	3.9	14	11.0	34
合计	78	61.3	21	16.5	11	8.6	17	13.4	127

二、前列腺液与前列腺小体的关系（表 4-1-2）

表 4-1-2　127 例前列腺液与前列腺小体检查结果

pH	前列腺小体（个 /HP）					
	±	+	++	+++	合计	%
5.3 ~	1	7	31	24	63	50.4
6.6 ~	—	19	16	17	52	41.6
7.1 ~	1	6	3	—	10	8.0
合计	2	32	50	41	125	100.0

　　由表 4-1-2 可见，前列腺液 pH 低，前列腺小体的检出量高；pH 高，前列腺小体检出量低，所以，测定前列腺液的 pH 对临床诊断有一定意义。

三、前列腺小体与前列腺液中白细胞的检查

　　前列腺小体与前列腺液中白细胞的关系密切，参见表 4-1-3。

表 4-1-3　127 例前列腺液标本中白细胞与前列腺小体检查结果

组别	白细胞（个 /HP）	前列腺小体（个 /HP）			合计（个 /HP）	%
		+	++	+++		
1	0 ~	16	39	35	90	70.8
2	10 ~	5	7	6	18	14.61
3	20 ~	14	4	1	19	14.9
合计		35	50	42	127	99.8

　　表 4-1-3 可发现存在白细胞越多，前列腺小体就越少的现象。

　　另有报告，在 577 例前列腺液的检查中观察到，前列腺小体从 ± → + → ++ 随白细胞增加而升高；达到 +++ 时又随白细胞增加而减少；当白细胞达到 21 个 /HP 时，前列腺小体 +++（或以上）明显减少。

　　前列腺小体的多少常常作为衡量前列腺液是否正常的一项指标。前列腺小体一般在前列腺液中分布均匀、大小不等、圆形或卵圆形、有折光性小体。略小于红细胞。在高倍视野中可根据分布的数量以 ±、+、++、+++、++++ 报告结果。当前列腺炎症时，卵磷脂小体常减少，并有成堆聚集现象。

第二节　前列腺液白细胞检出与形态特征

一、前列腺液内容物检出

　　前列腺小体、白细胞、活体检出形态、排列（图 4-2-1 ～图 4-2-10）。

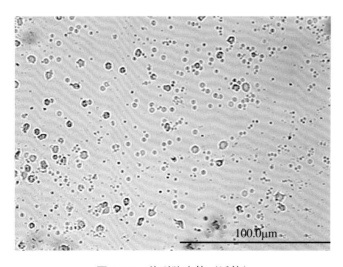

图 4-2-1　前列腺小体（活体）

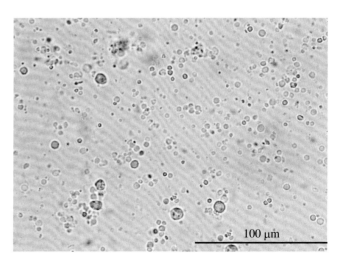

图 4-2-2　前列腺小体（活体）

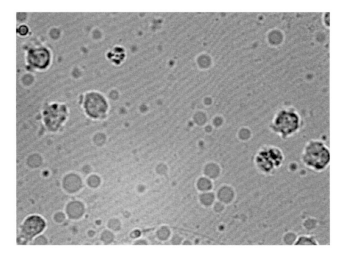

图 4-2-3　活体白细胞（分散）（中倍率）

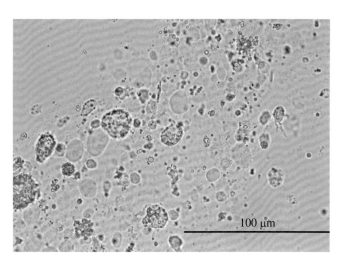

图 4-2-4　活体白细胞（分散）

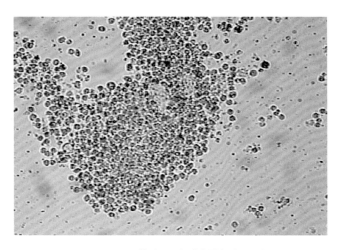

图 4-2-5　活体白细胞（成堆）（×10）

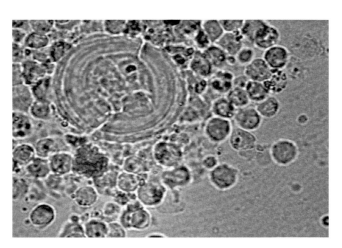

图 4-2-6　活体白细胞与结石（成堆）（×40）

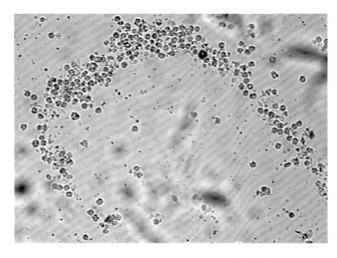

图 4-2-7　活体白细胞（条索状）（×10）

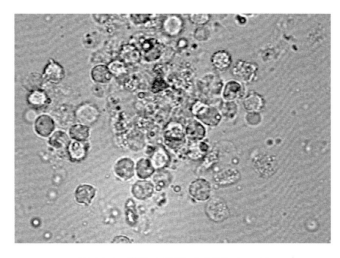

图 4-2-8　活体白细胞（成堆）（×40）

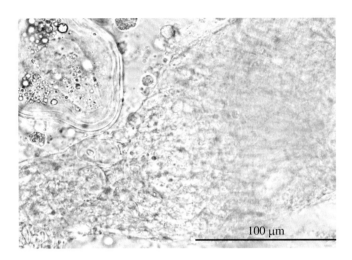

图 4-2-9　前列腺管型与前列腺结石

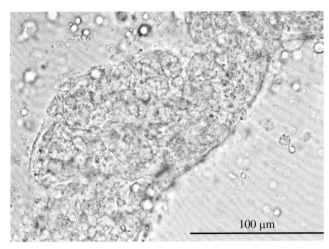

图 4-2-10　前列腺管型

二、前列腺液中白细胞、前列腺小体瑞 - 吉染色（图 4-2-11 ~ 图 4-2-14）

在前列腺液中，经过瑞 - 吉染色观察鉴别，可以检出凋亡白细胞和非凋亡白细胞。曹兴午在 150 例前列腺液中的检出结果见表 4-2-1。该结果说明前列腺液中凋亡白细胞多于炎性坏死性白细胞。

前列腺液中凋亡白细胞与非凋亡白细胞形态见图 4-2-15 ~ 图 4-2-16。

在 150 例前列腺液染色油镜观察中，不仅可以检出白细胞 13 772 个，还可检出其他细胞 1 228 个，共计 15 000 个，其他细胞总检出率为 8.1%（1 228/15 000）。细胞分类结果：中性粒细胞检出率为 100%，吞噬细胞为 96.7%（图 4-2-17），淋巴细胞为 80%（图 4-2-18），单核细胞 5.3%（图 4-2-19），异常淋巴细胞 6.0%，前列腺上皮 15.3%（图 4-2-20），线索细胞 22.7%（图 4-2-21）。以上结果说明前列腺液检出的细胞除了中性粒细胞以外，还有其他细胞，单纯的前列腺液活体检查不能区分这些细胞，必须行染色观察。值得提及的是，在前列腺液中也可以检出异常淋巴细胞，说明可能有病毒性感染，结果见表 4-2-2。完全依靠检出白细胞的多少来作为诊断前列腺炎的指标值得商榷。

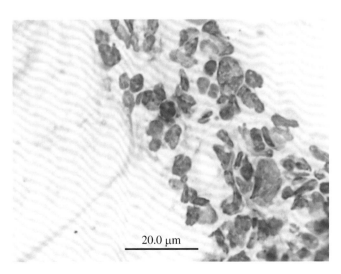

图 4-2-11　前列腺液中的白细胞（条索状、炎性坏死）

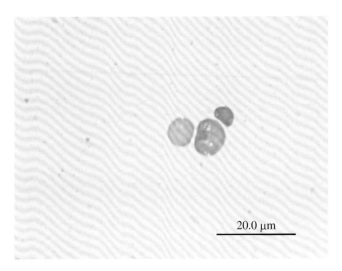

图 4-2-12　前列腺液中的前列腺小体

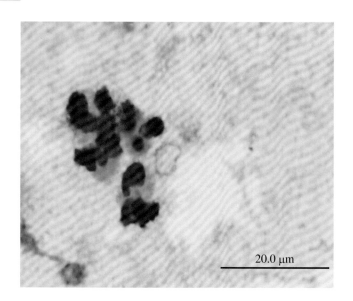

图 4-2-13 前列腺液中的前列腺白细胞凋亡（核固缩、浓染、突出）（成堆）

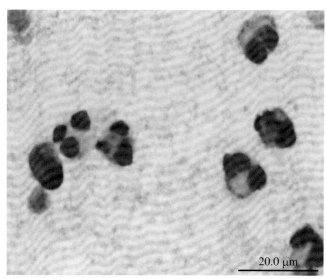

图 4-2-14 前列腺液中的前列腺白细胞凋亡（核固缩、浓染、突出）（散在）

表 4-2-1 150 例前列腺液白细胞凋亡性死亡与炎症性死亡统计（染色油镜观察）

白细胞总数	凋亡性死亡数	（%）	坏死性死亡数	（%）
13772	9365	68.0	4407	32.0

两者相比：$P < 0.001$

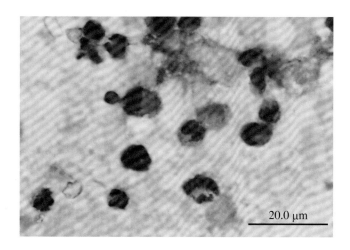

图 4-2-15 前列腺液中的白细胞（凋亡）

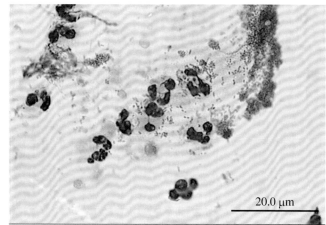

图 4-2-16 前列腺液中的白细胞（非凋亡吞噬活跃）

表 4-2-2 150 例前列腺液细胞分类检出统计（染色油镜观察）

	中性粒细胞	吞噬细胞	淋巴细胞	单核细胞	异常淋巴细胞	前列腺上皮细胞	线索细胞
n	150	145	120	8	9	23	34
%	100.0	96.7	80.0	5.3	6.0	15.3	22.7

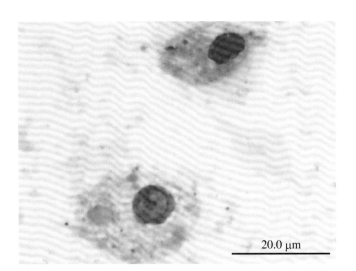

图 4-2-17　前列腺液中的吞噬细胞

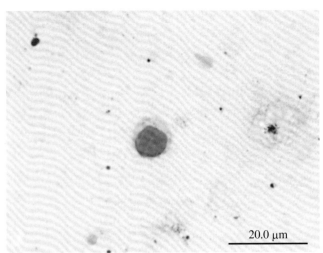

图 4-2-18　前列腺液中的淋巴细胞

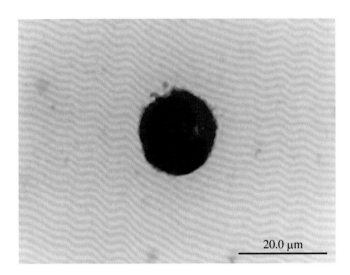

图 4-2-19　前列腺液的中单核细胞

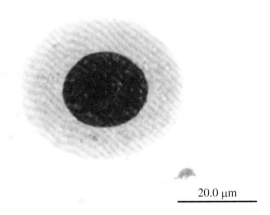

图 4-2-20　前列腺液中的前列腺上皮细胞

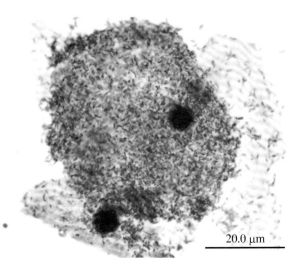

图 4-2-21　前列腺液中的线索细胞

第三节 前列腺颗粒细胞的检查与形态

前列腺颗粒细胞为体积较大、颗粒较粗的细胞。因脂肪变性或吞噬作用，使细胞质内含有多量磷脂小体状颗粒，部分系吞噬细胞。此细胞在炎症时常伴有大量脓细胞出现，在部分老年人的前列腺液中也较多见。中青年人前列腺液中出现颗粒细胞可能与感染性炎症有关；老年人前列腺液中颗粒细胞增多现象与性生活减少有关。正常前列腺液中此种细胞为 $1 \sim 2$ 个 /HP，前列腺炎时可增多至 10 倍。染色观察可见蓝色细胞核，有许多空泡，内容物在染色过程中消失（水溶解）是其特点（图 4-3-1 ～图 4-3-2）。

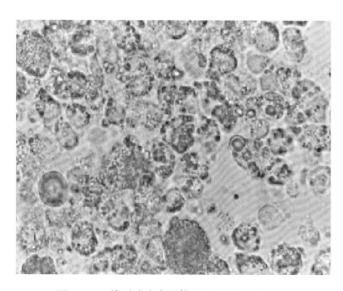

图 4-3-1 前列腺液中活体的吞噬细胞（×40）

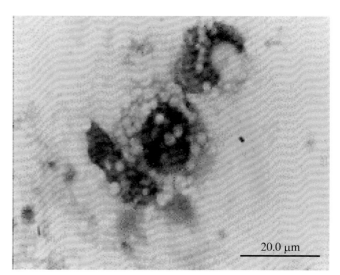

图 4-3-2 吞噬细胞（瑞 - 吉染色）

第四节 前列腺上皮细胞

前列腺上皮细胞在前列腺液检查中常常可以被发现，但往往不被检验人员重视。实际上前列腺上皮的出现（图 4-4-1 ～图 4-4-2）是前列腺增生的一种表现，是临床的一个指征。前列腺上皮细胞在发生癌变时，其细胞化学成分亦发生改变。研究其在前列腺液中的数量、形态以及免疫组织化学如前列腺特异抗原（Prostate Specific Antigen，PSA）是很有价值的。

PSA 是前列腺上皮细胞合成的一种糖蛋白。目前认为其是特异性的肿瘤标识物之一。PSA 主要用于前列腺癌和转移性前列腺癌的诊断，但不能作为良、恶性前列腺疾病的鉴别诊断。因为在绝大多数的前列腺增生上皮呈阳性反应。曹兴午通过染色观察，前列腺小体 PSA 染色均呈阳性反应，说明与 PSA 同源。

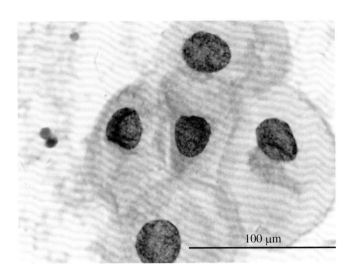

图 4-4-1　前列腺液中的主上皮细胞（瑞 - 吉染色）

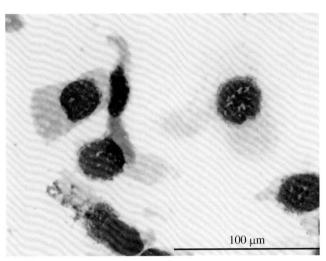

图 4-4-2　前列腺液中的基上皮细胞（瑞 - 吉染色）

第五节　前列腺结石检查与形态

在前列腺疾病的患者中，前列腺结石的发病率仅次于前列腺炎和前列腺增生，它常与慢性前列腺炎伴生，它们之间存在着因果关系。前列腺结石一般是指原发于前列腺泡和腺管内的结石（真性结石）。它与停留在前列腺尿道部，来自肾、输尿管或者膀胱的尿道结石（假性结石）是完全不同的。其形成的病因目前还未十分明了，一般认为前列腺结石的形成与尿液的反流、钙质、盐类、分泌物淤滞等有关。也有报告认为其与支原体感染有关。

前列腺结石是由脂肪、核蛋白、晶体嘌呤、胆固醇等包绕脱落的上皮而形成的一个小的圆形或椭圆形的呈放射状结构的物体。此结石大小相差较大，直径小的仅为 1 mm，大的可达 3 ~ 4 mm，多数为小米粒至豌豆大小，约为白细胞的 10 倍；数量为 1 个至上百个不等。前列腺结石是围绕一个有机物核心，像滚雪球一样逐渐增大，又如树木的年轮一样，一圈一圈形成。有机物的核心经常可能是血块、细菌、坏死组织，或者是一种叫"淀粉样体"的物质（过去称为"淀粉样小体"）。也有报道认为前列腺结石是由磷酸钙沉淀与胆固醇结合形成的。前列腺液中的前列腺结石如图 4-5-1 ~ 图 4-5-4 所示。

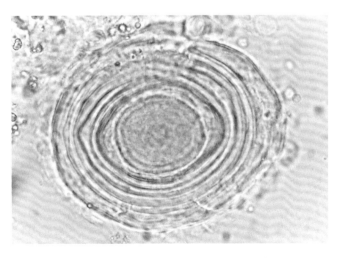

图 4-5-1　前列腺结石（形态为年轮状）

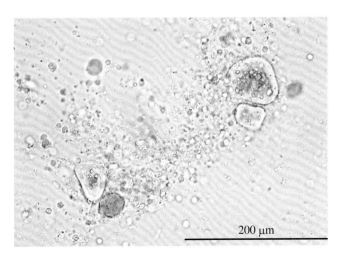

图 4-5-2　前列腺结石（散在）

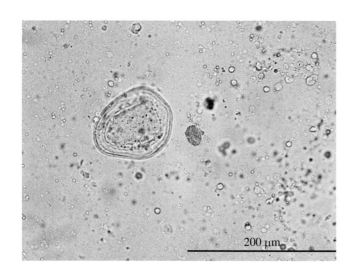

图 4-5-3   前列腺结石（单一）

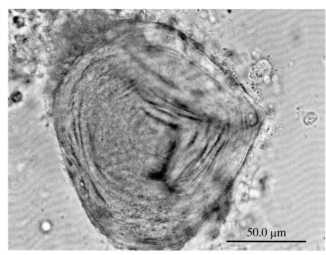

图 4-5-4   前列腺结石（巨大）

由于前列腺结石内常储存细菌，因此结石的间断排菌也是慢性前列腺炎反复发作和尿路感染反复发作的根源。另外，前列腺结石中的细菌还可躲藏在盐类和钙质的外壳内，不易被抗生素杀灭，因此，结石又是慢性前列腺炎不易治愈和反复发作的原因之一。前列腺结石往往在显微镜下容易被忽略，有些检验人员对前列腺结石还不太认识，误认为是前列腺内的有形成分。

（曹兴午　袁长巍　李宏军　韩呈武）

第5章 睾丸生精细胞与精液脱落细胞学

生精细胞是构成生精小管管壁的主要细胞，包括精原细胞（spermatogonium）、初级精母细胞（primary spermatocyte）、次级精母细胞（secondary spermatocyte）、精子细胞（spermatid）和精子（spermatozoon）。从精原细胞经精母细胞（初级至次级）到精子细胞的分裂过程，称为精母细胞生成（转变）过程；从精子细胞向精子形成过程，称为精子形成过程（spermiogenesis）。显示各种生精细胞的生殖特征。精子发生有3个阶段，既彼此贯通又互不相同：①精原细胞发生阶段，指精原干细胞通过有丝分裂增加细胞数量，最后演变成初级精母细胞的过程；②减数分裂（成熟分裂）阶段，是指精母细胞出现2次连续的减数分裂，最后形成染色体数目及DNA量均减半的精子细胞的过程；③精子形成阶段，是指精子细胞通过复杂精致的分化与形态改变，最后形成精子并释放进入生精小管管腔的过程。

精子发生时，生精细胞的形态结构、位置和数量等都跟随发生重大变化，如数目增加（有丝分裂和减数分裂）、形态演变（圆形精子细胞变成长形精子细胞，以后出现精子）、染色体数量减半、DNA变量、基因交换与重组、位置迁移和内环境改变等一系列生物学变化过程。正是由于这些不同变化具有不同的特征，可以根据其特征，奠定了我们认识这些细胞和区别这些细胞的基础，提供了鉴定不同生精细胞的依据。

第一节　睾丸生精细胞与精子生成

一、生精细胞与精子生成模式图（图 5-1-1）

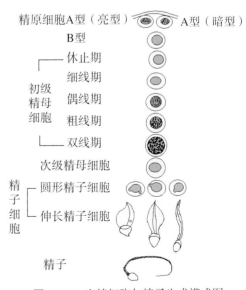

图 5-1-1　生精细胞与精子生成模式图

二、精子发生（图 5-1-2）

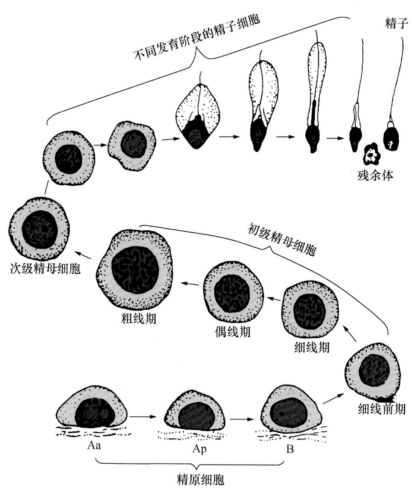

图 5-1-2　精子发生模式图

三、精子形成过程（图 5-1-3）

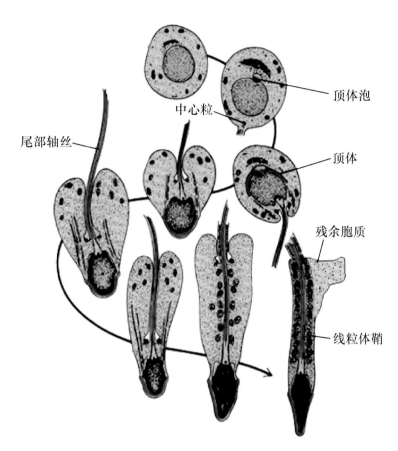

图 **5-1-3**　精子形成过程模式图

四、精子成熟过程（图 5-1-4）

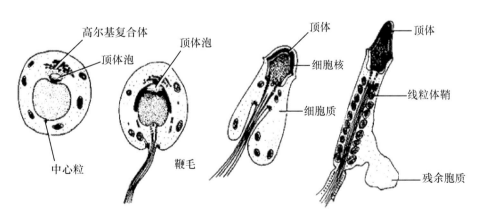

图 **5-1-4**　精子成熟过程模式图

五、睾丸生精小管与睾丸网（图 5-1-5）

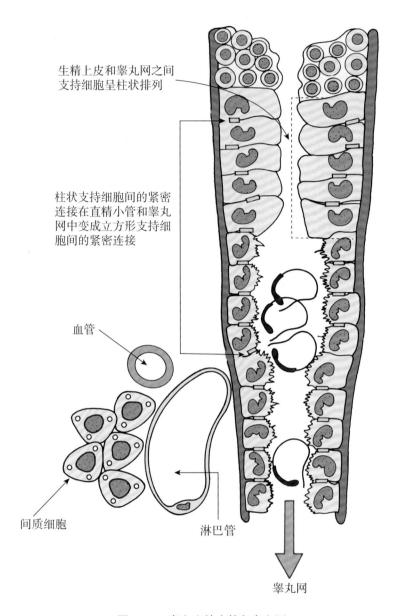

生精上皮和睾丸网之间
支持细胞呈柱状排列

柱状支持细胞间的紧密
连接在直精小管和睾丸
网中变成立方形支持细
胞间的紧密连接

血管

间质细胞

淋巴管

睾丸网

图 5-1-5　睾丸生精小管与睾丸网

六、睾丸生精周期

人精子的生精周期从精原细胞→初级精母细胞→次级精母细→精子细胞→产生精子，需从一个特定的细胞组合，再到下次再现相同的细胞组合，需要经历的时间，称为生精周期（见图 5-1-1）。生精周期有种属差异，人的生精周期通常为 16 天。一般而言，整个精子发生过程约占 4 个周期，共约 64 天。一个精原细胞，经初级精母细胞到次级精母细胞，再到精子细胞，可以产生 256 个精子，其中 50% 含 X 染色体，50% 含 Y 染色体。再到附睾内发育，获能约 14 天后，才具有运动能力。因此，睾丸生精周期为治疗不育症及应用抗精子发生药物时确定、所需用药时间提供了时效性依据。

人类生精小管每个断面有 8 ～ 11 个支持细胞，成熟的支持细胞不再分裂。每个支持细胞平均与 47 个生精上皮细胞相接触，并同其他 5 个支持细胞相连。再与基膜链接构成血睾屏障与紧密连接结构，维护睾丸功能。47×5 = 235 个生精上皮细胞的生殖细胞群，促进生精细胞的增殖与精子的形成，保证了睾丸生精小管的正常生理功能（图 5-1-6 ～图 5-1-7）。

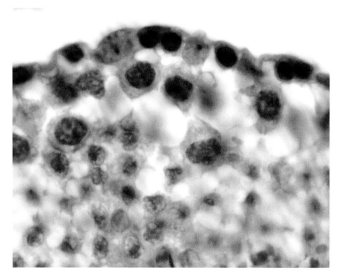

图 5-1-6　睾丸生精小管生精细胞排列

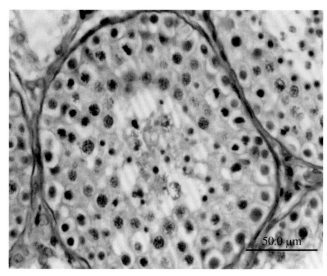

图 5-1-7　睾丸生精小管生精细胞排列

第二节　正常生精细胞

一、精液中正常精原细胞

精原细胞是由原始生精细胞分化而来的，增殖力强，是睾丸中最幼稚的生精细胞，根据分化和发育及形态特征，分为 A、B 两型。精原细胞胞体直径 5.5 ~ 9 μm，圆形或稍椭圆形。细胞核较大，呈圆形，居中或稍偏一侧，占细胞 2/3 以上。细胞质经瑞 - 吉染色后为浅紫色，呈均匀、平坦薄膜，无浓集颗粒。细胞核内含深紫色细或粗颗粒状的染色质，偶见颗粒块与空泡（图 5-2-1 ~ 图 5-2-9）。

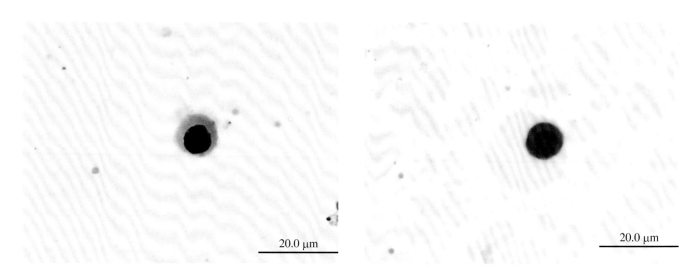

图 5-2-1

图 5-2-2

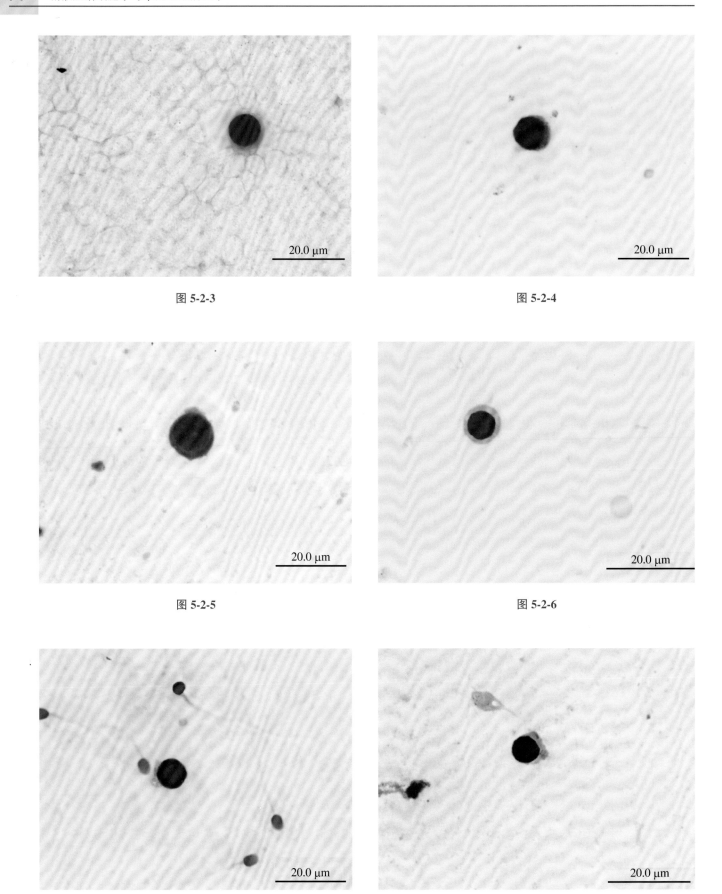

图 5-2-3

图 5-2-4

图 5-2-5

图 5-2-6

图 5-2-7

图 5-2-8

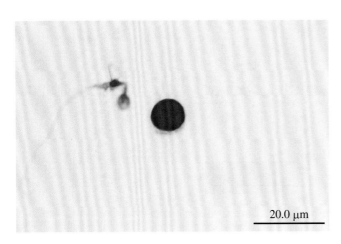

20.0 μm

图 5-2-9

图 5-2-1 ～图 5-2-9　精原细胞（瑞 - 吉染色）

二、精液中正常初级精母细胞

初级精母细胞的形态，除细线前期较其他初级精母细胞的体积小及细胞质较少外，各级初级精母细胞主要区别在于核染色质的颗粒大小及疏松状态变化。

1. 细线前期初级精母细胞　核染色质较疏松，呈细沙状，可见核微体。

2. 细线期初级精母细胞　核染色体浓缩形成细丝状，可见核微体。

3. 偶线期初级精母细胞　核染色体进一步浓缩，同源染色体发生联会，双双配对，形成联会复合体结构。可见核内中等大小的颗粒，均匀的细网状态，可见核微体。

4. 粗线期初级精母细胞　呈粗大颗粒状、团块状、粗网状，未见核微体，是生精细胞中体积最大的细胞。

5. 双线期初级精母细胞　染色体进一步增粗变短，同源染色体开始分离，联会复合体解体，在分离的过程中，可见核染色体呈粗大颗粒或团块状，呈双线条状，未见核微体。

6. 终末期初级精母细胞　核染色体进一步缩短和分裂，可见纺锤体出现于染色体区。

经历不同分离期后，各对同源染色体分别移向细胞的两级，形成 2 个次级精母细胞。

胞体直径为 7.0 ～ 16.5 μm，胞核 7.63 μm，胞体呈圆形或椭圆形。胞核常偏于一侧，大小不一，占细胞 1/6 ～ 2/3 或以上。细胞质瑞 - 吉染色为浅紫色，有时有细颗粒沉着和空泡。细胞核瑞 - 吉染色紫色细颗粒状或粗颗粒状。由于初级精母细胞经过细线前期和休止期、细丝期、接合丝期、粗丝期和复丝期等阶段，精液中细胞形态可多种多样，核染紫色颗粒、粗细、致密和大小完全不一。分色好的细胞，核内可见粗颗粒状的核微体（核仁），有时核呈膨大状态。

（一）正常初级精母细胞细线期

初级精母细胞核染色体疏松，呈细颗粒状，可见核仁（图 5-2-10 ～图 5-2-15）。

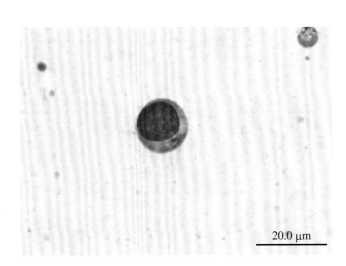

20.0 μm

图 5-2-10

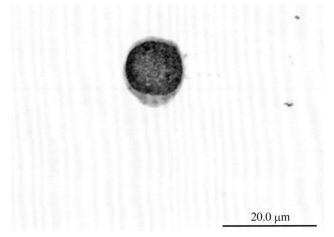

20.0 μm

图 5-2-11

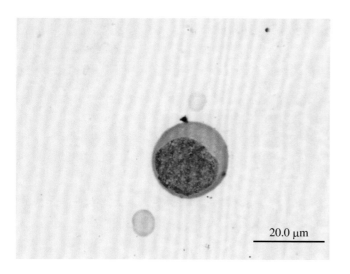

图 5-2-12

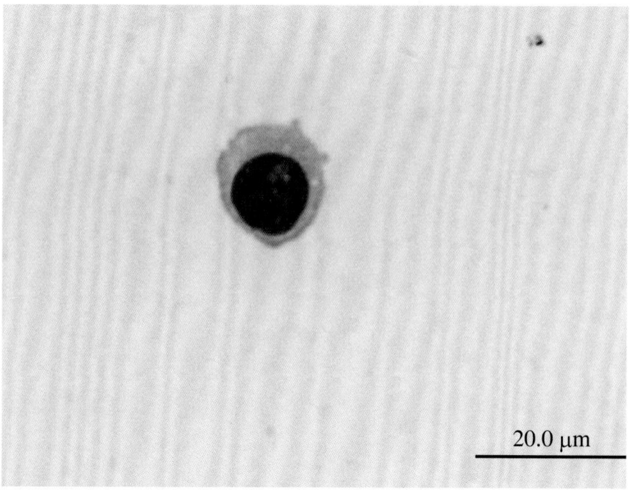

图 5-2-13

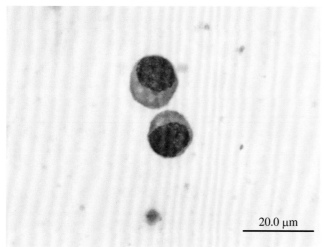

图 5-2-14

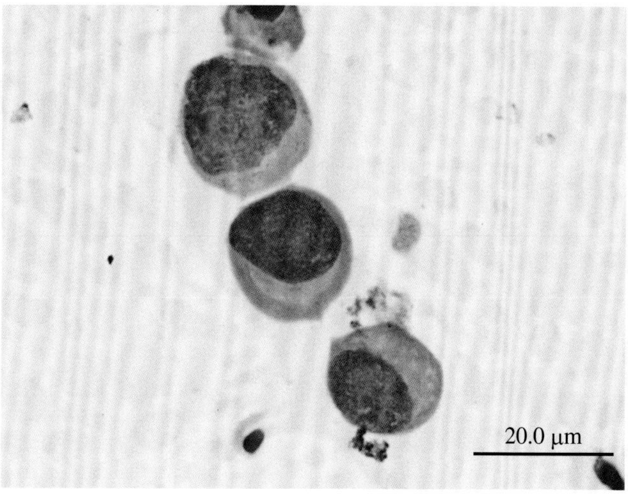

图 5-2-15

图 5-2-10 ~ 图 5-2-15　初级精母细胞（细线期）

（二）正常初级精母细胞偶线期

初级精母细胞核染色体中的颗粒呈细网状，可见核仁（图 5-2-16 ~ 图 5-2-21）

（三）正常初级精母细胞粗线期

初级精母细胞核染色体呈颗粒、细团状，无核仁（图 5-2-22 ~ 图 5-2-27）

（四）正常初级精母细胞双线期

初级精母细胞核染色质呈双线团状，无核仁（图 5-2-28 ~ 图 5-2-31）

三、正常次级精母细胞

次级精母细胞由初级精母细胞第一次减数分裂而来。胞体圆形，直径为 6.5 ~ 13.85 μm。细胞核直径为 6.75 μm，呈球形或椭圆形，单核时常居中或稍偏于一边，双核时常对称排列，贴于细胞质，三核或多核时呈重叠排列。细胞质瑞 - 吉染色为浅紫色，常与初级精母细胞相似。细胞核呈分裂象，瑞 - 吉染色为深紫色，粗大颗粒，有时堆成块状。细胞质内偶有空泡（图 5-2-32 ~ 图 5-2-37）。

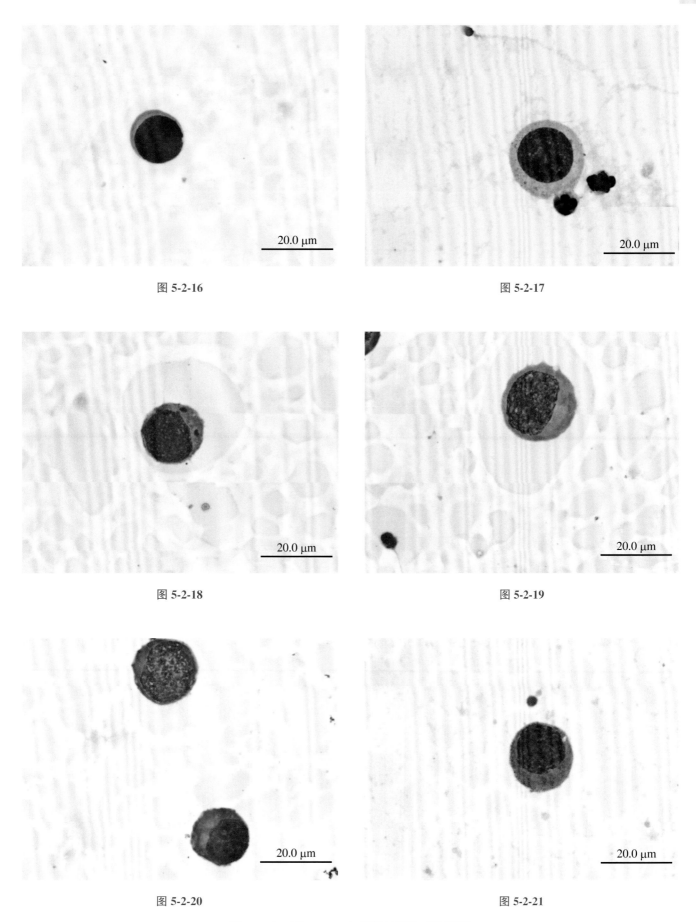

图 5-2-16

图 5-2-17

图 5-2-18

图 5-2-19

图 5-2-20

图 5-2-21

图 5-2-16 ～图 5-2-21　初级精母细胞（偶线期）

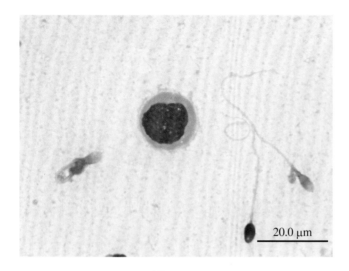

图 5-2-22

图 5-2-23

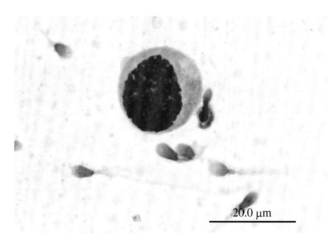

图 5-2-24

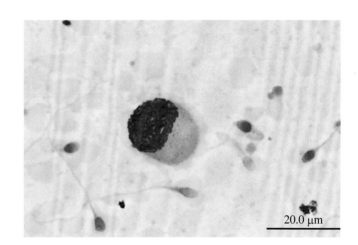

图 5-2-25

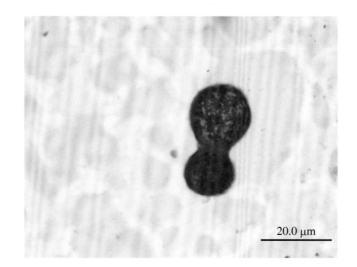

图 5-2-26

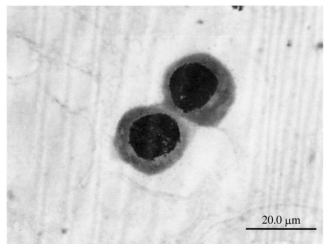

图 5-2-27

图 5-2-22 ~ 图 5-2-27　初级精母细胞（粗线期）

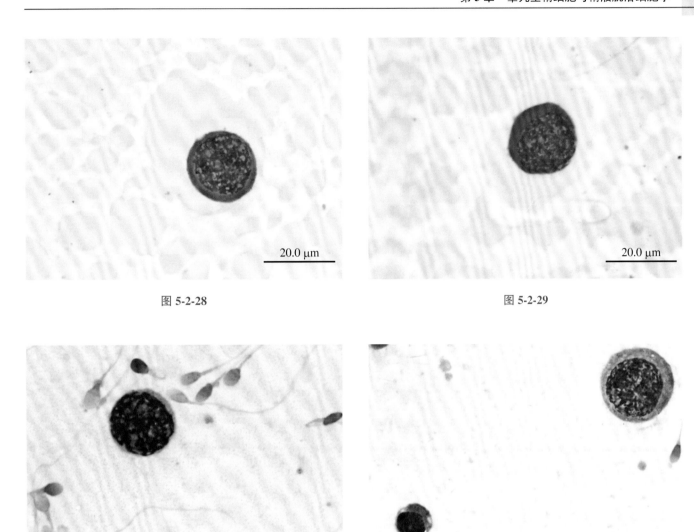

图 5-2-28　　　　　　　　　　　　　　　　　　　　图 5-2-29

图 5-2-30　　　　　　　　　　　　　　　　　　　　图 5-2-31

图 5-2-28 ～图 5-2-31　初级精母细胞（双线期）

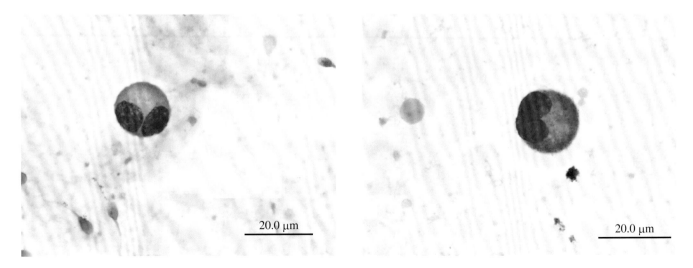

图 5-2-32　　　　　　　　　　　　　　　　　　　　图 5-2-33

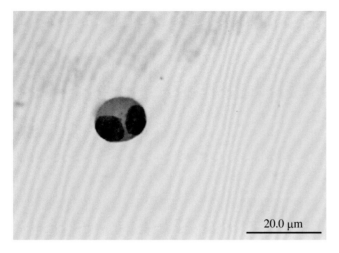

图 5-2-34

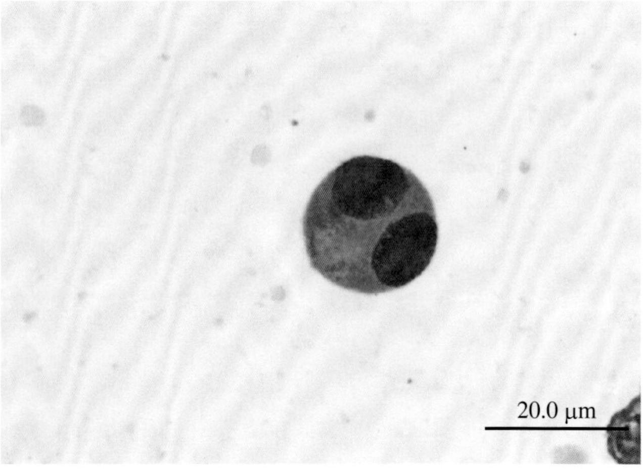

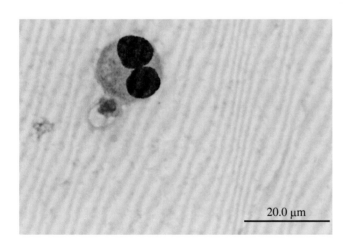

图 5-2-36

图 5-2-35

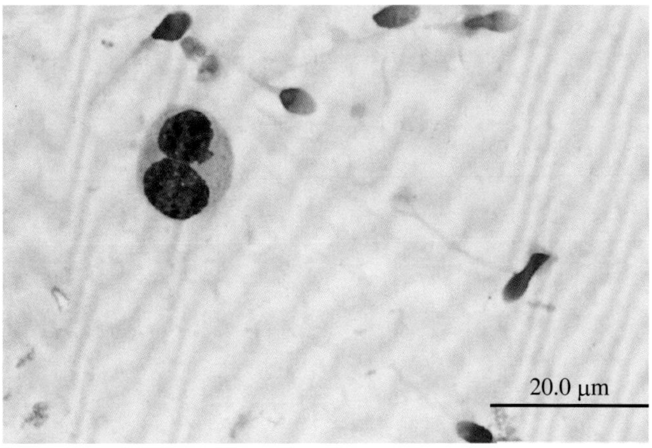

图 5-2-37

图 5-2-32 ~ 图 5-2-37　正常次级精母细胞

四、正常精子细胞

胞体直径为 4.0 ~ 8.6 μm，多数呈圆形，偶有椭圆形。细胞核直径为 4.1 μm，大多呈球形或椭圆形，可见单核、双核或多核，常贴于细胞质边缘，也有居中。细胞质经瑞 - 吉染色为浅紫色，可见到空泡。细胞核经瑞 - 吉染色为深紫色，形成浓厚、结实精子头雏形，核内颗粒浓集，不易分辨。精液中可以看到不同发育阶段的多形态的精子细胞，多核的精子细胞，甚至出现伸出尾鞭毛的精子细胞（图 5-2-38 ~ 图 5-2-43）。

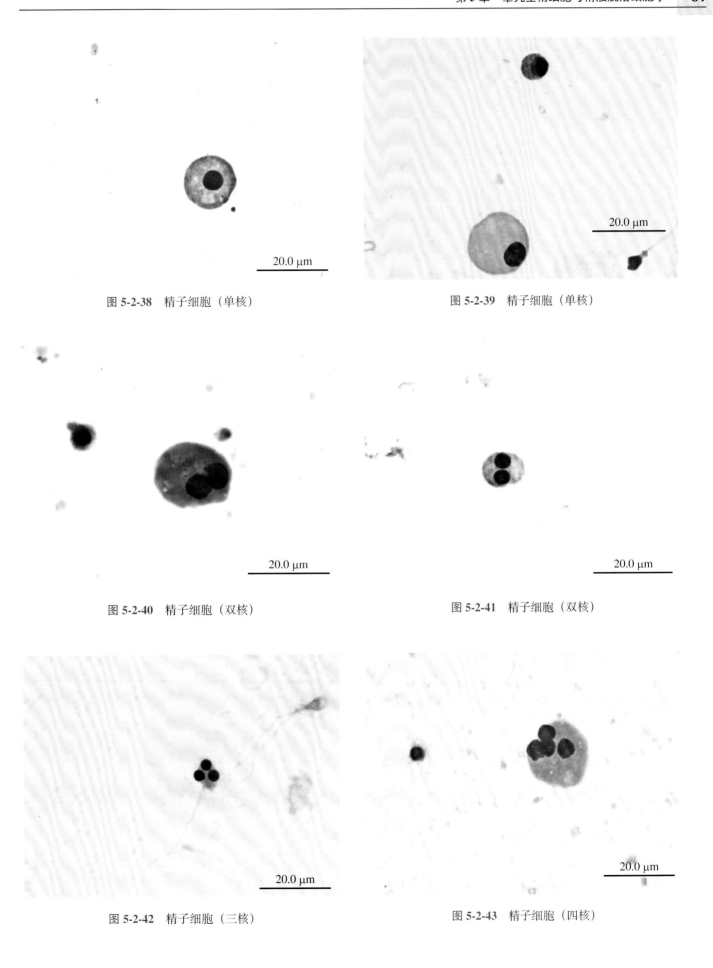

图 5-2-38　精子细胞（单核）

图 5-2-39　精子细胞（单核）

20.0 μm

20.0 μm

图 5-2-40　精子细胞（双核）

图 5-2-41　精子细胞（双核）

20.0 μm

20.0 μm

图 5-2-42　精子细胞（三核）

图 5-2-43　精子细胞（四核）

20.0 μm

20.0 μm

第三节　生精细胞凋亡

　　睾丸生精细胞凋亡，是发生在生理条件下的细胞死亡，或者是某些因素诱发原已存在的死亡机制，而导致细胞的死亡，它是组织对各种不良刺激的反应过程。主要表现为：①细胞皱缩，②体积变小，③细胞间连接减少，④染色体广泛浓缩，⑤细胞器仍完整，⑥细胞分裂成一个或多个有完整包膜的凋亡小体，⑦凋亡小体被周围巨噬细胞吞噬，⑧不引起炎症反应。原位缺口末端标记（TUNEL）检测是观察细胞凋亡的有效方法，生精细胞经 TUNEL 染色可以见其特点。瑞 - 吉染色与 TUNEL 具有同样效果。

一、原位缺口末端标记 + 苏木精染色生精细胞凋亡形态学特征

　　凋亡的生精细胞形态特征为棕黄色，细胞浓染（图 5-3-1 ～图 5-3-12）。

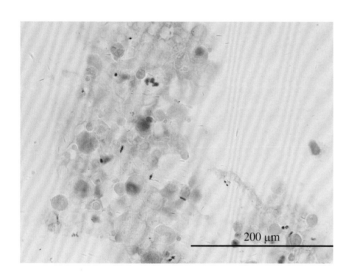

图 5-3-1　TUNEL+ 苏木精（hematoxylin，H）染色生精细胞阴性对照

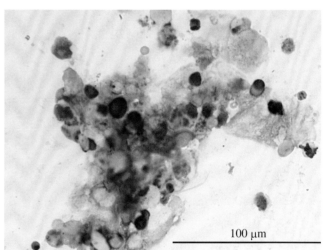

图 5-3-2　TUNEL+H 阳性生精细胞（棕色）

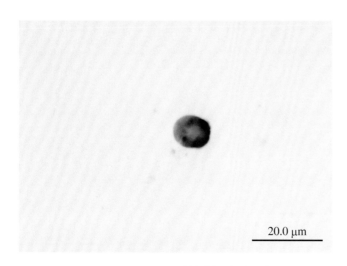

图 5-3-3　TUNEL+H 精原精母细胞阳性

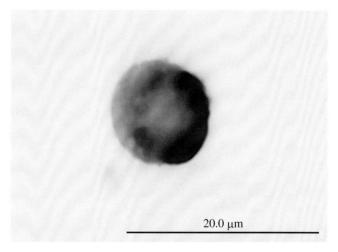

图 5-3-4　TUNEL+H 初级精母细胞阳性

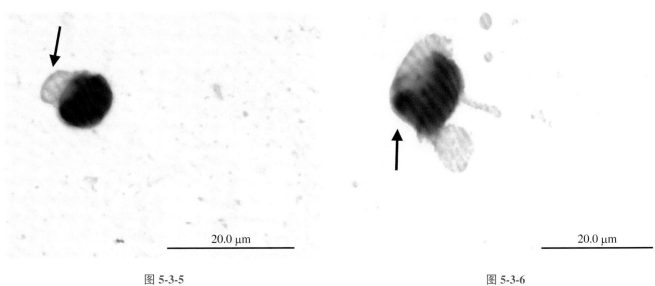

图 5-3-5　　　　　　　　　　　　　　　　　　　图 5-3-6

图 5-3-5 ~ 图 5-3-6　TUNEL+H 初级精母细胞阳性（凋亡小体）

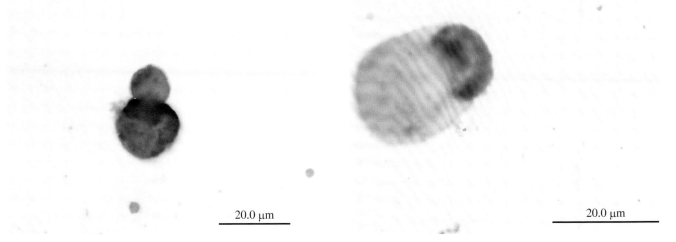

图 5-3-7　TUNEL+H 初级精母细胞（核突出）　　　图 5-3-8　TUNEL+H 初级精母细胞（核突出）

图 5-3-9　TUNEL +H 染色次级精母细胞阳性　　　图 5-3-10　TUNEL+H 染色次级精母细胞阳性（核突出）

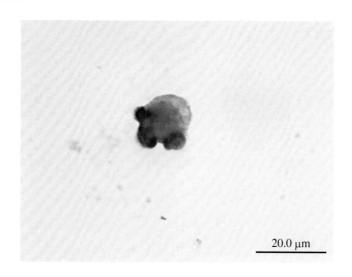

图 5-3-11

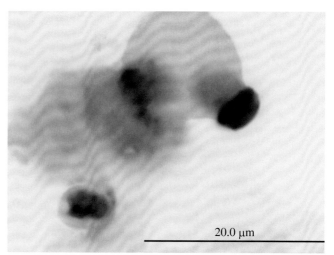

图 5-3-12

图 5-3-11 ～图 5-3-12　TUNEL +H 精子细胞阳性（核突出）

二、瑞 - 吉染色生精细胞凋亡的形态学特征

在瑞 - 吉染色后凋亡生精细胞为核染色质致密深染，形成致密质块，有时可碎裂。在 H-E 染色的组织切片中，细胞体积缩小、细胞质致密、嗜酸性染色增强，并可形成凋亡小体。在精液中凋亡的生精细胞常以分散、单个形式存在，凋亡细胞与周围细胞分离，不引起炎症反应。有时在精液中可以看到各式各样的凋亡生精细胞，有时候还可以看到大量的生精细胞凋亡脱落，这是精液中出现脱落细胞高峰期（图 5-3-13 ～图 5-3-23）。

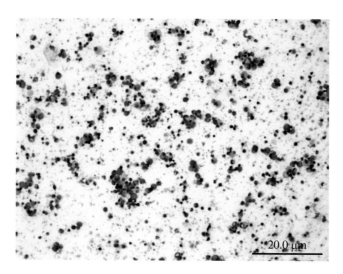

图 5-3-13　精液中生精细胞大量脱落

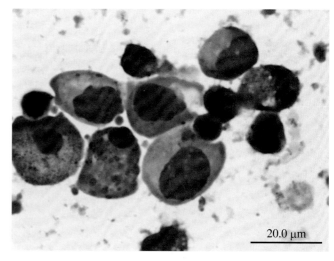

图 5-3-14　初级精母细胞凋亡脱落

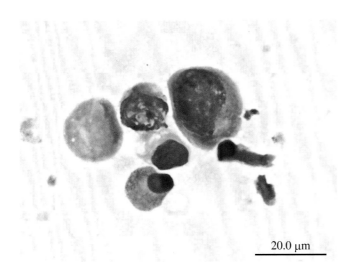

图 5-3-15　精液生精细胞凋亡脱落（簇状）

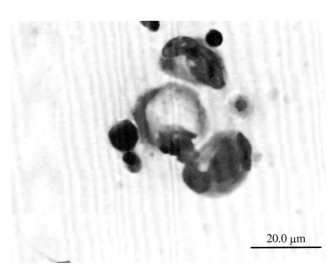

图 5-3-16　精液生精细胞凋亡脱落（簇状）

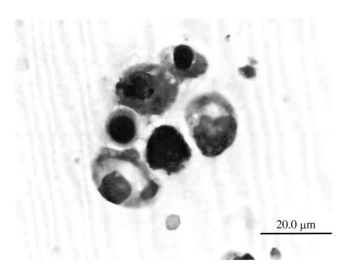

图 5-3-17　精液生精细胞凋亡脱落（簇状）

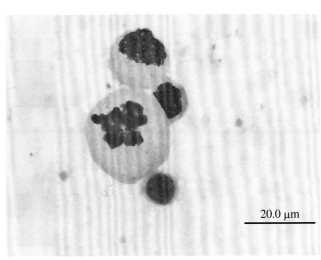

图 5-3-18　精液生精细胞凋亡脱落（簇状）

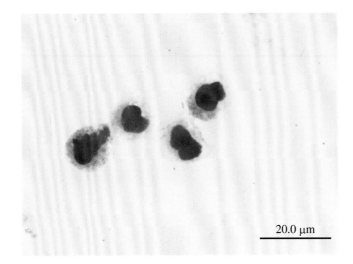

图 5-3-19　次级精母细胞凋亡

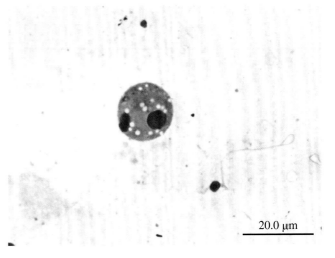

图 5-3-20　精子细胞凋亡

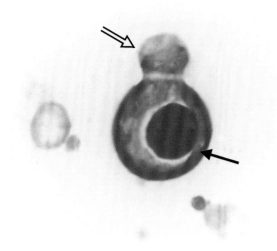

图 5-3-21　典型凋亡的初级精母细胞出现凋亡小体，×100（凋亡小体⇩，核固缩、浓染▲）

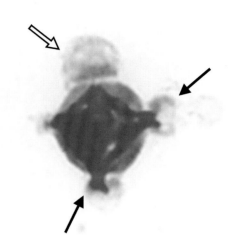

图 5-3-22　典型凋亡的初级精母细胞出现凋亡小体，×100（凋亡小体⇩，核裂解、出芽▲）

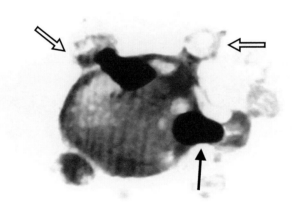

图 5-3-23　典型凋亡的次级精母细胞，×100（凋亡小体⇩，示核固缩、突出▲）

第四节　生精细胞凋亡变化类型

20 世纪 70 年代，Kerr 等提出细胞凋亡（apoptosis）的概念。细胞凋亡包括程序化细胞死亡（programmed cell death，PCD）和非程序化细胞死亡（nonprogrammed cell death，NPCD）。已经证实，自发性和外部因素引起的生精细胞丢失都与凋亡有关，提示细胞凋亡在男性生殖中具有重要影响。越来越多的证据显示，正常生精过程中自发性减少和受到各种外来因素影响而诱发生精细胞减少（精子减少）多数与凋亡过程有关。外来因素包括：阻断促性腺激素和睾酮作用促性腺激素释放激素（GnRH）拮抗药和（或）雌雄激素的使用、睾丸局部温度改变、炎症、支持细胞（Sertoli cell）细胞毒性药物和放射性损伤等以上因素，都可以引起生精细胞凋亡，其形态改变具有特征性，可根据形态特征进行鉴别，作为临床诊断的依据。

生精细胞凋亡以核变化最为显著，可出现核固缩型、边聚型、突出型、中空型、纤维型、破碎型、凋亡小体型、核膜膨胀型等形态特征。

一、固缩型（图 5-4-1 ～图 5-4-6 ）

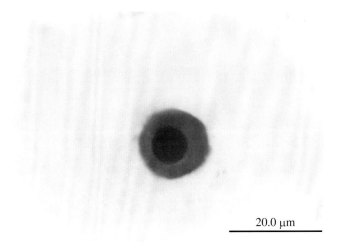

图 **5-4-1**　初级精母细胞核固缩（核居中）

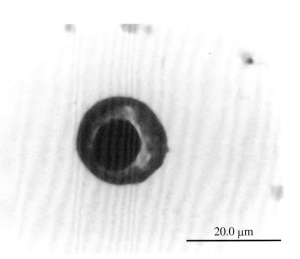

图 **5-4-2**　初级精母细胞核固缩（核居中）

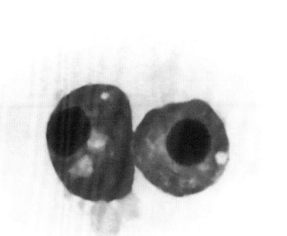

图 **5-4-3**　初级精母细胞核固缩（细胞质空泡）

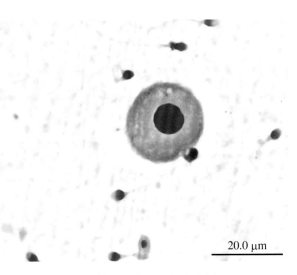

图 **5-4-4**　精子细胞核固缩（居中）

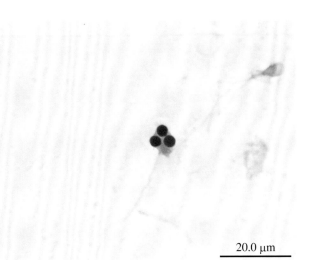

图 **5-4-5**　精子细胞核固缩（缩小、突出）

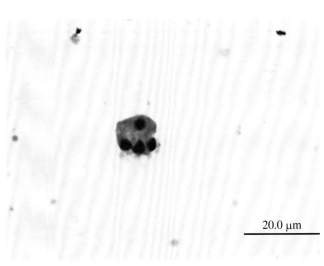

图 **5-4-6**　精子细胞核固缩（核缩小、突出）

二、边聚型

　　生精细胞细胞核固缩、浓染、向细胞质边聚（图 5-4-7 ～图 5-4-14）。

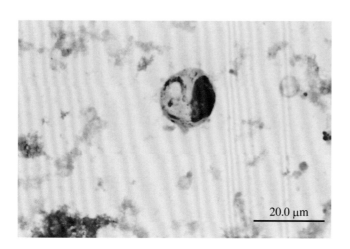

图 5-4-7　初级精母细胞凋亡（核边聚）

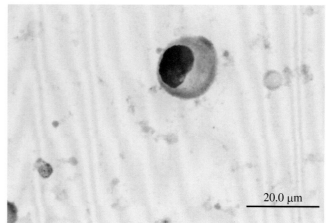

图 5-4-8　初级精母细胞凋亡（核边聚）

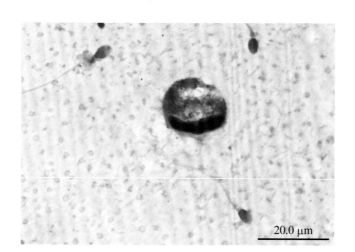

图 5-4-9　初级精母细胞凋亡（核固缩、边聚、突出）

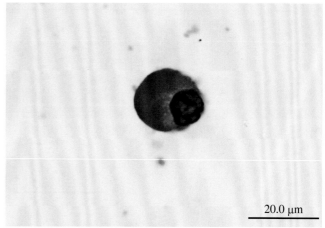

图 5-4-10　初级精母细胞凋亡（核固缩、边聚、突出）

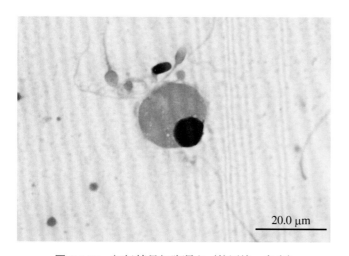

图 5-4-11　初级精母细胞凋亡（核固缩、突出）

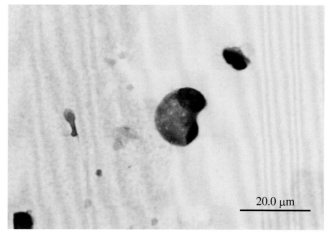

图 5-4-12　次级精母细胞核边聚、固缩

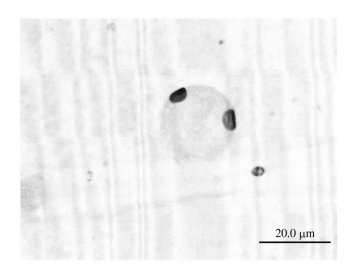

图 5-4-13　精子细胞核边聚、固缩

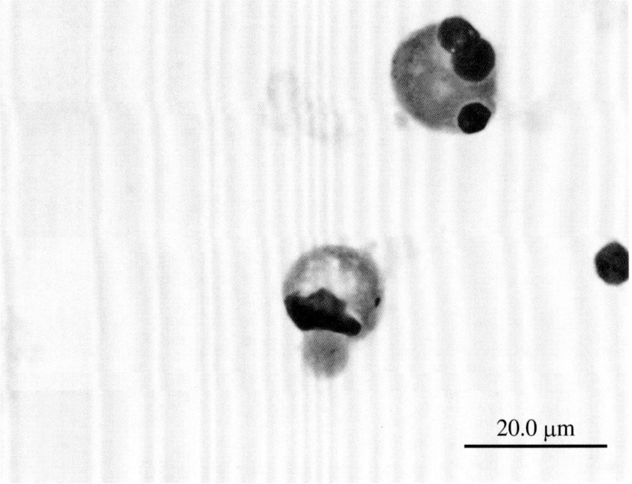

图 5-4-14　精子细胞核边聚、固缩

三、突出型

细胞核突出细胞质、浓染、固缩，形成凋亡小体（图 5-4-15 ～图 5-4-22）。

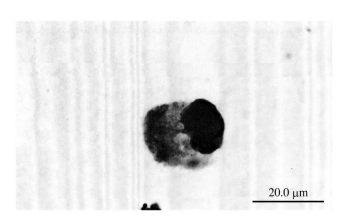

图 5-4-15　初级精母细胞（核固缩、突出）

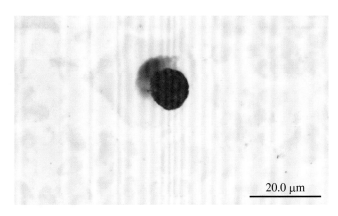

图 5-4-16　初级精母细胞（核固缩、突出）

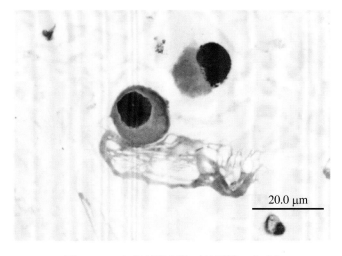

图 5-4-17　初级精母细胞（核固缩、突出）

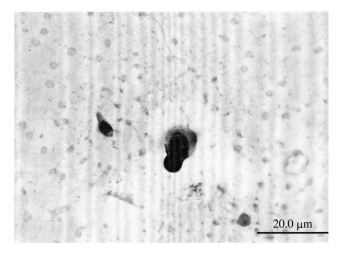

图 5-4-18　初级精母细胞（核固缩、突出）

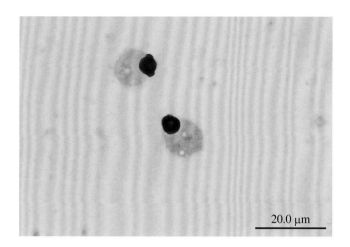

图 5-4-19　精子细胞（核固缩、突出）

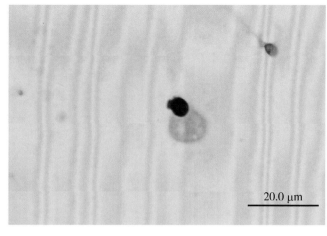

图 5-4-20　精子细胞（核固缩、突出）

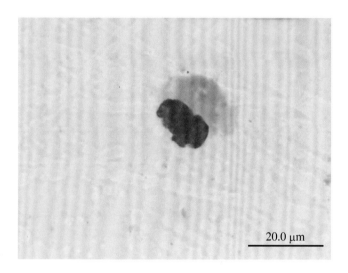

图 5-4-21　次级精母细胞（核突出）

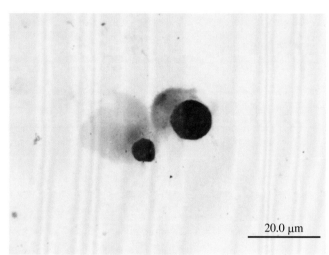

图 5-4-22　初级精母细胞（核突出）

四、中空型

细胞核中间空化，核浓染、边聚（图 5-4-23 ～图 5-4-24）

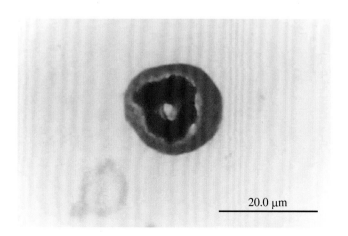

图 5-4-23　细胞核中间空化（核浓染、边聚）

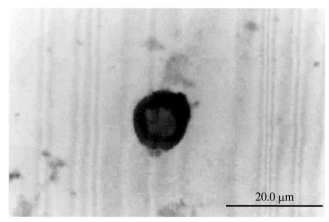

图 5-4-24　细胞核中间空化（核浓染、边聚）

五、纤维型

细胞核细纤维丝样变、浓染、淡染（图 5-4-25 ～图 5-4-30）

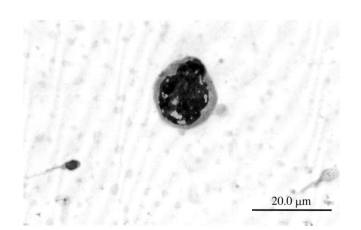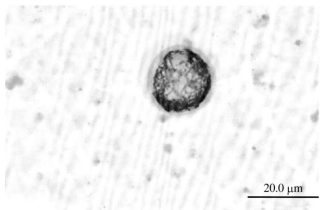

图 5-4-25　初级精母细胞核细纤维丝样变（居中）　　　图 5-4-26　初级精母细胞核细纤维丝样变（扩散）

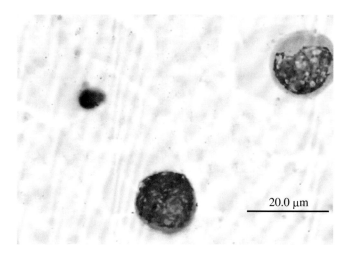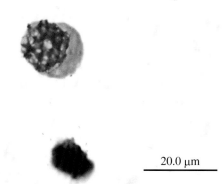

图 5-4-27　初级精母细胞核细纤维丝样变（居中）　　　图 5-4-28　初级精母细胞核细纤维丝样变（突出）

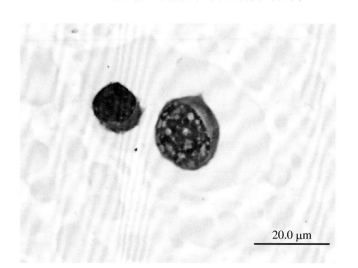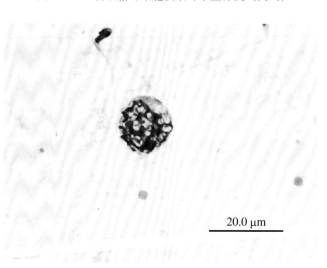

图 5-4-29　初级精母细胞核细纤维丝样变（网状）　　　图 5-4-30　初级精母细胞核细纤维丝样变（纤维状）

六、破碎型

　　主要是细胞核破碎、分布细胞质，几乎失去了原有形态（图 5-4-31 ～图 5-4-34）。

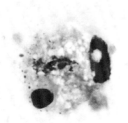

20.0 μm

图 5-4-31　初级精母细胞核破碎（核边聚）

20.0 μm

图 5-4-32　初级精母细胞核破碎（碎片状）

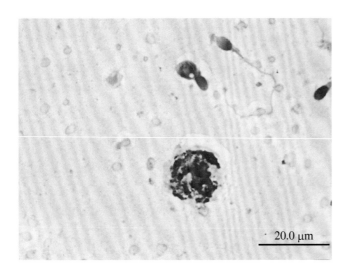

20.0 μm

图 5-4-33　初级精母细胞核破碎（网状）

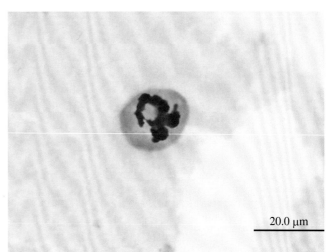

20.0 μm

图 5-4-34　初级精母细胞核破碎（中心破碎）

七、小体型

主要是细胞核或是细胞质形成了凋亡小体（图 5-4-35 ~ 图 5-4-40）。

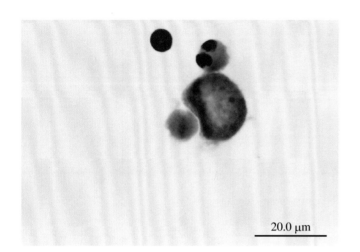

图 5-4-35　初级精母细胞出现凋亡小体

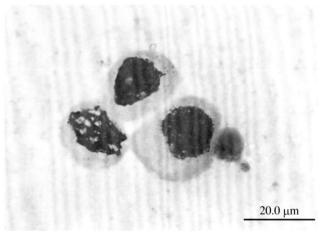

图 5-4-36　初级精母细胞出现凋亡小体

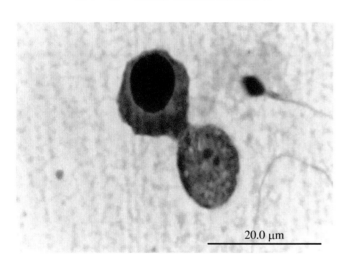

图 5-4-37　初级精母细胞巨大凋亡小体

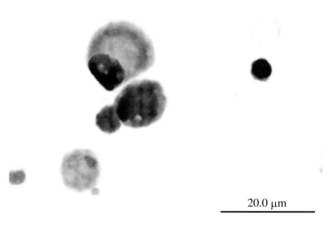

图 5-4-38　初级精母细胞凋亡小体

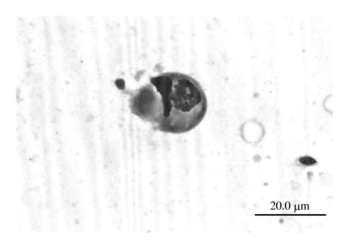

图 5-4-39　次级精母细胞凋亡小体

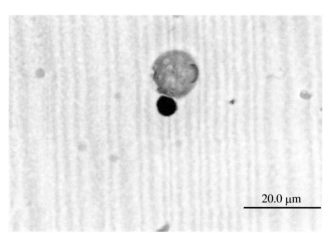

图 5-4-40　精子细胞凋亡核小体

八、膨胀型

属于生精细胞胀亡（图 5-4-41 ～图 5-4-46）

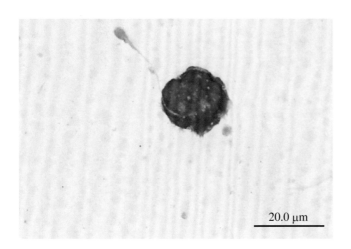

图 5-4-41　初级精母细胞核膨胀（胀亡，核匀质化）

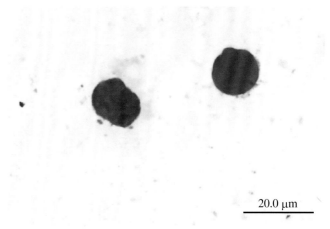

图 5-4-42　初级精母细胞核膨胀（胀亡，核匀质化）

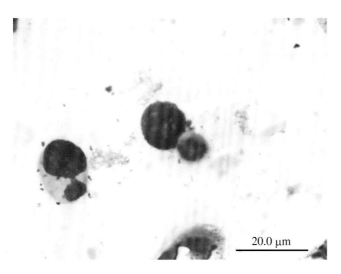

图 5-4-43　初级精母细胞核膨胀（核匀质化，胀亡小体）

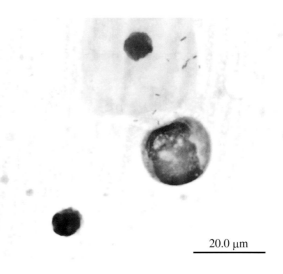

图 5-4-44　初级精母细胞核膨胀（核扩散）

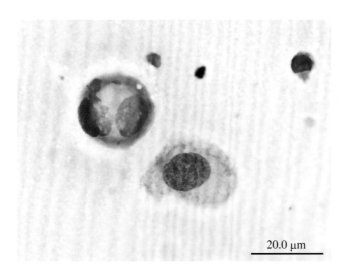

图 5-4-45　初级精母细胞核膨胀（核半匀质化）

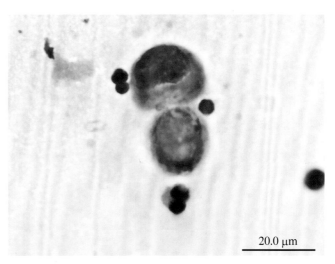

图 5-4-46　初级精母细胞核膨胀（核匀质与半匀质化）

九、片状脱落型

生精细胞互相粘连、连接，分离不佳，大量脱落是睾丸生精功能障碍的一种临床表现，常常反映生精细胞阻滞在初级精母细胞阶段，精液中可见生精细胞脱落高峰期，这是睾丸损伤急剧发展的信号，说明生精上皮可能出现不可逆的损伤后果（图5-4-47～图5-4-52）。

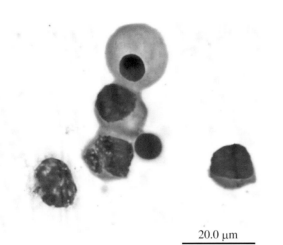

20.0 μm

图 5-4-47　初级精母细胞片状脱落

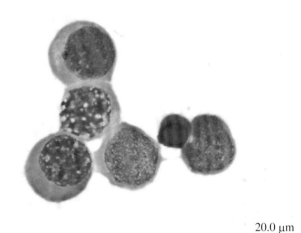

20.0 μm

图 5-4-48　初级精母细胞片状脱落

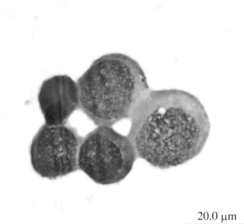

20.0 μm

图 5-4-49　初级精母细胞片状脱落

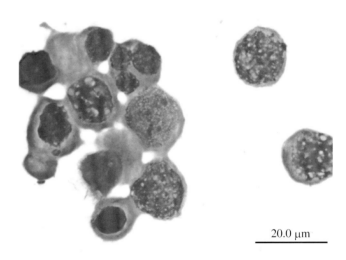

20.0 μm

图 5-4-50　初级精母细胞片状脱落

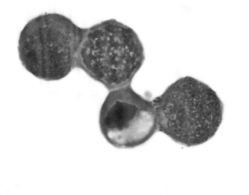

20.0 μm

图 5-4-51　初级精母细胞片状脱落

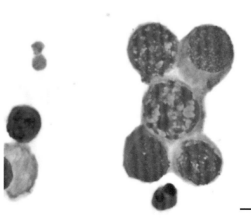

20.0 μm

图 5-4-52　初级精母细胞片状脱落

第五节　各种生精细胞凋亡形态特点

一、精原细胞凋亡（图 5-5-1 ~ 图 5-5-6）

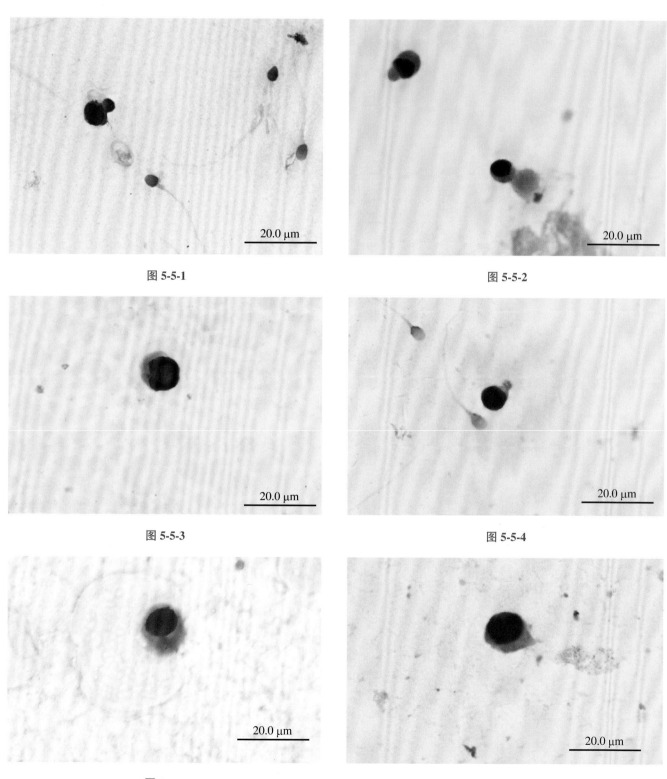

图 5-5-1

图 5-5-2

图 5-5-3

图 5-5-4

图 5-5-5

图 5-5-6

图 5-5-1 ~ 图 5-5-6　精原细胞凋亡

二、初级精母细胞凋亡的各种形态
（图 5-5-7 ~ 图 5-5-14）

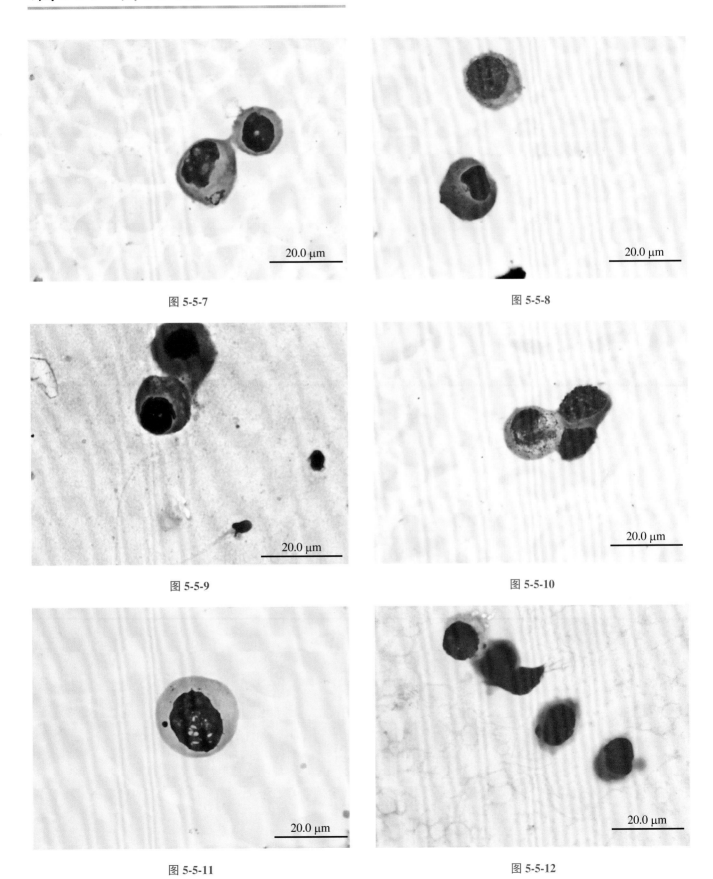

图 5-5-7

图 5-5-8

图 5-5-9

图 5-5-10

图 5-5-11

图 5-5-12

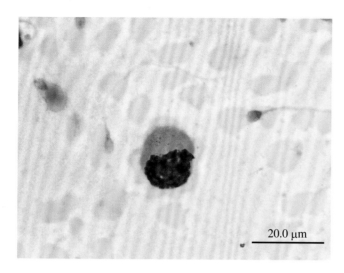

图 5-5-13

图 5-5-14

图 5-5-7 ～图 5-5-14　初级精母细胞凋亡

三、次级精母细胞凋亡各种形态（图 5-5-15 ～图 5-5-20）

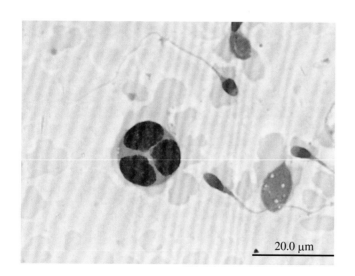

图 5-5-15　异常次级精母细胞

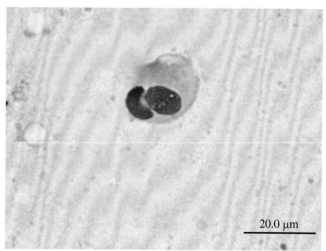

图 5-5-16　次级精母细胞凋亡

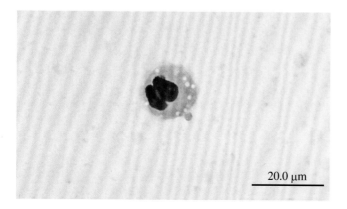

图 5-5-17　次级精母细胞凋亡

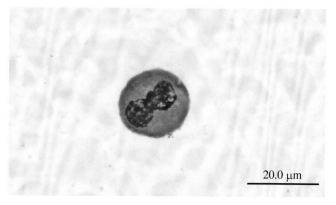

图 5-5-18　次级精母细胞凋亡

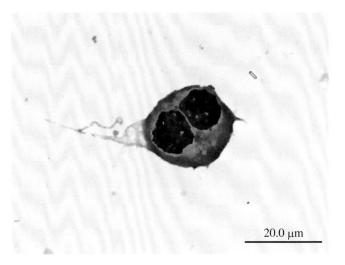

图 5-5-19　次级精母细胞凋亡

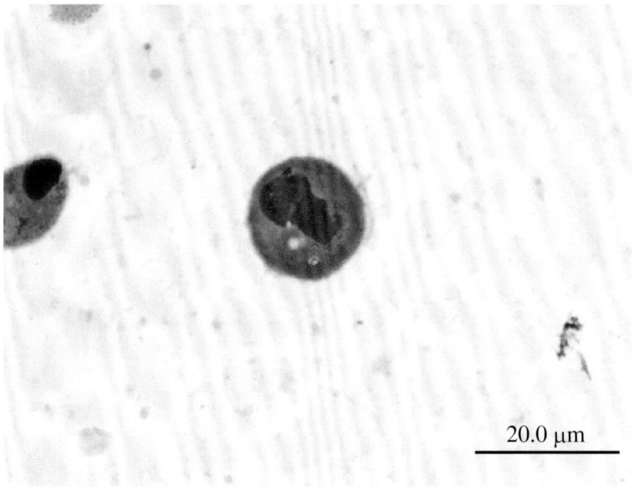

图 5-5-20　次级精母细胞凋亡

四、精子细胞凋亡的各种形态（图 5-5-21~ 图 5-5-29）

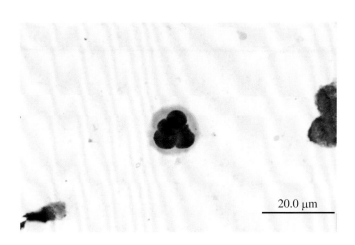

图 5-5-21　精子细胞凋亡（四核）

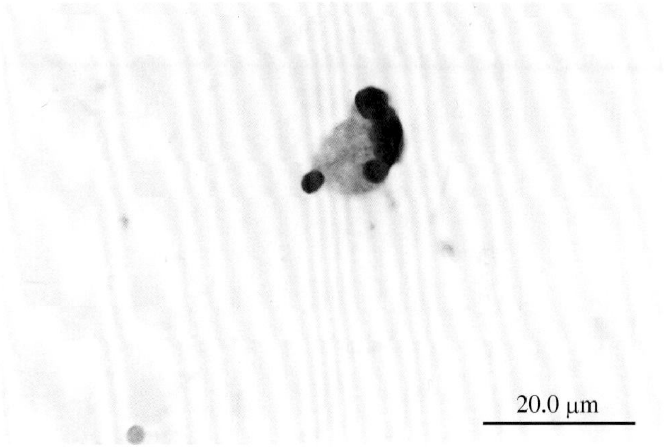

图 5-5-22　精子细胞凋亡（四核）

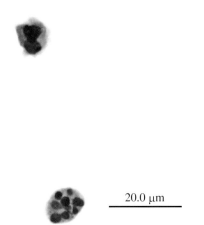

图 5-5-23　精子细胞凋亡（多核）

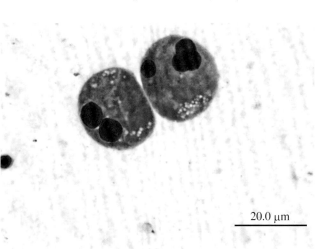

图 5-5-24　精子细胞凋亡

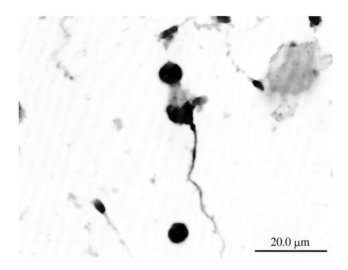

图 5-5-25 精子细胞凋亡（体积变小）

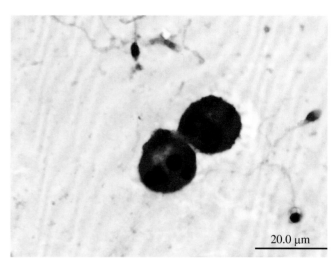

图 5-5-26 精子细胞凋亡（分裂象）

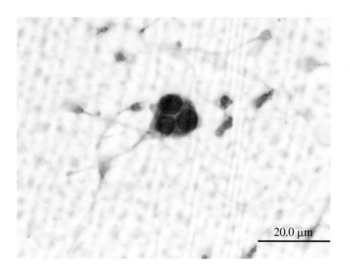

图 5-5-27 精子细胞凋亡（带尾）

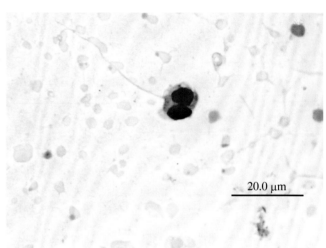

图 5-5-28 精子细胞凋亡（带尾）

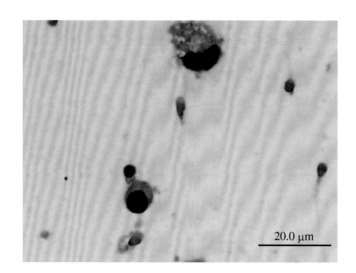

图 5-5-29 精子细胞凋亡（凋亡小体）

（曹兴午 徐 晨 袁长巍 林 凯）

第**6**章　生精细胞凋亡与胀亡

细胞凋亡（apoptosis）和细胞胀亡（oncosis）代表两种不同的细胞死亡方式，细胞坏死（necrosis）可能继发于凋亡和胀亡。细胞凋亡作为细胞死亡的方式已被广泛接受。事实上，机体在某些生理或病理过程中常常发生肿胀样细胞死亡，由于认识上的差别和不足，过去一直将这种特殊类型的细胞死亡方式描述为浊肿、变性、气球样变。1995 年，Majno 等在大量研究的基础上认识到这是一种不同于凋亡的细胞死亡方式，并将这种坏死样的细胞死亡命名为"胀亡"。医学界近年来才开始关注胀亡，并逐渐认识到细胞胀亡的意义并不亚于细胞凋亡。在某些生理或病理过程中，细胞胀亡可能比凋亡更有临床意义。更多情况下这两种死亡方式可以并存，而且在一定条件下可转换。死亡是细胞分裂增殖的另一面，许多疾病如多器官功能障碍综合征（multiple organ dysfunction syndrome，MODS）则有大量的细胞凋亡和胀亡。通过研究，可以发现细胞凋亡和胀亡等生物学特性及其改变，有可能探索出诸多临床疾病诊疗的新思路、新方法和治疗的新途径，甚至通过对细胞胀亡的研究掀起探索细胞死亡方式的新高潮。更为检验医学开辟细胞形态学认识的新方向。

第一节　细胞凋亡与胀亡的应用

关于细胞死亡的认识，吴人亮等综述了这一领域的新观点。细胞死亡是生物学上表示不同细胞不可逆损伤的功能定义，凋亡是细胞死亡方式之一，而坏死代表了活体内局部组织、细胞死亡后所发生的终末变化的总和，并不管其死亡前过程如何，是一种形态学诊断。文献提及的"坏死性细胞死亡"并非真正的坏死，实际上是另外一种不同于凋亡的细胞死亡方式。为此，1995 年 Majno 和 Jons 将这种不同于凋亡的细胞死亡称之为胀亡。1997 年美国毒理病理学会细胞死亡命名委员会建议，将坏死作为一种诊断，如坏死细胞表现为凋亡特征，诊断为"凋亡样坏死"（apoptosis necrosis）同样，若出现胀亡特点，则命名为"肿胀样坏死"（oncotic necrosis），当坏死细胞特征无法确定或可能因未知的过程产生，则不加修饰词，称坏死（necrosis），坏死至少可由胀亡和凋亡这两种不同方式的细胞死亡继发而来。因此，提出了如下的细胞坏死的流程图（图 6-1-1）。

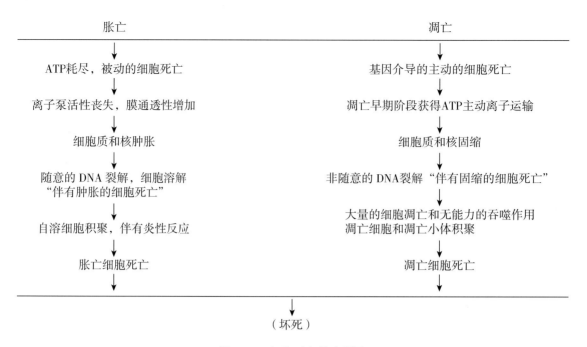

图 6-1-1　细胞死亡的流程图

第二节　胀亡细胞形态学描述

一、细胞胀亡的形态学特征

胀亡细胞的形态学表现为：①细胞肿胀，体积增大，胞质空泡化，细胞质内出现致密颗粒；②内质网肿胀，早期出现颗粒的脱落、减少、晚期崩解，颗粒消失；③线粒体早期致密化，后期肿胀，嵴破坏、消失；④高尔基复合体亦肿胀或形成很多小气囊状体；⑤细胞核内染色质分散或凝聚块状，分布在核仁周围或核膜下；⑥细胞膜局部向外膨胀呈泡状，通透性增加；⑦细胞膜完整性破坏、胞膜崩解，最终呈现出溶解性坏死样外观。由于细胞内容物溶解、外溢，细胞周围伴有明显的炎症反应。生精细胞同样可以出现上述现象，呈现多种形态学特征。

二、精液中胀亡细胞与凋亡细胞并存

曹兴午随机统计 165 例精液中具有生精细胞凋亡与胀亡的结果显示：精液中具有生精细胞凋亡的占 62.4%（103/165）；具有生精细胞胀亡者占 19.4%（32/165）；胀亡 + 凋亡共存的占 18.2%（30/165），具有胀亡的所有病例共占 37.6%（62/165），说明在精液生精细胞的检测分析中，可能有 1/3 的病例属于胀亡，2/3 的病例属于凋亡，凋亡与胀亡同时存在的占 18.2%。而出现胀亡的病例，体检中多数有精索静脉曲张或病史中有睾丸病理损伤的依据，如腮腺炎迁延性睾丸损伤。在精索静脉曲张的精液脱落细胞检测和睾丸组织病理切片中，均可以看到胀亡生精细胞明显增多的特点，这可能与精索静脉曲张时供血缺乏有关。

第三节　生精细胞凋亡与胀亡的形态区别

一、胀亡小体型（图 6-3-1 ~ 图 6-3-4）

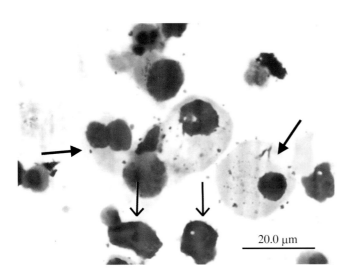

图 6-3-1　生精细胞凋亡与胀亡（凋亡▲，胀亡↑）

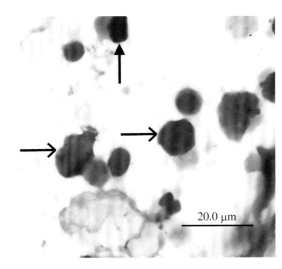

图 6-3-2　生精细胞凋亡与胀亡（凋亡▲，胀亡↑）

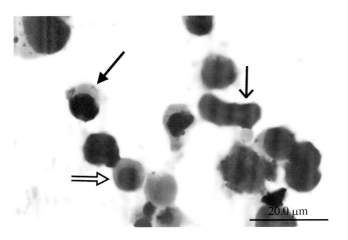

图 6-3-3　生精细胞凋亡（▲）与胀亡（↑）（胀亡小体⇧）

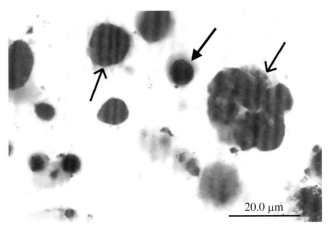

图 6-3-4　生精细胞凋亡（▲）与胀亡（↑）

二、整体膨胀型（图 6-3-5 ～图 6-3-16）

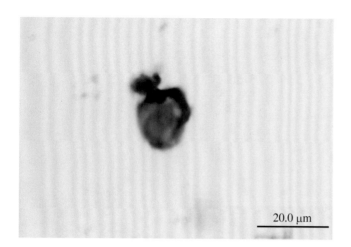

图 6-3-5　初级精母细胞胀亡（核膨胀、边聚）

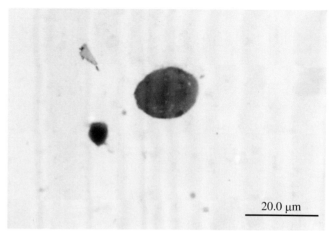

图 6-3-6　初级精母细胞胀亡（核膨胀、均质化）

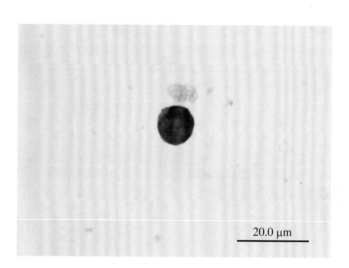

图 6-3-7　初级精母细胞胀亡（核膨胀、均质化）

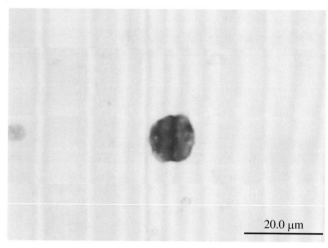

图 6-3-8　初级精母细胞胀亡（核膨胀、均质化）

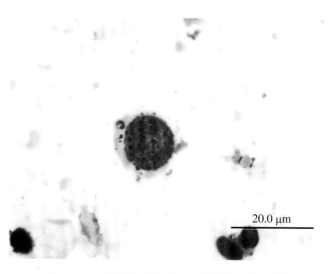

图 6-3-9　初级精母细胞胀亡（核膨胀、均质化）

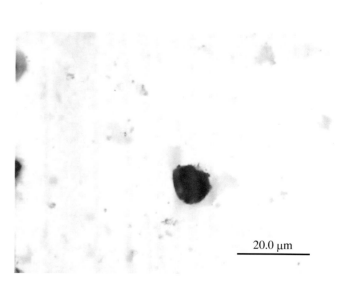

图 6-3-10　初级精母细胞胀亡（核膨胀、胀亡小体）

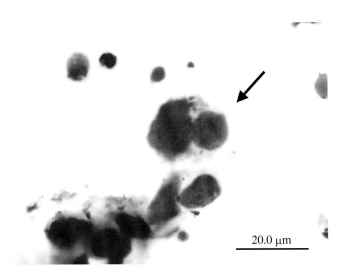

图 6-3-11　次级精母细胞胀亡（核、浆膨胀▲）

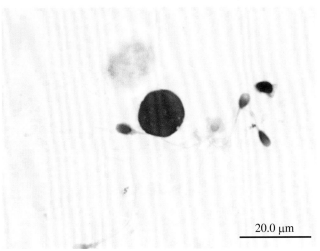

图 6-3-12　次级精母细胞胀亡（核膨胀）

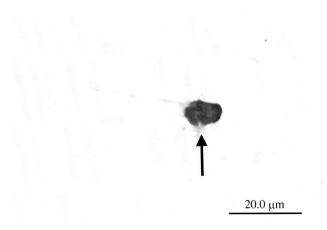

图 6-3-13　精子细胞胀亡（核膨胀▲）

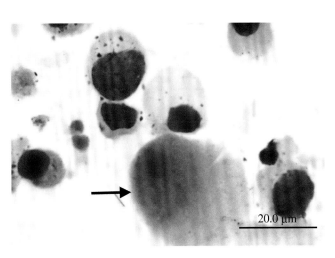

图 6-3-14　精子细胞胀亡（核、浆膨胀▲）

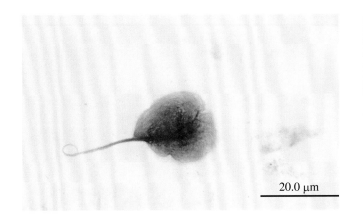

图 6-3-15　精子胀亡（核、质膨胀）

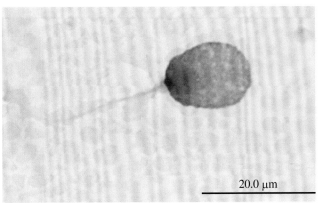

图 6-3-16　巨大精子胀亡（头部显著膨胀）

第四节　细胞胀亡的机制

细胞胀亡多由缺血、缺氧或毒性因子作用引起。多种因素作用下，不同类型细胞均可出现细胞胀亡，如动脉粥样硬化斑块中的死亡细胞大部分表现为胀亡。细胞胀亡和凋亡也可出现在同一病灶中，如急性病毒性肝炎病变中，一种表现为肝细胞水肿，如特发性妊娠急性脂肪肝，肝细胞空泡变，气球样变，继而发展为溶解、坏死的形态学改变，即肿胀样坏死（胀亡）；另一种表现为肝细胞嗜酸性变，最后核浓缩、消失，形成嗜酸性小体（固缩坏死），即凋亡样坏死（凋亡），这是其基本的病理学特征。出现两种死亡细胞的情形具有一定分布特征，血供相对充足部位（如肝）就以细胞凋亡为主，而血供缺乏的区域则以细胞胀亡形式为主。虽然细胞凋亡和胀亡可由同一种刺激引起，但与刺激强度、作用时间有关。强度较弱，作用时间较短时，以细胞凋亡为主；反之，刺激强度大、作用时间长、细胞损伤相对严重时，细胞以胀亡为主。诸多研究认为，三磷酸腺苷（ATP）水平也影响细胞死亡方式，同一刺激下是细胞凋亡还是胀亡，取决于有无一定量的 ATP 存在，能量不足，凋亡无法完成其程序，细胞转向胀亡，故影响细胞内 ATP 水平的因素，也决定了细胞死亡方式的选择。在大鼠移植胰腺缺血再灌注（I/RI）的研究中，细胞以凋亡的方式死亡远比以胀亡的方式死亡对组织的损害要轻，提示促进细胞凋亡、减少细胞胀亡可能是外源性 ATP 保护大鼠移植胰腺缺血再灌注的重要机制。当 I/RI 不可避免时，减少缺血所引起的缺氧及能量消耗这一始动因素，如在术前或术中给予能量物质暂时提高组织细胞能量储备，有利于促进受损细胞以凋亡方式死亡，减少细胞胀亡的发生，从而减轻移植器官的损害。这在生殖医学也不例外，尤其是在睾丸缺血、缺氧和毒性因子作用时，其中心线粒体是睾丸生精障碍的靶点，必须引起关注。

杨宝峰等发现，白血病细胞膜是青蒿素攻击的一个主要靶点，其抗肿瘤机制有"凋亡"和"胀亡"两种，均是决定白血病肿瘤细胞死亡的关键。一旦白血病细胞膜遭到破坏，其通透性就随之改变，大量的钙离子就会进入细胞内，一是引起细胞程序化死亡，即"凋亡"；二是导致细胞内的渗透压发生变化，吸收大量水分，使细胞膨胀直至死亡，即"胀亡"。对于胀亡的认识和研究才刚刚起步，还有待于人们进一步去关注和探讨。医学检验中精液脱落细胞学研究应该迎头赶上。

我们在精液检查中发现，环境有害因素引起睾丸生精小管的界膜的变化，以及精索静脉曲张患者等导致睾丸受到损伤，引起生精细胞的凋亡和胀亡等的形态学特征改变。因此，从精液中判断生精细胞凋亡和胀亡，根据凋亡或胀亡形态不同比例和多少，可以反映睾丸损害程度，为临床提供诊断参考。

（曹兴午　袁长巍　李翠英　林　凯）

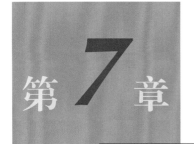

第 7 章　精液生精细胞、脱落细胞学与精液病理学

科学研究思路的产生、探索与发展，都是以实践者的经验与阅历为资料，通过思考与总结，成为时效性和局限性的学术观点，在历史的长河中，必被不断创造的新观点、新认识和新经验取代，这就是科学发展史，"推陈出新"是一条必然规律。

从精液常规到精液生精细胞学、精液脱落细胞学再到精液病理学的 30 年发展中，可以看出漫长的实践过程推动了男科实验诊断学的发展，尽管尚不完善，但已经展现了科学家对睾丸生殖功能障碍的认识，下面就精液细胞学的发展历程进行介绍。

第一节　精液生精细胞的检出率与类型

一、精液中生精细胞检出率

根据曹兴午（1992）报告，在生育组 22 例精液样本中，有 73.3% 检出生精细胞；在不育组（51 例精液样本）中，有 78.4% 检出生精细胞。在生育组中，具有 3 ～ 4 种生精细胞的为 86%；不育组为 90.1%。对生育组 1941 个生精细胞进行分类：精原细胞为 1.9%，初级精母细胞为 9.3%，次级精母细胞为 7.5%，精子细胞为 81.1%；根据生精细胞的有无、多少、形态等特征，将生精情况分为细胞存在异常型、细胞比例异常型和细胞形态异常型，作为衡量睾丸生精功能的评估指标。

二、生精细胞及其形态分型

（一）生精细胞存在异常型

生育与不育男性的精液中均存在着精子和（或）生精细胞，若精液中找不到精子及生精细胞，则称为生精细胞存在异常型（无生精细胞），临床表现为无精子症。当精液中出现异常生精细胞时，结合精浆果糖或 α- 葡糖苷酶测定，即可鉴别是输精管梗阻病变所致还是睾丸生精障碍所致的无精子症。

（二）生精细胞比例异常型

在生育男性的精液中，约 25% 的人检出生精细胞。精液中，精原细胞、初级精母细胞、次级精母细胞和精子细胞的比例分别为 6%、7.6%、7.8% 和 3%。精液中存在的精原细胞、初级精母细胞、次级精母细胞和精子细胞的比例异常，是指其中 1 种或以上生精细胞的比例超出生育男性的比例范围。

（三）生精细胞形态异常型

在正常老年人中，随着年龄的增大，机体激素水平的变化，精液中可以见到衰老的生精细胞；在慢性肾衰竭、酒精性肝病患者，精液中可出现形态异常的生精细胞；一些细胞毒类药物，尤其是抗肿瘤药物，对男性生殖细胞的生长发育和形态变化影响明显，无论对分化细胞，还是对生精干细胞均有损伤作用，其机制主要是干扰精原细胞至精母细胞的变化，表现为核分裂异常，核质发育不同步，以及精子细胞体积增大等。放射线、温度也会影响生精细胞形态变化，睾丸中对热敏感的细胞有精母细胞和精子细胞。在精子细胞中可见到核染色质溶解，核膜增厚，核中央形成空泡，染色质聚集不均，并出现核皱缩，围绕核空泡形成致密块；此外，精子细胞呈戒指状结构，不能完成变态过程，而发育成畸形精子。精母细胞可以出现核皱缩，染色质和胞质溶解，以及巨精母细胞的形成。

第二节　生精细胞检测对无精子症和少精子症的诊断意义

临床上常见睾丸不育原因多是因精子生成过程中的某个阶段停滞不前，精子发生突变而停止生成。精原细胞很少或没有分裂为精母细胞、精子细胞和成熟精子，或精母细胞成熟发生障碍，导致初级精母细胞比例增加；亦可由于细胞发育停滞于精子细胞阶段，只有少数精子生成。以其停滞的程度不同可分为无精子症或少精子症。许多药物能影响睾丸的精子发生，特别是各种化疗药物对生精细胞的影响更为突出，主要抑制初级精母细胞与早期精子细胞，但对静止期精母细胞不发生抑制作用。大量的研究表明，棉酚主要作用于变态期精子细胞和中、晚期精母细胞。在临床上，根据生精细胞的类型可进一步衡量睾丸功能，为分析睾丸病因提供了客观指标，为无精子症和少精子症的病因分析提供了科学依据。

曹兴午（1994）观察 183 例不育症患者，精液分析无精子症和少精子症 70 例，占 38.25%；36 例无精子症中，3 次出现既无精子又无生精细胞者 23例，占 63.89%，属原发不育患者。另 13 例虽无精子，但有生精细胞，这类患者在治疗上有希望。22例少精子症甚至没有精子的病例，都有生精细胞。为此，笔者认为在诊断无精子症与少精子症时，除了按标准进行精子计数外，还应检查生精细胞。根据生精细胞的分类、形态、有无状况，找出其有害因素，进行有效的诊断与治疗。

无精子症的诊断必须是排出精液，经离心沉淀后显微镜检查，连续 3 次没有发现精子。曹育爱（2004）在对 697 例不育症的精子检查中，发现无精子者 70 例，检出率为 10.04%。目前，该病也是男性不育的重大难题。无精子症病因基本上可以分成两大类：一是睾丸本身功能障碍，称原发性无精子症，或称非阻塞性无精子症；另一类是睾丸生精功能正常，但因为输精管道梗阻，使产生的精子无法排出体外，称梗阻性无精子症。在 70 例无精子症患者中，有生精细胞（存在型）者 42 例，占 60%；无生精细胞（缺乏型）者 28 例，占 40%。有生精细胞者的精液中大都能检查到各类生精细胞，尤其是精母细胞和精子细胞，为采用生精细胞学检查提供了依据。以 10例精液生精细胞检查与睾丸活检进行对照，结果基本一致，反映的睾丸状况基本相同，说明可以根据查体和精液生精细胞学的分析确定病因。

沙国柱等进行无精子症患者精液细胞学同睾丸针吸细胞学对照检查显示，总符合率为 91%（48/53）。统计学结果表明：同一患者精液细胞学检查与睾丸针吸细胞学检查反映的生精细胞水平一致。对 15 名正常男性志愿者，同时进行精液细胞学及睾丸针吸活检观察，两者在精子阶段的符合率为 100%；睾丸针吸活检中，均可见到各级生精细胞；而精液细胞学检查中，可以看到有精母细胞者 14 例，符合率为93.33%。说明正常精液中大都具有生精细胞。

第三节　精液中生精细胞检出状况与分类

一、精液中生精细胞检出情况

曹兴午（2008）报告在 293 例精液中，有生精细胞者 273 例，占 93.1%；无生精细胞者 20 例，占6.9%。在 293 例精液中，正常形态生精细胞者 36例，占 12.3%；异常形态生精细胞（凋亡与胀亡）者 273 例，占 93.17%。

二、精液中生精细胞分类

曹兴午（2008）报告 273 例精液中有生精细胞，其分类与检出率见表 7-3-1。

表 7-3-1 273 例生精细胞分类例数与检出率

细胞分类	例数（*n*）	（%）
精原细胞	80	29.3*
初级精母细胞	242	88.6*
次级精母细胞	132	48.3
精子细胞	238	87.1*

注：与精原细胞、次级精母细胞比较，* *P* < 0.05

三、精液中各类生精细胞凋亡情况

在精子的发生过程中，各级生精细胞都会发生细胞凋亡。生理情况下，细胞凋亡是正常生精细胞的更新和机体清除剩余或异常生精细胞的一种方式；在病理条件下，可能是正常生精细胞发生突变、变性坏死，导致精子发生中断的原因。一般认为，精母细胞最容易发生凋亡，精原细胞次之，精子细胞较少发生凋亡。

曹兴午（2008）报告，在 273 例精液共 4477 个生精细胞中，凋亡细胞以初级精母细胞检出最多，精子细胞次之，结果见表 7-3-2。

表 7-3-2 273 例各类生精细胞凋亡数与平均值

细胞分类	例数（*n*）	（%）
精原细胞	191	4.27
初级精母细胞	2 102	46.95*
次级精母细胞	519	11.59
精子细胞	1 665	37.19

注：与精原细胞、次级精母细胞比较，* *P* < 0.05

四、少精子症（< 20 × 10⁶/ml）精液中各类生精细胞凋亡检出率

曹兴午（2008）报告，在 273 例中有 71 例为少精子症，其生精细胞均为凋亡生精细胞，其检出率见表 7-3-3。

表 7-3-3 71 例少精子症精液中生精细胞凋亡检出率

细胞分类	例数（*n*）	（%）
精原细胞	30	42.3
初级精母细胞	64	90.1
次级精母细胞	49	69.0
精子细胞	61	85.9

注：与精原细胞、次级精母细胞比较，* *P* < 0.05

五、无精子症精液生精细胞凋亡检出率

曹兴午（2008）报告，在 273 例精液的检测中，有 30 例无精子症（占 10.23%），其中有 25 例具有生精细胞（占 8.53%），5 例无生精细胞（占 1.70%），在精液中生精细胞全部为凋亡细胞。5 例未检出生精细胞，属于生精小管已经进入空化期，无生精细胞排出，已形成唯支持细胞综合征。30 例无精子症生精细胞凋亡检出率见表 7-3-4，以初级精母细胞的凋亡检出率尤为突出。

表 7-3-4 30 例无精子生精细胞凋亡检出率

细胞分类	例数（*n*）	（%）
精原细胞	8	26.7
初级精母细胞	25	83.3*
次级精母细胞	15	50.0
精子细胞	15	50.0

注：与其他组比较，* *P* < 0.05

六、不同疾病和生精细胞凋亡率与精子密度统计

不同疾病下的生精细胞凋亡率也不同，随着细胞凋亡率增加，精子数量亦减少见表 7-3-5。

表 7-3-5 不同疾病精子浓度与生精细胞凋亡率（$\bar{x} \pm s$）

组别	例数（*n*）	生精细胞凋亡率（%）	浓度（10⁶/ml）
生育组	30	4.61 ± 1.23	
不育组	263	17.2 ± 26.4	57.84 ± 45.63
精索静脉曲张组	42	21.4 ± 26.6	49.99 ± 49.70
少精子组	71	21.7 ± 29.5	10.69 ± 9.84
无精子组	30	25.8 ± 31.8*	0.00 ± 0.00

注：与其他组比较，* *P* < 0.01

生精细胞凋亡主要发生在 3 个阶段：首先是在 A 型精原细胞的有丝分裂，其次是精母细胞的减数分裂，最后是精子发生的过程。生精细胞的凋亡还与生精上皮处于生精周期阶段有关，不同发育阶段的生精细胞对相同的刺激因素反应性也不同，由此推测生精细胞凋亡有多种调节机制。在不育症的精液中均可以

检出各类生精细胞，说明大多数精液中都可以看到生精细胞脱落和排出，但排出的百分率不同，以初级精母细胞和精子细胞最高。

在少精子症的生精细胞分析中可检出各种生精细胞出现凋亡，说明该患者睾丸功能没有完全损伤，睾丸依然维持较低的生精功能，可产生少量精子。根据无精子症细胞凋亡的状态，分析显示，睾丸损伤必然有一个过程，睾丸生精细胞脱落到精液中，在早期和中期，以少精子症呈现；随着时间的延长，睾丸损伤进一步发展，细胞脱落进入高峰期，精液中检查时可见到大量凋亡、坏死细胞；再随着时间的延长，脱落细胞逐渐减少，说明睾丸功能出现严重障碍，细胞脱落进入亚空化期，已经没有精子生成；睾丸再进一步损伤，细胞脱落枯竭，进入空化期，出现无精子，没有生精细胞脱落，导致继发性唯支持细胞综合征。此时，精液中可见支持细胞骨架。因此，可以根据精液生精细胞凋亡率的检测，评估睾丸生殖功能，无需进行睾丸活检。

研究显示，正常生精过程中自发性和受到各种外来因素影响而诱发生精细胞减少（精子减少）大多与凋亡过程有关。外来因素包括阻断激素和睾酮作用，如促性腺激素释放激素（GnRH）拮抗药和（或）雌雄激素的使用、睾丸局部温度改变、炎症、支持细胞毒性药物和放射性损伤等。郑军报告，精液微生物感染（细菌，支原体、衣原体）阳性的凋亡率为（8.5%±2.55）%，阴性的凋亡率为（2.25±0.8）%。因此，凋亡调控的紊乱可能是特发性男性不育症的又一个重要决定因素。瞿长宝报告，正常睾丸凋亡指数为（0.28±0.21）%；精索静脉曲张睾丸组织左侧（曲张侧）为（0.97±0.28）%，右侧（曲张对侧）为（0.98±0.37）%。与正常人相比有统计学意义（$P < 0.01$）。

生精细胞凋亡还受到许多因素的影响，如神经内分泌因素、各种理化因素、特异性基因及基因突变等。研究证实，切除大鼠脑垂体可以引起精原细胞、细线前期和粗线期精母细胞及精子细胞大量凋亡，但生精细胞的分化并未完全停止；对去垂体大鼠补充FSH和HCG则能明显抑制DNA的降解和生精细胞凋亡。给大鼠注射一种能够选择性杀死睾丸间质细胞的毒性药物，以抑制其睾丸内睾酮的生成，结果发现，几乎所有各阶段的生精细胞都发生凋亡。另外，如果将睾丸放置在43℃环境下30 min，就会使精原细胞及细线期初级精母细胞发生凋亡明显增加；输精管梗阻和放射性照射均能引起生精细胞的凋亡。睾丸生精细胞的凋亡同生精细胞的增殖分化一样，受人体多种基因的调控。与凋亡相关的基因包括凋亡激活基因和凋亡抑制基因。前者如 Fas 基因、p53 基因，后者如 Bcl-2 基因，而 C-myc 基因的表达，既可引起细胞增殖，又可促进细胞凋亡，这种相互对立的作用取决于关键生长因子的存在与否。总之，睾丸生精细胞的凋亡是一个多基因调控过程，各基因间的相互作用决定了细胞的生存与死亡。

第四节　精液细胞检测的启示

精液中检出生精细胞脱落过多或生精细胞过度凋亡和胀亡，可以提示我们：

1. 睾丸受到各种不同的有害因素影响或是自身固有的改变，导致了生精小管中各种细胞的生理性改变向病理性发展，生精细胞凋亡的出现是睾丸生精障碍的敏感指标。

2. 睾丸生精障碍发生的病理改变，由于受损的程度（轻或重）不同，受损的时间（长或短）不同，和导致受损的因素不同，生精细胞发生凋亡和凋亡细胞的脱落过程也不同，为此，必须以动态的视角思考其结果。

3. 由于睾丸的损伤具有时效性，精液中脱落细胞必然发生在早期、中期、高峰期和空化期的不同时间和不同阶段，以至精子发生缺陷的多寡也与睾丸损伤的程度密切有关。

4. 精液分析中生精细胞学和精子形态学的检查结果，对睾丸生殖功能的评价，必须以动态观点进行分析，为临床提供诊断和观察疗效的依据。

5. 睾丸生精功能障碍在病程发展的过程，必定有初始→受损→轻度→中度→重度的病变发展过程，终极发展为不可逆的唯支持细胞综合征。但从睾丸整体来说，其发展是不平衡的，生精小管的损伤也有早晚，不是千篇一律的整齐划一，可以有局灶性和代偿性的情况出现。为此，即使是唯支持细胞综合征，也必须结合患者生精细胞的有无、多少、形态、凋亡、胀亡、比例和代偿性细胞情况确定，不应该放弃任何一线治疗希望。

6. 进行精液细胞学与精子形态学的分析，能够观察其发生、发展的各个阶段，能够预测睾丸功能障碍的发展趋势并进行评价，为预防、诊断和治疗提供依据。精液分析的目的就是揭示患者睾丸生殖功能的状况，为治疗提供治疗的可行性和可能性。

7. 睾丸内生殖细胞凋亡是导致生理与病理状况下，精子生成数量减少的重要原因。生精细胞过度凋亡会造成生殖细胞数量减少，使精子生成的数量下降，机体生育力下降。Aedersen 等报告，丹麦年轻人（18 ～ 20 岁）的精子计数明显要低于年纪大的组别，这种低水平的精子计数可用来解释男性生殖力下降的原因，但同时也必须考虑年龄、季节、生活习惯以及地域差别因素对精子数量的影响。

8. 精液中残渣的多少可反映支持细胞的吞噬功能。

第五节　精液脱落细胞学的内容

既然精液中有形成分都是睾丸功能的代谢产物，是反映睾丸生殖功能的具体表现，那么其检出内容应包括：①睾丸生殖系统：间质细胞、支持细胞、生精细胞（精原细胞、初级精母细胞、次级精母细胞、精子细胞）和精子、支持细胞骨架、微管、微丝；②血细胞系统：中性粒细胞、嗜酸性细胞、嗜碱性细胞、淋巴细胞、巨噬细胞、肥大细胞、异常淋巴细胞、红细胞；③生殖道上皮系统：前列腺上皮、精囊上皮、附睾上皮、尿道上皮、肾上皮、阴道上皮（来自女性）；④睾丸内结晶：含铁血黄素结晶、精胺酸结晶；⑤微生物：细菌与菌沙、加德纳菌、线索细胞、病毒脂质体和包涵体；⑥其他有形成分：颗粒残渣、脂滴、纤维组织、界膜残余物等。总之，精液中的有形成分都可以考证睾丸的生殖功能状态和病理性损伤的程度，为此，不应轻视精液里的任何内容，应该将其看成是检出的内容和临床应用的价值指标，从操作方法上就应该注意，尤其是生精细胞凋亡的检测（已经应用于临床）。为此，进一步建立精液脱落细胞学势在必行、应运而生，我们必须多方位思考，认真检测与辨识，提高男科实验诊断水平，为临床提供有利的诊断和治疗依据。应根据诸多细胞形态学进一步思考并进入病因学思考，这是对精液脱落细胞学研究与实验诊断学的发展，对睾丸生殖功能障碍与男性不育症的进一步深化认识。促进男科学实验诊断的提高与发展，不能停留在"圆形细胞"水平了！

仅举例说明，曹兴午（2010）对 90 例不育症患者精液中，检出含铁血黄素结晶数量统计：有精子者 50 例，无精子者 40 例，其中检出含铁血黄素结晶 28 例，总检出率为 31.11%（28/90），有精子检出率为 22%（11/50），无精子检出率为 42.5%（17/40）。精液中检出含铁血黄素结晶，可以直接或间接说明睾丸损伤有微量出血现象，可对临床提供有利信息（图7-5-1）。

含铁血黄素结晶形态与含有量：大多数存在于退化的生精小管中，以圆球形为主，尚有方形、棱形、块状、成堆状，呈现多种多样形态，可见年轮样、板层样结构。颜色为金黄色或橘黄色，略透明。也可见到由圆形细沙颗粒堆积而成的块状。结晶的数量：笔者观察急性睾丸炎组织切片中 10 个生精小管，油镜视野统计共 271 块（堆），范围为 8 ～ 36 块，平均

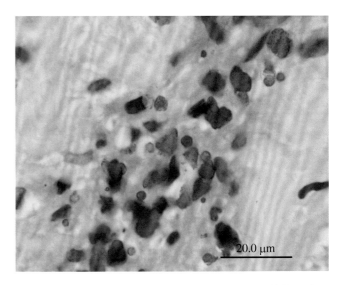

图 7-5-1　急性睾丸炎患者睾丸组织切片，生精小管管径缩小（几乎封闭），界膜水肿、透明化、肌样细胞退化、畸变、生精细胞坏死、胀亡和重度生精细胞脱落阻滞管腔，无精子生成，间质透明化、间质细胞坏死、退化等现象，生精小管管腔内含大量铁血黄素结晶（黄棕色）

27.0 块 / 油镜视野。结晶大小：测量为 0.5 ~ 30 μm，大小不等，图 7-5-1 所示为生精小管内含铁血黄素结晶。其存在说明睾丸损伤，造成微量出血，血细胞被吞噬细胞吞噬、消化产生的结晶，可作为判断睾丸生殖功能损伤程度和出血现象的依据。如果结合睾丸活检病理，生精小管内间质微血管硬化、管腔增厚的现象分析，更可以看出睾丸血管病变与出血的现象，值得探索。

第六节　精液病理学

一、目前现状分析

目前，临床实践中绝大多数医院的精液检测报告仅有精子数量、精子动力学和精子计数仪（CASA）测定的结果，而且，依精子活体进行形态分类，这样的结果已经严重阻碍男科学的迅猛发展，实验室的检测结果远远不能满足临床诊断和治疗的需要，现实的检查结果也不能长期处于"灰色地带"，应该尽快、尽可能地提供临床明确诊断和治疗依据的检测结果。实验室与临床必须密切合作，这是转化医学的具体体现，必须提高男科学基础研究的整体水平，因为基础研究决定临床研究的高度，基础研究的提高，进一步促进临床科学研究的发展，是提高男科诊疗水平和促进男科学发展的必经之路。诸多医生都忙于应对临床患者的医疗，对研究工作没有深入和创新，仍然是简单重复操作，缺乏长期、整体、深入的科研系统规划，尤其是基础研究更显滞后，关乎百年大计，切不可忽视。

传统的形态学评估睾丸生殖功能，多采用睾丸活检的方法，该法具有创伤性、破坏性、局限性、恐惧性和不可重复性的缺点。而精液脱落细胞学的检测恰恰弥补了睾丸活检的缺憾，能够比较全面的检测精液中有形成分的内容和有利评估睾丸生殖功能，不给患者造成恐惧和损伤。

二、内容与目的

精液病理学已经成为当今男科实验诊断学中不可缺少的重要手段，是男科学中的一个分支学科。广义的精液病理学包括：精子动力学、精子功能学、精子形态学、精液生精细胞学、精液生物化学、精液免疫学等内容；狭义的精液病理学包括：精子动力学、精子形态学和生精细胞学，主要以精子动力学和形态学为基础和依据，可称其为"精子动力学和精液脱落细胞学"。

精液病理学检测的目的：①评估睾丸生殖功能与性功能，是观察和维护男性生育力和性能力的重要指标，是维护我国人口资源的重要手段；②尽可能寻找、确定造成睾丸生精障碍的病因或指出造成睾丸损伤的可能性，为临床提供诊疗的可行性依据；③依据精液检测内容与结果，尽可能挖掘引起不育症的病因学依据，如精索静脉曲张的手术指征和手术后疗效的评估，又如腮腺炎迁延性对睾丸损伤的评估与预测，微生物感染对睾丸损伤的提示，生活因素与环境有害因素对生殖健康的影响与预防（尼古丁效应精子的检出），雄激素缺乏的提示（幼稚精子的检出），以及药物疗效的观察指标和药后效应的预测；④依据精液脱落细胞学检测结果，确定双方存在的病理性因素，如线索细胞检出，说明加德纳菌感染；⑤依据精液脱落细胞学检测结果，作为观察与判断疗效的指标；⑥依据精浆生化指标、免疫指标，确定病因、考核疗效；⑦依据精液脱落细胞学检测结果，为治疗不育症提供靶向定位治疗的新理论依据，睾丸生殖功能障碍的靶区、靶细胞、靶点；⑧依据精液脱落细胞学检测结果，观察和研究男性的性功能水平，拖动性学研究进入微观世界，作为预测部分雄激素缺乏综合征的指标，开创世界中医药汉方时代性学研究的理论与实用的先河。

（曹兴午　袁长巍　李翠英　徐　晨）

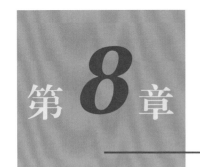

第 8 章　睾丸生精功能障碍的靶区、靶细胞和靶点

由于在临床上生精细胞的检出，常常都牵涉到睾丸生精功能的不同改变，生精功能的改变又涉及睾丸内生精细胞不同的病理变化。为此，在诊断和治疗男性不育症中就不能不认识各种生精细胞的作用和变化，以及造成睾丸生精功能障碍的关系和病理变化中所扮演的角色。

睾丸内含有4类主要细胞：间质细胞（Leydig cell，LC）、支持细胞（Sertoli cell，SC）、生精细胞（spermatogenic cell）和肌样细胞（myoid cell）。睾丸内的生殖细胞在生精小管内有序规律、持续地产生精子，并使之发育完善。生精诸过程均需在完善的局部细胞群体的密切合作、神经内分泌功能的调节下进行，尤其是"下丘脑－垂体－睾丸轴"的功能是否正常发挥，直接关系到睾丸生精功能和精子质量。就睾丸生精过程而言，生精小管的界膜（limitans）、LC和SC是调控生殖细胞功能状态的中心环节，而LC和SC的损伤，以及细胞内线粒体功能异常，常常是造成生精障碍的关键因素。为此，睾丸生殖障碍是以界膜为靶区（target area）、以LC和SC为靶细胞（target cell）、以线粒体为靶点（target point）的生理病理过程，现分述如下。

第一节　靶区——生精小管界膜

一、生精小管界膜与病理改变

睾丸内生精小管的界膜由3层组成：内层为基膜，中层为肌样细胞层，最外层是成纤维细胞。细胞外结缔组织由生精上皮的基膜和界膜内的细胞间质组成。界膜有维持SC的功能，参与调控SC分裂，以及调控运动细胞代谢、肌样细胞收缩、调节生精小管内压和促进管液流动等功能。睾酮可扩散入管内直接作用于SC、LC和生精细胞，也可以作用于类肌样细胞，与其雄激素受体结合，由类肌样细胞产生旁分泌因子，发挥调节作用。睾丸是有害因素侵犯的靶器官。睾丸病理性损害，首先损伤的是界膜，由于其损伤导致生精细胞一系列损伤变化，发生病理性改变。

二、睾丸生精小管界膜病理改变与临床表现

段国兰（1995）等曾经对303例无精子症患者双侧睾丸针吸活检进行病理组织学观察，结果303例患者中生精上皮病变者占92.1%，界膜异常者占67.7%，表明在特异性和非特异性炎症、缺血、先天性发育异常、毒素作用、激素失调、遗传与免疫缺陷等病理状态下，生精上皮所有病变均可直接造成生精障碍，而界膜增生变性则间接影响精子发生。生精上皮与界膜病变和生精障碍程度呈正相关。

孙辉臣等报告研究了生精功能低下、生精阻滞、唯支持细胞综合征的病理改变与界膜厚度关系，并与正常组进行了对照（表8-1-1），说明界膜是睾丸生精功能障碍的靶区。

表 8-1-1 三类病变生精小管内径界膜厚度比较

组别	例数（n）	管内径（μm）	界膜厚度（μm）
正常对照	5	25.00±16.86	4.61±0.97
生精功能低下	7	202.03±36.48*	7.55±2.39*☆
生精阻滞	9	157.22±39.43*△	9.08±3.10*★
唯支持细胞综合征	25	115.30±34.30*△	13.57±4.03*☆★

注：* 与对照相比 $P < 0.01$，△ 与生精功能低下相比 $P < 0.01$，☆ 组间相比 $P < 0.01$，★ 组间相比 $P < 0.05$

第二节　靶细胞——间质细胞、支持细胞和肌样细胞

一、间质细胞与凋亡

间质细胞（LC）过度凋亡会使睾酮分泌明显减少，导致生精细胞凋亡增加。诸多有害因素造成睾丸生精障碍最先受到损害的细胞是 LC，它的发生与成熟过程都与细胞凋亡有关。Helal 等用原位末端标记法观察，发现胎儿 LC 凋亡在妊娠 3 个月时已经出现，并持续于整个妊娠期，而且凋亡率较生精细胞和支持细胞高。Hadziselimovic 等报告在睾丸扭转后，LC 存在一定程度的凋亡，其意义是通过凋亡清除受损伤的细胞。总之，LC 存在一定程度的凋亡，机体通过细胞凋亡去除严重损伤、畸变和衰老的 LC，以维持 LC 群质量和数量的相对稳定，保证其发挥正常生理功能，减少肿瘤的发生。一定范围内的凋亡调节对肌体具有积极的生理意义。但 LC 过度凋亡对机体产生不利的影响。Henriksen 等研究发现，LC 过度凋亡后，血液中睾酮水平下降，导致生精细胞大量凋亡，而给予睾酮能够防止大部分生精细胞凋亡。

二、影响睾丸间质细胞凋亡的因素

有害因素可影响 LC 凋亡，如化学因素：二甲磺基乙烷（EDS）是成熟大鼠 LC 特异性的凋亡诱导剂。Morris 等研究证实，体内注射 EDS 后 24 h 引起大鼠 LC 凋亡的数量增加 10 倍。体外试验发现 EDS 与 LC 共同孵育 24 h，出现特征性细胞凋亡。童明汉等研究结果提示，体外试验经皮质酮处理的 LC，无论成熟还是未成熟型，其凋亡量均显著高于对照组。体内试验中，切除双侧肾上腺再注射皮质酮，见 LC 凋亡增加，同时睾酮水平下降，提示皮质酮浓度提高引发 LC 凋亡，应激和其他情况下的糖皮质激素浓度提高能够抑制血清睾酮水平。此外，LC 凋亡还与生殖激素水平和不同的 LC 发育阶段有关。

三、睾丸间质细胞凋亡与基因调控

LC 同其他生殖分化的细胞一样，涉及诸多因素和多种基因调控，任何因素对 LC 凋亡的影响最终要通过改变基因的表达来实现。凋亡相关基因可以分为：凋亡抑制性基因和凋亡刺激性基因，它们所表达的基因产物具有协同或拮抗作用，共同维持细胞生与死的一种动态平衡，共同控制着 LC 的凋亡，任何一种形式破坏了 LC 的平衡，必然引起一系列的生殖细胞凋亡现象，引发睾丸生精功能障碍。

四、支持细胞在精子发生过程中的自发性凋亡适应与协调作用

当前对支持细胞（SC）的研究愈发引起重视。研究证实，在正常大鼠首次精子发生过程中会出现大量细胞凋亡现象，认为这是保证未来精子正常发生所必需的过程，说明细胞凋亡对精子的生成具有平衡和保护作用。生精细胞通过自发性凋亡使其数量和支持细胞相适应，以保证它们之间的最适当数量比，从而保持其通过支持细胞得到充分的营养，维持生殖功能。生精细胞的自发性凋亡也与促性腺激素及一些凋亡相关基因如 Bcl-2、Fas、p53、C-myc、CREM 等的表达调控有关。生精细胞自发凋亡的生理意义包括：①排除受损和染色体异常的细胞；②控制精子细胞的数目，保证这些细胞能够被 SC 所维持。可见 SC 对生精细胞的自发性凋亡有很大协调作用。SC 在睾丸生精细胞诱发性凋亡中的作用，除去发生自发性凋

亡外，还能被多种内源性和外源性因素诱发产生凋亡，如促性腺激素及睾酮减少、化学药物和毒素、高温、辐射、环境污染以及睾丸的急性缺血 - 再灌注损伤等，它们通过多种途径影响生精细胞的凋亡，其中 SC 结构及功能的改变扮演了重要角色。这个过程既有平衡保护又有优胜劣汰的作用。所以，精子自发凋亡是生精过程中的必要过程，其在精子发生异常时的作用更加重要。诱发的精子凋亡增加在男性不育中起重要作用，其诱因较多，如促性腺激素和睾酮的去除、睾丸局部高热、SC 毒物和某些化学药物等都能够促使精子细胞凋亡的增加，其根本原因是界膜损伤导致细胞凋亡增加。

五、生殖内分泌激素水平紊乱与支持细胞功能障碍

卵泡刺激素（FSH）及睾酮（T）是保证生精细胞正常分化的必需因子，它们主要通过 SC 进行调节。FSH 可保护生精细胞免受凋亡，其对生精细胞凋亡的保护作用是多方面的，FSH 可能通过与 SC 上的受体结合导致细胞内 cAMP 和 Ca^{2+} 的增加而激活蛋白激酶依赖的信号传导途径，调控 SC 基因转录，通过表达一些蛋白质产物，如雄激素结合蛋白（ABP）、转铁蛋白（Tf）和黏附分子等，调控生精细胞的分化。FSH 作用于 SC 可促进 B 型精原细胞和细线前期精母细胞 DNA 的合成并介导精子的形成。睾酮主要是通过 SC 分泌的 ABP 结合维持它在生精小管内的高浓度，为生精细胞的分化提供适宜的内环境，睾酮水平的下降将触发睾丸生精细胞凋亡。凋亡的发生与血清睾酮含量有明显的依赖性，推测可能与雄激素受体（AR）有关。

六、肌样细胞的损伤与畸变造成的连锁反应

近年来对界膜中肌样细胞有了深入的研究，认为由于肌样细胞存在自分泌与旁分泌的传导作用，对维护睾丸内微环境起到举足轻重的作用，在输送营养与保持正常生精功能方面起到不可替代的作用。界膜损伤增厚是睾丸生殖功能障碍的重要机制，当其损伤时必定造成肌样细胞的损伤与畸变，导致功能减退，引起一系列连锁反应，详见第 1 章，睾丸与精子发生。

第三节　靶点——线粒体

一、线粒体的病理改变

线粒体含有大量的细胞色素氧化酶，是产生腺苷三磷酸（ATP）的细胞器。光镜下，其在细胞质内呈丝状或颗粒状，故名线粒体。ATP 是一切生物进行生命活动的动力，而线粒体是所有真核生物进行能量代谢，产生 ATP 的重要场所。糖分子在线粒体内通过充分的氧化代谢，所产生的 ATP 是糖酵解的 15 倍。正是由于线粒体的这种极高效率的生产能力，生命体才能够在各种激烈的生命活动、复杂的外部环境中向前发展。能量代谢过程中产生的多种自由基分子也参与细胞内的信号传导。线粒体是对各种损伤最为敏感的细胞器之一。在细胞损伤时最常见的病理改变可概括为线粒体数量、大小和结构的改变。

（一）数量改变

线粒体的平均寿命约为 10 天。衰亡的线粒体可通过保留的线粒体直接一分为二，予以补充。在病理状态下，线粒体的增生实际上是对慢性非特异性细胞损伤的适应性反应或细胞功能升高的表现。线粒体数量减少则见于急性细胞损伤时线粒体崩解或自溶的情况下，持续约 15 min。慢性损伤时由于线粒体逐渐增生，故一般不见线粒体减少，甚至增生。

（二）大小改变

线粒体是对损伤极为敏感的细胞器，其肿胀可由多种损伤因子引起，其中最常见的为缺氧；此外，微生物毒素、各种毒物、射线以及渗透压改变等亦可引起肿胀。但轻度肿大有时可能为其功能升高的表现，较明显的肿胀则成为细胞受损的表现。

（三）结构改变

线粒体嵴是能量代谢的明显指征，但嵴的增多未必均伴有呼吸链酶的增加。嵴的膜和酶平行增多反

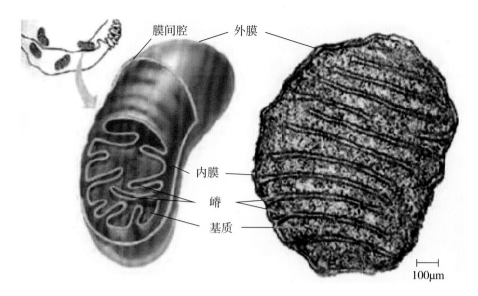

图 8-3-1　线粒体模式图

映细胞的功能负荷加重，为一种适应状态的表现；反之，如嵴的膜和酶的增多不相平行，则是细胞质适应功能障碍的表现，此时细胞功能并不升高。在急性细胞损伤时（大多为中毒或缺氧），线粒体的嵴被破坏；慢性亚致死性细胞损伤或营养缺乏时，线粒体的蛋白合成受到障碍，以致线粒体几乎不能再形成新的嵴（图 8-3-1）。

（四）人类线粒体 DNA

人类线粒体 DNA（mitochondrial DNA，mtDNA）是独立于细胞核染色体外的又一基因组，它能自主复制，由 16 569 个碱基对组成，每一个 mtDNA 分子为环状双链 DNA 分子，外环为重链，内环为轻链。基因组含有 37 个基因，其中 13 个为蛋白质基因（包含 1 个细胞素 b 基因，2 个 ATP 酶复合体组成成分基因，3 个细胞色素 c 氧化酶亚单位的基因及 7 个呼吸链 NADH 脱氢酶亚单位的基因），2 个为核糖体核糖核酸（rRNA），还有 22 个转移核糖核酸（tRNA）。

（五）线粒体缺失与男性不育

1. 精子产生与 mtDNA　精子产生需要经过精原细胞的有丝分裂增殖分化为精母细胞，初级精母细胞经过两次成熟分裂，中间度过短暂的次级精母细胞转变为精子细胞，最后精子细胞转变成为精子，一个精原细胞可以产生 256 个精子。Hecht 等对小鼠精子发生过程中的 mtDNA 分子含量进行研究，发现每个细胞的线粒体含量不同，粗线期精母细胞含

300 ~ 400 个，圆形精子细胞含 150 ~ 200 个，长形精子细胞含 25 ~ 50 个，成熟精子则含 50 ~ 75 个。哺乳动物单个精子中含有约 75 个线粒体，因而成熟精子每个线粒体中只有 1 个 mtDNA 分子，在整个精子发生的过程中，生精细胞内每个线粒体中 mtDNA 拷贝数目由原来的 2 ~ 5 个减少为 1 个。

一种启动线粒体转录的蛋白质——人线粒体转录因子（h-mtTFA）可能对人 mtDNA 拷贝数目具有重要的调节作用。在小鼠 mtTFA 的同源体（mouse mtTFA，m-mtTFA）编码两种蛋白亚型：细胞核亚型和线粒体亚型，核亚型在体细胞中缺乏，但在生殖细胞中占主导地位，而线粒体亚型在生殖细胞中的含量远比体细胞中低得多，提示 mtTFA 核亚型的功能可能为睾丸特异性转录激活因子或参与核染色质浓缩，另一可能是它在编码核和线粒体 mtTFA 亚型转录的启动子之间起转录干扰作用。

2. 精子活力与 mtDNA 缺陷　精子活力是衡量精液质量和男性生育力的重要指标，精子活力低下可能导致不育，且大部分精子活力低下伴随数量减少和畸形率增加，出现少、弱、畸形精子症。精子 mtDNA 缺陷与精子活力引起关注。Kao 等对 21 名生育组与 19 名不育组（其中 11 例为原发不育；6 例为继发不育，少精、弱精各 1 例）进行精子 mtDNA 分析。采用密度梯度离心，获不同层次的活力精子，测其 mtDNA 缺失情况，结果发现 mtDNA 4977bp 缺失与精子活力呈负相关。正常情况下精子是通过无氧酵解产生 ATP，但在精子射出后的泳动过程所需

要能量中，线粒体呼吸链起重要作用，精子 mtDNA 4977bp 缺失或其他类型的缺失将导致相应编码蛋白的损害，使氧化磷酸化（Oxidative Phosphorylation, OXPHOS）发生障碍，精子运动能力下降，生育力降低。研究证明，弱精子和少精子患者的 mtDNA 缺失比正常人高，原发性不育症患者的缺失率高于继发性不育，其原因可能是少、弱、畸精子症患者产生较多氧自由基和脂质过氧化，并含有大量未成熟精子，表明 mtDNA 缺陷可能对人类精子功能障碍的发生具有重要作用。

3. 精子形态与 mtDNA 缺陷　精子发生期间大约有 3/4 的精原细胞经历凋亡，预示着整个细胞相对水平的平衡和稳定。作为健康的精子，维持精子 DNA 完整性对未来生殖健康至关重要。DNA 损伤出现在精子始发和成熟期，因此我们在精液的检测中可以看到凋亡精子有幼稚型、成熟型和各种各样的凋亡精子形态。如果凋亡精子高比例出现，常常是由 DNA 高比例的损伤造成的，这是不育症的一种原因。因此，精子凋亡 DNA 的损伤占据了重要位置，精子核的浓缩和浓染是精了 DNA 损伤的结果和表现。精子中的 DNA 成分包括两部分：一部分位于精子头部的核 DNA 以及位于精子中部线粒体中的 mtDNA。为此我们可以看到精子头部凋亡的精子和精子颈中段凋亡的精子，说明是在这两个部位的 DNA 损伤造成的结果。精子核是重要的细胞器，包括父方的遗传物质，在核 DNA 结合蛋白的组型转换以及核小体结构丢失并最终形成浓缩的核 DNA。任何可能的有害刺激因素都可以造成精子的损伤。Cummins 等研究发现，原发性不育患者睾丸中的 mtDNA 共同缺失水平更高，但发现 50% 正常男性精子中也有较高水平的 mtDNA 缺失，因而 mtDNA 缺陷与男性不育症是否相关尚有争论。

精子发生过程中，精子核形态、大小以及染色质状态发生剧烈变化。精子核伸长、染色质浓缩，同时精子核 DNA 结合蛋白发生改变。这一系列生物化学事件的发生均伴随精子核组蛋白取代以及大量精子核特有蛋白生成，如：tH2, tH2b, Hlt, ssH2B, Hanpl, TPs, Pl, P2。精子发生过程中组蛋白合成停止，组蛋白被过渡蛋白取代，继而被精核蛋白取代。这一过程的完成，导致减数分裂后染色体凝缩 6 倍以上，形成一个过度凝缩的染色质结构。根据精子凋亡常常是以头核的多样性变化而显现的，正是依据核的变化来加以区别和鉴定，可以用 TUNEL 染色和瑞 - 吉染色观察确定凋亡精子，从而奠定了精子凋亡形态学分类的依据。

精子凋亡与线粒体 DNA 有关，线粒体在细胞凋亡的过程中起着枢纽作用，多种细胞凋亡刺激因子均可诱导不同的细胞发生凋亡，而线粒体跨膜电位的下降，被认为是细胞凋亡级联反应过程中最早发生的事件，它发生在细胞核凋亡特征出现之前（即染色质浓缩、DNA 断裂），一旦线粒体 DYmt 崩溃，则细胞凋亡不可逆转。

二、线粒体与细胞凋亡

作为细胞凋亡调控网络中最重要的一种细胞器，线粒体是睾丸生殖障碍的靶点，因为任何细胞的损伤都可能与线粒体的破坏有关。近年对线粒体的研究备受关注，重要原因在于，线粒体在介导细胞凋亡起重要作用，是细胞死亡信号途径的重要感受者和放大者。细胞凋亡途径，细胞凋亡时细胞器发生变化，溶酶体增多，内质网和线粒体增殖并区域化，线粒体内膜磷脂减少。线粒体发生一系列与细胞凋亡密切相关的变化尤其突出。线粒体在细胞死亡过程中起着重要作用，而且这种作用不能简单地用细胞能量缺乏和功能丧失来解释。线粒体参与了细胞凋亡的主动进程，包括介导和调节细胞凋亡的发生，是一种调节细胞凋亡的重要细胞器。

睾丸生精功能障碍患者，睾丸细胞凋亡不仅可以发生在睾丸生精上皮中的生精细胞，也可以发生在支持细胞阶段，更可以发生在精子形成过程的幼稚期和成熟期以后，其机制都与线粒体 DNA 有关，为此，在精液中不仅进行生精细胞的凋亡率观察，更应进行精子凋亡形态学分类，对不育症的病因判断有积极意义。

第四节　不同生精细胞水平上的生精阻滞

生精阻滞是在生精细胞分化成精子过程中出现少精子（部分阻滞）或无精子（完全阻滞）。生精阻滞的发生率占严重少精子症或无精子症患者睾丸活检的 4%～30%。精子生成减低使各级生精细胞的数量成比例地减少，而生精阻滞使生精细胞的分化停止在特定细胞水平。研究报告 500 例睾丸活检，结果发现生精阻滞 223 例，占 44.6%，阻滞在精母细胞阶段占 10.3%；阻滞在精子细胞阶段有 200 例，占 89.7%；唯支持细胞综合征 191 例，占 38.2%；生精小管透明变性 23 例，占 4.6%；混合病变 25 例，占 6%；克氏综合征 3 例，占 0.6%；未成熟睾丸 3 例，占 0.6%。另据 570 例无精子症睾丸生殖病理研究报告，生精上皮病变占 94.39%，基膜病变占 51.05%，间质病变占 17.02%。在上述 570 例中，生精阻滞在精原细胞阶段 23 例，阻滞在精母细胞阶段 21 例，阻滞在精子细胞阶段 13 例。

一、生精阻滞在精原细胞水平

促性腺激素缺乏可以见到这种状态，如垂体切除或使用了促性腺激素释放素（GnRH）激动剂治疗，并在促性腺激素治疗或停止 GnRH 之后即可以恢复。应用抗精原细胞有丝分裂的烷化物进行化学治疗（化疗）或放射治疗（放疗）后，也可以看到高 FSH 水平的精子发生停滞。B 型精原细胞是对放射线敏感细胞。细线前期精母细胞和精子细胞的抗放射性损伤性能比精原细胞分别强 10～40 倍。

二、生精阻滞在初级精母细胞水平

生精阻滞在初级精母细胞减数分裂前期的终末。睾丸活检表明，在 70% 的生精细胞染色体减数分裂停滞的病例中，可以看到偶线期的联会（同源染色体配对）或晚期粗线期的去联会（配对的同源染色体片段的提前分离）异常或者联会丝复合体异常。

三、生精阻滞在精子细胞水平

精子细胞变态成为精子需要经过 6 个阶段。成熟精子数量减少常见于垂体功能不足、糖尿病患者和老年男性。对 64 例 50～90 岁前列腺癌患者行睾丸切除发现，在 FSH 水平正常的老年患者中，生精细胞的减少主要是发生在晚期精子细胞水平。

第五节　睾丸生精细胞障碍的原因分析

一、继发性原因

（一）化疗

烷化剂，如苯丁酸氮芥、环磷酰胺，对精原细胞有抗有丝分裂的作用和放射效应。长春新碱等能够阻滞中期精母细胞分裂。无精子症的发生取决于化疗药物的剂量、作用时间及药物种类。20%～30% 霍奇金病患者为弱精子症，50% 生精细胞肿瘤患者精子数量减低，90% 患者经过治疗后持续性无精子或严重少精子症。庆大霉素、呋喃妥因可诱发精母细胞水平的阻滞。长期食用棉籽油（棉酚）或工业污染毒物，长期接触三溴氯丙烷、聚氯联苯化合物，可导致无精子症和睾丸退行性病变。

（二）放疗

放疗可引起一过性无精子。精子的恢复进程取决睾丸接受的放疗剂量：< 100 拉得（rad），可在 9～19 后恢复；200～300 rad，在 30 个月后恢复；400～600 rad，≥ 5 年可能恢复。单剂量在 600～800 rad，引起永久性无精子。

（三）营养

营养素（nutrient）是指食物中给人体提供能量、参与机体构成及调节生理功能的化学成分。促性腺激素释放激素（GnRH）、黄体生成素（LH）和卵泡刺激素（FSH）本身及其受体都是蛋白成分。此外，众多小分子蛋白质，如类固醇生成急性调节蛋白（StAR）、胆固醇侧链裂解酶（P450scc）、17-α 羟化酶等，在睾酮合成过程中发挥重要作用。由此可见，蛋白质通过影响性激素的分泌而发挥对生育的作用，蛋白质合成的异常与不育相关。

在精子生成过程中，碱性蛋白组型发生变化。精原细胞和精母细胞的核蛋白主要为组蛋白，而精子细胞内，组蛋白逐渐被鱼精蛋白取代，到了晚期长形核精子细胞和精子阶段，核蛋白成分主要为鱼精蛋白。鱼精蛋白中和 DNA 的电荷，使其高度折叠浓集，形成二硫键，使 DNA 双链结构更加稳定，还能抑制 mRNA 的合成，防止精子提前发生基因表达。如果在精子生成过程中核蛋白组型转换障碍，则影响 DNA 的稳定性及精子核的正常解聚，导致男性不育或胚胎流产。李建国等报道，不育患者及流产女性配偶的精子核中组蛋白比例明显高于正常生育者。

维生素 A 是一个具有酯环的不饱和一元醇，主要功能是促进蛋白质合成。其缺乏时影响类固醇激素的合成，导致睾酮减少，引起生精阻滞在精母细胞细线前期水平，导致精子生成障碍。

在酗酒和肝硬化者的睾丸活检中，可见成熟的生精细胞减少。酒精毒性作用导致睾酮水平减低，导致精子生成低下。肾功能不全透析患者，其生精小管生精阻滞在初级精母细胞阶段，导致不再发育，该变化可能与锌离子有关。

（四）热度

睾丸的温度低于体温，这对精子发生和成熟是必需的。睾丸温度升高，如隐睾、精索静脉曲张、长期高热、长时间高温工作环境、热水坐浴、洗桑拿、阴囊湿疹等，可引起生精障碍，可能与睾丸内环境改变、生精细胞凋亡有关。郭航等报道，洗桑拿可使精子畸形率增高，其中初级精母细胞对温度最敏感。

（五）重金属

镉积累于睾丸和附睾，造成睾丸间质充血水肿，生精小管损伤，还可使睾丸间质细胞合成睾酮能力降低，从而导致精子生成减少，畸形精子增多。铅可对睾丸直接产生毒性作用，表现为精子数量减少，畸形率增高，活力减弱；铅可损害下丘脑 - 垂体 - 睾丸生殖轴；另外，铅还可对附属性腺产生毒性作用，影响

果糖分泌、抑制乳酸脱氢酶同工酶及琥珀酸脱氢酶活性，使能量代谢障碍；铅影响前列腺纤溶酶分泌，导致精液液化不全。此外，铅所致的生殖系统损害，可累及配偶妊娠及后代，使异常妊娠发生率、流产率、先天畸形率增高。

（六）感染

患感染性疾病后，可出现少、弱、畸形精子，可能是发热或感染因子及毒素所致。细菌性附睾 - 睾丸炎的患者可出现精子生成低下或阻滞。腮腺炎性睾丸炎可导致睾丸不可逆损伤。

二、内分泌原因

支持细胞的分泌受生精细胞（特别是粗线期精母细胞与早期精子细胞）的调节。管周肌样细胞产生睾酮依赖的旁分泌因子来调节支持细胞，并在细胞外刺激转铁蛋白与 ABP（雄激素结合蛋白）的产生。ABP、转铁蛋白以及抑制素的合成也受 FSH 的激活。FSH 受体位于支持细胞与精原细胞上。精原细胞的有丝分裂要受 FSH 的刺激，特别在青春期与促性腺激素缺乏用 FSH 治疗时，可以证实。

生精细胞损伤导致严重少精子症患者的血清 FSH 浓度与精原细胞的数量呈负相关。生精小管严重损伤时血清 FSH 升高，一般认为是支持细胞分泌抑制素减少的缘故。然而，FSH 水平高的无精子症患者的血清抑制素水平却正常或升高。设想，在生精上皮损伤的情况下，支持细胞产生的抑制素少于激活素（又称 FSH 释放因子），或者是由于合并间质细胞功能障碍，导致睾丸睾酮分泌降低，从而引起 FSH 升高，FSH 反过来又刺激了抑制素的分泌。合并早期或晚期精子细胞缺乏的生精阻滞中，常常可以看到 FSH 水平正常。然而，生精阻滞在初级精母细胞阶段的患者，FSH 水平升高可能是由于本来基础的生精细胞群量就少，精子细胞生成必然减少。

促性腺激素缺乏可导致精子成熟阻滞在不同的时相。精原细胞阻滞的病例，用 LH 治疗可使精子发生恢复到初级精母细胞阶段，只有同时应用 LH 与 FSH 才能够恢复达到精子发生水平。皮下注射 HMG 后精子发生的恢复取决于给药时间长短，首次出现初级精母细胞的时间平均为 5.3 ± 3.9 个月，而精子的出现要在治疗后的 18.1 ± 9.8 个月后。因肾上腺皮质激

素产生过多而导致肾上腺 - 性腺综合征患者均可见到生精阻滞在精母细胞第一次减数分裂阶段。在肾上腺 - 性腺综合征患者，仅用 hCG 治疗，即可恢复精子产生。

三、睾丸原因

据报道，101 例精索静脉曲张生精阻滞在初级精母细胞阶段者占 8%，睾丸温度升高可能是生精阻滞的致病机制。120 例阴囊鞘膜积液患者中，18% 出现生精阻滞。20 例睾丸扭转患者中，有 13 例出现生精阻滞。187 例隐睾患者中，80% 出现生精阻滞，睾丸组织退行性病变。输精管结扎虽然不引起生精阻滞，但支持细胞和精子细胞数量减少。12 例精索静脉曲张睾丸活检表现为生精功能低下、细胞定向障碍、精子成熟障碍、生精小管萎缩。

四、遗传性原因

（一）体细胞染色体异常

核型异常约 15% 为无精子症，5% ～ 6% 为少精子症。青春期前的克兰费尔特（Klinefelter）综合征患者的精原细胞数量很低。精原细胞含有 2 个 X 染色体在青春期后不能存活，XYY 综合征、唐氏综合征（21- 三体）和 8- 三体患者可见部分生精阻滞在晚期的精子细胞阶段。Y 染色体长臂在精子发生中有一定的作用，Yq11 区域缺失患者可见精子发生阻滞。

（二）生精细胞染色体异常

对大多数有正常核型的患者而言，如果生精阻滞在初级精母细胞阶段，可能是在第一次减数分裂相前期的异常所致。

（曹兴午　李宏军　李翠英　袁长巍　徐　晨）

第 **9** 章　睾丸生精功能状态评定

睾丸内各种体细胞间调节作用及生精细胞间相互关系对正常生精过程起着重要作用。支持细胞作为睾丸生精小管内重要细胞，与生精过程密切相关。从组织病理形态上评定睾丸功能状态，支持细胞形态与位置的改变都可以影响生精细胞的排列规律，导致生精细胞排列紊乱和出现生殖功能障碍。Nistal 等根据支持细胞形态对睾丸活检组织中生精状况进行分类，结果表明精原细胞成熟障碍与支持细胞形态特征密切相关。为此，评定睾丸生殖功能应注意支持细胞的形态变化。

为了临床诊断方便，让读者更容易理解睾丸组织病理学的描述，笔者根据文献，依据睾丸界膜与基膜形态、生精上皮的高度和生精功能的状况，支持细胞形态变化，拟定了睾丸生精功能评分标准，为睾丸病理诊断提供参考。

第一节　睾丸生殖功能状态评定标准（综合设计）

10 分标准（图 9-1-1 ~ 图 9-1-4）

1. 界膜的形态：无纤维化和透明化；厚度：管腔直径 ≥ 180 μm。

2. 基膜的形态：无纤维化和透明化；厚度：基膜 ~ 8μm 肌样细胞发育良好。

3. 生精上皮高度：≥ 80 μm。

4. 生精功能正常：生精上皮中见精原细胞、初级及次级精母细胞和精子细胞，各期生精细胞排列整齐、结构正常，管腔存在 > 20 个成熟精子 / 生精小管，精子释放良好。

5. 支持细胞形态良好。

诊断：睾丸精子生成功能良好。

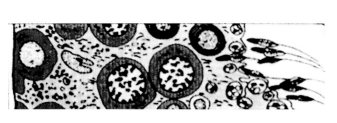

图 9-1-1　模式图示睾丸生精小管精子生成功能良好（支持细胞发育良好，10 分）

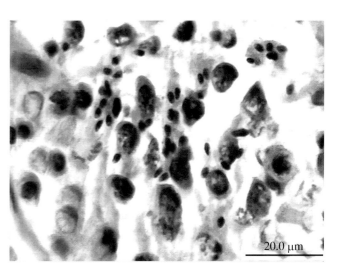

20.0 μm

图 9-1-2　睾丸精子生殖功能良好（支持细胞发育良好）组织切片，可见各级生精细胞和精子

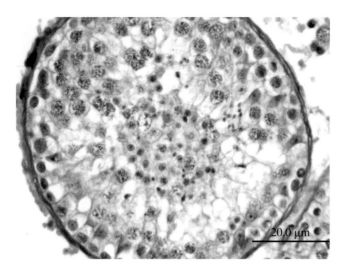

图 9-1-3　生精小管生精功能良好

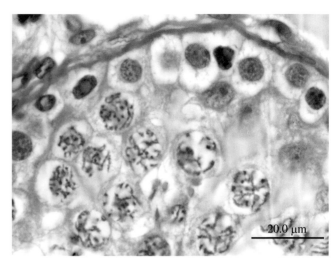

图 9-1-4　睾丸生精功能良好、细胞排列有序、支持细胞良好

9 分标准（图 9-1-5 ~ 图 9-1-8）

1．界膜的形态：无纤维化和透明化；厚度：管腔直径 ≥ 180 μm。

2．基膜的形态：无纤维化和透明化；厚度：固有层 ~ 8 μm，肌样细胞发育良好。

3．生精上皮高度：≥ 80 μm。

4．生精功能尚可：生精上皮中见精原细胞、初级和次级精母细胞、精子细胞，各期生精细胞排列始于紊乱，管腔有脱落的生精细胞或管腔轻微阻塞，有 > 20 个成熟精子 / 生精小管，精子释放尚可。

5．支持细胞形态尚可。

诊断：睾丸精子生成功能尚可。

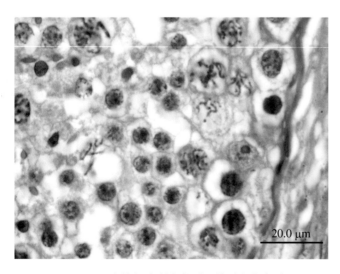

图 9-1-5　支持细胞形态尚可，精子生成尚可

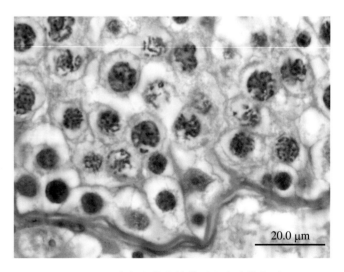

图 9-1-6　睾丸生精小管精子生成功能尚可

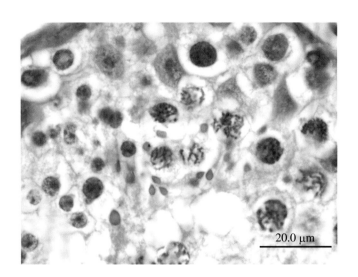

图 9-1-7　睾丸生精小管生精功能尚可

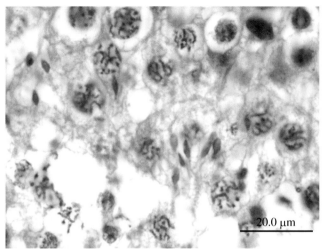

图 9-1-8　睾丸生精小管精子生成功能尚可

8 分标准 （图 9-1-9 ~ 图 9-1-12 ）

1．界膜的形态：轻度透明化；厚度：管腔直径 < 180 μm。

2．基膜的形态：轻度透明化；厚度：固有层 < 8 μm 肌样细胞轻度变性。

3．生精上皮高度：< 80 μm。

4．生精功能减退：生精上皮中见精原细胞、初级和次级精母细胞、精子细胞，各期生精细胞排列紊乱，细胞变性，管腔有脱落的生精细胞或管腔阻塞，有 < 20 个成熟精子 / 生精小管，精子释放不良。

5．支持细胞形态欠佳（萎缩）。

诊断：睾丸精子生成功能减低。

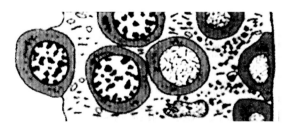

图 9-1-9　模式图示睾丸生精小管精子生殖功能减低（支持细胞生长萎缩，8 分）

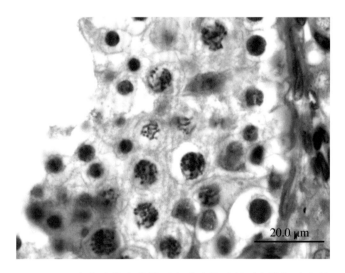

图 9-1-10　睾丸生精小管精子生殖功能减低（支持细胞生长萎缩）轻度少精子症

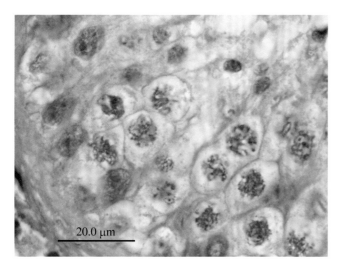

图 9-1-11 睾丸精子生殖功能减低（支持细胞生长萎缩），轻度少精子症

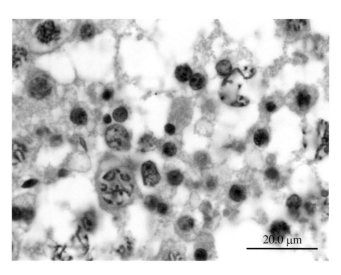

图 9-1-12 睾丸精子生殖功能减低（支持细胞生长萎缩）脱落生精细胞阻塞管腔，中度少精子症

7分标准 （图9-1-13～图9-1-16）

1．界膜的形态：轻度纤维化；厚度：管腔直径 < 180 μm，轻度增厚。

2．基膜的形态：中度透明化；厚度：基膜 < 8 μm，中度增厚。肌样细胞轻度变性。

3．生精上皮高度：< 80 μm。

4．生精功能减退：生精上皮中见精原细胞、初级和次级精母细胞、精子细胞，各期生精细胞排列紊乱，多数圆形未成熟精子细胞，见脱落的生精细胞阻塞管腔，缺乏成熟精子/生精小管，精子释放失调。

5．支持细胞形态不良。

诊断：睾丸精子细胞分化障碍，精子生成减低。

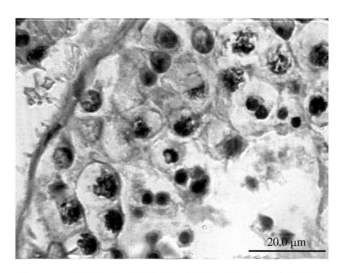

图 9-1-13 睾丸生精小管精子细胞分化不良、缺乏成熟精子，轻度少精子症

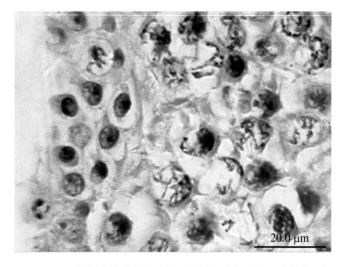

图 9-1-14 睾丸生精小管精子细胞分化不良、缺乏成熟精子，中度少精子症

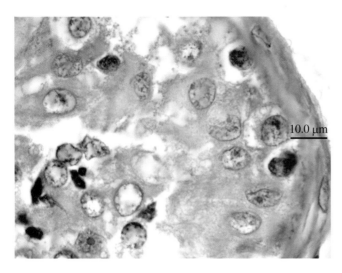

图 **9-1-15**　睾丸生精小管精子细胞分化不良、缺乏成熟精子，重度少精子症

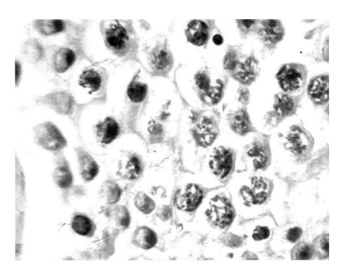

图 **9-1-16**　睾丸生精小管精子细胞分化不良、缺乏成熟精子，重度少精子症

6 分标准 （图 9-1-17 ~ 图 9-1-20 ）

1．界膜的形态：中度纤维化；厚度：管腔直径 < 180 μm，中度增厚。

2．基膜的形态：中度透明化；厚度：固有层 < 8 μm，中度增厚。肌样细胞变性。

3．生精上皮高度： < 80 μm。

4．生精功能障碍：生精上皮中各期生精细胞排列紊乱（支持细胞代偿性增生），受阻于精母细胞，少数圆形未成熟的精子细胞，无成熟的精子 / 生精小管，见脱落的生精细胞阻塞管腔。

5．支持细胞形态增生。

诊断：精子生成受阻于初级精母细胞，分化障碍，无成熟精子，少精子症 / 无精子症。

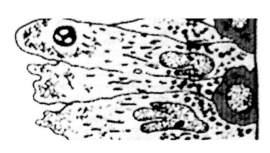

图 **9-1-17**　模式图示睾丸生精小管精子生殖功能减低（支持细胞代偿性，6 分）

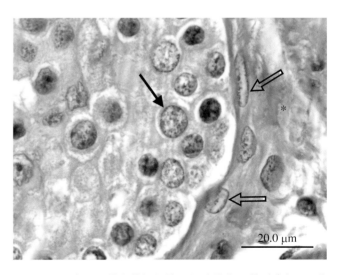

图 **9-1-18**　睾丸生精小管初级精母细胞分化阻滞（▲），界膜水肿（*），肌样细胞肿胀（⇧），少精子症 / 无精子症

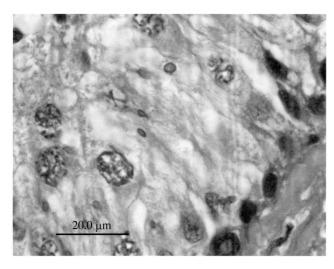

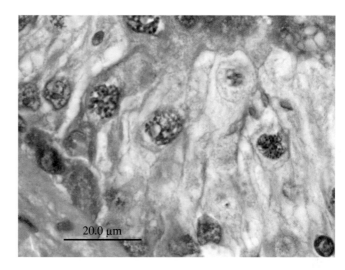

图 9-1-19

图 9-1-20

图 9-1-19 ~ 图 9-1-20　初级精母细胞分化阻滞（不同程度的精母细胞阻滞），支持细胞代偿性增生，少精子症 / 无精子症

5 分标准 （图 9-1-21 ~ 图 9-1-22）

1．界膜的形态：重度纤维化；厚度：管腔直径 < 180 μm，重度增厚。

2．基膜的形态：重中度透明化；厚度：固有层 < 8 μm，重度增厚。肌样细胞高度变性。

3．生精上皮高度：< 80 μm。

4．生精功能障碍：生精上皮中各期生精细胞排列紊乱，多数初级精母细胞，无精子及精子细胞，受阻于精母细胞，无精子 / 生精小管，见脱落的生精细胞阻塞管腔。

5．支持细胞形态不良、脱落。

诊断：精子生成功能受阻于初级精母细胞（初级精母细胞成熟障碍）。少精子症 / 无精子症。

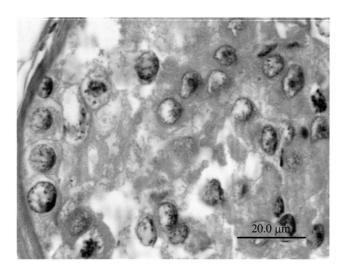

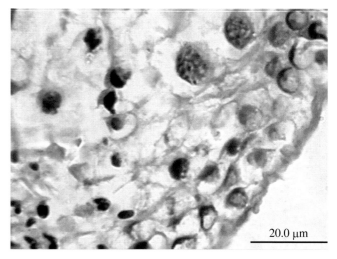

图 9-1-21　精子生成功能受阻于初级精母细胞，起源于精原细胞成熟障碍，支持细胞脱落，少精子症 / 无精子症

图 9-1-22　精子生成功能受阻于初级精母细胞，起源于初级精母细胞成熟障碍，少精子症 / 无精子症

4 分标准 （图 9-1-23 ~ 图 9-1-26 ）

1. 界膜的形态：重度纤维化；厚度：管腔直径 < 180 μm，重度增厚。

2. 基膜的形态：重中度透明化；厚度：固有层 < 8 μm，重度增厚。肌样细胞重度变性。

3. 生精上皮高度：< 80 μm。

4. 生精功能障碍：生精上皮中各期生精细胞排列紊乱（支持细胞退化），无精子细胞，见少数初级精母细胞，受阻于精母细胞，见脱落的生精细胞阻塞管腔。

5. 支持细胞增生（代偿性增生）。

诊断：精子生成功能受阻于精母细胞阶段（初级精母细胞成熟障碍）。

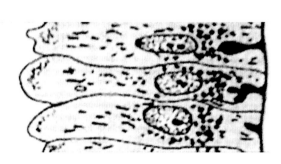

图 9-1-23　模式图示睾丸生精小管，精子生成障碍（4 分）。生精上皮中各期生精细胞排列紊乱（支持细胞增生），无精子细胞

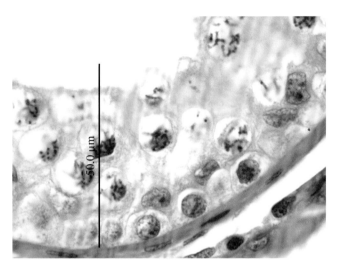

图 9-1-24　精子生成功能受阻于精母细胞阶段（初级精母细胞成熟障碍），支持细胞增生，无精子细胞，无精子症（高度测量）

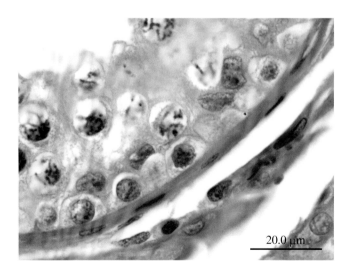

图 9-1-25　精子生成功能受阻于精母细胞阶段（初级精母细胞成熟障碍），支持细胞高度降低至 40 μm 以下，少精子细胞 / 无精子细胞，无精子症（无高度测量）

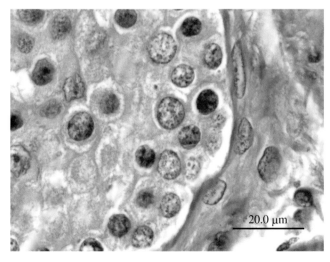

图 9-1-26　精子生成功能受阻于精母细胞阶段（初级精母细胞成熟障碍），支持细胞高度降低，少精子细胞 / 无精子细胞，无精子症

3 分标准 （图 9-1-27 ～图 9-1-29 ）

1．界膜的形态：重度纤维化、透明化；厚度：管腔直径 < 180 μm，重度增厚。

2．基膜的形态：重中度透明化；厚度：固有层 < 8 μm，重度增厚。肌样细胞重度变性。

3．生精上皮高度： < 80 μm。

4．生精功能障碍：生精上皮中各期生精细胞排列紊乱，无精子细胞，见少数初级精母细胞，受阻于精原细胞，仅见少量精原细胞。

5．支持细胞形态凸显。

诊断：精子生成功能受阻于精原细胞阶段（初级精母细胞成熟障碍）。

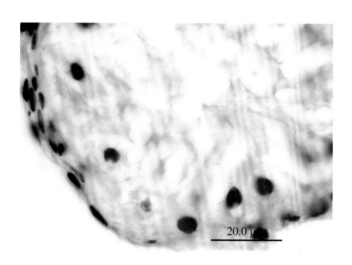

图 9-1-27　精子生成功能受阻于精原细胞阶段（初级精母细胞成熟障碍），支持细胞凸显，无成熟精子细胞，无精子症

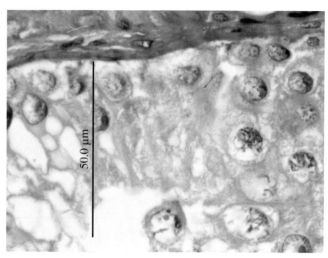

图 9-1-28　精子生成功能受阻于精原细胞阶段（初级精母细胞成熟障碍），支持细胞凸显、变性、萎缩，无精子症

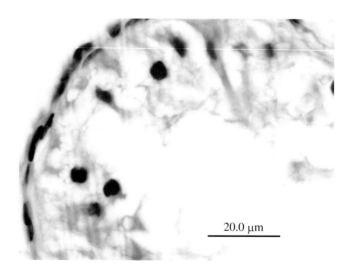

图 9-1-29　精子生成功能受阻于精原细胞阶段（初级精母细胞成熟障碍），支持细胞凸显，无精子症（生精小管空化）

2 分标准 （图 9-1-30 ~ 图 9-1-33 ）

1. 界膜的形态：重度纤维化、透明化；厚度：管腔直径 < 180 μm，重度增厚。

2. 基膜的形态：重中度透明化；厚度：固有层 < 8 μm，重度增厚。

3. 生精上皮高度：< 80 μm。

4. 生精功能障碍：生精上皮中无生精细胞，只有支持细胞。

5. 支持细胞形态退化、萎缩。

诊断：唯支持细胞综合征。

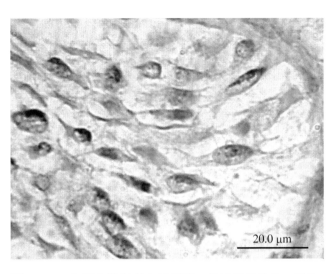

图 9-1-31　生精小管仅有支持细胞，支持细胞凸显、退化、萎缩、增生，唯支持细胞综合征，无精子症

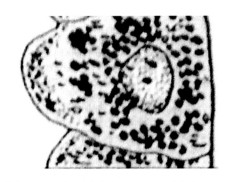

图 9-1-30　唯支持细胞综合征（支持细胞退化、萎缩）

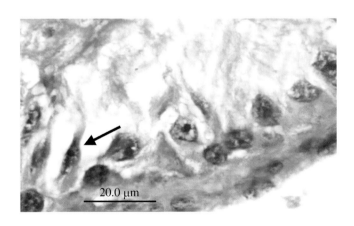

图 9-1-32　生精小管仅有支持细胞，支持细胞凸显、退化、增生、萎缩（▲），唯支持细胞综合征，无精子症

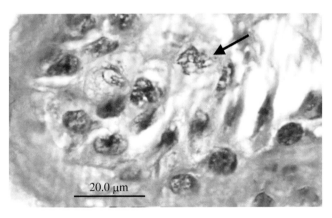

图 9-1-33　生精小管仅有支持细胞，支持细胞增生、退化，仍然可见生精细胞残体（▲），唯支持细胞综合征，无精子症

1 分标准 （图 9-1-34 ~ 图 9-1-36 ）

1. 界膜的形态：重度纤维化、透明化；厚度：管腔直径 < 180 μm，重度增厚。

2. 基膜的形态：重中度透明化；厚度：固有层 < 8 μm，重度增厚。

3. 生精上皮高度：< 80 μm。

4. 生精功能障碍：生精上皮中无生精细胞。

5. 支持细胞形态增生、凸显、变性。

诊断：唯支持细胞综合征（生精小管空化期）。

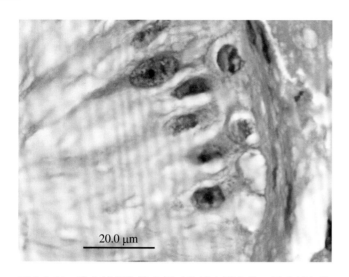

图 **9-1-34**　唯支持细胞综合征（生精小管空化，无生精细胞与精子）

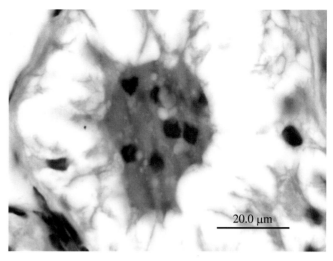

图 **9-1-35**　生精小管生精细胞脱落、空化、无精子、唯支持细胞综合征

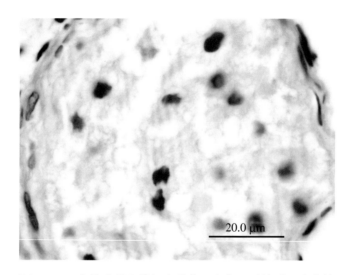

图 **9-1-36**　生精小管生精细胞脱落、空化、无精子、唯支持细胞综合征（支持细胞变性）

（曹兴午　袁长巍　林　凯　张新东）

第10章 物理性因素对睾丸生精功能的影响

第一节 高温对睾丸生精功能的影响

睾丸位于阴囊内。男性阴囊是天然的温度调节器官，其温度低于体温是正常精子发生和成熟的必需条件。阴囊最佳温度是 35.5 ~ 36 ℃，比体温低 1 ~ 1.5 ℃，如果阴囊和睾丸的温度升高，均可引起精子发生障碍或生精功能低下。

动物实验证实，精子的发生对温度非常敏感。将豚鼠睾丸移植于腹腔造成人工隐睾，7 天后生精小管上皮就发生变性剥落，10 天后生精小管内仅剩下精原细胞及支持细胞；随之生精小管缩小。用 47 ℃ 温水浴或其他方法将豚鼠阴囊直接加热，也可获得同样结果。将一组大鼠置于 35 ℃ 的高温环境中，另一组置于 22 ℃ 的环境中做对照，结果高温组动物的交配率及受孕率均较对照组的低，组织病理学观察到大鼠睾丸生精上皮有明显变化。

澳大利亚的研究发现，一次蒸汽浴可以在 1 周内使精子非常活跃，但 1 周后精子数目即下降，而且 5 周内精子数量仍然很低。实际上，不仅蒸汽浴的高温会使精子受到影响，就是热水浴浸泡时间较长，也会使睾丸温度升高而致精子量减少。

另有学者证实：蒸汽浴 30 ~ 39 天后，精子减少 35%，精子活动减弱，精子畸形率增高。每周热水浴 3 ~ 4 次，温度 39 ~ 40 ℃，结果发现精子顶体畸形率达 35%，有 15% 精子不成熟，有胞质滴存在。

一项针对脊髓受伤、下肢麻痹患者不能生育的原因的研究发现：这类患者长期坐在轮椅上，阴囊温度明显高于常人，导致睾丸生精功能受到破坏。事实证明：在坐位时，两腿敞开时阴囊温度要比两腿并拢时低 1.6 ℃；如果能站起来，则又可降低 0.5 ℃。如果穿宽松的内衣裤，可降低 0.5 ℃，而当把阴囊暴露出来时，还可降低 1.6 ℃。

因此，对于喜爱穿牛仔裤等紧、厚裤子的少、弱精子症患者，应建议其换穿宽松、透气的裤子。

一、高温对睾丸的损伤及引起生精细胞凋亡的机制（图 10-1-1）

二、高温对睾丸精子与生精细胞的影响

（一）高温对精子的影响（热源性精子）

高温可导致精子颈部伸长、增粗、浓染，颈部线粒体破坏，精子运动缓慢其至失去活动能力（图 10-1-2 ~ 图 10-1-5）。

（二）高温对生精细胞的影响

高温影响生精细胞主要表现为细胞核的破坏，可以显现多种多样的生精细胞凋亡形态，核破裂是其重要特征（图 10-1-6 ~ 图 10-1-11）。

三、精索静脉曲张对生精细胞的影响

精索静脉曲张可使睾丸温度升高，出现生精细胞凋亡脱落，精液中可见片状脱落的各种形态的生精细胞和不同发育阶段的生精细胞（图 10-1-12 ~ 图 10-1-13）。详见第 21 章，精索静脉曲张与睾丸生精功能的病理变化。

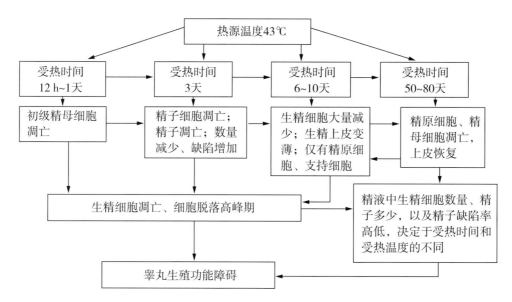

图 10-1-1　高温对睾丸的损伤及引起生精细胞凋亡的机制示意图

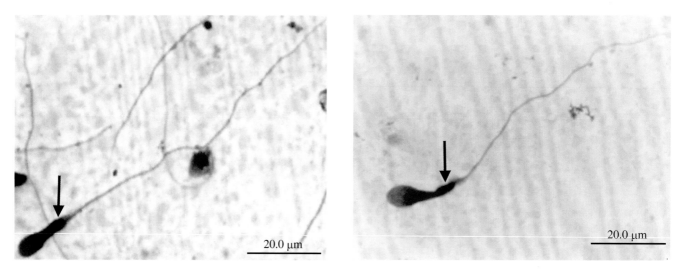

图 10-1-2　　　　　　　　　　　　　　　　图 10-1-3

图 10-1-2 ～图 10-1-3　热源性精子，颈部增粗、浓染（↑）

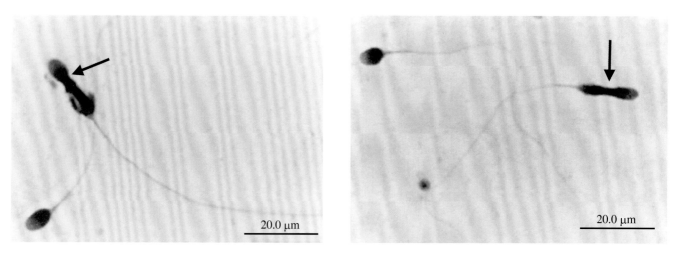

图 10-1-4　　　　　　　　　　　　　　　　图 10-1-5

图 10-1-4 ～图 10-1-5 热源性精子，颈部增粗、浓染，线粒体损伤（↑）

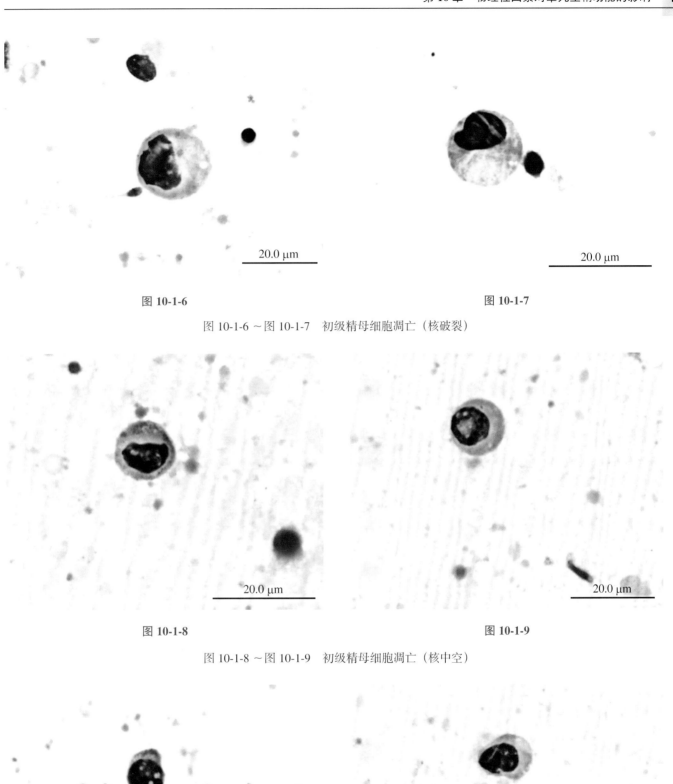

20.0 μm

20.0 μm

图 10-1-6

图 10-1-7

图 10-1-6 ～图 10-1-7　初级精母细胞凋亡（核破裂）

20.0 μm

20.0 μm

图 10-1-8

图 10-1-9

图 10-1-8 ～图 10-1-9　初级精母细胞凋亡（核中空）

20.0 μm

20.0 μm

图 10-1-10

图 10-1-11

图 10-1-10 ～图 10-1-11　精子细胞凋亡

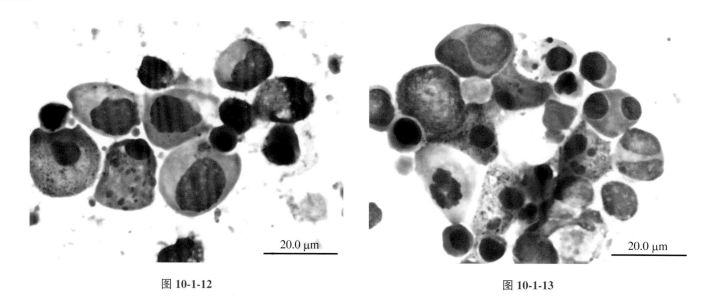

图 10-1-12   图 10-1-13

图 10-1-12 ～图 10-1-13 生精细胞凋亡（各级生精细胞全员性脱落）

第二节   微波辐射对睾丸生精细胞的影响

微波是一种波长较短的电子波，通常分为米波，厘米波和毫米波。微波的生物学效应有热效应和非热效应。随着微波技术的广泛应用，普通人群接触电磁辐射的强度和时间与日俱增；从事通信、电视转播、雷达作业等特殊职业人群数量也迅速增长，电磁辐射已经成为当今严重威胁人类健康的重要环境污染之一。特别在男科已经开发了多种采用微波类的仪器用于治疗男性疾病，如前列腺治疗仪等，而这类仪器的使用后，对人体睾丸生精细胞是否有损伤并没有临床报告。动物实验均证实，微波照射可造成对动物睾丸的损伤以及对生精细胞的不利影响，并认为生殖细胞是对微波辐射最敏感的细胞之一。

一、微波辐射引起睾丸损伤的病理变化

（一）微波的热效应

微波可对睾丸和附睾造成严重损伤，导致细胞浊肿、坏死和脱落。浊肿主要是因细胞膜的渗透性改变而引起的。浊肿时温度升高及睾丸局部缺氧可致生精细胞膜的通透性改变，微波辐射也可以直接引起细胞膜的通透性改变。

（二）不同生精细胞对微波的敏感性

郭国祯等通过小鼠实验研究发现，不同生殖细胞对微波的敏感性依次为：精母细胞、精子细胞＞支持细胞、精原细胞＞附睾上皮细胞＞睾丸间质细胞。病变严重程度与照射的次数呈正相关，与照射后间隔的时间呈负相关。但在照射后的 5 个月，各种病变仍然持续存在。生精细胞对微波敏感性和细胞的分化程度有关，分化完全的细胞对微波的抵抗力强，如间质细胞、支持细胞及成熟的精子等。李维信发现，初级精母细胞与精子细胞对微波都很敏感，精原细胞的敏感性较初级精母细胞和精子细胞低。周蕤宾认为，初级精母细胞对微波最敏感，其次为次级精母细胞、精子细胞等。

（三）生精细胞损伤的不均一性

微波造成睾丸生精细胞损伤的不均一性，是微波辐射所致睾丸损伤病理性改变的一个特点，除了病变在睾丸的周边生精小管较严重外，在睾丸的深部组织也呈现明显的不均一性，如在一个严重变性的生精小管周围可以是正常的生精小管，在普遍变性的生精小管中也可以存在正常的生精小管。为此，在精液检查中，不仅可以看到退化、凋亡的生精细胞，还可以检出正常的脱落生精细胞。造成睾丸周边组织变性严重的原因与睾丸组织对微波的吸收及反射微波能量逐渐衰减有关。而深部组织的不均一性与微波的热能转化具有分布不均的物理特性有关。

（四）微波对睾丸损伤的累积效应

梁喆报告，在连续照射睾丸 24 次和 48 次的样本中，可见精原细胞、精母细胞和精子细胞的结构上异常，异常生精小管的百分率随着照射时间的延长而有增加的趋势，可见间质细胞的细胞膜破裂、线粒体肿胀等异常变化，这可能是微波连续照射的累积效应，应进行动态观察。微波造成睾丸损伤，并导致精液中有大量脱落的生精细胞。

微波对睾丸组织的作用及所引起损害的范围、严重程度均与照射剂量、照射时间有密切关系。照射后精子浓度也有明显变化，精子数量逐渐下降，于照射后第 4 周左右降至最低水平，维持 24 ~ 42 天后又逐渐恢复，照射后 2 个半月左右基本恢复正常水平。微波照射后睾丸变化的病理机制见图 10-2-1。

二、微波对生精细胞的损伤

（一）对精原细胞的损伤

精原细胞对微波的抵抗力较强，当其他生精胞发生变性、脱落、坏死后，精原细胞往往仍能保持正常的形态结构，但可见部分精原细胞的细胞质肿胀，出现弥散、颗粒状、大小不等的空泡，严重者表现为细胞溶解、消失。另外，可见精原细胞核体积缩小、染色质凝聚、染色加深、核质分离、坏死脱落。根据上述描述，精原细胞属于凋亡状态，精原细胞过度凋亡必然影响生精细胞的发育和分化，导致了一系列睾丸功能的生理和病理变化。

（二）对精母细胞的损伤

精母细胞对微波辐射最敏感，在照射各组均可见不少生精小管的管腔内的精母细胞已经完全变性、坏死、脱落。脱落的细胞堆积或散落于管腔中，并可相互融合成巨细胞。即便是结构正常的细胞也连接松散，失去了正常的排列顺序，出现生精细胞排列紊乱，精液中可以出现大量初级精母细胞。

初级精母细胞易发生凋亡，是因为粗线期初级精母细胞是减数分裂中染色体运动活跃、复杂的细胞，在减数分裂中延续时间较长，约为 13 天，故容易受到损伤。与之相比，在增殖过程中的各代精原细胞虽然也受到损伤，但其分裂持续时间很短，约 2 h，所以受损的机会较少。精原细胞和休止期的初级精母

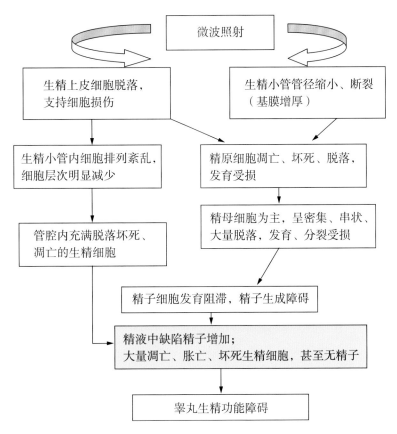

图 10-2-1　微波照射后睾丸病理变化示意图

细胞（细线期），因为处于休止状态，所以抵抗力较强。因此，在精液脱落细胞的检出中，可以看到各种形态的初级精母细胞，生精阻滞常常发生在粗线期初级精母细胞阶段；细线期为休止状态，精液中往往见到如下现象：即因初级精母细胞细线期休止期延长，导致粗线期初级精母细胞脱落较少，而细线期初级精母细胞相对较多。精液中初级精母细胞脱落是睾丸损伤的常见现象，可以依据其特征作为对睾丸生殖功能评估和考核疗效的指标。

（三）对精子细胞的损伤

精子细胞对微波也很敏感，在受到照射 1 周和 2 个月后，多数生精小管内无精子细胞存在，或存在有各种变性的生精细胞。常见变性类型为细胞质膨胀和核固缩。部分精子细胞呈戒指样变性，亦有相互融合成双核的巨噬细胞。上述病变在照射停止 5 个月后有所缓解，但仍然存在。精液中精子细胞凋亡如图 10-2-5 所示。王水明报道，采用频率为 2 ~ 4 GHz 的电磁波平均功率密度为 3 ~ 100 mW/cm^2 的高微波辐照后，大鼠睾丸的损伤特点及动态变化规律主要表现为生精细胞变性、坏死和脱落，精子减少和（或）缺失，多核巨细胞形成，间质水肿液积聚。超微结构观察，损伤以各级生精细胞线粒体肿胀和（或）空化为主。线粒体在细胞凋亡的过程中起着枢纽作用，多种细胞凋亡刺激因子均可诱导不同的细胞发生凋亡，而线粒体跨膜电位的下降，被认为是细胞凋亡级联反应过程中最早发生的事件。

生精细胞损伤历经死亡脱落期（6 h ~ 7 天）、"空虚"期（14 ~ 28 天）及再生恢复期（28 天以后）；并具有局灶性、不均一性、阶段性等特点；且病变出现及持续时间、程度及范围与功率的大小呈正相关。高频微波辐照后可引起大鼠睾丸生精细胞损伤，其损伤存在剂量效应和时间效应关系。因此，精液中脱落细胞的多少有所不同，可以看到在早期、中期，以少精子症呈现；随着时间延长，睾丸损伤进一步发展，细胞脱落进入高峰期，精液中可以看到大量凋亡、坏死的生精细胞；再随着时间的延长，脱落的细胞逐渐减少，说明睾丸生殖功能出现严重障碍，细胞脱落进入亚空化期，已经无精子生成；再随着时间的延长，睾丸功能再进一步损伤，睾丸细胞脱落枯竭，进入空化期，出现无精子，甚至没有生精细胞脱落，形成唯支持细胞综合征。

从而，说明睾丸病理性损伤的不同时期和细胞脱落表现不同的全进程。

（四）多核巨噬细胞出现的意义

王永明发现辐照后 6 h，生精小管内即出现多核巨细胞，且随着功率密度的增加，出现的频率增多，并伴随其他病变持续存在；其分布既可以在腔内，也可以在生精上皮层内，提示多核巨噬细胞的形成既可以由变性脱落的精子细胞互相融合而成，也可以在生精过程因精母细胞异常分裂所致。多核巨噬细胞可以作为高频微波辐照所致生精细胞损伤早期诊断及损伤严重程度的判断指标。在精液中检出巨噬细胞常伴随白细胞同时出现，其检出率仅次于白细胞，常作为感染和观察睾丸功能的指标。

（五）对支持细胞的影响

支持细胞对有害刺激物比较敏感，容易成为睾丸生精障碍的靶细胞。当细胞受到物理刺激（力、光、热、电、磁等）时，与细胞骨架连接的蛋白质发生构象变化，从而产生机械信号，可以形成机械波，沿着细胞骨架组分传播达到细胞核，引起细胞核受损和破裂，也可以在特定的靶点处，激发引起生物化学的级联信号传导，从而引起基因表达变化。支持细胞内具有完整、高度组织化、有效的骨架系统，在生精细胞增殖和精子形成过程中，起十分重要的作用。细胞骨架系统是真核细胞的蛋白质纤维网架体系。狭义地讲，细胞骨架仅指细胞质骨架。广义地讲，细胞骨架包括了细胞核骨架和细胞质骨架以及组成骨架结构的微管、微丝、中间纤维和肌动蛋白。因此，在睾丸受到损伤后排出的精液中，可以检出脱落的支持细胞的骨架、微管、微丝，这可作为评估睾丸生殖功能和损伤程度，以及考核疗效的指标。

三、典型病例

笔者遇到一例因不育症前来就诊的病例。

（一）病史

患者男，26 岁，籍贯：北京，2010 年 5 月 18 日来院就诊，病史：婚居 3 年不育，未患过腮腺炎。体查：睾丸大小：双侧均 15 ml，左侧精索静脉曲张 Ⅱ°。1 个月前，曾在某医院诊断为慢性前列腺炎，行微波治疗 16 次。现来我院就诊。

（二）实验室检查

精液量：3.5 ml；pH：7.6；镜检：无精子。离心沉淀精液脱落细胞学检查：支持细胞骨架 2%；精原细胞 4%；初级精母细胞 68%；次级精母细胞 4%；精子细胞 20%；中性粒细胞 2%，未见吞噬细胞。

（三）精液脱落细胞学与睾丸功能

①睾丸生殖功能障碍，无精子；②生精细胞脱落属于高峰期，可见支持细胞骨架，支持细胞功能减弱；③初级精母细胞阶段阻滞（粗线期），凋亡明显，可见核固缩、核破裂，胀亡细胞占 1/3；④精子细胞生成减少且分化不良，精子生成障碍；⑤中性粒细胞 2%，未见吞噬细胞；⑥生精细胞内可见包涵体，考虑衣原体或支原体感染；⑦检出含铁血黄素结晶，说明有微量出血现象。临床印象：物理性因素引起睾丸生精阻滞在精母细胞阶段，不排除精索静脉曲张等基础疾患因素。

四、精液检出脱落生精细胞（图 10-2-2 ～ 图 10-2-7）

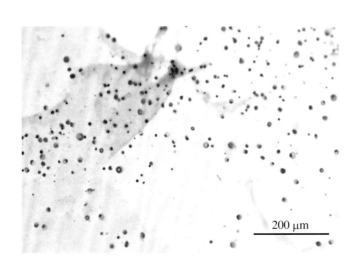

图 10-2-2　生精细胞大量脱落

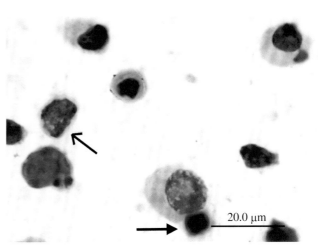

图 10-2-3　生精细胞凋亡（核固缩、边聚、突出、凋亡小体▲，胀亡细胞↑）

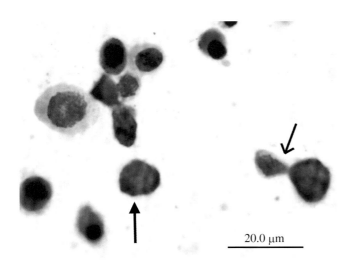

图 10-2-4　生精细胞凋亡（核固缩、边聚、突出、凋亡小体，胀亡细胞▲，胀亡小体↑）

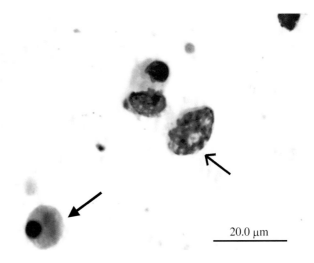

图 10-2-5　精子细胞凋亡（▲），初级、次级精母细胞胀亡、退化（↑）

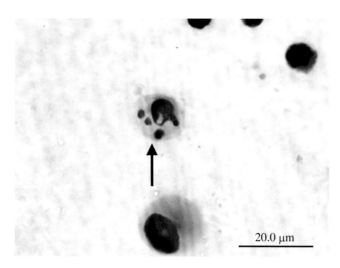

图 10-2-6　初级精母细胞凋亡、坏死（核破裂、核固缩▲）

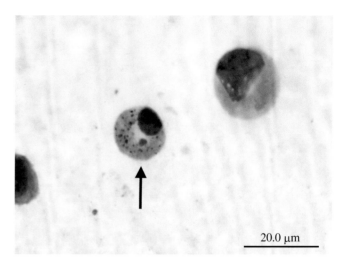

图 10-2-7　生精细胞内具有包涵体（▲）

第三节　放射线对睾丸功能的损伤

一、概述

　　放射作用的普遍规律是细胞对放射线的敏感性与其增殖能力成正比。放射线的效果还与放射线剂量及照射的方法有关。

　　精原细胞对放射线敏感性最高，即使低剂量放射线多次照射，也可以引起睾丸萎缩而导致不育症。如果一次照射剂量达 20 GY，睾丸即会完全萎缩导致永久性不育。睾丸即使在照射野以外，但在半影之内仍有可能引起不育症。在对生精上皮肿瘤需在睾丸附近照射时，为了避免散乱放射线对睾丸的损伤，照射野的下缘距离睾丸在 6 cm 以上。

　　睾丸肿瘤接受放射治疗后，生精细胞常可受到严重损害。单照量 600 ~ 800 拉德时，可引起永久性无精子症。< 100 拉德时，可能在 9 ~ 18 个月后恢复；400 ~ 600 拉德时，> 5 年可能恢复。

　　生殖细胞对放射线亦非常敏感，即使低剂量也会导致精子数量下降，甚至造成暂时性无精子。所以精液检查有无精子和生精细胞，可以作为放射病的诊断依据之一（表 10-3-1）。

　　对从事放射性工作的人员，接收剂量与作用持续时间有关（表 10-3-2）。

　　精原细胞是对放射线最敏感的细胞，精母细胞和精子细胞的抗放射线损伤能力比精原细胞分别强10 倍和 40 倍。因为正在分裂的生精细胞及支持细胞都对放射线十分敏感。因此，在出生前或婴儿期，对年幼生精细胞或支持细胞造成的损害，会导致成年期睾丸产生精子数量减少。

二、放射线引起睾丸损伤的机制（图 10-3-1）

表 10-3-1 放射线对精子生成的影响

剂量（拉德）	精子数	反应
15	中度减少	生育力降低
60	明显减少	
100	严重减少或缺少	
200 ~ 300	缺乏	暂时不育 12 ~ 15 个月
400 ~ 500	缺乏	暂时不育 18 ~ 24 个月
500 ~ 600	缺乏	可能永久不育

表 10-3-2　日本放射线工作者与一般人群不育症比较

	放射线技术员（%）	一般人群（%）	*P*
结婚 3 年生育者	69	89	
结婚 3 年不育者	28	10	< 0.001
结婚 5 年不育者	16	5	< 0.001
结婚 10 年不育者	10	4	< 0.001
无生育者	8	4	< 0.001

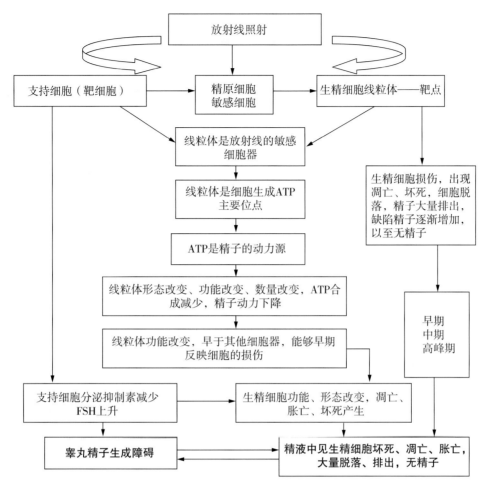

图 10-3-1　放射线引起睾丸损伤的机制

三、睾丸放射线损伤的组织病理学

（一）放射线对动物睾丸的损伤（图 10-3-2 ~
图 10-3-3）

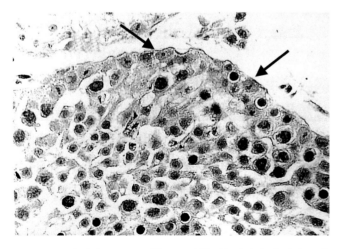

图 10-3-2　鼠睾丸 1 GY 照射 48 h 后精原细胞大部分消失，残存精母细胞、精子细胞、支持细胞等，特别在基膜附近可见支持细胞（▲）

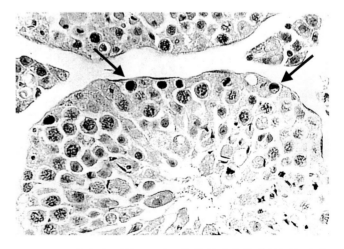

图 10-3-3　鼠睾丸照射 6 h 后，沿着基膜有较多精原细胞存在，显示核浓缩。虽然很难见到核断裂，但在 TUNEL 染色呈阳性，说明是由于细胞凋亡引起的细胞凋亡性死亡（▲）

（二）放射性人睾丸的损伤（图 10-3-4 ～图 10-3-7）

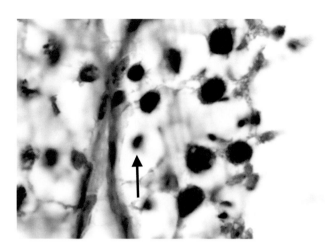

图 10-3-4 放射治疗后睾丸生精小管内精原细胞脱落明显（▲），导致精母细胞发育不良（胀亡）

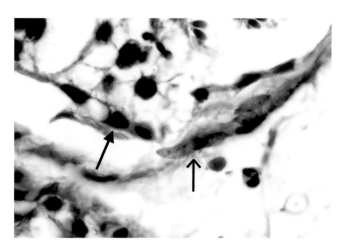

图 10-3-5 精原细胞坏死、脱落（▲），基膜破碎，肌样细胞膨胀、变形、变性（↑）

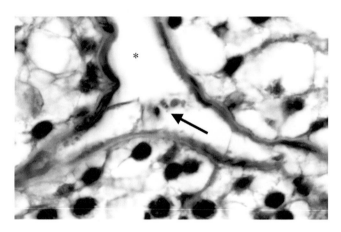

图 10-3-6 精原细胞凋亡、退化，界膜扩张（＊），间质细胞退化（▲）

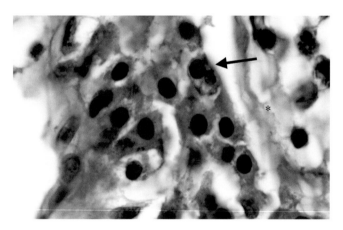

图 10-3-7 精原细胞凋亡、退化（▲），支持细胞退化、脱落，基膜破损（＊）

（三）睾丸上皮细胞对放射线的敏感性

1. 精原细胞无论 A、B 型或是明细胞、暗细胞的精原细胞，和其他细胞相比较，对放射线敏感度均很高，低剂量反复照射都可以引起睾丸萎缩。

2. 睾丸放射线损伤后精原细胞还可以恢复即为一过性不育，可能残存少量未死亡的精原细胞的缘故。即使永久性损伤的放射剂量，也有个体差异。

3. 支持细胞对放射线的敏感性较低，即使达到精子已经消失的状态，生精小管内仍然发现有支持细胞。

4. 间质细胞对放射线敏感性较低，即使生精上皮已经遭到破坏，但仍然可以看到残存的间质细胞产生激素的能力。这是间质细胞的一种代偿性的增生活跃的表现。

5. 研究证明，放射线损伤可以引起生精细胞凋亡和胀亡。

四、放射线对人类生精小管的损伤

睾丸受到一定剂量的放射线照射后，可以引起生精小管损伤。组织病理学显示：①生精细胞可以逐渐脱落以至消失，最后生精小管呈现空化。②生精小管内仅有支持细胞被覆，生精小管管径缩小。③基膜进行性增厚。④有时生精小管全部硬化。⑤间质细胞常常保存。见图 10-3-8。

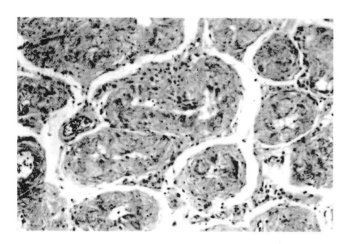

图 10-3-8　放射线导致生精小管高度退化，变性、萎缩，硬化，生精细胞高度退化，仅有幻影细胞，基膜高度增厚，管腔高度缩小，间质退化。间质细胞高度退化，仅有残体（×40）

五、放射线损伤患者精液脱落细胞学检查

在放射线受损的不同阶段，精液中生精细胞可以发生不同的变化，可见生精细胞的凋亡与胀亡状态（图 10-3-9 ～图 10-3-22）。

患者精液可能表现为无精子，生精细胞凋亡、胀亡，可见各种各样的生精细胞、细胞核固缩、浓染，核破碎明显，可见支持细胞、间质细胞，待细胞脱落高峰期过后，睾丸渐渐进入细胞空化期，说明基膜损伤，生精小管空化、无精子形成，睾丸逐渐萎缩。

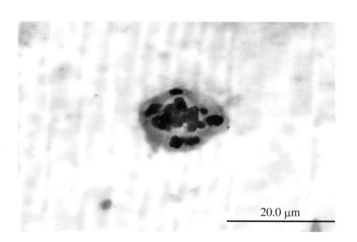

图 10-3-9　放射线损伤精母细胞凋亡（核破碎）

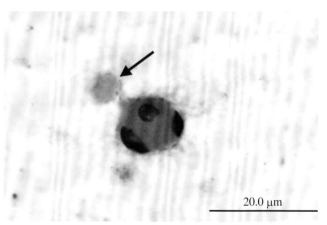

图 10-3-10　放射线患者精母细胞凋亡（核破碎、凋亡小体▲）

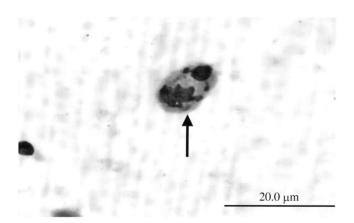

图 10-3-11

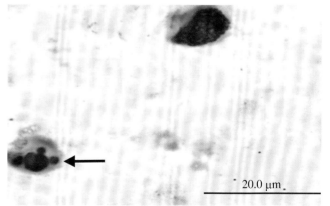

图 10-3-12

图 10-3-11 ～图 10-3-12　放射线损伤导致生精细胞凋亡（核破碎▲）

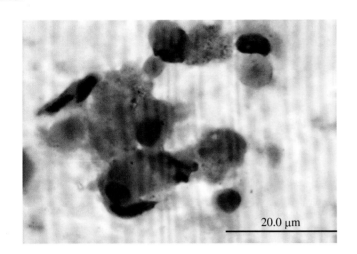
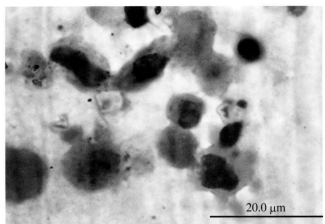

图 10-3-13   图 10-3-14

图 10-3-13 ～图 10-3-14   放射线损伤导致间质细胞凋亡（片状脱落）

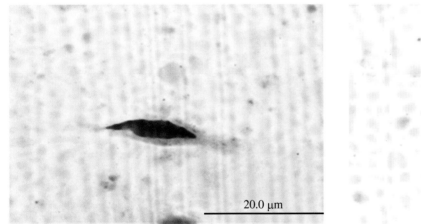
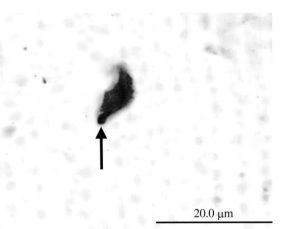

图 10-3-15   图 10-3-16

图 10-3-15 ～图 10-3-16   放射线损伤导致支持细胞凋亡（凋亡小体▲）

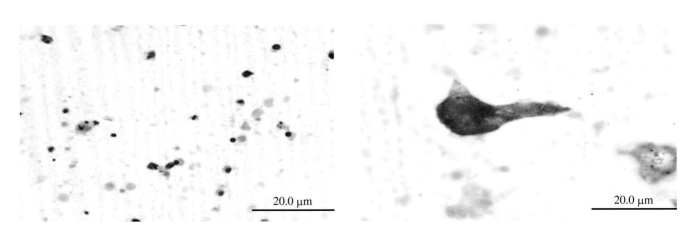

图 10-3-17   放射线损伤致大量生精细胞凋亡   图 10-3-18   放射线损伤致间质细胞凋亡

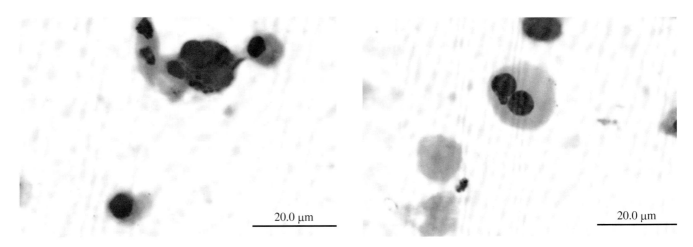

图 10-3-19　放射线损伤导致精母细胞胀亡　　　　图 10-3-20　放射线损伤导致精母细胞凋亡

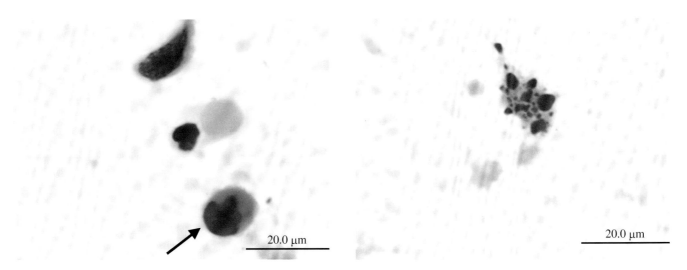

图 10-3-21　放射线损伤导致生精细胞胀亡（核均质化▲）　　　图 10-3-22　放射线损伤导致生精细胞凋亡（核破裂）

第四节　激光照排对睾丸生殖功能的影响

有关激光照排工作对睾丸生殖功能影响的报告不多，笔者曾发现 1 例，其精液特点是：精液不液化，偶见精子，有大量异常生精细胞。笔者进行了跟踪连续观察，现录于此。

一、激光照排引起睾丸功能损伤患者的生精细胞学特点

生精细胞形态学特征：主要特点是细胞核龟裂，处于在初级精母细胞和次级精母细胞阶段，看不到精子细胞和精子。在次级精母细胞显示核龟裂、核浓缩、浓染凋亡形态。核明显龟裂、核破坏散在（图 10-4-1 ～图 10-4-5）。

二、患者脱离激光工作后 8 个月精液分析

精液分析：精子计数 22×10^6/ml，活率 77%，精子膨胀实验 g 型精子 20%，精子形态分类：正常精子 73%，头部缺陷精子 27%（小头、圆头、尖头、双头）。生精细胞分类：精原细胞 8%，初级精母细胞 45%，次级精母细胞 12%，精子细胞 35%。其他项目略。

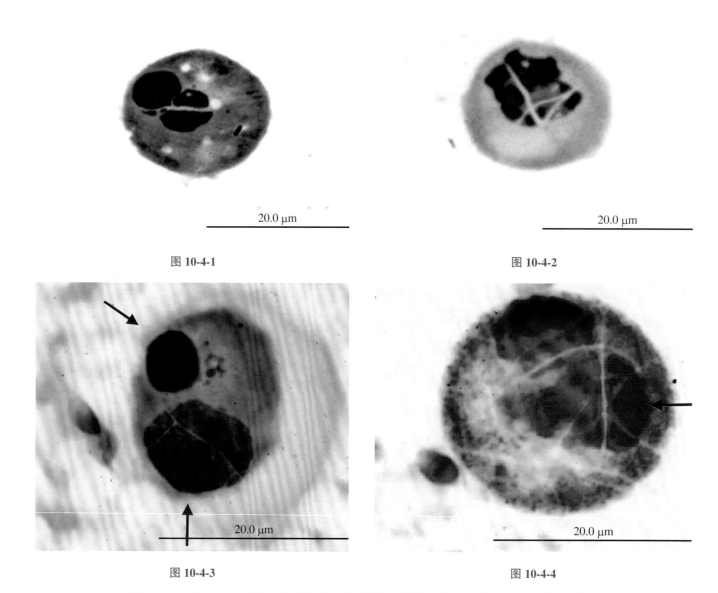

图 10-4-1 ～图 10-4-4　激光照排引起睾丸功能损伤患者的生精细胞（凋亡细胞、核龟裂▲）

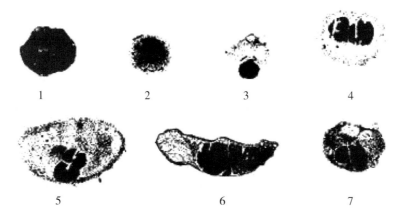

图 10-4-5　激光照排引起睾丸功能损伤患者的生精细胞绘图（1、2 胀亡；3 凋亡；4 ～ 7 凋亡、核龟裂）

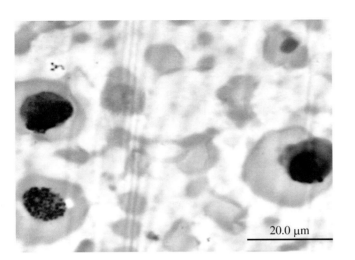

20.0 μm

图 10-4-6

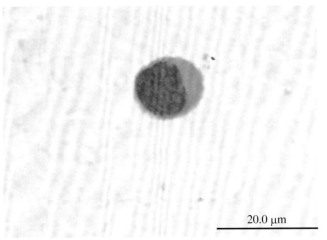

20.0 μm

图 10-4-7

图 10-4-6 ～图 10-4-7　脱离激光照排工作 8 个月后，复查精液：液化不良，生精细胞无核龟裂形态

分析：①与前面结果比较，精子数量增加，存活率增长，正常精子增多；②生精细胞的发育继续得到改善，有正常生精细胞和凋亡生精细胞，没有核龟裂现象，说明生精细胞龟裂与激光照排有关；③精母细胞休止期仍然延长（初级精母细胞＋次级精母细胞 =57%）；④继续脱离激光照排工作。精液生精细胞形态见图 10-4-6 ～图 10-4-7。

三、脱离激光工作 12 个月后精液生精细胞形态（图 10-4-8 ～图 10-4-9）

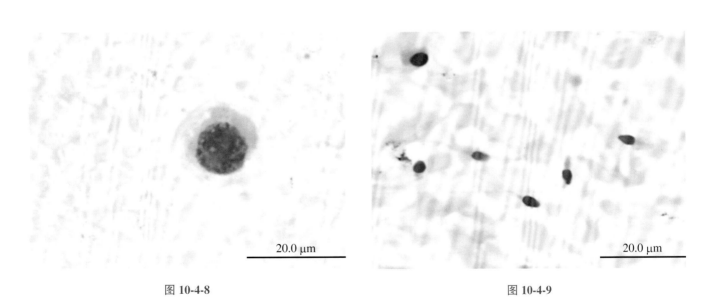

20.0 μm

图 10-4-8

20.0 μm

图 10-4-9

图 10-4-8 ～图 10-4-9 脱离激光照排工作 12 个月后，复查精液：生精细胞无龟裂，已经有精子生成

第五节 交变磁场接对睾丸生精功能的影响

交变磁场对人类生殖功能的影响报道不多，笔者在临床工作中遇到一例，患者自述在国外学习 8 年，从事化学检测研究，曾经在一年多的时间里，接触交变磁场环境。去年回国欲生育，经进行精液检查，发现无精子，进一步进行精液生精细胞形态学分析，发现生精细胞大量凋亡脱落、无精子，诊断为物理损伤性无精子症。

一、交变磁场对睾丸的损伤及生精细胞凋亡机制

在人体内，伴随着生命活动，一些组织和器官内也会产生微弱的磁场。洪蓉等采用 50 Hz 电磁场暴露对小鼠睾丸细胞 DNA 以及精子染色质结构的影响，证明睾丸生精细胞 DNA 链断裂增加，可能引起染色质浓缩异常。柯文棋等研究扫雷艇高强度 40 ~ 50 mT（毫特斯拉）的环境，对兔与大鼠机体的影响观察，可对机体产生一定的影响。其可能机制如图 10-5-1。

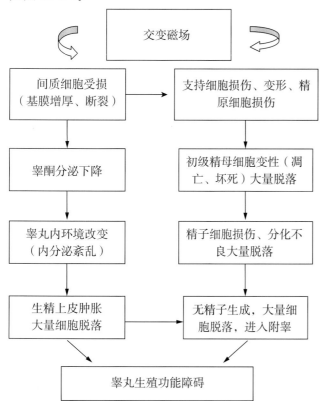

图 10-5-1 交变磁场对睾丸的损伤及生精细胞凋亡示意图

二、交变磁场损伤患者精液中生精细胞形态特征

交变磁场造成精原细胞脱落，精母细胞损伤，初级精母细胞分化不良，细胞核出现不同分裂、破碎，具有一定的特征性。

（一）精原细胞脱落

基膜损伤，间质细胞和精原细胞脱落（图 10-5-2 ~图 10-5-3）。

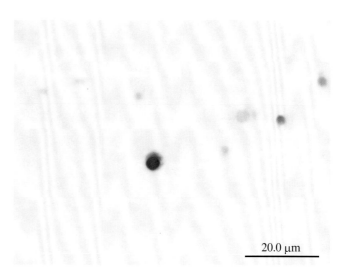

图 10-5-2 精原细胞脱落

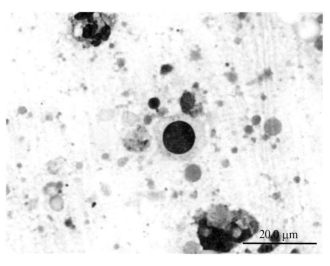

图 10-5-3 精原细胞脱落

（二）核破碎（图 10-5-4 ～图 10-5-7）

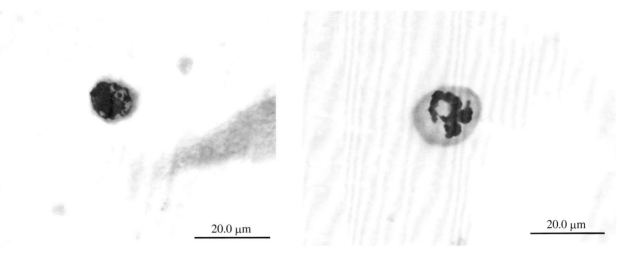

图 10-5-4　初级精母细胞核破碎

图 10-5-5　初级精母细胞核破碎（花瓣样）

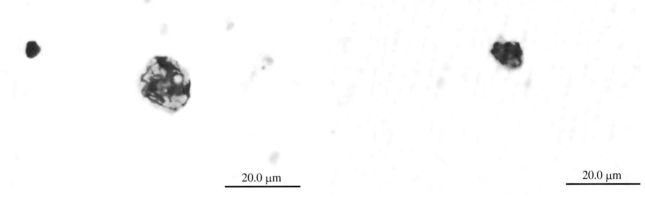

图 10-5-6　初级精母细胞核破碎（网状）

图 10-5-7　初级精母细胞核破碎

（三）核膨胀（图 10-5-8 ～图 10-5-9）

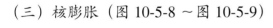

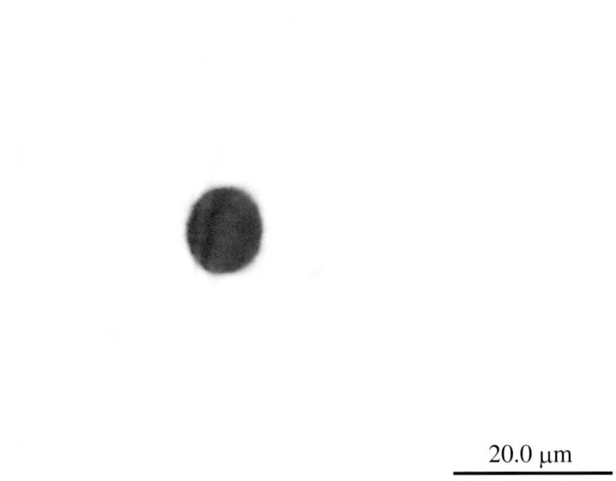

图 10-5-8　初级精母细胞核膨胀

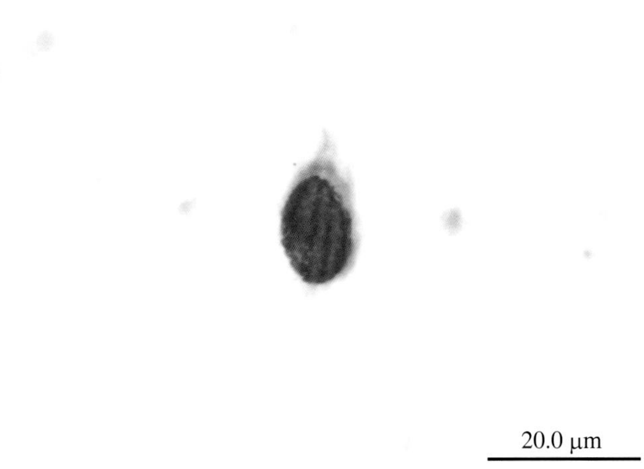

图 10-5-9　初级精母细胞核膨胀

（四）分化不良（图 10-5-10 ～图 10-5-13）

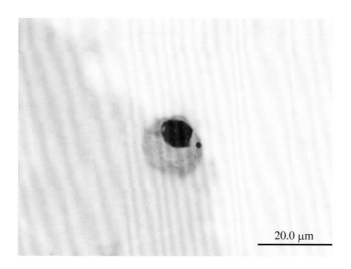

图 10-5-10　初级精母细胞分化不良（凋亡）

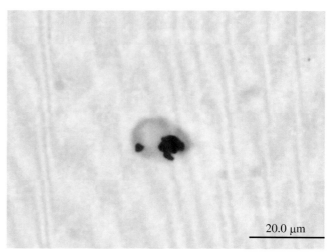

图 10-5-11　初级精母细胞分化不良（凋亡）

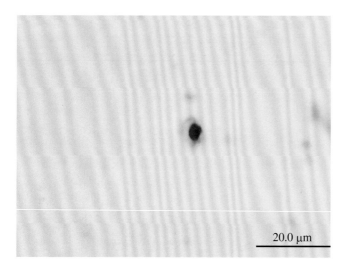

图 10-5-12　精子细胞分化不良（凋亡）

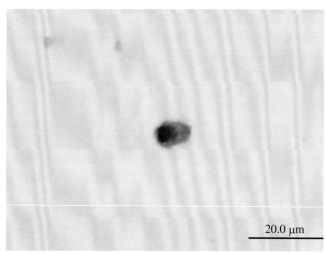

图 10-5-13　精子细胞分化不良（凋亡）

三、交变磁场对生精细胞影响的分析

支持细胞为睾丸生精小管内靶细胞，与生精过程密切相关。支持细胞形态与位置的改变都可影响生精细胞的排列规律，导致生精细胞排列紊乱与功能障碍。由于支持细胞对物理、化学等的影响因素敏感，交变磁场影响了支持细胞，导致支持细胞栅栏状排列紊乱，紧密连接松散，细胞骨架解聚，失去了正常形态和功能，致使各级生精细胞大量脱落、排出，形成睾丸生精小管的空化。

生精细胞是放射线高度敏感的细胞，其中最容易受影响的是精原细胞。放射线损伤的急性期，精原细胞的分裂首先受到抑制，依次是精母细胞、精子细胞，最后是精子。在急性照射终止后，对精原细胞损伤仍然可以持续存在，并在 1 个月以后表现为不育。支持细胞的损害较轻，并仍然保存完好，但是单独存在，形成唯支持细胞综合征。放射损伤终止后，过一段时间精原细胞还可以再生，开始产生精子。但超剂量照射时，生精小管就可发生窄小化、基膜出现增厚性硬化，间质的血管壁也发生透明化。间质细胞对放射线有抵抗力，常被保存。物理性损伤造成睾丸生精细胞的核破碎、核骨架分裂具有一定的特征。

第六节　原子弹核辐射造成的睾丸生殖功能损伤

原子弹爆炸能产生强烈辐射、冲击波、瞬间核辐射和放射性灰尘污染。持续性照射，会影响生育和子代健康。截止 1998 年 5 月，世界各国的核试验达 2057 次，但至今未见核爆炸辐射对雄性生育能力和生殖细胞影响的相关报道。

党连凯等自 1975 年参加了 6 次核爆炸现场实验。经 20 多年关于单一核辐射对睾丸损伤的研究，连续对 226 条狗、90 只恒河猴、760 只大鼠，进行核辐射动物实验与睾丸病理组织学研究，观察证实，可见到核辐射对生育和生精功能的损伤效应，如死胎、子代生存时间短、精子发生障碍，这种效应可持续数年，在 5 年后可出现睾丸萎缩，生精小管空虚、纤维化，精子数量、活率再次降低，不能恢复，进入早衰期或永久性不育期。已经有共识认为：核辐射是造成睾丸损伤生殖功能下降的直接原因，以其损伤效应进行说明睾丸损伤的最短时间，这对临床了解患者的睾丸损伤程度与病情发展以及预后的考量都有借鉴意义。

一、精子形态学变化

1. 照射后光镜下观察狗的精子形态

核固缩、卷尾、双头、多尾、颈中段粗、轴丝裸露、顶体溶解等各种类型表现，并与受照射剂量相关。

2. 照射后电镜下观察狗的精子形态

膜结构破坏，膜蛋白脱落，前头区、中头区和后头区界限模糊，核膜孔不规则，核内出现大空洞，染色质断裂，排列紊乱，核畸形；顶体双层膜机构破坏，顶体脱落，核裸露；精子中段肿大，线粒体脱落，排列紊乱，密纤维缺失或不规则，轴丝和密纤维的 9+2 结构遭到破坏等。

二、生精小管与生精细胞的变化

1. 照射后光镜下观察狗的生精小管和生精细胞

生精细胞脱落，生精小管空虚，生精小管直径减小；照射 5 年后，可见生精小管纤维化。

2. 照射后电镜下观察狗的生精小管和生精细胞

初级精母细胞破坏严重，其次为精原细胞和次级精母细胞，再次为精子细胞和精原干细胞，成熟精子具有抵抗性。照射后的损伤表现是细胞膜破坏、断裂、细胞核模糊，进而死亡、脱落，导致生精小管空化；次级精母细胞分裂障碍，精子细胞变态障碍，出现大量畸形精子，甚至无精子。

三、核辐射后动物生殖能力

（一）5 个时相

①照射后 5 ～ 15 天内精子数量上升；②3 个月内有生育能力，但是生育率低，生子数目少，3 个月后精子数量减少、活力降低、畸形率增高，生育率降低；③3 ～ 9 个月为不育期，精子数量降低甚至无精子、活率为"0"、畸形率增高；④9 个月后生育能力"恢复期"，精子数量增加、畸形率减少、可生育，见核辐射生育功能的损伤效应，死胎、存活时间短、精子发生障碍；⑤5 年后睾丸萎缩，生精小管空化、纤维化，精子数量、活率再次降低，不能恢复，进入早衰期或是永久不育期。

（二）细胞对辐射的敏感性

细胞核辐射的敏感性不同，成熟精子和接近成熟的精子细胞具有抗辐射能力，辐射发生后的 2 ～ 3 个月，精液中仍然有精子，并可交配成功；初级精母细胞对辐射最敏感，其次为精原细胞、次级精母细胞，这些敏感的细胞死亡、脱落导致生精小管层次减少，精子枯竭，丧失生育能力；精原细胞不敏感、分裂能力启动后，可以产生精母细胞、精子细胞，最后发育为成熟精子，恢复生育能力。

（三）细胞代谢与细胞剂量学

代谢旺盛的细胞、对外界因素敏感的细胞和结构松散的细胞易受攻击，细胞损伤程度取决于接收到的辐射剂量，而所吸收的剂量与体积成正比。不同生精细胞的敏感性差异与细胞的结构特点、功能状态密切相关。

以最敏感的初级精母细胞和最不敏感的成熟精

子为例：初级精母细胞由于细胞体积大，接受能量最多，且细胞结构松散，无规则，细胞核为4倍体，核膜孔、线粒体数量最多；而成熟的精子体积小，细胞核致密，为单倍体，核内染色质为螺旋结构有规则排列，线粒体的数量少。笔者认为，细胞核辐射的敏感性差异是由各种因素叠加形成的。

综合研究结果，辐射后有两个生育阶段：①照射后3个月以内最适宜，因为这阶段的精子是成熟精子或是接近成熟精子，辐射敏感性最低，受影响小，容易受精，且对后代伤害较小，可早期预先冷冻保存精子；②照射后1～5年，精子来源于生精干细胞，其对辐射的敏感性较低，干细胞分裂能力启动以后，可产生具有生育能力的精子。但是，随着核辐射终止后时间的延长，核辐射的后续效应导致精子数量逐渐减少，质量变差，受精能力降低，不适合生育。

通过如此连续时间观察、如此大量动物实验、如此投入人力、如此巨大的实验观察取得的结论是实在难能可贵的时效性资料，对睾丸生精功能障碍有现实考量作用，此外在临床诊疗中一定要注意有害因素等对睾丸损伤的时效性和迁延性的考量，都具有重要意义。结论：照射后生育阶段短期为5年，超过此时间则危险率增加，且随着年龄增加，危险率升高。

（曹兴午　党连凯　袁长巍　赵天德）

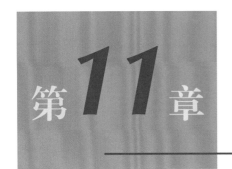

第11章 化学性因素对睾丸生精功能的影响

化学药物治疗中的烷化剂，如苯丁酸氮芥、环磷酰胺等，对精原细胞有抗有丝分裂的作用和放射效应。长春新碱、长春碱等能够阻滞中期精母细胞分裂。药物对睾丸损伤的严重程度，甚至导致无精子症，主要取决于药物的剂量与时间及药物种类，也取决于治疗前的生育情况。

第一节 环磷酰胺导致的睾丸病理改变

一、环磷酰胺致睾丸生精障碍的影响机制

环磷酰胺能够直接引起精原细胞和精母细胞的大量凋亡和坏死，并干扰生精细胞的 DNA 合成，使小鼠精子数量减少、睾酮水平下降、卵泡刺激素（FSH）水平升高。各种病理原因诱导的睾丸生殖细胞过度凋亡与不育有密切关系，并可能通过凋亡相关基因进行调控。已经发现许多凋亡相关基因，例如 Bax 基因，在人和啮齿类动物睾丸的精原细胞、精母细胞、间质细胞和支持细胞中都有表达，该基因表达增强与生精相关细胞的凋亡有密切关系。间质细胞减少所致的睾丸睾酮浓度下降，引起生精上皮细胞的凋亡可能不是通过 Bax 基因调控。环磷酰胺也可以通过破坏 DNA，直接引起细胞死亡，而不一定都通过凋亡这一种形式（图 11-1-1）。

二、环磷酰胺导致的睾丸生精障碍

抗肿瘤药中的烷化剂，如苯丁酸氮芥（chlorambucil）、环磷酰胺，对精原细胞有抗有丝分裂作用和类放射效应。某些其他抗肿瘤药（如长春新碱、长春碱）能阻断中期细胞分裂，患者使用后可出现无精子症，而无精子症的出现时间取决于剂量、疗程、次数与药物种类，也取决于治疗前的生育情况。霍奇金病患者中有 20% ~ 30% 为弱精子症，生精细胞肿瘤患者中有 50% 精子数量减低，90% 患者经过治疗后持续性无精子或严重少精子症。庆大霉素、呋喃妥因可诱发精母细胞水平阻滞。而精子生成的恢复难以预测，精子可能出现在完成治疗后的 30 个月。长期食用棉籽油（棉酚）或工业污染毒物，以及长期接触三溴氯丙烷、聚氯联苯化合物，均可导致无精症，睾丸退行性病变。

三、环磷酰胺致小鼠睾丸组织病理变化

（一）试验对照组（阴性组）

小鼠睾丸生精小管正常，生精细胞排列整齐，精子生成良好，近腔室存在精子尾成束状（图 11-1-2）。

（二）环磷酰胺小鼠试验组（阳性组）

生精小管生精细胞排列紊乱、大量脱落、凋亡、胀亡、坏死，精子生成低下；界膜水肿（图 11-1-3）。

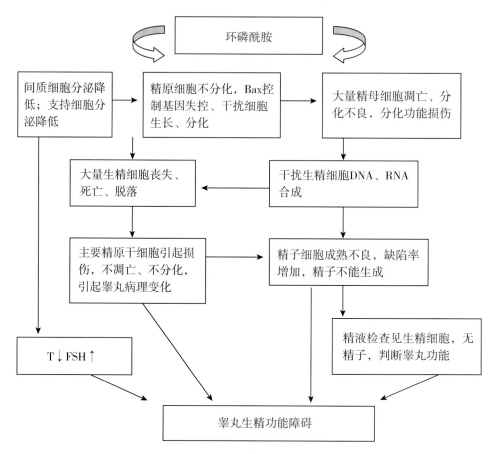

图 11-1-1 环磷酰胺致睾丸生精障碍的影响示意图
T，睾酮；FSH，卵泡刺激素

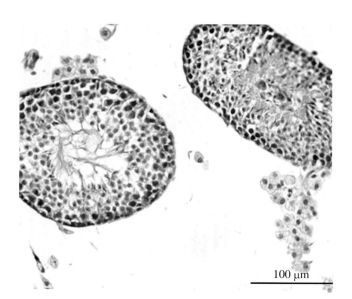

图 11-1-2 小鼠环磷酰胺实验健康对照组

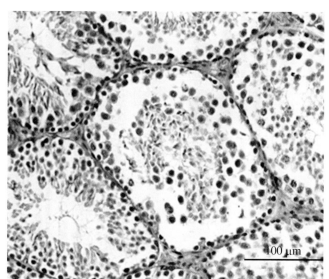

图 11-1-3 小鼠环磷酰胺试验组生精小管生精细胞排列紊乱、脱落、凋亡、胀亡、坏死，精子生成低下，界膜水肿

第二节　化学治疗对人类睾丸生精功能的影响

罹患肿瘤时，采用某些化学治疗（化疗）方法可造成睾丸生精功能损伤，可以看到睾丸生精小管的不同病理改变，可归纳为如下类型。

不能继续分化，表现在精母细胞阶段阻滞，是化疗和放射治疗（放疗）睾丸损伤的特征（图 11-2-1 ～ 图 11-2-4）。

一、生精阻滞

生精常常阻滞在精原细胞和精母细胞阶段。精原细胞对化疗药物非常敏感，精原细胞损伤导致细胞

二、生精细胞全员性脱落

睾丸生精细胞损伤导致生精细胞全员性脱落（图 11-2-5）；精液中脱落细胞出现高峰期。

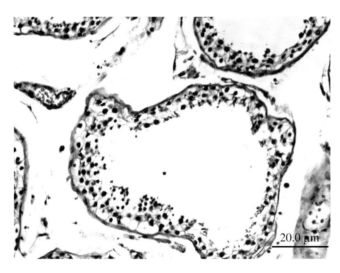

图 11-2-1

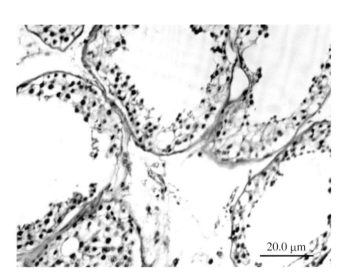

图 11-2-2

图 11-2-1 ～ 图 11-2-2　精原细胞损伤导致细胞不再分化，生精阻滞在初级精母细胞阶段

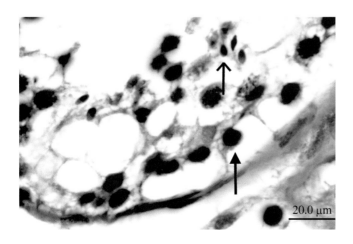

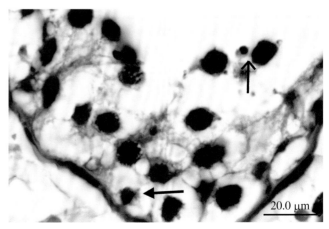

图 11-2-3　生精阻滞在精原细胞阶段，可见精原细胞凋亡脱落（▲），有精子细胞生成（↑）

图 11-2-4　生精阻滞在精原细胞阶段，精原细胞萎缩、脱落（▲），有精子细胞生成（↑）

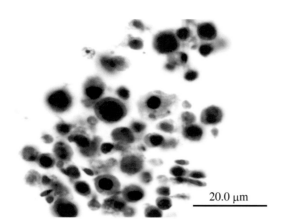

图 11-2-5　生精细胞大量脱落至管腔，阻塞管腔（可能为治疗的初始阶段）

三、生精小管基膜增厚、间质空化（图 11-2-6 和图 11-2-7）

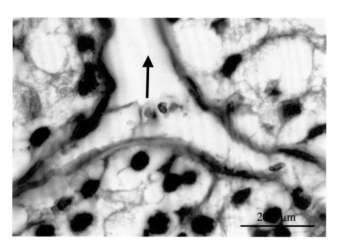

图 11-2-6　生精小管基膜增厚间质空化（▲），无间质细胞，管周肌样细胞变性

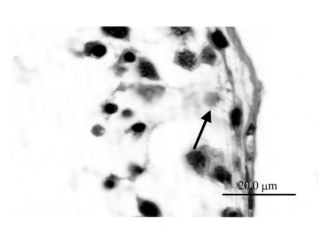

图 11-2-7　生精小管空化，精原细胞凋亡，支持细胞凋亡、脱落（▲）

四、可见含铁血黄素（图 11-2-8）

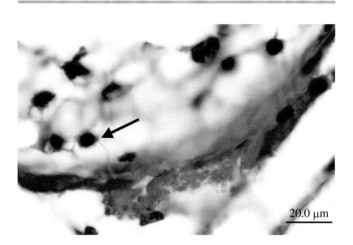

图 11-2-8　生精小管基膜增厚，肌样细胞坏死，精原细胞脱落（▲），可见含铁血黄素结晶（棕色）

五、生精小管间质纤维化（图 11-2-9 ~ 图 11-2-12）

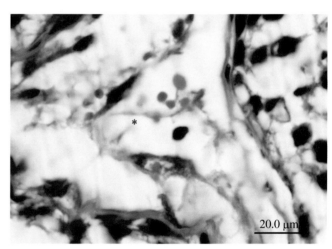

图 11-2-9

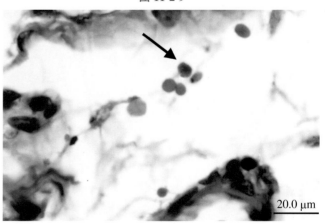

图 11-2-10

图 11-2-9 ~ 图 11-2-10　生精小管间质增厚（＊）、间质细胞退化（▲），严重病例生精小管周围纤维化区域可融合并产生间质完全纤维化

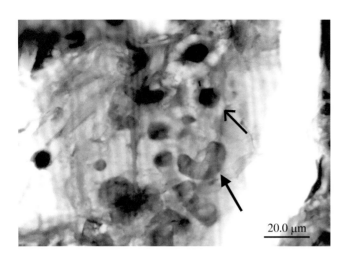

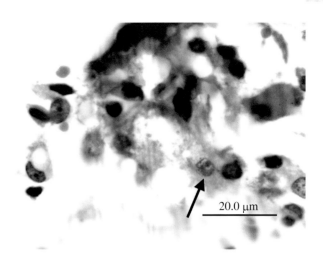

图 11-2-11　生精小管管周纤维化，精原细胞（↑）及肌样细胞变性（▲）

图 11-2-12　生精小管间质、间质细胞高度退化（▲）

（曹兴午　王传航　周　强　李兰群）

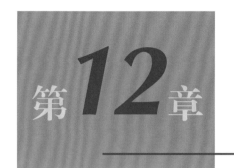

第12章 食用棉籽油对睾丸生精功能损伤的机制与病理变化

1957 年，刘宝善提出了棉籽油可造成男性不育。随后我国进行了大量棉籽油抗生育研究。棉籽油因副作用大而停止使用，但现在仍有人食用，特别是以棉籽油冒充香油，使食用者的健康受到损害。使用棉籽喂养家禽和猪，棉籽油可随食物链进入人体造成损害。这不能不引起重视。

睾丸活检证实，服用棉籽油可导致严重的睾丸生精障碍，可见生精细胞排列层次紊乱，生精细胞变性、剥落；间质细胞减少或变形，小血管透明变性。

棉籽油内的棉酚对精子的动力装置（线粒体）、穿透装置（顶体、顶体帽）、运动装置（轴丝体）及遗传物质（核）均有不同程度的损伤，严重者精子头、尾断裂，崩解，死亡。旋转鞘膜线粒体和顶体系统是棉酚最敏感的细胞器，出现损伤最早、最严重，轴丝体和细胞核亦有不同程度的改变。严重的可见整个精子崩溃、解体，精液中出现细胞残体和大量脱落细胞。

根据笔者 1996 年的调查结果，在 183 例无精子症、少精子症的不育症患者中，以食用棉籽油为病因者占 17.24%。2004 年调查发现，在 697 例不育症的患者中，有 70 例无精子症。在 70 例无精子症中，以食用棉籽油为病因者占首位，为 30%，说明棉籽油造成的睾丸生精障碍仍然不容忽视。

第一节 棉籽油引起睾丸生精功能损伤的机制

从图 12-1-1 可见，棉酚（有害因素）首先是致支持细胞受损，继之引起生精小管生精细胞受到损伤，生精停滞可发生在精原细胞、初级精母细胞、精子细胞的不同水平上，随之则可从精液中查到各种生精细胞以及凋亡、胀亡、坏死的生精细胞，可根据生精细胞的有无、比例、形态及精子形态学特征与有无精子综合判断出睾丸功能障碍程度，从而为临床诊断提供依据。如果精液中出现精原细胞脱落，说明生精细胞已经造成睾丸功能严重损伤。一般食用棉籽油在 6～15 年者，有 60% 可以在其精液中检出凋亡与胀亡的生精细胞，超过 15 年者只有 40% 可以在精液中检出生精细胞，说明睾丸生殖功能的受损程度与服用棉籽油的年限有关，食用年限越长，生精小管趋向空化者就越多。

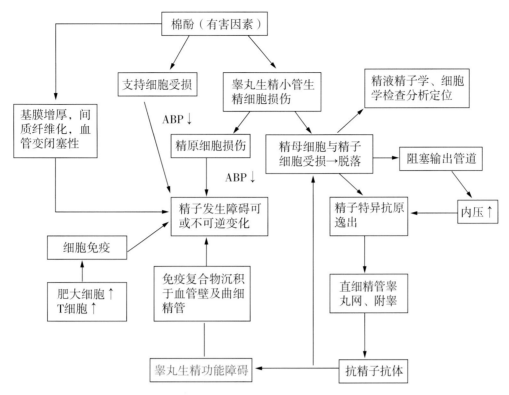

图 12-1-1　棉籽油造成睾丸生殖功能损伤的机制

第二节　睾丸损伤者生精细胞变化类型

睾丸病变可分 3 种类型：①生精细胞排列紊乱型——生精小管内可见各级生精细胞，但精母细胞和精子细胞数量明显减少，层次较薄，排列紊乱；②生精细胞脱落型——生精细胞广泛脱落，部分生精小管内仅存支持细胞；支持细胞单层，排列较整齐，细胞质内见空泡，未脱落的生精小管排列极度紊乱；③生精细胞严重障碍型——生精细胞几乎全部脱落，仅余下支持细胞及极个别的精原细胞（实际上可以看到大量细胞呈现凋亡情况）。

一、生精细胞排列紊乱型

生精小管内可见各级生精细胞，但精母细胞和精子细胞数量明显减少，生精细胞排列紊乱，可见生精细胞脱落至管腔（图 12-2-1 ～图 12-2-2）。

二、生精细胞脱落型

生精细胞广泛脱落，生精小管内仅存支持细胞。支持细胞单层，排列较整齐，细胞质内见空泡，未脱落的生精小管排列极度紊乱（图 12-2-3 ～图 12-2-4）。

三、生精细胞严重障碍型

生精细胞几乎全部脱落，仅余下支持细胞及极个别的精原细胞（图 12-2-5 ～图 12-2-6）。

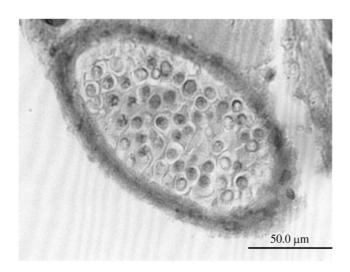

图 12-2-1　生精小管生精细胞排列紊乱、脱落至管腔，阻滞管腔

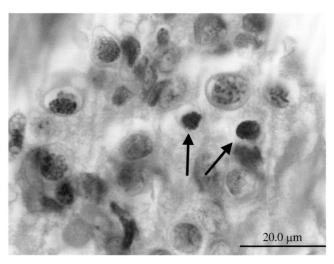

图 12-2-2　生精小管高度退化，各级生精细胞存在发育不良、排列紊乱，脱落管腔，可见胀亡精母细胞（▲）

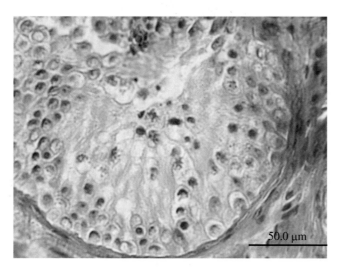

图 12-2-3　生精小管生精细胞广泛脱落、排列紊乱

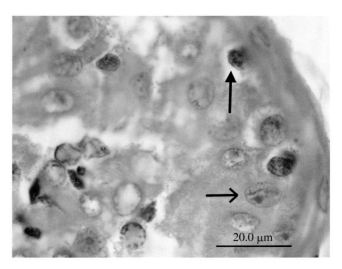

图 12-2-4　生精小管生精细胞广泛脱落至管腔，精原细胞退化（▲），支持细胞退化（↑）

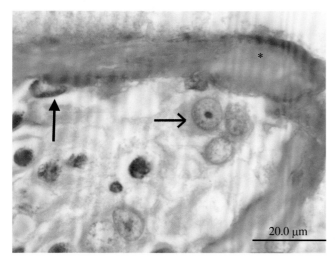

图 12-2-5　生精小管精原细胞退化（▲），生精细胞几乎全部脱落，残存支持细胞（↑），基膜明显增厚、透明（＊）

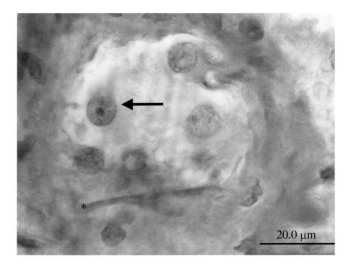

图 12-2-6　生精小管管径明显缩小，生精细胞全部脱落，仅存少量支持细胞（▲），基膜明显增厚（＊）

第三节　典型病例

一、病例 1

患者食用棉籽油 20 年，精液生精细胞学检查：生精细胞极少、高度退化，说明生精小管内已经形成空化期（图 12-3-1～图 12-3-4）。

二、病例 2

患者曾食用棉籽油 10 年，精液分析可见精子凋亡和幼稚精子，说明睾丸功能减退甚至缺失。生精细胞发育不良，仅见少量凋亡生精细胞（图 12-3-5～图 12-3-8）。敏感性强的患者服用棉籽油一年以后就可以出现睾丸功能不可逆的损伤，生精细胞凋亡、胀亡和坏死，畸形精子大量出现，最后大量生精细胞脱落导致无精子。

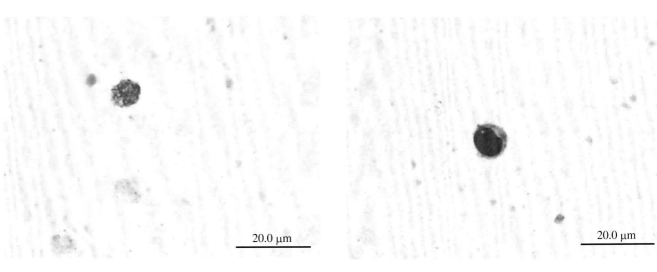

20.0 μm

图 12-3-1

20.0 μm

图 12-3-2

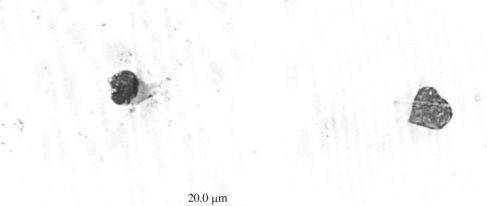

20.0 μm

图 12-3-3

20.0 μm

图 12-3-4

图 12-3-1～图 12-3-4　生精细胞高度退化

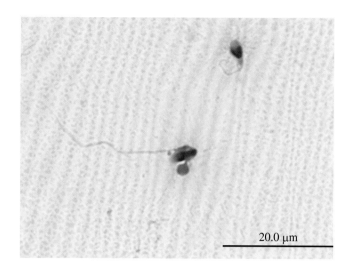

图 12-3-5　精子凋亡

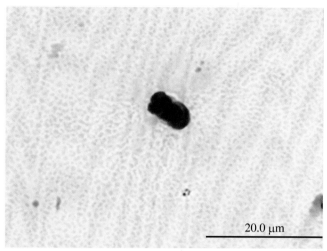

图 12-3-6　生精细胞胀亡

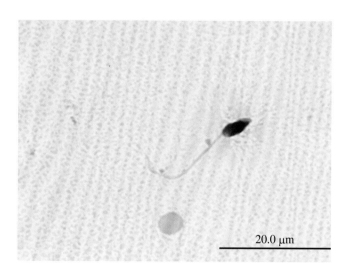

图 12-3-7　精子凋亡

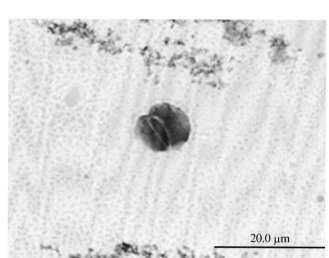

图 12-3-8　精子细胞胀亡

三、病例3

　　戚某，男，29岁，工人，婚居7年不育，体检：睾丸双侧大小5 ml。妻体检无异常。既往史：生活在河北产棉区，食用棉籽油至16岁。精液分析：偶见精子，初级精母细胞发育迟缓，导致精子生成障碍。睾丸活检病理诊断：棉酚所致生精障碍（紊乱型）（图12-3-9）。

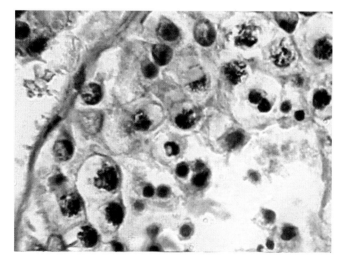

图 12-3-9　腮腺炎引起生精细胞排列紊乱，初级精母细胞退化、次级精母细胞分化不良，细胞脱落明显，见圆形精子细胞

四、病例 4

王某，男，婚居 11 年，妻流产 2 次，继发不育症。患者食用棉籽油 30 年。精液检查：离心沉淀无精子。生精细胞检出：精原细胞 0%，初级精母细胞 28%，次级精母细胞 46%，精子细胞 26%，属于生精细胞比例异常型，说明阻滞在精母细胞阶段。病理活检所见：可见精原细胞、精母细胞，但成熟精子细胞不可见。病理诊断：睾丸生精功能障碍（图 12-3-10）。

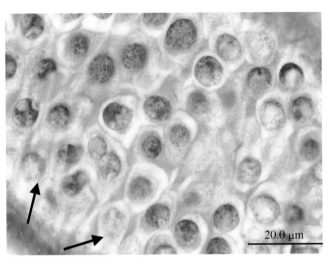

图 12-3-10　睾丸生精阻滞：生精小管中可见各级生精细胞（▲），精母细胞分化不良，导致精子细胞发育迟缓，无精子生成

五、病例 5

金某，男，婚居 5 年不育，自幼食用棉籽油。精液检查：离心沉淀无精子，可见精原细胞 3/10（生精细胞极少，以 10 分类）；初级精母细胞 4/10；次级精母细胞 2/10；精子细胞 1/10。睾丸活检：①生精小管管腔扩大；②管腔内可见各级生精细胞；③细胞排列紊乱，脱落管腔。病理诊断：睾丸生精功能障碍（紊乱型）（图 12-3-11）。

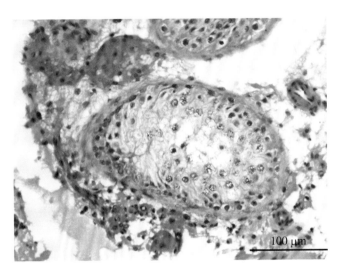

图 12-3-11　生精小管生精细胞排列紊乱，生精细胞脱落（紊乱型）

（曹兴午　刘睿智　袁长巍　李翠英）

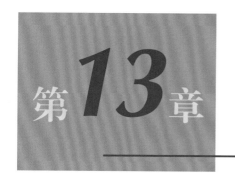

第13章 精液脱落细胞学检测及其临床应用

精液脱落细胞学包括精子形态学、生精细胞学和其他有形成分，可细分为精子、生精细胞（精原细胞、初级精母细胞、次级精母细胞、精子细胞）、粒细胞、红细胞、吞噬细胞、线索细胞、支持细胞骨架（微管、微丝）、结晶、细菌、包涵体及细胞残渣等。精液中的所有有形成分，都可以作为考证睾丸生殖功能状况和病理性损伤的有效指标，绝不应轻视和忽略任何睾丸的代谢成分，甚至精液中的残渣都应该作为检测指标。精液脱落细胞学的变化是反映睾丸功能损伤的重要标志物，虽然多数实验室已具备形态学检测能力，但较精子形态而言，生精细胞及非生精细胞成分的辨别及诊断仍略显滞后。

第一节 精液脱落细胞检测在少、无精子症中的应用价值

临床上常见睾丸不育的原因多是精子生成过程在某个阶段停滞不前，精子发生停止。精原细胞很少或没有分裂为精母细胞、精子细胞和成熟精子，或精母细胞成熟发生障碍，导致初级精母细胞比例增加；亦可发育停滞于精子细胞阶段，只有少数精子生成。以其停滞的程度不同可分为少精子症或无精子症。许多药物能影响睾丸的精子发生，特别是各种化疗药物对生精细胞的影响更为突出，主要抑制初级精母细胞与早期精子细胞，但对静止期精母细胞不发生抑制作用。大量的研究表明，棉酚主要作用于变态期精子细胞和中、晚期精母细胞。在临床上，根据生精细胞的类型可进一步衡量睾丸功能，为分析睾丸病因提供了客观指标。

通过对 1228 例少精子症、无精子症者精液中的有形成分分析，阐述精液脱落细胞学的诊断与治疗的价值（表 13-1-1）。

表 13-1-1　1228 例少精子症与无精子症年龄、婚育年限、睾丸体积及精液细胞学统计

	少精子症 （n=234）	无精子症 （n=994）
年龄（岁）	29.5±5.21	29.07±5.57
婚育年限（年）	3.25±2.86	3.17±3.51
睾丸体积（ml）	13.51±2.87	10.83±4.51**
精原细胞（%）	1.75±1.06	2.61±1.2*
初级精母细胞（%）	23.86±21.63	15.98±24.74*
次级精母细胞（%）	4.16±3.05	4.16±3.08
精子细胞（%）	26.82±23.67	7.68±10.82*
间质细胞（%）	7.95±10.97	15.01±14.51*
支持细胞（%）	3.38±3.86	4.27±3.8**
中性粒细胞（%）	25.96±27.34	43.57±29.29*
吞噬细胞（%）	8.8±8.64	19.19±13.79*

注：*$P < 0.001$，**$P < 0.01$

一、当前临床值得注意的问题

与时俱进，单纯精液常规检查（CASA）已不能满足临床诊断和治疗的需要，精液脱落细胞学检测势在必行。精液细胞学的检测可反映睾丸生精功能，为不育研究及疗效评估提供依据。

本研究结果显示，无精症组睾丸体积明显小于少精症组，说明睾丸体积的缩小与精子数量的多寡密切相关。为此，睾丸体积测量，为男科体检必不可少的项目，临床医生一定要重视。

二、睾丸损伤的时效性

少精子症组的初级精母细胞和精子细胞在检出数量上要明显高于无精子症组，无精子症组的精原细胞检出数量高于少精子症组，差异显著（$P < 0.001$），说明睾丸的病理性损伤的时效性，精液中细胞脱落程度随时间而有所不同。在早期、中期生精细胞为少量脱落，精液中的精子数量可减少；随时间延长，睾丸损伤发展，生精细胞脱落进入高峰期，精液中检出大量凋亡、胀亡的初级精母细胞及精子细胞，精子数量会继续减少；随着时间再延长，精子细胞及精母细胞的检出逐渐减少，经常会发现精原细胞脱落，并出现无精状态，说明睾丸功能出现严重障碍，生精细胞脱落进入亚空化期；随着睾丸迁延性损伤，生精细胞脱落进入空化期，生精细胞脱落枯竭，精液中无或偶见形态欠佳的生精细胞，最终呈现唯支持细胞综合征的结局。通过本研究可以说明，睾丸内生精细胞的异常脱落导致成熟精子生成的过程受阻，并出现精子生成障碍，是最终导致少精子症或无精子症的主要原因。通过精液中生精细胞的脱落状态与精子发生缺陷的轻重，可直接反映睾丸损伤程度的功能状况。精液中生精细胞检出数量增多是睾丸生精功能出现异常的敏感信号，临床应及时有效控制生精细胞的继续脱落，这是防止少、无精子症发生的重要前提。

三、支持细胞是评估睾丸功能重要指标

间质细胞和支持细胞虽然不属于生精细胞，但与睾丸生殖功能密切相关，是评估睾丸功能的重要指标。间质细胞和支持细胞在无精子组患者精液里的检出率要明显高于有精子组。精液中检出间质细胞，说

明睾丸基膜受到损伤并发生障碍，这可能是导致生精细胞异常脱落的重要因素。精液中检出间质细胞及其对不育的影响仍需更加严谨的观察和深入的研究。支持细胞生长在生精小管的内表面，各级生精细胞均镶嵌在上面，起到支持、营养和形成血睾屏障的作用，构成生精小管的微环境。睾丸基膜损伤，必然导致支持细胞损伤、高度降低和异常脱落，支持细胞的功能减退，可增加生精细胞的凋亡率，进一步减少精子生成。为此，通过间质细胞和支持细胞的检出，有利于阐明睾丸发生病理性损伤的机制，为临床及时治疗和防止病情发展提供新的思路。

四、非生精细胞检出与分类的价值

精液中的中性粒细胞、吞噬细胞及生精细胞等圆形细胞成分在湿片状态下是难以区分开的，由于单纯活体镜检误差较大，实验室人员往往将各类生精胞误认为白细胞，导致临床误诊误治。通过瑞 - 吉染色并在油镜下观察，能有效地将各类圆形细胞进行区分。中性粒细胞和吞噬细胞检出数量的增多是判断是否存在感染的一项有效指标。

本研究结果显示，中性粒细胞和吞噬细胞在无精子组患者精液里的检出数量要明显高于少精子组（$P < 0.01$），已知吞噬细胞是由单核细胞转化而来的，同属于单核 - 吞噬细胞系统。关于精液内白细胞对精液质量影响的观点不甚一致。有研究表明，精液白细胞除可抵御外来病原微生物外，还可吞噬退化的细胞残体，并可破坏、清除未成熟或死亡的精子细胞，而其本身及其代谢产物可损害精子，影响精液质量，妨碍精子成熟，降低精子浓度，与男性不育症发生率具有明显的相关性。另有研究表明，精液中白细胞增多是生殖道炎性反应及附属性腺的病理性改变，与不育症的发生无明显相关性。

吞噬细胞除具有一般吞噬功能外，更具有免疫吞噬作用（phagocytosis immune）既免疫抗体参与的吞噬作用。特别需要提出的是，已知巨细胞病毒感染是人巨细胞病毒引起的全身性感染综合征。因为被感染细胞体积变大，细胞核内和细胞质内形成包涵体，故本病又称巨细胞包涵体病（cytomegalic inclusion disease）。在精液中检出了毛玻璃样（ground-glass appearance）细胞核的巨噬细胞，可能为病毒感染（viral infection）的特征细胞。虽然精液白细胞的

来源比较广泛，但仍有许多潜在的因素。前列腺炎和附睾炎可能是精液白细胞增多的重要因素。必要时需进行前列腺液检查，有辅助诊断意义。如果精液中出现大量白细胞，有可能会造成输精管道的部分或完全梗阻，亦可导致少精子症、无精子症出现。因此，对待精液中的白细胞应结合临床综合考虑，慎重解释精液中的白细胞。

五、精液中其他有形成分的临床诊断价值

此外，精液中的检出内容还包括支持细胞骨架、线索细胞、淋巴细胞、上皮细胞、结晶、细菌、包涵体、细胞残体及颗粒残渣等有形成分。所有检出内容都具有其独特的临床诊断价值和意义，我们不能轻视或忽略任何有形成分的检出。总之，精液脱落细胞学检测已远远超出了常规范畴，精液检测不能仅停留在精子动力学和简单的形态学分类的结果上。进行精液脱落细胞学的检测，不仅能有效地区分白细胞和生精细胞，更能对精子及生精细胞的发生、发展各阶段进行评估和预测，显著提升了诊断的准确性和科学性，减少了治疗的盲目性。通过临床与实验室的相互验证和信息的反馈，是积累循证医学依据的有效手段。因此，精液脱落细胞学丰富了男性不育的检测内容，为睾丸生殖功能的评估提供了新思路、新方法和新依据。

总之，精液中的所有有形成分都可以作为考证睾丸的生殖功能状态和病理性损伤的程度，为此，不应轻视和忽略任何精液内容，都应该看作是检出内容和检查的指标。尤其生精细胞凋亡的检测已经应用，我们必须认真检测和辨别，提高实验室诊断水平，为临床提供有利的诊断和治疗依据。

第二节　精液脱落细胞学对无精子症的诊断意义

无精子症是指精液连续 3 次经离心镜检均未发现精子。无精子症分为精子通路梗阻或缺如导致的梗阻性无精子症（obstructive azoospermia，OA）和精子发生障碍导致的非梗阻性无精子症（non-obstructive azoospermia，NOA）。由于无精子症病因较为复杂，针对不同病因的治疗方法迥异。如何寻求切实可行的治疗途径和提高治疗效果，仍然是目前研究的热点和难点。因此，明确无精子症病因诊断及生精功能状况，将有助于指导无精子症患者选择适当的治疗方法来解决其不育的难题。精液细胞学的临床应用，丰富了男性不育的诊疗方法，田龙采用显微外科治疗不育症，对梗阻性无精子症的定性诊断中指出：曹兴午等采用精液细胞学检查方法鉴定无精子症的类型，如果精液中发现精原细胞或者精母细胞，提示多为精子生成障碍，而非梗阻性因素造成的无精子症。应进行瑞 - 吉染色并与白细胞等其他圆形细胞相鉴别（表 13-2-1）。

表 13-2-1　OA 与 NOA 生精细胞存在型和缺乏型的睾丸体积、生殖激素水平分析

项目 OA	（n=235）	NOA 生精细胞存在型（n=410）	NOA 生精细胞缺乏型（n=328）
睾丸体积（ml）	14.59±2.63	10.4±3.91*	8.15±4.03*△
T（nmol/L）	13.8±6.36	11.49±6.16*	11.2±6.25*
PRL（mIU/L）	227.69±181.68	237.44±123.17	240.2±160.17
LH（IU/L）	5.93±5.56	9.86±7.21*	11.61±8.88*#
FSH（IU/L）	5.24±5.07	16.27±10.74*	18.32±11.77*□
T/LH	2.94±2.0	1.57±1.11*	1.45±1.23*

与 OA 比较，*$P < 0.001$；与 NOA 生精细胞存在型比较，△$P < 0.001$；#$P < 0.01$；□$P < 0.05$

T，睾酮；PRL，催乳素；LH，黄体生成素；FSH，卵泡刺激素

一、结合精浆生化作为梗阻性无精子症与非梗阻性无精子症的鉴别

由于 OA 与 NOA 两者在病因、病理、诊断、治疗及预后选择上均不同，故鉴别诊断尤为重要。随着精液细胞学在临床应用的渐趋成熟，为解决上述问题提供了鉴别方法和诊断指标，对预测睾丸内精子的发生、发展提供科学依据。

精液中生精细胞及支持细胞的检出是无精子症鉴别、诊断的有效指标。精液中没有精子并不代表没有生精细胞，检出生精细胞或支持细胞则说明输精管道通畅，病因是由于睾丸生精功能障碍引起。如果精液中未发现生精细胞或支持细胞及支持细胞骨架成分，则要考虑输精管道异常或因睾丸生精功能出现严重障碍，细胞脱落枯竭并呈空化期状况。如果患者睾丸体积、生殖激素水平在正常范围，则高度怀疑输精管道异常，便可结合精液量、pH、精浆果糖及 α- 葡糖苷酶（α-glucosidase）等检测指标进行鉴别及梗阻位置的确定，如图所示（图 13-2-1）。精液生精细胞检查结合精浆附属性腺测定可鉴别 OA 和 NOA，并可反映睾丸的生精功能，可有效避免对人体有侵袭性的输精管造影带来的不便和痛苦。

二、生殖激素测定应使用或换算为法定单位

由于使用方法以及试剂盒来源的不同，生殖激素正常参考值和使用单位存在差异，法定单位（国际单位）与非法定单位均在临床上使用。应根据生殖内分泌的法定单位与非法定单位互换系数换算，临床根据这些指标结果，结合特殊检查和患者的症状和体征，综合分析，做出判断（表 13-2-2）。

表 13-2-2　生殖激素常用换算表（法定单位 L）

项目	单位换算	系数
雌二醇（E_2）	pmol/L= pg/ml	×3.67
卵泡刺激素（FSH）	IU/ L= mIU/ml	×1
黄体生成素（LH）	IU/ L= mIU/ml	×1
孕酮（P）	nmol/L= ng/ml	×3.18
催乳素（PRL）	mIU/L= ng/ml	×21.2
睾酮（T）	nmol/L= ng/ml	×3.47

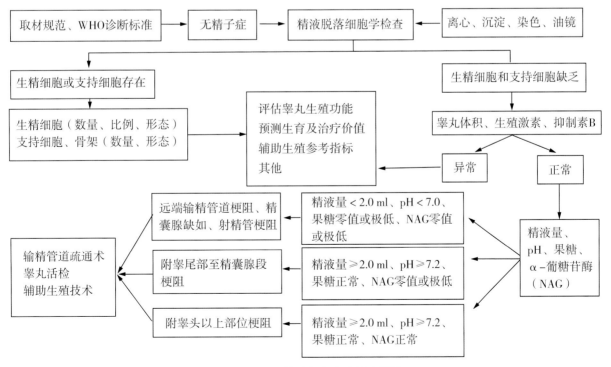

图 13-2-1　无精子症实验诊断流程图

三、睾丸体积与生殖激素关系

睾丸是精子产生和雄激素合成及分泌的重要场所，其主要由生精细胞、支持细胞、间质细胞等组成。各类细胞在下丘脑 - 垂体 - 睾丸轴的严格调节和控制下发挥相应作用，如果睾丸内的细胞成分发生改变，将会影响到睾丸的体积和生殖激素水平，并反馈引起下丘脑、垂体的调控失衡。

睾丸体积和生殖激素水平发生改变，将有可能影响睾丸内各类细胞的生理性改变向病理性发展，是造成睾丸生精功能障碍并最终表现为 NOA 的重要因素。NOA 生精细胞存在型和缺乏型的睾丸体积明显小于 OA；NOA 患者中，生精细胞缺乏型的睾丸体积又明显小于生精细胞存在型，说明睾丸体积的大小与睾丸内精子的正常发生密切相关，与睾丸内支持细胞高度、功能和生精细胞的多寡密切相关。睾丸体积愈小，精液中生精细胞的检出率可能为"0"。

四、生殖激素测定在睾丸损伤诊断中的作用

睾酮（T）是人体主要雄激素，主要由睾丸间质细胞分泌，先天或后天因素均能造成睾丸损伤，生精功能障碍，T 含量降低。T 与雄激素结合蛋白（ABP）结合运载到精原细胞及精母细胞上，使生殖细胞获得稳定、高浓度的雄激素，从而促进生殖细胞发育、分化为成熟的精子。黄体生成素（LH）主要促进睾丸间质细胞增生，刺激间质细胞合成和分泌 T，以供精子生成的需要。LH 与卵泡刺激素（FSH）协同作用调控男性生殖功能。血清 FSH 水平升高提示生精上皮受损，生精功能障碍，同时血清 FSH 升高程度与支持细胞 - 生精小管嵌合体受损程度成正比。当患者精液中无精子、睾丸小而软，FSH 高于参考值上限 2 倍以上，已能够说明睾丸的生精功能严重损伤，不必行睾丸活检来证实诊断。睾丸内是否存在生精细胞，进行精液细胞学检查对睾丸功能评估有意义。T、LH 及 FSH 检测，结合精液细胞学检查，可进一步了解睾丸的生殖功能及受损程度，对确定诊疗方案或是否进一步检查提供依据。

血清泌乳素（PRL）与精子浓度的关系报道不一。在笔者的研究中，OA 与 NOA 组之间及 NOA 生精细胞存在型与缺乏型之间比较，均无统计学差异。

对高 PRL 引起的精液质量异常，其原因可能是高 PRL 血症可使下丘脑 - 垂体 - 睾丸轴的功能降低，还可使下丘脑释放 GnRH 脉冲信号减弱，从而造成患者血清 T 水平下降、男性化减退、乳房增生和不育。

由于 T 与 LH 在睾丸中，处于相互作用、相互制约、相互调控、相互平衡的关系状态。为此，考量其线性平衡关系，不如考量其逻辑的比例关系，后者会更有临床意义与应用价值。睾丸体积缩小而 FSH 明显升高，即可判断睾丸生精功能有明显损害；若同时伴有 T/LH 值的明显降低或单独 T 值明显降低，又可以判断睾丸生精小管和间质细胞的同时损害。LH 及 T 的测定主要观察睾丸间质细胞功能，而与睾丸体积大小不成正比关系。T/LH 比值是间质细胞功能障碍更敏感的指标，正常情况下，$T/LH > 2.12$，当 T/LH 比值下降，说明间质细胞功能已有损害，界膜增厚引起的。

从 T/LH 比值与睾丸容积看，刘睿智报告 147 例非嵌合型克氏综合征与 T/LH 值：年龄范围在 $25 \sim 31$ 岁，睾丸大小在 $3.4 \sim 7.33$ ml，精液量在 $1.84 \sim 2.91$ ml，T：$6.77 \sim 8.68$ nmol/L，LH：$19.47 \sim 25.68$ IU/L，T/LH 比值 $0.35 \sim 0.34$，FSH $21.47 \sim 35.28$ IU/L。结果显示睾丸容积小、无精子、无生精细胞；生殖激素处于高促状态，支持细胞功能减退；T/LH 比值均 < 1，睾丸损伤基膜区，间质细胞分泌睾酮水平降低。

杨慎敏等报告，对 355 例不同类型 AZF 微缺失的临床特点比较，年龄在 $21 \sim 45$ 岁（平均 28.5 岁），分析：睾丸总容积为 $20 \sim 33$ ml；T 为 $11.16 \sim 13.83$ nmol/L；LH 为 $4.81 \sim 6.26$ IU/L；T/LH 比值为 $2.06 \sim 2.56$；FSH 为 $11.08 \sim 13.41$ IU/L。从上面前后两组数据的比较上看，充分说明睾丸容积太小与 T/LH 比值的密切相关性，睾丸容积 < 10 ml 者，T/LH 比值 < 1；睾丸容积 > 20 ml 者，T/LH 比值 > 2。本结果在 OA 中睾丸容积平均 > 14 ml（14.59 ± 2.63 ml），T/LH 比值为 2.94 ± 2.0；而 NOA 不论有无生精细胞，睾丸容积平均 < 10 ml（有生精细胞，10.4 ± 3.91 ml；无生精细胞，8.15 ± 4.03 ml），T/LH 比值平均 < 1.6（有生精细胞，1.57 ± 1.11；无生精细胞，1.45 ± 1.23）。总体参考指标 < 2.2。

总之，①生精细胞学检测可作为梗阻与非梗阻无精子患者的鉴别诊断方法之一，对鉴别诊断起关键作用；②采取 T/LH 比值计算，抑制素 B 的检测对判

断睾丸功能损伤具有预见性，值得提倡与应用；③生殖激素测定必须采用法定单位，一是遵法，二是与国际数值接轨；④精液生精细胞的有无和多寡常决定诊疗的成败，应积极开展。

第三节　精液中脱落细胞检出率与类型

生精细胞在健康人精液中按数量和比例有序排出、常态脱落，如果生精细胞脱落的数量、比例及形态出现异常，将有可能引起精液质量改变，导致不育。根据生精细胞的有无、数量、形态及其他有形成分的检测，可作为衡量睾丸生殖功能的有效指标。

笔者对 1158 例无精子症患者进行了精液脱落细胞学检测，并依据患者的病史、查体、辅助检查及鉴别诊断，将其分类为隐匿精子症组、NOA 生精细胞存在组、NOA 生精细胞缺乏组及 OA 组，并对各组生精细胞及支持细胞的检出率进行统计分析，计数资料用百分率表示，组间比较采用 χ^2 检验，以 $P < 0.05$ 为差异有统计学意义（表 13-3-1）。

一、生精细胞存在异常型

在无精子症精液标本中，生精细胞存在异常对了解和预判睾丸生殖功能具有重要意义。根据生精细胞检出数量的多寡可分为生精细胞缺乏型和生精细胞存在型。精液中未检出生精细胞（缺乏型），则要通过其他相关指标进一步确定无精子症类型。生精细胞的异常脱落是导致成熟精子生成受阻的敏感信号，生精细胞的脱落持续的时间越长，生精细胞的检出率就越低，睾丸损伤程度就越重，最终治疗的可能性和可行性就越差，提前干预和控制将可有效避免睾丸生精功能的进一步损伤。

睾丸受到各种不同的有害因素影响，可引发睾丸生殖功能障碍，导致了生精小管中各个细胞的生理性改变向病理性发展。睾丸生殖功能受损必然有一个过程，由于受损程度、受损时间及致受损的因素不同，其生精细胞发生病理性改变及脱落状况也不尽相同。生精小管内各个生精细胞的发育周期并非均衡一致，对既往表现为无精子症的患者，通过精液细胞学检查仍有 15.98% 的患者检出精子，属于隐匿性精子症，考虑有两方面原因：一是无精子症精液标本经离心、涂片、染色后，提高了精子的检出率，可能与镜下观察的细致程度及精子染色后更易辨别有关。二是考虑睾丸本身生精状态不尽均衡、存在局灶性精子发生的现象，导致精液中的精子时有时无。精子由生精细胞逐级演变而来，精液中各级生精细胞的检出对了解睾丸生殖功能有重要意义，特别是次级精母细胞及精子细胞的检出对预测睾丸内精子的存在及发生提供了实验室依据。

二、生精细胞比例异常型

精子发生是一个十分复杂的过程，大致可分为 3 个阶段：精原细胞有丝分裂阶段、精母细胞减数分裂阶段和精子细胞成熟变形阶段。生精细胞在精子发生的任何阶段出现成熟障碍，将会导致精子数量异常，临床多表现多为少精子症或无精子症。精液中的 4 种生精细胞比例出现失常，其中 1 种或 2 种生精细胞的比例增加，尤以发生在减数分裂的终末期，初级

表 13-3-1　1158 例因无精子症就医患者精液各类细胞检出率及类型鉴别

组别	精原细胞		初级精母细胞		次级精母细胞		精子细胞		支持细胞	
	n	%	n	%	n	%	n	%	n	%
隐匿性精子	185	15.98	71	38.38	175	94.59	84	45.41	164	88.65	44	23.78
NOA（存在型）	410	35.41	128	31.22	385	93.9	54	13.17*	159	38.78*	162	39.51*
NOA（缺乏型）	328	28.32	—	—	—	—	—	—	200	60.98△
OA	235	20.29								

注：与隐匿性精子组比较，*$P < 0.01$；与 NOA 生精细胞存在型比较，△$P < 0.01$

精母细胞的粗线期阶段最为常见。精子发育过程中大多数停滞在初级精母细胞和精子细胞阶段水平，少数停滞在精原细胞阶段。通过精液脱落细胞学分析，确定生精阻滞阶段，进而分析生精障碍的类型与原因，为临床提供诊疗依据、观察疗效和治疗结果。

三、生精细胞形态异常型

精液中的生精细胞，不仅在数量和比例上显示异常，更主要表现在细胞形态上的异常。精液中不仅可以检出常态（典型）的生精细胞，还可以看到异常的生精细胞，往往这些异常的生精细胞更具有临床意义。

生精细胞形态学变化正是反映生精细胞的发展趋势，对观察睾丸损伤机制具有重要作用。细胞凋亡和胀亡是细胞死亡两种不同的表现类型。细胞凋亡在精子发生的生理、病理过程中充当了重要的角色，它可能是人体清除剩余或缺陷生精细胞的正常的生理机制，也可能是引起不育的病理环节。生精细胞对内外各种因素影响的敏感性很高，使得细胞发生突变的频率也很高。这些变性的生精细胞通过凋亡机制被清除掉，可以保证优良精子的保存。细胞凋亡的形态特征为细胞体积变小，细胞质浓缩，核染色质固缩于边缘，DNA 降解，最后形成多个凋亡小体而被吞噬。细胞胀亡由多种原因造成，是以细胞肿胀、核溶解为特征的被动性细胞死亡，其包括缺血性和凝固性坏死的细胞死亡前主要变化，即细胞浊肿或水样变。在光学显微镜下，胀亡细胞的体积增大，细胞质疏松化并出现致密颗粒，内质网肿胀；细胞核肿胀，核内染色质分散，凝集在核膜、核仁周围，有时聚集成团块，后期常表现为核溶解。细胞凋亡和胀亡可出现在同一份精液标本中，由于在不同的损伤因素、毒物浓度及病理情况下，生精细胞凋亡和胀亡所发生的比例不同。细胞凋亡和胀亡有一定的分布特征，血供相对充足部位凋亡多见，血供缺乏的区域细胞胀亡多见。细胞胀亡是低耗能或不耗能的被动过程，由同一种刺激引起的细胞死亡，在 ATP 供应充足时细胞发生凋亡，缺少 ATP 时细胞发生胀亡。在补充 ATP 后，细胞胀亡可转为凋亡。生精细胞形态学观察，对病因及发生机制的研究提供了理论依据。

常态（典型）生精细胞的存在是精子能否正常发生的重要保障，理论上常态生精细胞较凋亡或胀亡

的细胞在治疗上也更具有预测性。NOA 精液中典型生精细胞的检出，也为临床提供了治疗的可行性和可能性，生精细胞的动态变化，可作为疗效观察和判断预后的重要指标，即使有一线希望也不应该放弃。非典型生精细胞（凋亡或和胀亡）的检出，将有助于了解睾丸功能障碍的严重程度及发展趋势。通过精液生精细胞形态学分类，明确常态、凋亡及胀亡生精细胞的比例，对探索生精细胞死亡所发生的病因、途径、机制有重要意义。

四、支持细胞及骨架检出

支持细胞生长在生精小管的内表面，是生精上皮中唯一与生精细胞接触的细胞，各级生精细胞都按成熟程度自生精小管基底部向管腔排列，靠近管腔的血睾屏障，外管腔侧的生精细胞，必须通过支持细胞来获取营养。支持细胞在睾丸生精细胞诱发性凋亡中的作用，除去发生自发性凋亡外，还能被多种内源性和外源性因素诱发产生凋亡，如促性腺激素及睾酮减少、化学药物和毒素、高温、辐射、环境污染以及睾丸的急性缺血 - 再灌注损伤等，它们通过多种途径影响生精细胞凋亡，其中支持细胞结构及功能的改变扮演了重要角色。支持细胞受有害因素刺激后，易使支持细胞骨架发生断裂，睾丸受到影响，损伤后的支持细胞必然会随着精液排出体外，在精液中可以看到损伤和脱落的支持细胞及骨架成分。研究发现，NOA生精细胞缺乏组精液中支持细胞检出率明显高于生精细胞存在组和隐匿性精子组。精液中检出支持细胞及支持细胞骨架，说明睾丸微环境受累，损伤已威胁到支持细胞功能，其功能的优劣将直接决定生精细胞的分化程度及精子的生成。支持细胞的检出对睾丸生精功能的深入研究提供了新手段和新依据。

五、精液脱落细胞学可代替睾丸活检

睾丸活检是无精子症患者诊断和治疗的重要手段，多年来已被临床所接受。单次睾丸活检可能难以全面、完整反映睾丸的生精功能，同时多点或多次的手术取材反而会加重对睾丸功能的损伤。精液脱落细胞学检测能够依据睾丸的代谢物，能够更全面、准确地了解睾丸功能，提高了对睾丸生精功能评估的准确性。近年来通过检测精液脱落细胞学、血清 FSH、

T/LH 比值、抑制素 B 及精浆果糖和中性 α- 葡糖苷酶，逐渐取代了具有侵袭性的睾丸活检这一传统方法。

六、辅助生殖参考指标

随着辅助生殖技术的迅速发展和广泛应用，已让更多的 OA 及部分 NOA 患者有了获得子代的机会。NOA 患者能否从睾丸内获取可利用的精子行辅助生殖技术是关键因素，如何通过有效、无创的手段来判断睾丸内精子的发生将具有重要意义。精液中生精细胞的数量、形态与睾丸显微取精的成功率及预测精子的形态间的相关性仍需进一步探索。精液脱落细胞学作为一种考量方法，与辅助生殖技术的应用价值，将是实验室与临床协作的目标。

第四节　病例分析

一、病例 1

（一）病史

患者男，23 岁，婚育 1 年，男性特征发育正常，性生活 1 ~ 5 次 / 周。睾丸大小：双侧均 12#，双侧轻度 VC。生殖激素水平未见异常。多次精液检查，无精子症。染色体检查：46XY，Y 染色体未见缺失；既往史：肺结核史，曾口服抗结核药物利福平和异烟肼；患者拒绝睾丸活检，特来我院行精液脱落细胞学检查。

（二）精液分析结果

精液量：3.2 ml；pH：7.5；离心镜检：无精子；精液脱落细胞学检查：精原细胞 1%；初级精母细胞 78%；次级精母细胞 13%；精子细胞 7%；中性粒细胞 0%；吞噬细胞 1%。

（三）根据精液脱落细胞评估睾丸功能

①睾丸生殖功能障碍，无精子症；②检出支持细胞骨架，考虑睾丸内环境受累，支持细胞功能减弱；③生精细胞脱落属于高峰期，检出各级生精细胞，初级精母细胞阶段发育阻滞（粗线期），凋亡显著（核固缩、核边聚），导致精子细胞生成减少，无精子生成；④生精细胞形态分类（100 个）：常态生精细胞 15%、凋亡 69%、胀亡 13%、退化 3%；⑤生精细胞内可见包涵体，考虑原体或病毒感染。

临床印象：考虑药物因素引起睾丸生精阻滞在精母细胞阶段，但不排除精索静脉曲张及其他因素影响。治疗建议：由于存在常态生精细胞，并可见精子细胞脱落，通过药物治疗产生精子的希望较大，通过细胞学结果跟踪，动态观察各级生精细胞的变化。经过 3 个月治疗后，精液中可见精子（表 13-4-1）。建议一边治疗，一边准备辅助生殖。

生精细胞的形态学特征，是判断精子能否产生的重要前提条件，研究表明：常态生精细胞的存较凋亡及胀亡等形态在治疗上更具有优越性，见表 13-4-2。

表 13-4-1　精液各级生精细胞及精子检出率列表

治疗时间	精原细胞	初级精母细胞	次级精母细胞	精子细胞	精子
初次	1%	78%	13%	7%	0
1 个月	1%	76%	14%	8%	0
2 个月	0	71%	12%	15%	0
3 个月	0	64%	9%	25%	9 个（畸形）

表 13-4-2　生精细胞形态学分类及其变化

治疗时间	常态生精细胞	凋亡生精细胞	胀亡生精细胞	退化
初次	15%	69%	13%	3%
1 个月	14%	72%	12%	2%
2 个月	20%	63%	15%	2%
3 个月	27%	59%	10%	4%

（四）精液检出脱落生精细胞（图 13-4-1
～图 13-4-4）

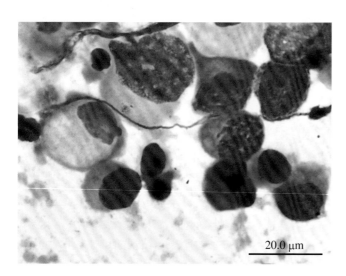

图 13-4-1　生精细胞大量脱落，凋亡显著（初次检查）

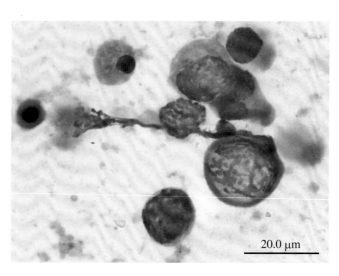

图 13-4-2　生精细胞脱落明显，凋亡显著（治疗 1 个月后）

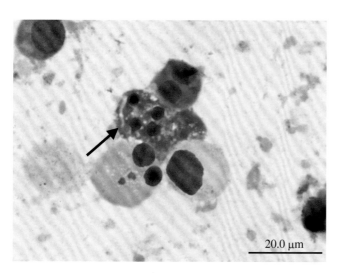

图 13-4-3　精子细胞分化不良，多核凋亡（↑）（治疗 2 个月后）

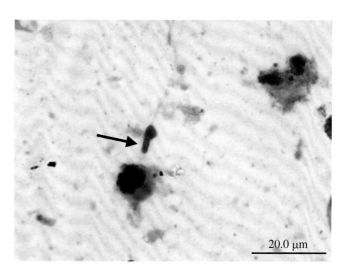

图 13-4-4　检出精子（↑）（治疗 3 个月后）

二、病例 2

（一）病史

患者男，35 岁；职业：IT，籍贯：吉林；婚居 5
年，未育；第二性征发育正常，双侧睾丸体积偏小，
左侧约 10 ml、右侧约 6 ml 左右，双侧睾丸无鞘膜积
液，双侧附睾未见明显异常，无精索静脉曲张，双侧
输精管存在；幼年患腮腺炎并发睾丸炎，无食用棉籽
油史；精液检查多次未见精子，曾治疗 3 个月无效。

（二）实验室检查结果

精液量：2.00 ml；pH：7.2；液化时间：30 min；离
心后镜下未见精子；染色体检查：常染色体 46XY，Y
染色体未缺失；性激素五项：FSH 13.11 IU/L（参考范围：
1.4 ～ 11.8 IU/L），LH 8.2 IU/L（参考范围：1.5 ～ 9.3 IU/L），
PRL 173.84 mIU/L（参考范围：44.52 ～ 375.24 mIU/L），
E_2 0.7 pmol/L（参考范围：0 ～ 1.91 pmol/L），睾酮
（TSTO）8.48 nmol/L（参考范围：8.36 ～ 28.69 nmol/L）；
微生物检查：衣原体：阴性，支原体：阳性。

（三）睾丸组织病理学检查

镜下见睾丸组织，生精小管横切面直径大小不一，大部分生精小管萎缩，纤维组织增生，增厚，伴玻璃样变。个别生精小管内可见幼稚生精细胞，未见精子细胞及精子（图 13-4-5～图 13-4-6）。

（四）精液脱落细胞学检查及评估报告

支持细胞 15%、精原细胞 0%、初级精母细胞 2%、次级精母细胞 0%、精子细胞 0%、中性粒细胞 58%、吞噬细胞 23%、淋巴细胞 2%。①睾丸生殖功能障碍，无精子症；②支持细胞功能较弱；③检出 2 个初级精母细胞，凋亡显著（核边聚、核中空），未见精子细胞脱落。④检出中性粒细胞和吞噬细胞，主要炎性反应。⑤生精细胞内可见包涵体，考虑原体或病毒感染（图 13-4-7～图 13-4-10）。

（五）临床印象

此患者诊断为无精子症，考虑与腮腺炎并发睾丸炎有关，导致睾丸迁延性损伤。睾丸活检结果与精液脱落细胞学结果较为一致，均未见到精子细胞和精子。精液生精细胞学观察，仅见 2 个凋亡初级精母细胞。建议消炎后行辅助生殖技术。

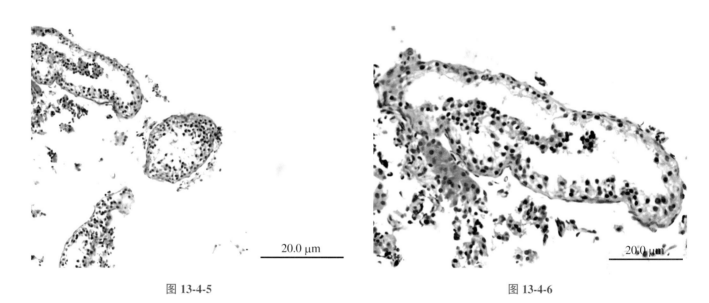

图 13-4-5

图 13-4-6

图 13-4-5～图 13-4-6 基膜增厚、管腔萎缩、偶见生精细胞

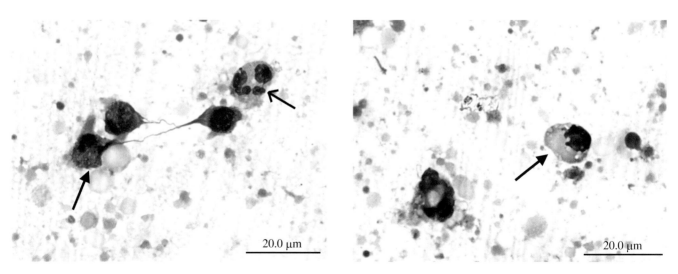

图 13-4-7 支持细胞（▲）与中性粒细胞（↑）

图 13-4-8 初级精母细胞（▲）

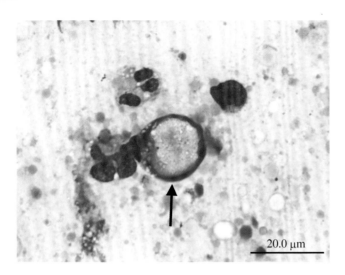

图 13-4-9　初级精母细胞（核中空▲）

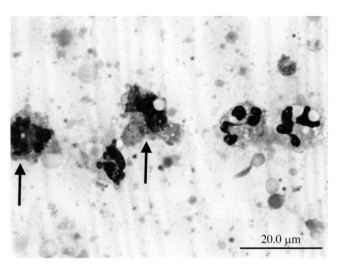

图 13-4-10　吞噬细胞（▲）

（袁长巍　李翠英　曹兴午　孟艳萍　张　丹　姜勋东　刘进强）

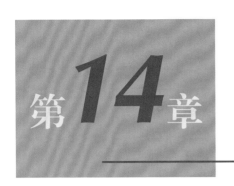

第14章 睾丸活检的组织病理学诊断

睾丸组织病理学检查一直是男性不育患者常规的诊断方法之一。从 20 世纪 50 年代到 70 年代中期主要采用 Johnsen 评分法，以诊断睾丸病变，判断精子生成能力。自 20 世纪 70 年代，根据测定卵泡刺激素（FSH）水平间接反映不育症患者睾丸生精功能受损程度，加之近年抑制素 -B 等的检测，可以较好地反映睾丸的整体生精功能状态，睾丸活检在临床上的应用逐渐减少。20 世纪 80 年代后将精浆生化检测，如果糖、α- 葡糖苷酶、酸性磷酸酶等指标用于阻塞性无精子症的诊断，使睾丸活检的适应范围进一步缩小。目前，当一般检查结果不能确定诊断时，睾丸活检可以将输精管阻塞和生精管道损伤区分开来。无精子症时只有睾丸活检才能确定是否存在单倍体生殖细胞及能否用于卵泡浆内单精子注射（ICSI）。输精管道重建手术前应进行双侧睾丸活检，明确生精功能是否正常，以及生精上皮的损伤是否为不育及原因。睾丸活检取精进行辅助生殖技术，已经风起云涌地开展，探索睾丸活检印片细胞学，作为显微取精的一种新方法进行尝试。近年，生精细胞学的检查已经迅速发展，采用精液脱落细胞学评价睾丸生殖功能已是大势所趋。

第一节　睾丸活检的目的与要求

睾丸活检的主要目的，是对睾丸生精功能的评价以及睾丸原位癌的诊断，另外也可以诊断局灶性或弥漫性唯支持细胞综合征以及生精功能低下和生精功能阻滞。完全性唯支持细胞综合征（sertoli cell only syndrome，CSOS）时，生精小管直径缩小，支持细胞无镶嵌的精子。局灶性唯支持细胞综合征组织中尚可见数量不等的生殖细胞。生精功能阻滞是指精原细胞发育为成熟精子的过程被阻滞在精原细胞、初级精母细胞、次级精母细胞或精子细胞水平。生精功能低下是各级生精细胞和精子均一存在，支持细胞出现大量空泡，管腔扩张，可见早期脱落的未成熟的生精细胞，界膜和血管多数没有明显改变。

诊断睾丸病理组织切片，必须掌握睾丸的正常组织学及各种成分的主要功能，以及患者年龄因素等必要的临床专业知识，才能够做出客观、全面的诊断。特别指出，活检取得的睾丸组织体积很小，也不能完全代表全部睾丸的形态结构和功能，只能代表所取睾丸组织的局部形态与生精功能。而睾丸生精功能也不是同步进行，有快有慢，有迟有缓，所以睾丸活检也存在着一定的局限性，为此，在诊断时应全面考虑。而生精细胞学的检测与分类有望进一步取代睾丸活检评价睾丸的生殖功能。

第二节 睾丸活检取材的方法

睾丸活检的方法有切口手术活检、粗针穿刺组织学检查（包括枪穿刺活检、细针抽吸细胞学检查方法等）。无论那一种方法，取材活检前均要用 1% 利多卡因 3 ~ 10 ml 在腹股沟外环进行精索远端麻醉（精索封闭），并在活检部位皮下注入适量的利多卡因。活检部位要避开附睾和精索。

一、睾丸切口活检取材

对活检部位常规消毒灭菌，切口阴囊皮肤暴露睾丸，左手轻轻挤压睾丸，自白膜下切 0.3 ~ 0.5 cm 切口，沿白膜切下约一粒大米大小（0.3 cm×0.3 cm）的组织即可。立即放入已经备好的鲍温（Bouin）液 [鲍温液成分：15 ml 饱和含水苦味酸溶液，5 ml 95% 甲醛溶液（福尔马林）和 1 ml 冰醋酸] 中固定（不可以用甲醛液固定，因为固定效果不佳，造成生精小管分离，不利观察）。取材组织应能制作 30 张包括睾丸管道的切片。随后缝合各层组织，要避免将皮肤和白膜缝在一起，否则会产生术后并发症。还要注意不能将在正常情况下分离的阴囊皮肤和睾丸的淋巴引流管道沟通，以免发生不可控制的淋巴液混流。

二、枪穿刺活检取材

常规消毒，用左手固定好左（右）侧睾丸，取睾丸上极部位，局部浸润及精索麻醉后，将特制的活检枪（钳）穿入睾丸组织内，夹取小块睾丸组织块。活检枪及 Tru-cut 针的种类和规格很多，由套管针组成，均可取出睾丸组织块。取出的睾丸组织块应立即放入鲍温液中固定，送检切片。

三、细针抽吸细胞学检查

细针抽吸细胞学检查，是根据睾丸细胞学的特征，进一步探查睾丸生殖功能的一种方法。用碘伏消毒阴囊皮肤，固定睾丸，绷紧阴囊皮肤；持 20 ~ 30 ml 注射器，9G 针头，迅速刺入睾丸实质（避开附睾），20 ml 负压抽吸数次，继续向前进针数毫米，负压抽吸。抽吸物涂片，瑞 - 吉染色油镜镜检。

第三节 正常成年男性睾丸组织学

睾丸内生精小管之间充填富含血管的疏松结缔组织，称睾丸间质，与睾丸被膜的血管膜以及睾丸小隔组织相延续，构成生精小管正常功能活动的微环境。人睾丸间质占睾丸体积的 22%，面积的 33%（约占睾丸面积的 1/3）。在间质内有毛细血管、毛细淋巴管、神经以及有关细胞，如成纤维细胞、巨噬细胞、肥大细胞、淋巴细胞、嗜酸性粒细胞等，其中最主要是睾丸间质细胞（interstitial cell），又称 Leydig 细胞。间质细胞是特有分泌睾酮功能的分泌细胞，单独或成堆分布，多数沿着小血管周围排列，男性 95% 睾酮均由间质细胞分泌。随着年龄增长，间质细胞数量逐渐减少，细胞结构发生退行性改变，如空泡增多、脂滴和色素沉积。

间质细胞是位于睾丸间质中的一种细胞，占睾丸体积的 5% ~ 12%，间质细胞占睾丸细胞总数的 2% ~ 4%，是分泌雄激素的内分泌细胞。睾丸内分泌的睾酮占血浆睾酮的 95%。睾酮（T）在成年男性分泌量高达 6 ~ 7 mg/ 天。立体分析结果表明年龄在 20 岁左右的人，一个睾丸内大约含 7 亿个间质细胞，以后随着年龄增加而减少，壮年时期间质细胞的数目远远超过其功能需要量。间质细胞分布在间质的疏松结缔组织中，光镜观察：细胞呈圆形或不规则多角形或梭形，胞体较大，直径约为 150 ~ 200 μm。胞核大而圆，偶尔可以见到双核，核膜下含有少量异染色质，有 1 ~ 2 个明显的核仁（核微体）。细胞质丰富，常规染色呈嗜酸性，可有少量空泡。有学者将间质细胞分为三型。Ⅰ型：细胞呈多边形或圆形，细胞质呈颗粒状，嗜酸性，核小，染色质丰富，核仁大，胞质内常见细小脂滴，核周围的细胞质呈嗜酸性。Ⅱ型：多边形大细胞，细胞质弱嗜酸性，周围有小空泡，核膜厚，有 1 ~ 2 个核仁，有时可见色素与结晶。Ⅲ型：细胞体积最大，核固缩，核膜皱褶，细胞质部分或完全充满空泡（实际为间质细胞凋亡状态）。

一、生精小管

生精小管占睾丸总体积的 60% ~ 80%。人类睾丸总共约有 600 条生精小管，如按每条平均长度约 60 cm 计算，单侧睾丸生精小管长度为 360 m，双侧可达 720 m。内含支持细胞、精原细胞、初级精母细胞、次级精母细胞、精子细胞和精子。支持细胞的体积比较大，胞体近贴基底膜，细胞质直伸到生精小管的近腔面（近腔室），具有分泌、营养、吞噬、支持生精细胞和释放精子，构成血 - 睾屏障的功能（图 14-3-1 ~ 图 14-3-2）。

在生精小管的管腔外，为薄而整齐的界膜，又称固有膜（层），分 3 层，由内向外依次为：无细胞层（基膜层）、类肌样细胞层、淋巴内皮细胞及成纤维细胞层。界膜是血睾屏障的组成部分，具有收缩、物质交换、吞噬等功能。睾丸生殖病理变化中，生精小管界膜病变的发生率占 70%。近年研究证明，生精小管界膜参与输送精子，界膜中巨噬细胞参与免疫反应，界膜中肌样细胞与生精小管支持细胞之间存在着某种关系，并对支持细胞有功能影响，特别是生精小管界膜是生精小管和间质进行物质交换的必经之路，因此界膜的病理改变（如纤维化或透明性变）一定会影响物质交换，从而改变生精小管内的环境，影响精子发生，促进生精上皮变性和脱落（图 14-3-3 ~ 图 14-3-4）。

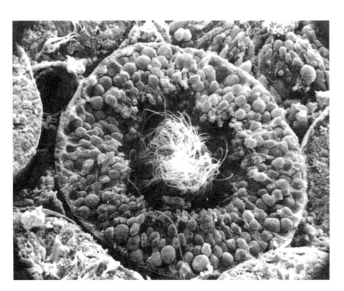

图 14-3-1　单一生精小管扫描电镜图

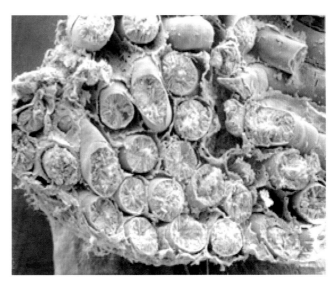

图 14-3-2　睾丸生精小管截面图

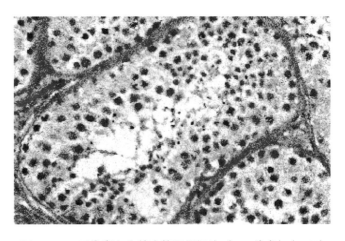

图 14-3-3　正常睾丸生精小管组织切片（H-E 染色）（×40）

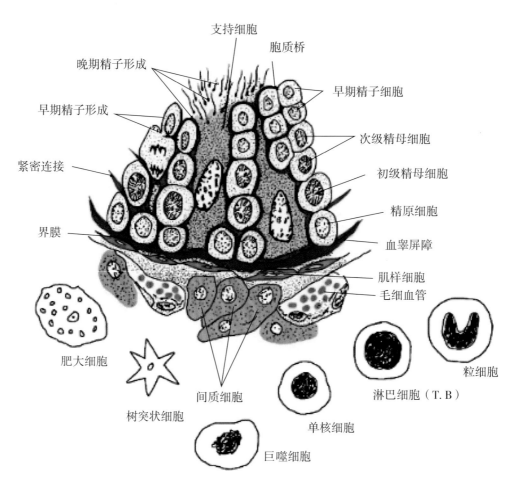

图 14-3-4　生精小管界膜与间质功能模式图

二、睾丸间质

睾丸间质为疏松结缔组织，内含间质细胞（Leydig cell）巨噬细胞、血管、淋巴管、纤维组织等（图 14-3-5）。

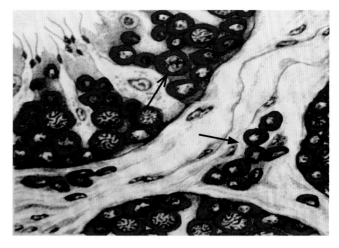

图 14-3-5　生精小管间质、纤维组织、间质细胞（▲）、生精细胞（↑）和精子模式图

第四节　睾丸活检的临床应用及组织病理学分类

　　标准的睾丸活检标本应含有 100 ～ 200 个生精小管的切面。从精原细胞开始，要经过初级精母细胞、次级精母细胞、精子细胞才演变成精子，这些生殖细胞成熟的过程，不可能在每一个切面中都得到显示。通常将成熟过程分 6 期，一个生精小管切面偶尔只能够看到 1 个期，在一个切面的不同部位也不一定能见到 6 个期。所以不一定每个生精小管内都有精子，故在定量评价精子发生时，应观察许多生精小管。

　　睾丸组织切片的诊断，应从对睾丸结构作总的评价开始，首先是生精小管的状态（有没有阻滞）、界膜的发育状态（有没有透明的趋势，还是已经形成透明化）、管周纤维化状态和肌样细胞的变化状态，间质与间质细胞的变化。而后是管腔内生精细胞的排列、有无、多寡，支持细胞的高度，初级精母细胞、次级精母细胞、精子细胞的分化和精子的成熟状态进行评估。成熟睾丸的生精小管切面中央应该有腔，并含有较少的精子，生精小管有一层薄而清晰的基膜，周围由含有结缔组织的固有膜（基膜）包围。生精小管与生精小管之间的间质组织中含有血管、小淋巴管及间质细胞簇。包括细胞成分在内的间质组织约占成熟睾丸总体积的 20%。特别提及的是间质中的微血管病变，在睾丸生殖功能障碍中，往往起到重要作用。在睾丸病理活检时，一定注意观察微血管的病变，可能会使诊断结果一目了然。

一、正常睾丸生精小管与异常生精小管

　　生精细胞层次清晰，结构和分布均匀，各级生精细胞层次分明，细胞形态良好，间质结构良好（见图 14-3-3）。异常生精小管见图 14-4-1 ～图 14-4-3。

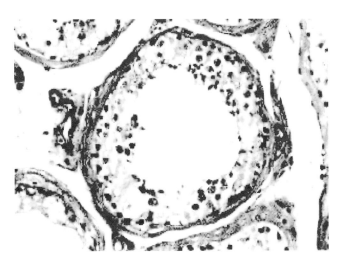

图 14-4-1　睾丸内生精细胞发育高度抑制，管腔空化（×40）

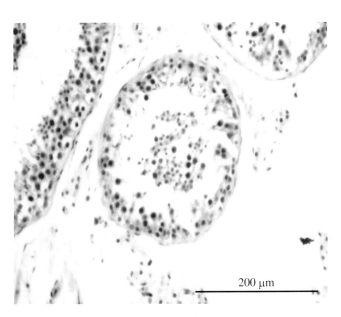

200 μm

图 14-4-2　生精小管生精细胞排列紊乱，生精细胞大量脱落，阻塞管腔，生精小管不明显

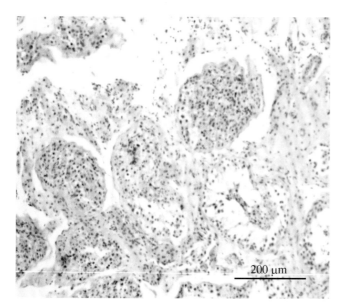

图 14-4-3　生精小管生精细胞排列紊乱，生精细胞大量脱落，阻塞管腔，生精小管不明显

二、生精上皮排列紊乱与生精上皮脱落型

　　睾丸内生精细胞发育高度抑制，生精小管生精细胞退化、萎缩、层次减少、缺如、间质水肿，在初级精母细胞和次级精母细胞和精子细胞向精子分化阶段容易形成睾丸生精障碍。组织病理学可见生精细胞脱落，脱落状态可有广泛和局部之分，广泛者可波及几乎全部生精小管，局部者可局限在少量生精小管。细胞脱落也是渐续的、逐步的，由轻度、中度到重度的过程，因而在精液中的生精细胞排出量和病程、时间和轻重有关（图 14-4-4 ～图 14-4-5）。

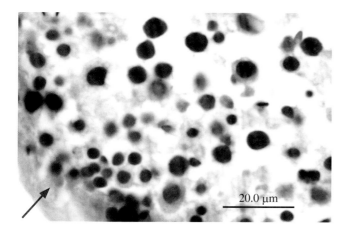

图 14-4-4　生精小管生精细胞排列紊乱、生精细胞大量脱落管腔，基膜增厚（▲）

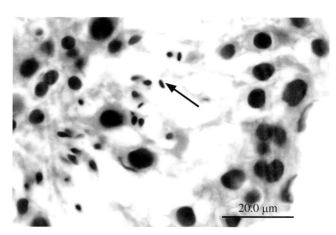

图 14-4-5　生精小管生精细胞排列紊乱、生精细胞大量脱落，仍然有精子生成（▲）

三、生精阻滞或成熟障碍型

　　生精过程常常阻滞在精母细胞阶段，常伴有生精细胞、界膜和血管改变，这是一种生精过程的分化异常。生精功能阻滞是指精原细胞发育为成熟精子的过程被阻滞在精原细胞、初级精母细胞、次级精母细胞或圆形精子细胞水平。其特点虽然是无精子，但仍然可以见到脱落的生精上皮（说明并非阻塞性无精子症），且精原细胞仍然正常，故只要去除引起睾丸损害的因素，常常取得良好效果。在精液中常常可以看到初级精母细胞凋亡和次级精母细胞凋亡的出现概率较高，也就是过去认为初级精母细胞和次级精母细

胞休止期延长的现象。生精阻滞实质上是细胞分化障碍，深入查找原因，可有治愈的希望（图 14-4-6 ～图 14-4-8）。

　　生精阻滞在精原细胞阶段或者唯支持细胞综合征患者的生精小管小血管病变最为明显。生精小管管径平均直径、生精小管的截面积百分比以及上皮厚度数值均缩小，生精小管萎缩，上皮变薄，生精小管上皮发育极差，生精小管病变十分严重（图 14-4-9）。

　　生精阻滞在精母细胞或精子细胞阶段，由于其发生在精子发生的后期阶段，因此，从定量组织学测定来看，其病变相对比较轻（图 14-4-10 ～图 14-4-15）。

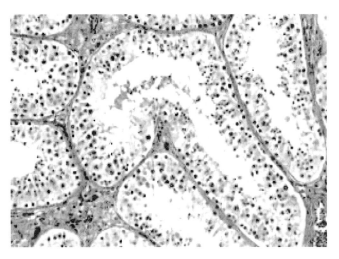

图 14-4-6　睾丸内生精小管生成低下：生精细胞轻度至中度退行性变，间质充血不明显（×100）

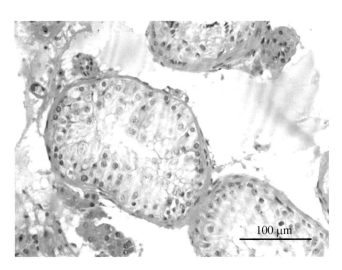

图 14-4-7　生精阻滞的生精小管

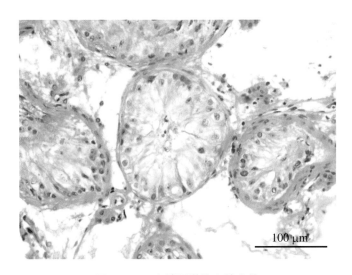

图 14-4-8　生精阻滞的生精小管

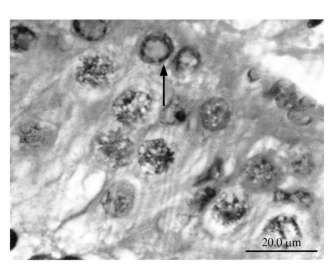

图 14-4-9　生精阻滞在精原细胞阶段，精原细胞空化（▲）、精母细胞休止期延长、发育不良

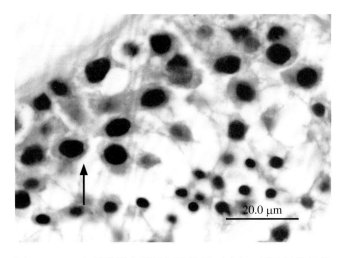

图 14-4-10　生精阻滞在精母细胞阶段（▲），精子细胞仍然发育，无精子生成

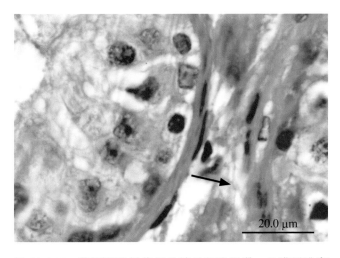

图 14-4-11　精原细胞损伤累及精母细胞阻滞，界膜纤维紊乱、水肿、透明化（▲）

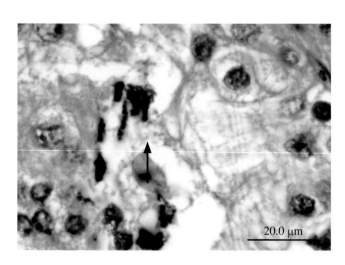

图 14-4-12 精原细胞损伤累及精母细胞阻滞、精子细胞发育不良、退化，淤积管腔（↕）

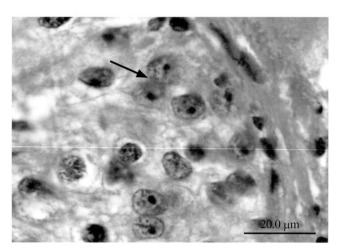

图 14-4-13 精原细胞损伤、精母细胞凋亡、退化、变性，支持细胞代偿性增生（↑）

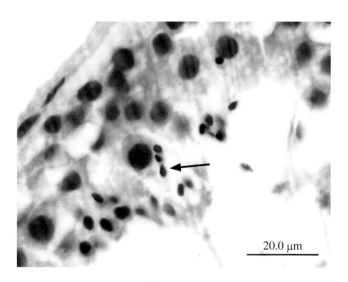

图 14-4-14

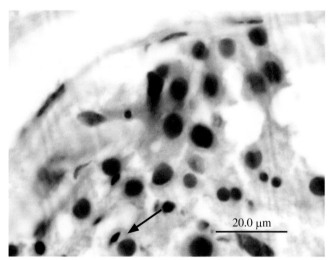

图 14-4-15

图 14-4-10～图 14-4-15　生精阻滞在精子细胞阶段，有精子生成，但不能成熟（↑）

四、生精功能低下型

各级生精细胞和精子均一存在，支持细胞出现大量空泡，管腔扩张，可见早期脱落的未成熟的生精细胞，界膜和血管多数没有明显改变。常见生精小管存在各级生精细胞，但数量较少，生精上皮变薄，管腔相对增大。但精原细胞基本正常，且生精小管基底膜没有纤维样变和透明样变，说明这类患者的睾丸损伤比较轻微，精液检查往往属于少精子症，但可见生精细胞（图 14-4-16 ～图 14-4-19）。

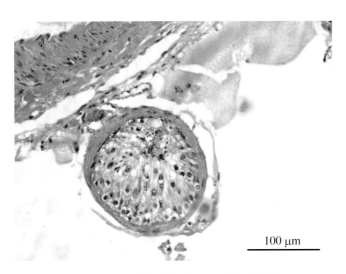

图 14-4-16　生精细胞存在，但生精功能低下

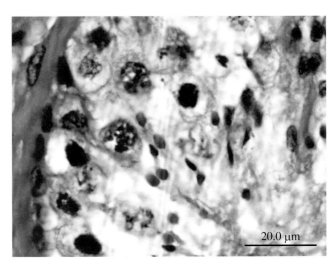

图 14-4-17　生精功能低下、基膜增厚（▲）

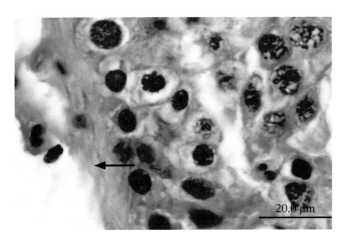

图 14-4-18　生精细胞存在、生精功能低下。界膜水肿、增厚（▲）

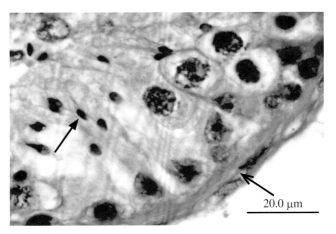

图 14-4-19　生精功能低下、基膜增厚（↑）、肌样细胞变性。有精子生成，不能成熟（▲）

五、生精小管界膜透明变性型

生精小管基膜广泛透明变性、萎缩、管腔狭窄，严重时成为"幻影小管"，常常伴有广泛纤维化和血管透明变性（图 14-4-20 ～图 14-4-23）。这些是自身免疫性反应的表现，可能是非特异性炎症、病毒性腮腺炎合并睾丸炎、睾丸微结石和药物作用所致，也可能是原因不明或是其他病理损害的结果。

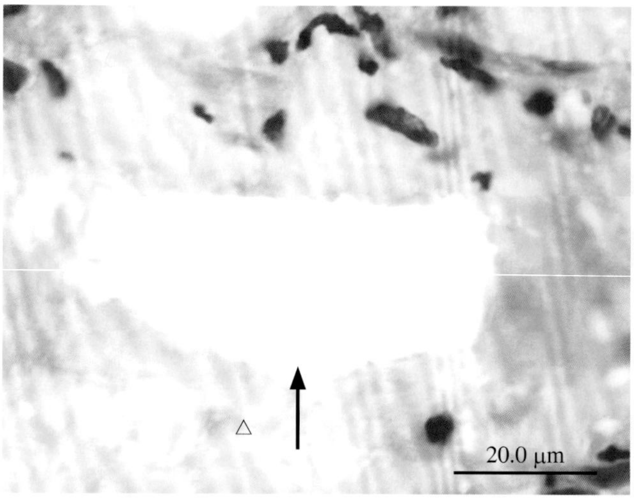

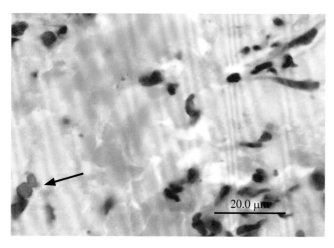

图 14-4-20　生精小管基膜透明变性（幻影小管）（管腔空化▲，基膜透明化△）

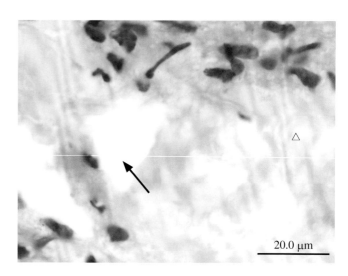

图 14-4-21　生精小管基膜广泛透明变性（管腔空化▲，广泛基膜透明化△）

图 14-4-22　生精小管广泛透明化，生精细胞高度变性、退化，可见含铁血黄素结晶（▲）、细胞残体

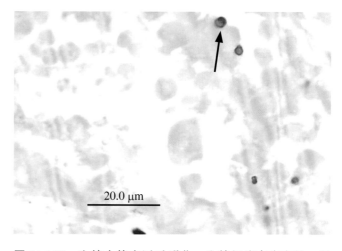

图 14-4-23　生精小管广泛透明化，生精细胞高度变性、退化，可见含铁血黄素结晶（▲）、细胞残体，生精小管形成幻影小管

六、唯支持细胞综合征（详见第 23 章唯支持细胞综合征睾丸活检病理分型观察）

生精小管中生精细胞缺乏或消失，睾丸精子发生功能停止，生精小管内只有支持细胞，生精小管管径缩小，界膜及间质病变严重。可分为：

（一）原发性（先天性）唯支持细胞综合征

原发性（先天性）是胚胎期卵黄囊内原始生殖细胞未发育或没有迁移到生殖嵴所致，睾丸大小和质地异常。偶尔可见到少数有生殖细胞的生精小管，间质细胞都有明显增生，属于代偿性的增生（图 14-4-24）。这种病变一般是由于先天性异常引起的。这种病理改变已经是不可逆的，不能恢复生精功能，因而没有治疗的指征。

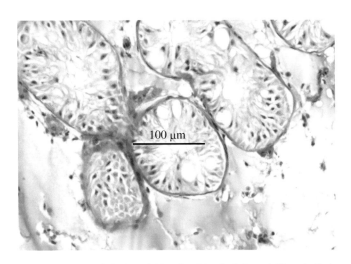

图 14-4-24　间质水肿、变性、间质细胞退化、变性，生精小管管径缩小、生精细胞残存，可见支持细胞（唯支持细胞综合征）

（二）继发性（后天性）唯支持细胞综合征

后天性（继发性）唯支持细胞综合征可由各种有害因素造成睾丸损伤，导致睾丸出现病理变化（图14-4-25 ～图 14-4-26）。

这些严重的睾丸生精功能障碍，是各种各样因素损害睾丸功能的结果，到后期都会引起睾丸严重萎缩，其早期的损害表现为多种多样性变化。例如精索静脉曲张引起不育的患者，在睾丸活检显示生精小管的生殖上皮不完全成熟，睾丸病变呈多样性变化。即使在同一睾丸组织，可同时有生精小管透明样变、界膜纤维增生、生精上皮排列紊乱等。这类患者精液检查仍可有少量精子，在精索静脉高位结扎后，精液质量可以改善，约有 30% 患者可以获得生育能力。但是当精索静脉曲张造成严重的睾丸病理改变，出现局灶性纤维化及透明样变，生精小管基底膜呈带状增厚，透明变性可向间质蔓延，则属于不可逆性改变。

（三）混合型唯支持细胞综合征（可能是渐进性发展过程）

唯支持细胞综合征患者的生精小管与间质均有明显病变。生精小管平均直径缩小，面积百分比下降，上皮厚度增加，反映睾丸组织学改变在两种以上，有时候主次难分。表现为生精细胞上皮脱落、睾丸功能成熟障碍、基膜透明变性以及界膜纤维增生、透明化、变性等，多种多样组织病理学变化。这种类型可能处于发展变化的过渡型，在以后的发展中，其中某种病理损伤严重，就会演变为其他类型（图14-4-27 ～图 14-4-30）。

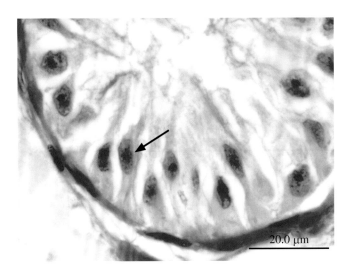

图 14-4-25

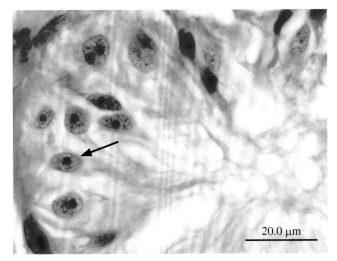

图 14-4-26

图 14-4-25 ～图 14-4-26　间质水肿、变性、间质细胞退化、变性，生精小管管径缩小，仅见支持细胞（▲）（唯支持细胞综合征）

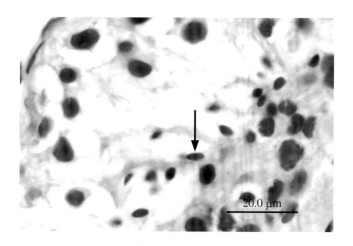

图 14-4-27 生精细胞排列紊乱，大量脱落于管腔，基膜完整，肌样细胞完好，生精功能低下，有精子生成（↑），堆积至管腔中央

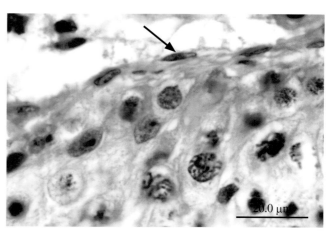

图 14-4-28 生精细胞排列紊乱、大量脱落于管腔，基膜不完整，肌样细胞膨胀，变性（↑），界膜水肿，间质细胞变性，生精功能低下，有精子生成不能成熟

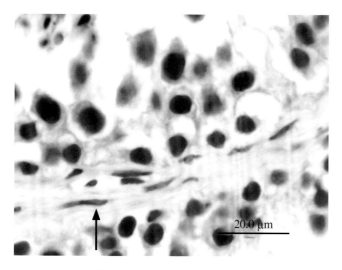

图 14-4-29 生精细胞排列紊乱、大量脱落于管腔，基膜完整，肌样细胞变形（↑），生精功能低下，有精子生成

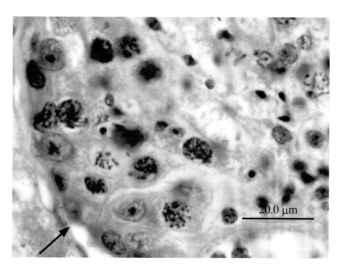

图 14-4-30 生精细胞排列紊乱，大量脱落管腔，基膜不完整，肌样细胞膨胀（↑），界膜水肿，生精功能低下，有精子生成，但不能成熟

第五节　睾丸活检定量观察

　　睾丸损伤后大部分成熟细胞相继消失，伴有进行性生精上皮变性，首先是精子细胞，而后为精母细胞，最后为精原细胞消失。Johnsen 评分法标准是以最成熟的细胞数量作为评定"生精小管质量"的指标。计数所有生精小管的断面，评分范围为 1 ～ 10 分，最后取平均值。同时计数间质细胞，间质细胞评分（LS）定为 1 ～ 6 分，LS-3 表示 Leydig 细胞数目正常，LS-1 表示 Leydig 细胞缺乏，LS-6 表示 Leydig 细胞过多（表 14-5-1）。

表 14-5-1　**Johnsen** 评分法

评分	组织病理学特征
10 分	生精功能正常，有许多精子。生精上皮中各期生精细胞排列及结构正常，管腔存在
9 分	有许多精子，但生精细胞排列紊乱，管腔中有脱落的生精细胞或管腔阻塞
8 分	生精小管只有少量精子
7 分	无精子但有许多精（子）细胞
6 分	无精子但有少量精（子）细胞
5 分	无精子无精（子）细胞，但有许多精母细胞
4 分	精母细胞少于 5 个，无精子及精（子）细胞
3 分	仅有精原细胞
2 分	仅有支持细胞
1 分	生精小管中无生精细胞

这个评分法已经经过不同学者的多次修改，提出了针对给定的组织学切片内每一个生精小管的评分系统。用于评估少精子患者的生精潜能，趋于更加完善

第六节　睾丸活检组织学的评估要求

一、观察指标

对睾丸活检组织病理切片，应该进行睾丸生殖功能水平的全面评估，应注意观察的项目如下：

（一）生精小管与间质的比例

一般认为，生精小管约占睾丸面积的 36%。吴明章曾经用自动图像仪测得为 33%，约占睾丸面积的 1/3。观察时注意生精小管与间质的比例，间质组织有无增生，如有增生要区别是弥漫性增生还是局灶性增生。

（二）生精小管的形态与直径

正常生精小管边界整齐，生精小管的管径为 150 ~ 300 μm。要注意生精小管有无萎缩和塌陷，或是生精小管过度扩张。

（三）生精小管的界膜

正常生精小管的界膜比较薄（一根头发粗细），由基膜、肌样细胞和少量结缔组织构成。生精小管的界膜改变具有十分重要的病理生理学意义，因此，要十分重视观察生精小管界膜的厚度，有无纤维化和透明化。特别要提及的是，肌样细胞在维持睾丸微环境以及介质传导过程中起决定性作用，当界膜损伤增厚，必然引起肌样细胞形态学变异，连锁反应是睾丸功能的损伤（见第 1 章）。

（四）精子发生的动力学观察

精子的发生过程表现出严格的空间与时间顺序。人类精子发生可以分为 6 个阶段（期）（见图 1-2-5），每一个阶段都有一定的细胞组合，并占有一定比例。第 Ⅰ 阶段占 29.8%，第 Ⅱ 阶段占 19.6%，第 Ⅲ 阶段占 6.4%，第 Ⅳ 阶段占 7.7%，第 Ⅴ 阶段占 31.3%，第 Ⅵ 阶段占 3.2%。若每个阶段的细胞组合或是每个阶段所占比例发生改变，提示精子发生动力学出现障碍。

睾丸活检观察 "精子生成"：应该是生精上皮内从二倍体精原细胞（接触基膜）的雄性配子的发生，一直到释放出分化的单倍体生精细胞，然后进入生精小管管腔的发育发展的全过程。包括精原细胞的增殖和分化，初级精母细胞和次级精母细胞的减数分裂，以及单倍体早期圆形精子细胞转型成为精子。后期过程被称为 "精子形成"。为此，睾丸活检的诊断，就应该针对显微镜下睾丸活检观察的情况给予明确和合理的描述与解释。

评估生精小管的组织学：①每一个生精小管都有一个特定细胞组合阶段，即精原细胞、精母细胞、圆

形伸长的精子细胞和支持细胞；②界膜、肌样细胞、基膜组成；③间质与间质细胞等的组成成分。

观察睾丸活检时一定注意精子发生的 6 个阶段，处于哪一个阶段，因为这关联精子发生与生精细胞的关联特征，同时反映了发生在生精上皮内的精子发生的几个波幅。反映 6 个阶段的不同特点与细胞组合的数目见图 1-2-5）。

第一阶段（期）：为早期圆形精子细胞的发生，显示第二次减少分裂之后的精子顶体囊泡。是由 A 型与 B 型精原细胞、粗线期初级精母细胞、圆形精子细胞（第 1 步）和拉长（第 7 步）的精子细胞组成。

第二阶段（期）：是由 A 型与 B 型精原细胞、粗线期初级精母细胞、圆形精子细胞（第 2 步）和拉长（第 8 步）的精子细胞以及来源于支持细胞内的精子细胞胞质残体组成。第二阶段之后，发生精子排放。

第三阶段（期）：是精子细胞的核开始浓缩（第 3 步），并且 B 型精原细胞进入到减数分裂期（前细线期精母细胞）。

第四阶段（期）：精子细胞的细胞核浓缩（第 4 步和第 5 步）、粗线期精母细胞，并能够通过存在的细线期和偶线期（第五阶段）的初级精母细胞加以区分。

第五阶段（期）：初级精母细胞偶线期之后，粗线期初级精母细胞经过终变期，发生第一次减数分裂。

第六阶段（期）：次级精母细胞出现。经过一个很短的时间，大约 6 h 之后，次级精母细胞进行第二次减数分裂。因此，在睾丸活检中是很难观察到次级精母细胞的。人类生精上皮通常显示的是一个多阶段排列。

（五）生精小管的细胞学观察

注意观察正常细胞组合中有无某种细胞缺失或是某一阶段细胞的堆积（阻滞现象）。若有某一类细胞选择性缺失或是堆积，则表示某环节发生了障碍或是生精阻滞。此外，还要注意各级生精细胞形态结构的异常，未成熟的生精细胞的脱落，生精细胞的凋亡、胀亡和坏死等现象发生，这些对临床诊断与治疗都具有非常重要的意义。

对于支持细胞的观察，除了一般的形态结构改变以外，还要注意支持细胞的类型，即成熟型支持细胞、未成熟型支持细胞及部分成熟型支持细胞。青春期前均为未成熟型支持细胞，青春期后，在正常情况下应转变为成熟型支持细胞。在某些病理情况下，则依然出现未成熟型支持细胞。特别要提及的是，在唯支持细胞综合征和精索静脉曲张的患者睾丸活检中，经常可以看到支持细胞萎缩的现象，是为病理性结果。另外，一定要注意支持细胞的高度，其病理变化常常是高度降低。

（六）间质与间质细胞

注意观察间质细胞的数量和形态结构的改变。间质细胞如果有增生，要区分是局灶性增生还是弥漫性增生，将直接反映睾丸生殖激素分泌的水平。还要注意间质中淋巴细胞炎性浸润、间质水肿、间质微血管管壁增厚、管壁纤维化、管壁透明变性及淤血形成等病理变化。

二、睾丸细胞学观察与报告描述

1．如果是拉长的精子细胞数量减少，或是生精上皮的细胞组成不完整，可用"生精细胞排列紊乱"或"精子生成能力低下（hypospermatogenesis）"描述。

2．如果精子发生停滞在某一个特定阶段，如早期的圆形精子细胞、初级精母细胞或是在每一个小管内的精原细胞，则使用"阻滞在……水平"。如：生精阻滞在精母细胞水平，或阻滞在精子细胞水平。

3．唯支持细胞综合征：是指生精上皮没有任何生殖细胞，而只有支持细胞存在的状态。可能全部表现为唯支持细胞综合征（全员性）或者是局灶性地发生唯支持细胞综合征（局灶性）。

4．如果生精小管内生精细胞与支持细胞均已经完全消失，呈现的是一个增厚界膜的、完全空化的生精小管，可使用"管状玻璃样变""管状阴影"或是"管影"描述。

5．此外，细胞核异常、多核精子细胞出现，提示精子形成缺陷和精原细胞缺陷，或是生精细胞减数分裂缺陷，如"巨型精母细胞"或"巨型多核精母细胞"。

6．如果睾丸支持细胞的细胞核显示圆形到卵圆形，而不是深压痕的、不规则的轮廓，这是未成熟的特点。

7．生精小管内可能会在中心发生微结石，是超声诊断的组织学基础。

8．生精小管内间质与间质细胞的存在和特性是非常重要的睾丸内成分。睾丸间质细胞可能会显示弥漫性增生或是局灶性结节性聚集。

9．间质中微血管起到供应睾丸血运重要作用，在睾丸生精功能障碍的睾丸活检中，常常可以看到微血管管壁增厚、管腔缩小，管周淤血等现象，应注意说明与描述。

10．淋巴细胞浸润和局部聚集，可能会出现在血管附近，可能与精原细胞瘤有关。不育患者中肥大细胞数量增加，尤其在唯支持细胞综合征中显示。

第七节　睾丸会诊读片

一、病例 1

（一）病例资料

患者：男 33 岁，睾丸大小为 12 ～ 15 ml，切片间质较少。既往患病史：无

性激素检查：FSH：8.9 mIU/ml（参考范围：1.4 ～ 18.1 mIU/ml）；LH：4.56 mIU/ml（参考范围：1.5 ～ 9.3 mIU/ml）；E_2：185.92 pmol/L（参考范围：0 ～ 190.32 pmol/L）；T：8.90 nmol/L（参考范围：8.36 ～ 28.70 nmol/L）；PRL 8.56 ng/ml（参考范围：2.1 ～ 17.7 ng/ml）；T/LH：1.8（参考范围：> 2.2）；T/E_2：22.64（参考范围：> 20）。

解读：说明①睾丸生殖功能损伤在基膜，其原因可能与基础疾患有关，如精索静脉曲张，腮腺炎史等，有待补充；②支持细胞功能损伤。

（二）本例观察印象（图 14-7-1）

睾丸功能高度损伤，生精功能退化，渐进性损伤，基础疾患可能有精索静脉曲张，腮腺炎病史等（因为没有病史资料）。激素水平可能为正常或高促状态。T/LH 比值 < 2，精液极少精子或无精子。估计渐进性形成发展唯支持细胞综合征。

（三）患者的需求，结合临床基础疾患处理（图 14-7-2 ～ 图 14-7-10）

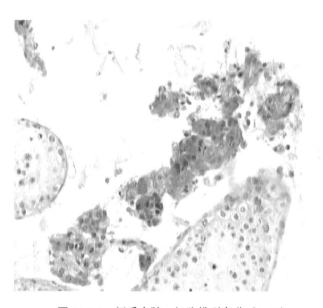

图 14-7-1　间质水肿、细胞排列紊乱（×10）

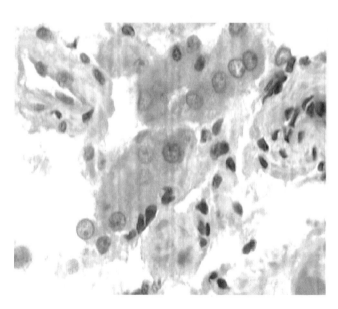

图 14-7-2　间质水肿，间质细胞退化、发育不良，可见管影（×40）

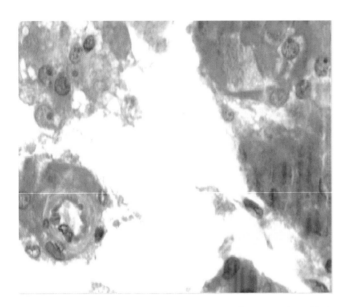

图 14-7-3　间质水肿，间质细胞退化、发育不良；微血管壁增厚、硬化，血管管影形成（×40）

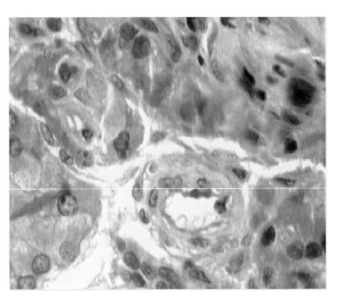

图 14-7-4　间质高度退化，间质细胞发育不良；微血管壁增厚、硬化、管影（×40）

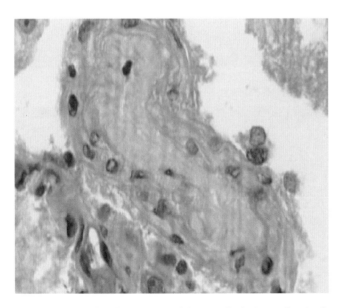

图 14-7-5　生精小管空化、均质化，基膜增厚、退化，细胞畸变（×40）

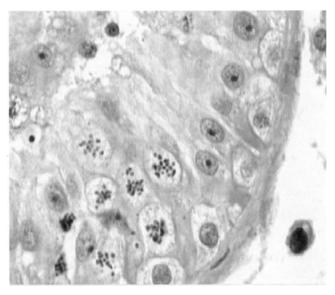

图 14-7-6　生精小管与细胞学分析（×100）
1.　基膜增厚；2.肌样细胞畸变；3.精原细胞退化；4.支持细胞幼稚化；5.精母细胞高度退化；6.多核精子细胞（？）；7.未见精子

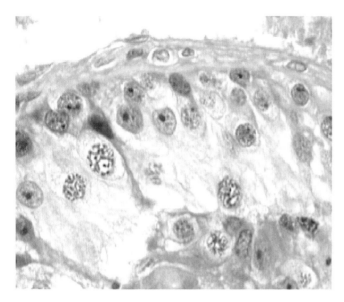

图 14-7-7 生精小管与细胞学分析。支持细胞幼稚化，高度降低（×100）

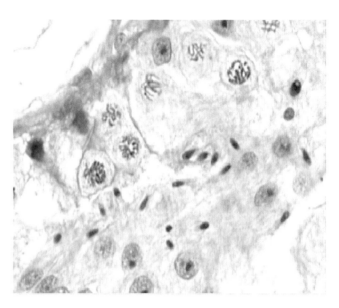

图 14-7-8 睾丸损伤后生精小管局灶性生殖功能修复，粗线期初级精母细胞生长，仍然有残存的精子生成，为睾丸取精创造条件（×100）

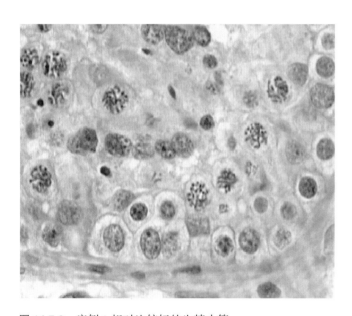

图 14-7-9 病例 1 相对比较好的生精小管
1.精原细胞修复性发育，2.精母细胞发育，3.残余精子，提供睾丸取精的条件（×100）

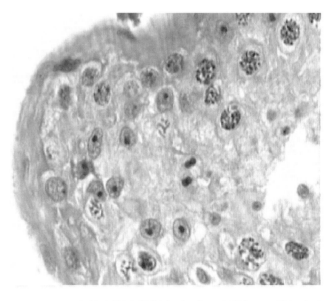

图 14-7-10 生精小管界膜增厚、塌陷、透明化，肌样细胞畸变，精原细胞退化，可见精子细胞（×100）

二、病例 2

（一）病例资料

男性，32 岁，4 年未育。妻子健康。多次检查无精子。病史无特殊记录。体查睾丸体积、质地尚可。诊断："非梗阻性无精子"。

（二）处理

2014-4-25 行双侧精索静脉曲张高位结扎。经 HCG、HMG 治疗 6 个月。2014-12 月患者曾接受睾丸穿刺，穿刺结果未发现成熟精子。3 个月后，于 2016-3-4 行睾丸穿刺及活检，活检报告与最初 2014-4-15 生殖激素检查结果为，FSH：15.1 mIU/ml（参考范围：0.7 ~ 11.1 mIU/ml）；LH：3.01 mIU/ml

（参考范围：0.8 ～ 7.6 mIU/ml）；E_2：< 20 pg/ml（参考范围：0 ～ 56 pg/ml）；T：2.42 ng/ml（参考范围：2.45 ～ 16 ng/ml）；PRL 5.58 ng/ml（参考范围：2.1 ～ 17.7 ng/ml）；

（三）睾丸组织活检报告解读

1．睾丸界膜轻度增厚：说明间质细胞分泌睾酮供应生精细胞生长、发育，由于界膜通透性不良，导致血清 T 水平降低，2014-4-15 生殖激素结果已经提示，造成睾丸微环境改变，导致睾丸界膜轻度增厚。（可能本例有害因素则为精索静脉曲张）。

2．生精小管缩窄：证实睾酮分泌不良，支持细胞动力供应不足，生精小管缺乏营养，出现萎缩，又导致生精细胞大量脱落（高峰期已过，估计在 3 ～ 4 年前）形成生精小管空化，必然造成生精小管萎缩，出现狭窄。

3．支持细胞轻度增生：是一种代偿性增生（正常支持细胞的特点是高度为 180 μm），分泌抑制素 B 调控 FSH 平衡，当支持细胞损伤后，其分泌抑制素水平下降，导致 FSH 升高（2014-4-15 生殖激素测试提示证明）。

4．管腔内各级生精细胞数量减少：由于睾丸微循环改变，支持细胞"保姆"细胞的能力下降，不能供应生精细胞正常发育生长的"营养"，必然是管腔内生精细胞减少，尤其精母细胞对有害因素敏感，首当其冲受到影响，引起生精细胞发育的连锁反应，导致睾丸生精障碍，可能是睾丸损伤后的一种典型表现与发展的必然过程。

5．部分管腔内仅见支持细胞：支持细胞的耐受功能最强的细胞，其高度随着损伤的延续，高度可以慢慢降低，最后的结局是唯支持细胞综合征。

6．残存生精细胞以精原细胞为主：由于精原细胞有害因素最不敏感，是原始干细胞，又靠近基膜，可能直接接触传导的营养物质比较便利，残存保留。

7．可见精子形成：由于生精细胞的损伤是逐步的、不完全一致，所以仍然有局灶性的生精小管发育精母细胞不完全损伤、脱落、空化，尚有精子细胞，为此可见精子生成。

（四）答疑

请曹教授答疑：一位原发性无精子症的患者，睾丸体积、质地尚可，穿刺未发现成熟精子，3 个月后行睾丸显微取精手术，取生精小管在生殖中心实验室观察，未发现精子。遂送我院病理科，睾丸组织活检报告：睾丸界膜轻度增厚，生精小管缩窄，支持细胞轻度增生，管腔内各级生精细胞数量减少，部分管腔内仅见支持细胞，残存生精细胞以精原细胞为主，可见精子形成。

请问曹教授：为什么实验室检查未发现精子，但病理科能找到精子？

曹教授答：任何一种方法都有局限性，可能睾丸活检与穿刺的部位不同，选择的"点"不同。穿刺获得的组织往往是没有经过染色而直接用来查找精子，睾丸活检则是经染色后再观察精子。染色或不染色的精子检查结果不一样。检查者有无经验也可能会导致结果有较大差异。

（曹兴午　李宏军　徐　晨　金保方　袁长巍）

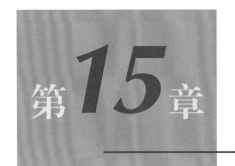

第15章 睾丸活检印片细胞学检测与分析

唯支持细胞综合征的治疗最佳手段是睾丸活检取精,继而应用辅助生殖技术助孕。然而,对唯支持细胞综合征的生理病理过程的认识(见第23章唯支持细胞综合征睾丸活检病理分型观察)是一个慢性逐步演变的过程,有害因素造成睾丸的损伤,病理组织变化类型,始于生精阻滞型、生精阻滞淤血型、界膜增厚型、生精小管萎缩型四个阶段性病理发展过程,必须以动态发生与发展观点来评价睾丸功能的一系列病理变化,在选择睾丸取精进行辅助生殖技术的时候,一定要注意。睾丸生殖功能障碍目前处于哪一种状态,这也是获取精子成功率的保证。只有选择生精阻滞型,才有可能取得最终成功。但是,睾丸生殖功能障碍的病理变化,不是均一的、同步的,而是有发展快慢、前后之分的。所以,选择睾丸取精的时机、位置非常重要,这正是迫切需要研究的课题。我们为了探索和提高睾丸活检取精的成功率,建立并尝试了睾丸活检印片细胞学的检查方法,借以弥补目前临床工作的缺憾,希望将能继续开展更多的研究与探索。本章展示的病例将与睾丸活检同时进行对照观察。

第一节 病例及病史介绍

一、病例

杜某,男,26岁,河北人,现病史:婚后2年,不育,性生活频率为2次/周,双睾丸大小:均12 ml。既往史:腮腺炎史(几岁?),棉籽油未食,农药无接触。

本例中,经采用3种方法对患者睾丸生精功能进行评估与比较:①精液精子形态学与生精细胞学分析;②睾丸病理组织学分析;③睾丸组织印片细胞学分析。现将结果记述如下:

二、辅助检查(2015-4-7)

1. 超声检查 影像描述:前列腺大小约38 mm×23 mm×17 mm,前列腺实质内可见直径5 mm无回声。双侧精囊腺可见右侧精囊腺大小23 mm×18 mm,左侧精囊腺大小32 mm×17 mm,实质内均可见多个强回声,较大者直径约5 mm。输精管:右侧宽约4.4 mm,左侧宽约3.9 mm。右侧睾丸大小:35 mm×25 mm×17 mm,左侧睾丸大小:34 mm×23 mm×15 mm,双侧睾丸回声均等,分布均匀。右侧附睾头厚约14 mm,左侧附睾头厚约12 mm,右侧附睾头内可见强回声,大小约2.7 mm×1.2 mm,另可见直径约2.3 mm囊性回声。鞘膜腔内未见异常积液。平卧位时,双侧精索区内未见明显异常回声。超声描述:前列腺实质内小囊肿,右侧附睾头囊肿并钙化质,双侧精囊腺强回声。

2. 精浆生化 精液量:0.3 ml,pH:6.5。果糖1.1 mmol/L,(参考范围:≥ 8.33 mmol/L)。精浆中性 α- 葡糖苷酶浓度:0.4 mU/L(参考范围:一次射精 ≥ 20 mU/L)。精浆锌浓度0.9 mmol/L(参考范围:一次射精 ≥ 2.4 mmol/L)。精浆弹性硬蛋白酶314 ng/ml(参考范围:< 290 ng/ml)(290 ~ 1000 ng/ml 为隐形感染,> 1000 ng/ml 为确证感染)。

表 15-1-1　性激素五项检测结果

项目	结果	参考值	换算系数	结果	参考值
E_2	32.8 pg/ml	0 ~ 50 pg/ml	×3.67	120.38 pmol/L	0 ~ 183.5 pmol/L
LH	3.96 mIU/ml	3 ~ 10 mIU/ml	×1	3.96 IU/L	3 ~ 10 IU/L
FSH	7.7 mIU/ml	0 ~ 20 mIU/ml	×1	7.7 IU/L	0 ~ 20 IU/L
T	4.59 ng/ml	3 ~ 10 ng/ml	×3.47	15.93 nmol/L	10.41 ~ 34.7 nmol/L
PRL	14.53 ng/ml	1 ~ 15 ng/ml	×0.047	0.683 mIU/L	0.047 ~ 0.705 mIU/L

E_2，雌二醇；LH，黄体生成素；FSH，卵泡刺激素；T，睾酮；PRL，催乳素

T/LH 比值：3.92，大于 3 倍（参考值：≥ 2.2）；E_2、LH、FSH、T、PRL 等指标均在参考范围内

3. 性激素五项（表 15-1-1）

4. 精子形态学与生精细胞学检查　离心沉淀涂片，瑞 - 吉染色。精子形态学：未见精子。生精细胞学检测：50 个细胞（细胞数量少），未见生精细胞，中性粒细胞 37 个，吞噬细胞 12 个，淋巴细胞 1 个。评估：注意炎性反应。尿液检查：无精子。

5. 染色体检查　核型为 46, XY（镜下分析 20 个中期分裂象，均发现 Y 染色体小于 21 号染色体），Y 染色体未见缺失。

6. 睾丸活检病理分析　常规病理组织切片处理，苏木精 - 伊红（H-E）染色。

（1）病理诊断报告：镜下见睾丸组织，生精小管横切面直径大小不一，大部分生精小管内可见幼稚生精细胞，偶见个别精子细胞，未见精子。个别生精小管基膜纤维组织增生、增厚，伴玻璃样变性。睾丸发生上述改变的意义请结合临床及相关检查综合考虑（图 15-1-1 ~ 图 15-1-2）。

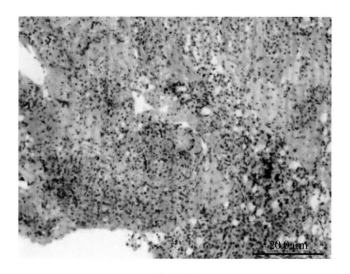

图 15-1-1

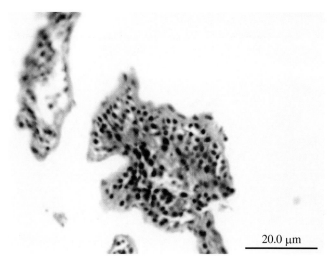

图 15-1-2

图 15-1-1 ~ 图 15-1-2　睾丸活检显微图像

（2）睾丸病理组织切片油镜观察（笔者等复检观察并拍照）（图 15-1-3 ～图 15-1-10）

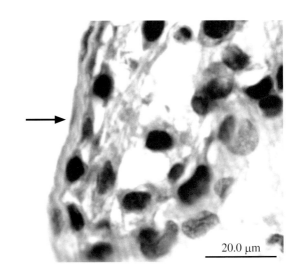

图 15-1-3　基膜层增厚（↑）；肌样细胞畸变；胶原纤维层分离出现层次，精原细胞凋亡；生精细胞凋亡、胀亡、退化，界膜增厚明显（约 15 μm），肌样细胞增生、分化不良

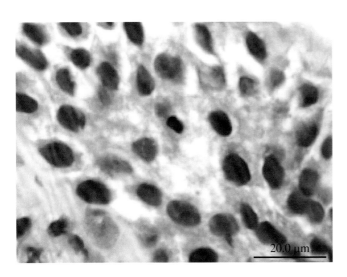

图 15-1-4

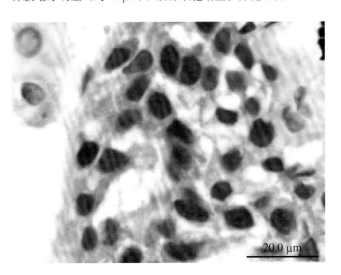

图 15-1-5

图 15-1-4 ～图 15-1-5　生精小管管腔中退化的生精细胞（胀亡现象）及间质细胞蜕化

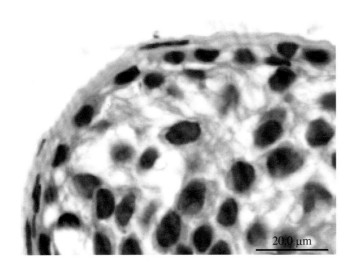

图 15-1-6　生精小管管腔中退化的生精细胞（胀亡现象）

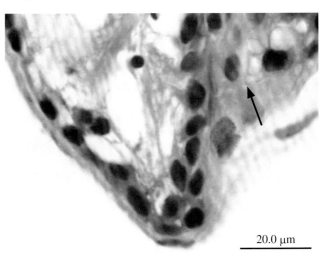

图 15-1-7　界膜增厚（凹陷），肌样细胞退化，精原细胞凋亡、变形，间质水肿、间质细胞退化

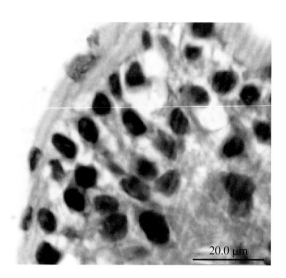

图 15-1-8 支持细胞高度降低（萎缩）

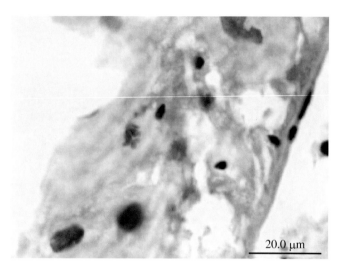

图 15-1-9 生精小管有精子生成、空化、退化、变性

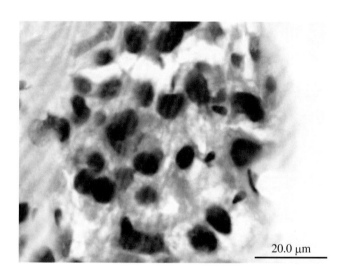

图 15-1-10 生精小管见精子生成

第二节 睾丸活检组织印片组织细胞学观察

　　睾丸活检组织进行细胞印片涂片与精液细胞平行推涂片不同，为了避免推片时导致细胞破碎而难以辨认，具体方法是采用玻片一角或是小镊子夹住睾丸活检组织，在载物片上进行细胞涂印方式涂成印片，再进行瑞 - 吉染色和油镜观察。

一、生精小管界膜（基膜）与细胞形态观察（图 15-2-1 ~ 图 15-2-9）

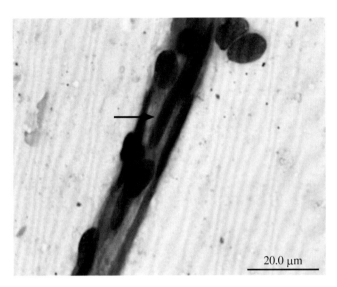

图 15-2-1

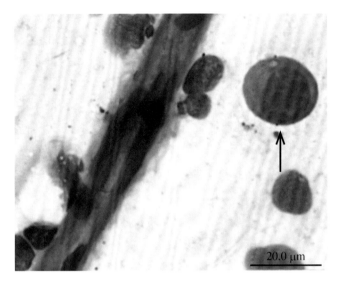

图 15-2-2

图 15-2-1 ~ 图 15-2-2　生精小管界膜（基膜、血睾屏障部位），增厚约 20μm，中间长形肌样细胞，胞体伸长（▲），内侧为精原细胞、外侧为间质细胞（核）变性，大型细胞为初级精母细胞（↑）

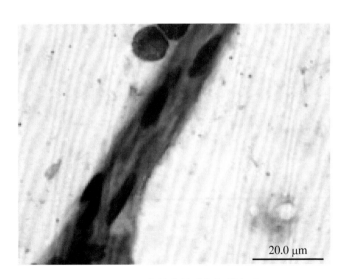

图 15-2-3　完整的界膜与肌样细胞

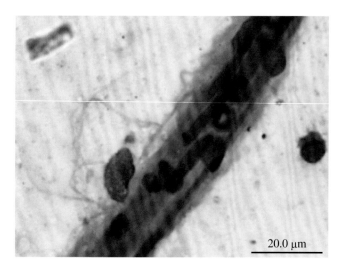

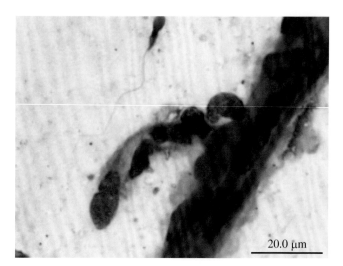

图 15-2-4

图 15-2-5

图 15-2-4～图 15-2-5　基膜（界膜）增厚，层次分离，血睾屏障遭受破坏，通透性增加，有害物质可以自由通过，微环境改变，肌样细胞分化与自分泌能力减弱并变形

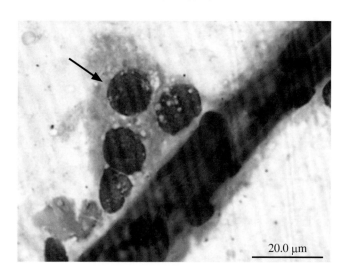

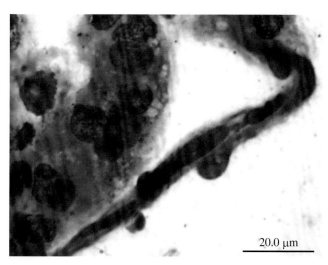

图 15-2-6　基膜增厚（血睾屏障遭到破坏），影响睾丸内环境，精母细胞发育不良（精母细胞阻滞▲）

图 15-2-7　生精小管变形，血睾屏障破坏，生精内环境改变，生精细胞群脱离，肌样细胞畸变（细胞群内有颗粒物）

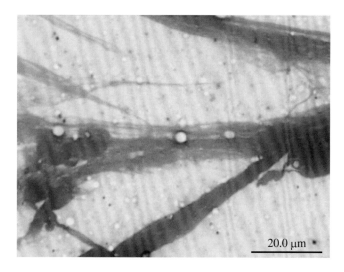

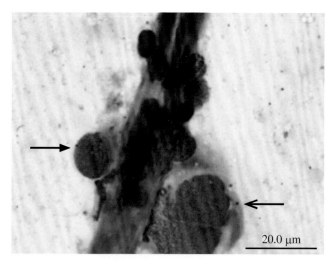

图 15-2-8　基膜分离后破碎的骨架

图 15-2-9　基膜增厚，肌样细胞变形、变性，精原细胞凋亡（▲），外侧为次级精母细胞（↑）

二、生精细胞观察

通过印片细胞学方式能够取得生精细胞完整的形态，这对评估睾丸生殖功能非常直观、有益。对生精细胞进行精细观察和分类，探讨其损伤的程度与分析，仍然可以看到正常的生精细胞，说明睾丸仍然具有局部精子发生功能，这与临床观察疗效密切相关。

（一）精原细胞（图 15-2-10 ～ 图 15-2-11）

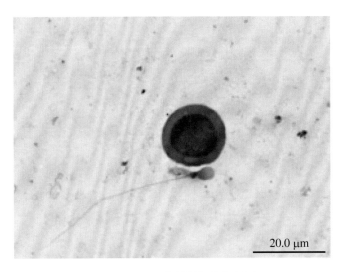

图 15-2-10　正常精原细胞与精子

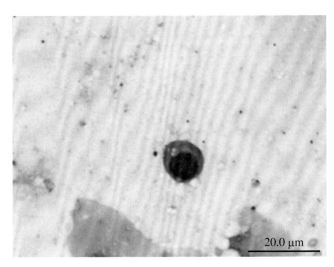

图 15-2-11　精原细胞凋亡，核固缩，背景中有大小不一的圆形颗粒

（二）初级精母细胞（图 15-2-12 ～ 图 15-2-23）

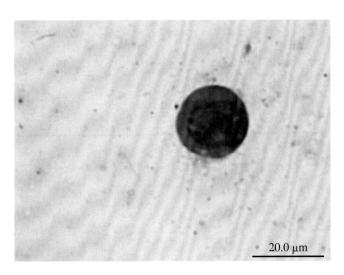

图 15-2-12　正常初级精母细胞

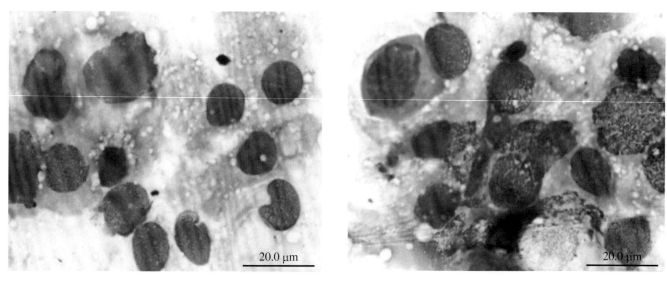

图 15-2-13　　　　　　　　　　　　　　　　　图 15-2-14

图 15-2-13 ～图 15-2-14　精母细胞细线期，片状聚集（见精子头）

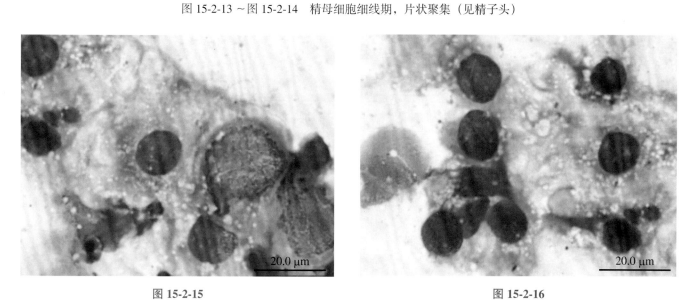

图 15-2-15　　　　　　　　　　　　　　　　　图 15-2-16

图 15-2-15 ～图 15-2-16　精母细胞细线期，镶嵌在支持细胞的细胞质上

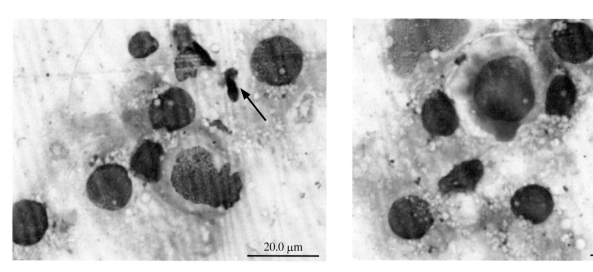

图 15-2-17　　　　　　　　　　　　　　　　　图 15-2-18

图 15-2-17 ～图 15-2-18　吞噬细胞与精母细胞细线期，片状聚集，见精子头（▲）

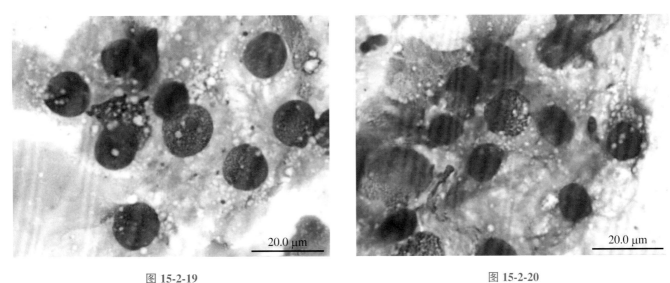

图 15-2-19　　　　　　　　　　　　　　　　图 15-2-20

图 15-2-19 ～图 15-2-20　细胞簇，精母细胞阻滞，片状聚集，与精液中呈片状脱落状态相似

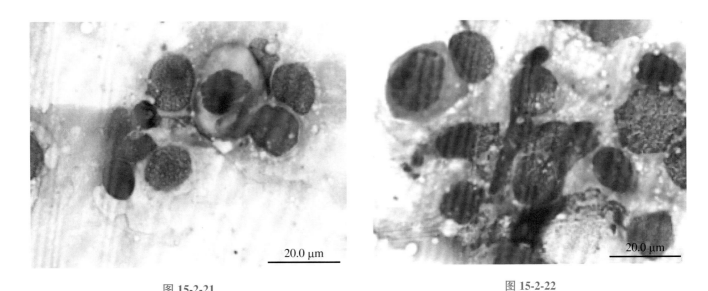

图 15-2-21　　　　　　　　　　　　　　　　图 15-2-22

图 15-2-21 ～图 15-2-22　初级精母细胞细线期与次级精母细胞（核分裂中）

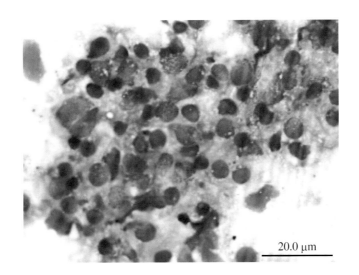

图 15-2-23　生精阻滞，大片状密集 100 多个细胞

（三）次级精母细胞（图 15-2-24）

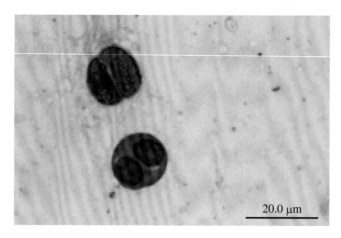

图 **15-2-24** 正常分化的次级精母细胞（比较少见），说明精母细胞依然存在分化功能

（四）精子细胞（图 15-2-25 ～图 15-2-27）

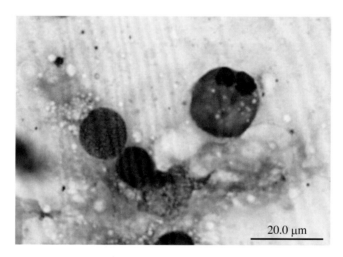

图 15-2-25

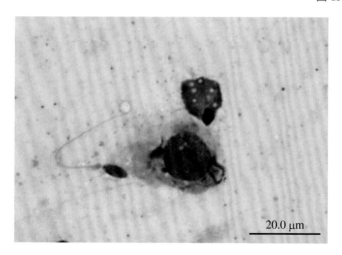

图 **15-2-26**

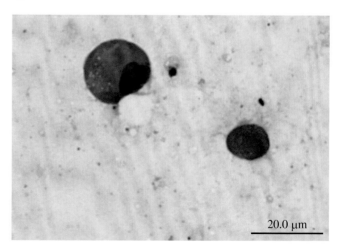

图 **15-2-27**

图 15-2-25 ～图 15-2-27 精子细胞凋亡（细胞质内有空泡）与间质细胞

（五）精子（图 15-2-28 ～ 图 15-2-35）

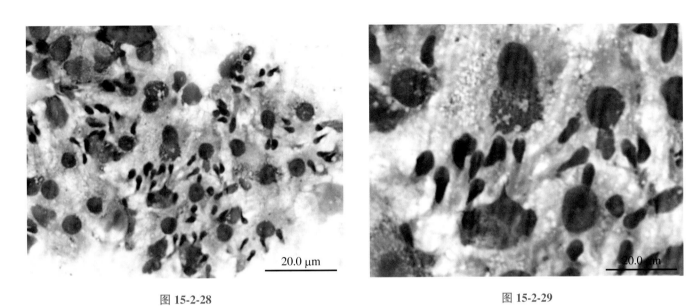

图 15-2-28　　　　　　　　　　　　　　　　　　图 15-2-29

图 15-2-28 ～ 图 15-2-29　生精细胞密集，可见大量畸形精子镶嵌在支持细胞的细胞质中

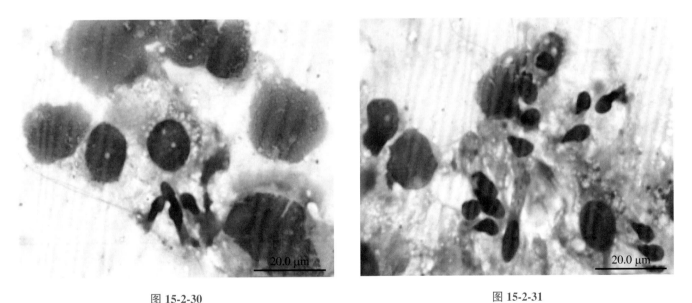

图 15-2-30　　　　　　　　　　　　　　　　　　图 15-2-31

图 15-2-30 ～ 图 15-2-31　畸形精子镶嵌在支持细胞顶端，细胞胀亡

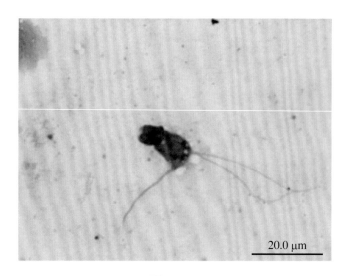

图 15-2-32

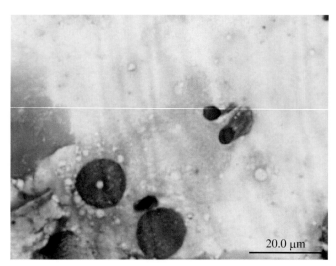

图 15-2-33

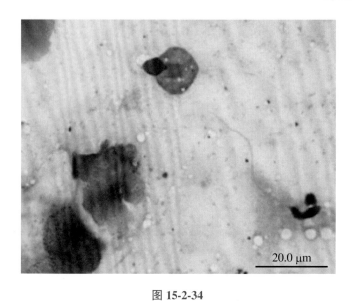

图 15-2-34

图 15-2-32 ～图 15-2-34　精子细胞畸变，镶嵌在支持细胞顶端

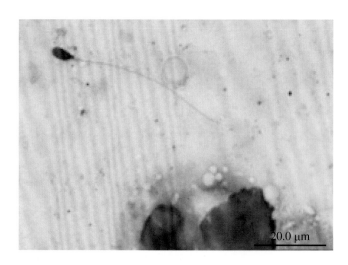

图 15-2-35

图 15-2-35　完整精子（头部凋亡）

（六）生精细胞中脂质体（包涵体）
（图 15-2-36 ～图 15-2-40）

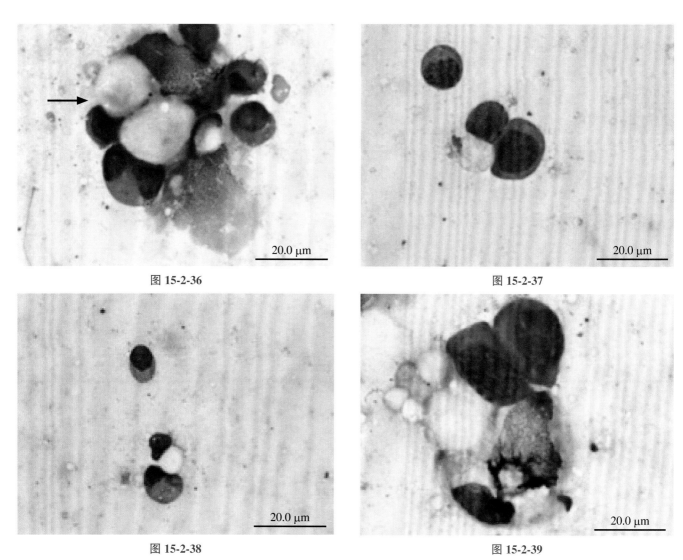

图 **15-2-36**　　　　　　　　　　　图 **15-2-37**

图 **15-2-38**　　　　　　　　　　　图 **15-2-39**

图 15-2-36 ～图 15-2-39　生精细胞中间镶嵌脂质体（包涵体▲）、初级精母细胞（核溶解）和次级精母细胞，初级精母细胞细线期脂质体，次级精母细胞核分化不良

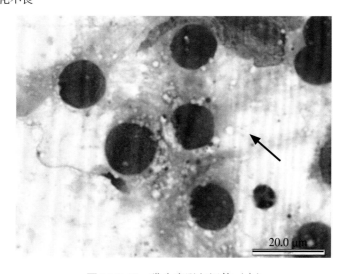

图 **15-2-40**　猫头鹰眼包涵体（▲）

第三节 分析与讨论

一、梗阻性无精子症诊断

一般梗阻性无精子症的定性诊断必须满足两个条件：睾丸内有相对正常的生精功能，并且精液中无精子。经精液细胞学检查和睾丸活检均验证为梗阻性无精子症。精液常规与精浆生化检查：精液量：0.3 ml，pH：6.5，果糖浓度：1.1 mmol/L，（参考值 ≥ 8.33 mmol/L）。精浆中性 α- 葡糖苷酶浓度：0.4 mU/L（参考值 ≥ 20 mU/L / 一次射精）。结果显示为"一少三低"，即精液量少，精浆果糖、α- 葡糖苷酶及 pH 低，说明在精囊与输精管部位有梗阻。

二、病理睾丸活检结果与复检分析

笔者等人复检了本例患者睾丸活检组织切片并进行高倍率油镜观察，结果与病理诊断报告不同，其特点归纳描述为（图 15-1-3 ～ 图 15-1-10）：①基膜层增厚（约 15 μm）；②肌样细胞畸变、增生；③胶原纤维层分离出现层次；④精原细胞凋亡；⑤生精细胞凋亡、胀亡，生精小管中大量分化不良的生精细胞（胀亡现象）；⑥间质细胞退化；⑦支持细胞高度降低（萎缩）；⑧生精小管内有精子生成、空化、退化、变性。睾丸活检的结果重点是有精子存在，而不是病理诊断报告的没有精子。

睾丸活检观察的目的是明确诊断，找出原因，予以治疗，恢复生育能力。内容应包括：①生精小管发育；②管腔大小；③管腔内容物；④精原细胞数目；⑤精子生成状况；⑥支持细胞多少与高度；⑦基膜厚度；⑧间质细胞数目；⑨间质血管的变化；⑩重点对睾丸组织形态学变化与间质小血管管壁增厚的关系进行分析。观察结果发现：随着病情的加重，在小血管管壁明显透明性病变的病例中，生精小管的生精表现亦极度低下，直至没有找到精原细胞。提示：这种生精不良与小血管硬化之间存在内在密切联系。由于小血管病变，管壁纤维性增厚，导致供血不足，引起生精小管的一系列生精不良的改变，可以解释这种并行关系的组织学改变。因此认为：间质小血管管壁增厚，管腔闭塞可以是"特发性（ldiopathic）"生精不良的主要致病环节。从小血管病变入手深入研究生精不良，是一条可行的途径。有可能这种小血管是由于自身免疫、化学毒素作用或物理因素多种原因共同作用的结果。睾丸活检具有极高的诊断价值，但必须对睾丸活检的局限性有明确的认识。正常睾丸组织生精具体时间、空间上的不均一性，在睾丸生精功能障碍的情况下，这种不均一性的特点更加明显。何况，观察者的技术水平、观察方法和认真程度，都会对结果的分析与判断有一定影响。

三、建立睾丸活检组织印片细胞形态学观察的新方法

诊断细胞学方法也是病理诊断中常用的手段，它是对液体标本（痰、尿、胸腹水、穿刺液、组织穿刺等）进行涂片，对固体标本进行印片、刮片后染色，显微镜下观察。从病理细胞学的几十年来所报道的结果看，诊断正确率在85% ～ 100%之间，大部分为95%。压片组织细胞学即是试图将组织学和细胞学结合起来，采用细胞学的方法（快、简、易），达到组织学和细胞学相互配合的病理观察，以便使病理诊断能在条件较差的广大中小医院普遍开展起来，真正发挥病理诊断的可靠保证作用。为此，笔者借鉴建立睾丸组织印片细胞学的新方法进行探索性尝试，希望有识之士能够进行更广泛、更规范的研究，特别是对细胞标识物（marker）的研究。

四、生精小管界膜（基膜）与细胞形态观察

生精小管是睾丸组织生精功能的结构基础，其生理功能具有承上启下、举足轻重的作用，是维持睾丸内环境与运送营养的重要部位，是血睾屏障的免疫防护（豁免）的关键结构，是一切有害因素对睾丸损伤的敏感区域——靶区。为此，界膜与血睾屏障已经成为近年研究的热点，然而由于取得较好的人体组织标本比较困难，本次印片细胞学取得了较好的睾丸基膜的人体标本，为研究提供了新途径，这也许是一种方法的突破。

五、界膜与管周细胞

人睾丸发育过程中，管周细胞（肌样细胞）可能分化为间质细胞。肌样细胞既有成纤维细胞的特点又有平滑肌细胞的特性，受到病理刺激后可转化为成纤维细胞，分泌过多的基质和纤维，在病理改变中起着一定的作用。肌样细胞在生精小管中起收缩作用，参与调控睾丸精子和睾丸液的输出。为此，我们在睾丸生精障碍患者的精液中可以看到纤维组织脱落的现象。肌样细胞受到损伤，表现为增生现象，但是分化不良。

六、生殖激素关系

研究证明血清 LH、FSH 和 T 水平的明显改变与睾丸病理性损伤程度具有相关性。LH 升高、T/LH 比值随之递减，这是睾丸生精功能障碍的敏感指标。才秀莲报告轻、中度生精障碍患者的 FSH 值比对照组高 1.83 倍，但没有超过 2 倍，LH、T 水平无明显差异，T/LH 比值降低不明显（T：19.55 nmol/L，LH：7.40 IU/L，T/LH=2.64），表明轻、中度生精障碍者睾丸间质细胞、支持细胞功能损伤较轻，其界膜增厚不明显，提示轻、中度生精障碍患者如果能够得到积极治疗，睾丸功能尚可恢复。LH、FSH 水平增高，T 水平降低，T/LH 比值显著下降（T：16.57 nmol/L，LH：19.24 IU/L，T/LH =0.86），界膜亦明显增厚。当界膜增厚 ≥ 6.11 μm，FSH ≥ 22.58 IU/L（为对照组的 3.43 倍），说明 FSH 升高与界膜的损伤有直接关系。当 T/LH =0.86 时，为重度生精障碍，甚至是不可逆性生精障碍。结果表明：界膜厚度与 LH、FSH、T 水平及睾丸生精障碍程度相关。生精小管界膜厚度是反映 LH、FSH、T 水平及判断睾丸生精障碍程度的较为可靠的指标。T 水平下降不仅反映了间质细胞的分泌水平降低，也反映了肌样细胞损伤，不能进行正常的旁分泌与自分泌功能，导致 T 不能为支持细胞有效的利用，使睾丸出现生殖功能障碍。

本例性激素水平测定与法定单位换算结果显示（表 15-1-1）：T/LH 比值为 3.92 倍；E2、LH、FSH、T、PRL 等指标均在参考范围内。说明睾丸性激素反应睾丸内微环境没有明显改变，生殖内分泌逻辑性关系正常，可以维持正常生理功能，这是取精可能成功的重要指标。

七、印片中的生精细胞

印片细胞学检测印片中具有正常生殖细胞（图 15-2-15，图 15-2-20，图 15-2-32），而精原细胞、初级、次级精母细胞和精子细胞虽然很少，但均可以检出，表明其睾丸局部能够继续维持生精功能，因此才能够在印片细胞学检测中显现大量精子，一方面证明睾丸存在生殖功能，另一方面说明采用印片染色观察，不仅可以检出精子，还可以观察精子及各级生精细胞的形态（凋亡状态），对了解生精状态与辅助生殖技术的应用具有帮助。

八、Y 染色体变异的临床效应

Y 染色体的变异均会不同程度地导致临床效应。陈亮认为，大 Y 染色体的临床效应为男性不育症及自然流产等不良妊娠结局；小 Y 染色体的临床效应为无精子症、少精子症以及配偶胚胎停止发育、自然流产等不良妊娠结局。大小 Y 染色体核型可能具备某些潜在的尚未被认知的临床效应，与男性不育及不良妊娠结局是否关联，值得重视并需后续研究验证，需继续评估大小 Y 核型多态性变异对男性生育功能的影响，并在功能基因组学层面进行探索。孙宝刚报告，大（小）Y 染色体患者显示出一定的临床效应，大 Y 染色体引起的不育可能与 AZF 缺失无关，小 Y 染色体的男性则有发生 AZF 微缺失的风险。袁莹莹认为，大 Y 和小 Y 染色体可引起男性少弱精子、无精子，对 IVF/ICSI 助孕效果有影响。田艳对 96 例大 Y 染色体组和 115 例小 Y 染色体组的异常和正常精子分布比较发现，小 Y 染色体组中异常精子的发生率，明显高于大 Y 染色体组异常精子的发生率（χ^2 = 4.35；$P < 0.05$）。分别对大 Y/ 小 Y 染色体组中异常精子进行精液常规参数分析，发现与对照组比较，大 Y/ 小 Y 染色体组的异常精子的精子浓度和精子活率均比对照组明显降低（$P < 0.01$）；而精子畸形率却明显增高（$P < 0.01$）。与大 Y 染色体组比较，小 Y 染色体组中异常精子的精子浓度比大 Y 染色体组明显降低（$P < 0.05$）；但精子活率和精子畸形率没有明显差异。认为大 Y/ 小 Y 染色体均影响正常精子的形成，而以小 Y 染色体更加明显。

为此，本例在印片细胞学的检测中，尽管检出精子很多，但也可以看出大部分为畸形精子，主要表现为精子凋亡、头部畸变、短尾和发育不良等现象（图 15-2-32 ～图 15-2-40），可能与染色体异常有关，希望继续采用印片方法进行深入研究，以取得更多经验。

九、脂质体包涵体检出

病毒包涵体（viral inclusion body，IB），又称病毒发生基质（virogenic stroma）、病毒工厂（virus factory，VFs），是在病毒增殖过程中，在宿主细胞内形成的一种蛋白性质病变结构。病毒包涵体作为病毒形成的一种亚细胞结构，在光学显微镜下表现为电子致密体，多为圆形、卵圆形或不定形，位于细胞核内或细胞质中，嗜酸性或嗜碱性。其数量和大小取决于病毒和宿主细胞种类以及病毒感染阶段。许多病毒能够形成病毒包涵体，病毒包涵体不仅作为病毒复制和装配位点，而且参与了宿主细胞的抗病毒天然免疫，笔者在根据精液生精细胞检出的形态学探讨睾丸病因学的过程中观察到病毒包涵体，已经就相关问题进行了探讨并进行了连续报道。脂质体是包涵体在细胞中的一种表现，但这是否与患者腮腺炎有关以及其与睾丸生殖功能障碍的因果关系，都还需要进一步深入研究与探讨。

结论：①Y 染色体变异导致睾丸生殖功能障碍是一慢性病变过程，是造成梗阻性无精子的病因，随着年龄增长逐渐显现，具有临床效应；②可能有界膜损伤和生精阻滞的发展阶段，有可能精液中出现生精细胞高峰期的状态，而后，造成精囊与射精管梗阻；③睾丸活检印片细胞学检测是一项有效的观察方法，在辅助生殖技术应用时，可以观察精子和生精细胞的形态学，对判断效果进行深入研究；④睾丸活检印片细胞学检测中，检出病毒包涵体，说明睾丸内仍然可存在病毒感染的可能性，今后应进行分子生物学检测，进一步确定与排除；⑤应当按照无创 - 微创 - 有创的渐近次序进行检查，同时考虑患者的治疗周期和经济负担，尽量采取简洁、有效的方法诊断，尽快使患者由诊断环节进入治疗环节。

为此，建议在不能确定睾丸活检结果的情况下，首先进行睾丸活检印片细胞学检查，进行探索，取得经验，是一项可以探讨的措施。

（曹兴午　袁长巍　李翠英　田　龙）

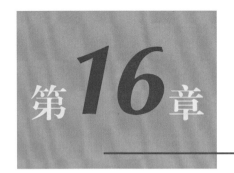

第16章 阴道加德纳菌的检查与临床意义

细菌性阴道病虽然是女性的感染性疾病，但与男性伴侣有密不可分的关系，在治疗女性患者时就不能不考虑其男性伴侣，现就该病线索细胞检查与细菌形态学特征，尤其是对男性精液检查进行介绍。

第一节　阴道加德纳菌及其致病性

由阴道加德纳菌（Gardnerlla vaginalis，GV，又称阴道加德纳式菌）引起的细菌性阴道病（bacterial vaginosis，BV）曾经被称为非特异性阴道炎，是由GV与某些厌氧菌共同引起的。

一、女性感染

在美国，普通妇科门诊中BV患者为17%～19%，而性病门诊中BV患者为24%～37%，孕妇BV患者的发病率则介于二者之间，为16%～26%。在女性BV患者的性伴侣中同样可以检出GV及厌氧菌，而且二者经尿道分离得到的GV同属于一种生物类型，故认为BV患者的性伴侣可能作为再感染的贮主（reservoir）。曹兴午等在生殖门诊调查309例阴道分泌物涂片，革兰氏染色镜检，线索细胞阳性率为55.0%（170/309）。

李连青探讨了GV对BV的病原学诊断价值。对237例妇科门诊生殖道感染患者采集阴道分泌物标本，用直接涂片染色、细菌分离培养、聚合酶链反应（polymerase chain reaction，PCR）和BV试验4种方法，检测GV和BV，BV诊断按照Amsel金标准分组：BV组174例，非BV组63例，对照组40例为健康体检妇女。结果显示，BV组174例直接涂片（线索细胞）、细菌培养、PCR和BV试验4种方法阳性检出率分别为30.5%、51.1%、78.2%和89.7%，63例非BV组，阳性检出率分别为6.3%、9.5%、11.1%和28.6%。两组比较经统计学分析，$P < 0.05$，有显著性差异。40例健康对照组，只有PCR阳性检出率为12.5%，其余均为阴性。研究者认为，GV在BV中占有主导作用，是细菌性阴道病的重要致病菌之一，BV诊断试验快速、敏感，适用于BV筛查；涂片染色检测线索细胞简单、易行，且可同时进行真菌、淋菌等检测；细菌分离培养是GV鉴定的金标准。

二、男性感染

夏曙华等在353例男性泌尿生殖道患者的标本经革兰氏染色检出GV样形态菌137例（占38.8%）。将革兰氏染色检出有GV样形态菌的标本做GV荧光抗体染色，检出GV阳性者77例，其中以BV患者的配偶组阳性率最高（占77.8%）（表16-1-1）。

表 16-1-1　77 例 GV 荧光抗体阳性病例相关疾病及标本来源分析

疾病组	标本来源	受检例数（n）	阳性例数（n）	阳性率（%）
不育症组	精液	79	8	10.1
前列腺炎组	前列腺液	127	23	18.1
龟头及尿道炎组	尿道口分泌物	69	16	23.2
泌尿道感染组	尿液	29	11	37.9
妻现患 BV 男配偶组	尿液	9	7	77.8
吸毒组	尿液	40	12	30.0
合计		353	77	21.8

GV 可引起女性生殖道感染，以及引起男性泌尿生殖道（包括龟头、泌尿道、前列腺、睾丸等）感染。GV 可通过性接触传播，男性可以是携带者，也可能是感染者。国外文献中有 GV 合并包皮龟头炎的报道。男性性生活混乱及吸毒者也可能是 GV 感染的高危人群，且多合并其他性病，临床医生在治疗时应加以注意。赵广明等报道，龟头包皮炎分泌物涂片检查常伴有白细胞出现，占 56.8%，并常检出革兰氏阳性球菌（占 86.5%）、革兰氏阳性杆菌、革兰氏阴性杆菌及动弯杆菌（占 68.9%）。说明本病（男性）患者的细菌学感染是不容忽视。笔者在同一患者的尿中没有检出细菌，而在其前列腺液中培养出 GV，说明感染可以在前列腺。

三、细菌性阴道病的并发症

BV 的主要表现为阴道分泌物增多伴有恶臭味，并引起宫颈、子宫体感染及盆腔炎（pelvic inflammatory disease，PID）的危险。在妊娠女性中可引起一系列妊娠并发症，如早产、产褥感染、新生儿败血症、绒毛膜羊膜炎、产后败血症和脓毒血症、尿道感染、龟头炎、肾周脓肿和膀胱炎。患细菌性阴道病的妇女容易发生流产或早产。据英国专家报告，

有细菌性阴道病妇女在孕早期流产和早产的危险性比无阴道病者高 4 倍。在使用抗生素控制炎症后，早产和孕早期流产可降低 30% ~ 40%。

美国华盛顿大学妇产科学者报告细菌性阴道病会增加早产危险，由于阴道内比平时多 20 ~ 1 000 倍毒性强的细菌，故而使上生殖道感染，结果导致早产。早产机制不明，可能由细菌产生的毒性蛋白所引起。美国国立卫生研究院对 13 000 名女性的调查结果证明，有细菌性阴道病的孕妇早产的可能性增高 2 倍，经抗生素治疗可减少早产危险。但此试验非随机对照，尚待进一步证明。

有学者对 783 例家庭初诊妊娠女性进行分析，除其他早产危险因素（吸烟、肥胖、早产史）外，探讨了细菌性阴道病与早产的关系。结果发现，与无炎症孕妇相比，细菌性阴道病孕妇在孕 24 ~ 37 周分娩比例是前者的 2.8 倍。如在孕 16 周内诊断为细菌性阴道病，则在 16 ~ 24 周早产或自然流产的危险率最高，发生率为无感染者的 4.5 倍，故患有细菌性阴道病的妇女应及时进行治疗。妊娠妇女中有 15% ~ 29% 患有细菌性阴道病。Gravett 等报道，患 BV 的孕产妇胎膜感染的比例是健康者的 3 倍，发生早产及胎膜早破的机会是健康者的 2 倍。

第二节　细菌性阴道病的致病机制

一、阴道菌群平衡与失衡

　　阴道内存在着微生态体系的内环境，这种阴道内环境是由微生态菌群及其代谢产物、雌激素和阴道内酸碱水平相互关联而构成的，这种生态体系只要正常维持和运转，其结构和功能就保持平衡，人体处于健康状态。阴道微生物菌群主要栖居在阴道四周侧壁黏膜、皱褶中，其次在穹窿和宫颈处。健康女性阴道排出物中，每毫升活菌数为 100 万～ 1 亿个。目前公认的阴道正常菌群中最重要的成员是乳酸杆菌，是正常阴道的常住菌，其数量之多可达 8000 万个 /ml，其功能主要是维持阴道的庞大生物群，不受外来菌的侵袭和占领，可以说是阴道健康的"卫士"。因此，医学上常以阴道分泌物中乳酸杆菌的多少来确定阴道的清洁度，判断阴道自洁作用。对每个健康人来说，其阴道菌群的种类、数量、比例和分布是恒定的。可伴随终生。这也是长期适应、进化过程中形成的，起到生理的调节和协同作用。

　　有学者调查了 40 名健康育龄期女性 92.5% 都有乳酸杆菌，而更年期女性则仅有 60% 有乳酸杆菌。如果经常使用阴道冲洗清洁液冲洗阴道，乳酸杆菌就会更低了。冲洗阴道是将阴道的正常菌群破坏和杀灭，破坏了阴道的生物屏障，使健康"卫士"失去功能，从而引起阴道菌群失调和阴道炎。因此，保持阴道的生态平衡尤为重要。

二、改变阴道的酸碱度

　　有学者分析 30 年有关女性阴道冲洗的报道，结果发现每周冲洗 1 次或以上者，可明显增加盆腔感染的机会，中度增加宫外孕的危险，冲洗越频繁，盆腔感染的危险就越大。美国报道，用阴道冲洗液冲洗阴道的女性比不用阴道冲洗液冲洗的女性的盆腔感染危险率增加 73%。这是由于冲洗液破坏了阴道的自洁作用，被外来菌或过路菌占领，产生阴道菌群失调后，导致了病原菌乘虚而入，沿宫颈上行至子宫和输卵管，引发盆腔感染，产生一系列症状。美国另一项调查发现，75% 的女性在一生中至少有 1 次阴道

念珠菌感染史，在 18 ～ 44 岁女性中的发病率每年为 21%，其中有 67% 的感染是由于使用了抗生素引起的。为此，女性没必要冲洗阴道。

　　在不洁性交以后，女性按习惯或被误导用商品冲洗液冲洗阴道，一是防止受孕；二是怕感染性传播疾病，可医学调查结果恰恰相反。印度尼西亚医生曾对 599 例产前门诊女性进行分析，结果显示，经常使用商品冲洗液进行阴道冲洗的妇女比从不使用冲洗液冲洗的妇女，前者性传播疾病的危险率反而增加，但在性生活后用清水冲洗阴道则与盆腔感染无关。这项调查正好说明，使用冲洗液后破坏了阴道的酸碱度（pH），一般正常女性阴道酸碱度为 4.0 ～ 4.6，只有在这种酸碱度环境中才有利于乳酸杆菌生长；如果改变其酸碱度，乳酸杆菌则不生长，其他致病菌必然会急剧生长，因此性传播疾病的感染率增加。同样，用清水冲洗则不会引起感染，是因为清水没有改变阴道的酸碱度，也不破坏阴道正常菌群，所以不会引起盆腔感染。

　　美国学者观察 848 位已婚和经产女性的结果发现，用阴道冲洗液冲洗阴道的女性，每月降低了预期妊娠的 30%，年轻者较年长者降低更明显，其原因很可能是改变了阴道的酸碱度和阴道的微生态环境，导致了其他病原菌的繁殖生长，如支原体、衣原体、GV、真菌等的生长，发生不同程度的炎性反应，甚至某种疾病的发生，导致不育症。

三、雌激素水平下降

　　正常育龄妇女，在内分泌激素正常作用的调节下，阴道上皮细胞增生、繁殖和脱落，其表层细胞含有丰富的糖原，非常有利于兼氧性乳酸杆菌的生长，这种细菌占阴道的 90% 以上。这种乳酸杆菌的大量存在，就抑制了其他致病菌的生长。在阴道形成了一个正常的微生物生态平衡。

　　当人体雌激素水平下降时，会导致阴道上皮萎缩，细胞糖原减少，不利于乳酸杆菌生长。大量使用抗生素或用碱性液体过度冲洗阴道，抑制了乳酸杆菌的生长。若有乱性行为、多个性伴侣、性交频繁等，

由于酸碱度（pH）为 7.2 ~ 7.8 的精液也可以改变阴道的内环境，导致致病性厌氧菌和 GV 大量繁殖，引起阴道微生物生态平衡失调，兼氧性乳酸杆菌减少，最终导致细菌性阴道病。

四、阴道加德纳菌引起局部过敏反应

Chend 等发现有阴道炎症状的女性，在其阴道冲洗后的阴道液中，存在有七种胺类物质（甲胺、异丁胺、四甲基二胺、五甲烯二胺、组织胺、氨基对乙胺、苯基胺），但无症状女性的阴道冲洗液中则不存在这些物质。GV 产生高浓度的丙酮酸和氨基酸，可以被阴道的厌氧菌群脱羧基生成相应的胺。而胺与阴道黏膜形成过敏反应，出现红斑、疱疹及血管通透性增加，可引起阴道上皮细胞脱落和大量分泌物排

出。笔者观察到细菌阴道病患者的外阴常常呈现轻度充血，阴道黏膜有过敏现象，阴道分泌物为奶油状，不像真菌性阴道炎的豆腐渣样和阴道滴虫的气泡状分泌物。

五、阴道分泌物的"鱼腥味"

患者常常主诉因为阴道分泌物有"鱼腥味"而前来就诊，有恶臭和灰白色的白带。这是由于厌氧菌产生的脱羧酶，可激发加德纳菌产生某种氨基酸，产生挥发性胺类，释放出难闻的鱼腥臭味，胺类使 pH 升高，又抑制乳酸杆菌繁殖，有黏附细菌的阴道表皮细胞脱落，使阴道分泌物增加，从而导致本病。由于菌群紊乱，阴道炎症并不明显，分泌物中白细胞较少。

第三节　临床微生物检查

一、阴道加德纳菌

阴道加德纳菌（GV）为革兰氏兼性小杆菌，是加德纳菌属中唯一的一个菌种。GV 的革兰氏染色因菌株和菌龄不同而存在差异。一般而言，实验室保持的菌株，由于菌龄衰老，趋于革兰氏阴性，但从新鲜的临床标本中分离的菌株趋向于革兰氏阳性。笔者认为此现象并非绝对，在新鲜标本中也存在菌龄长短的

问题，所以，有时候也可以看到 GV 革兰氏阴性和阳性共存的现象。

GV 无动力、无荚膜、无鞭毛，具有多形态性特征，可呈小杆状，两端钝圆，也可呈球杆状。GV 大小为 0.5 μm×（1.5 ~ 2.5）μm。GV 大多数菌株为兼性厌氧菌，其最适宜 pH 是 6.0 ~ 6.5，可在 25 ~ 42℃中生长，最适宜生长温度为 35 ~ 37℃（图 16-3-1 ~ 图 16-3-4）。

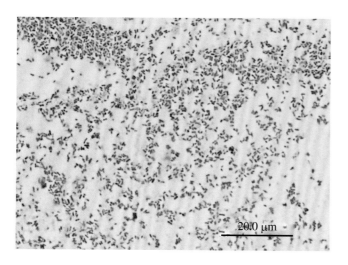

图 16-3-1　阴道加德纳菌（革兰氏染色）

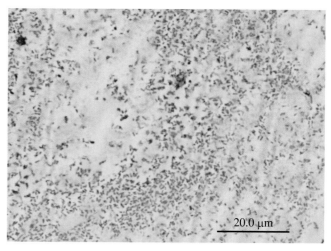

图 16-3-2　阴道加德纳菌（革兰氏染色）

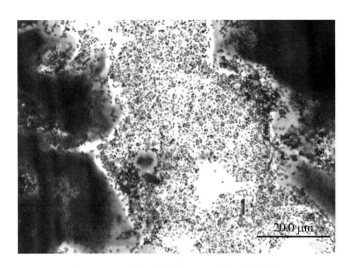

图 16-3-3　阴道加德纳菌（革兰氏染色）

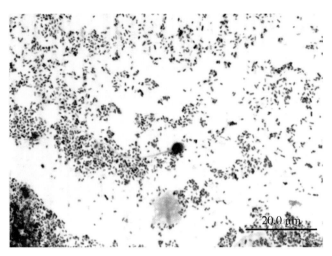

图 16-3-4　阴道加德纳菌（革兰氏染色）

二、动弯杆菌

动弯杆菌为革兰氏阴性弧菌，两端尖细，单个或成双排列，新鲜时呈明显的弧菌状态窜动，速度极快，相差显微镜观察清晰。革兰氏染色后，两端尖细淡染、菌体中间浓染。单个或附着在阴道上皮细胞边缘或其中。瑞 - 吉染色后，菌体中间浓染更明显。图 16-3-5 ～图 16-3-7 为精液中动弯杆菌个体与群体。

三、消化链球菌

消化链球菌是革兰氏阳性厌氧球菌，系口腔、呼吸道、肠道和泌尿生殖道的正常菌群。有一定的致病力，通常与其他细菌引起混合感染，并扩散引起脓肿。菌体为球形，直径为 0.5 ～ 1 μm，排列成单、双、四联或不规则的小堆或团块状。幼龄在培养物中见很长的链状。

四、产黑素拟杆菌

产黑素拟杆菌，过去分类为杆菌属，现为拟杆菌属，常常从口腔、肠道中检出，是这些部位的常见寄居菌（图 16-3-8）。

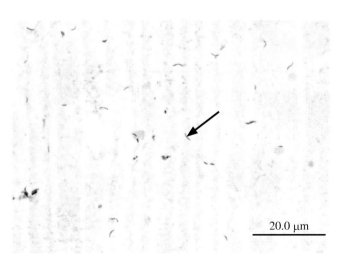

图 16-3-5　精液中动弯杆菌——个体（▲）

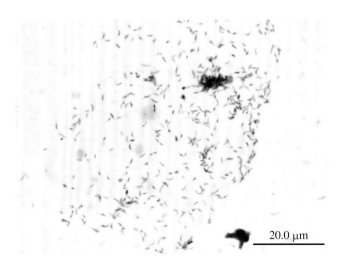

图 16-3-6　精液中动弯杆菌——群体

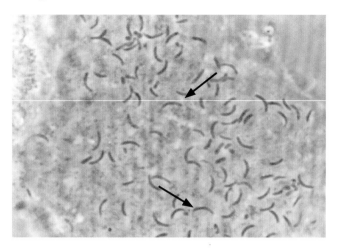

图 16-3-7　精液中动弯杆菌（▲）（相差显微镜观察，×1 000）

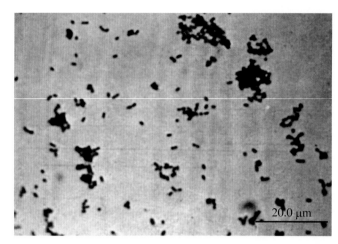

图 16-3-8　产黑素拟杆菌

五、线索细胞

（一）阴道分泌物或精液涂片镜检

取分泌物制成涂片可找到线索细胞。固定后，进行革兰氏或瑞 - 吉染色，在油镜下查找线索细胞（图 16-3-9 ～图 16-3-10）。

（二）阴道分泌物线索细胞形态与类型

1. 单一菌型可由单一种细菌为主引起的线索细胞，如阴道加德纳菌、动弯杆菌或拟杆菌，甚至是球菌。特点是上皮细胞表面布满加德纳菌或有弯曲状的短杆菌（图 16-3-11 ～图 16-3-16）。

2. 由于阴道菌群失调引起乳酸杆菌减少，过路菌或条件致病菌的"杂菌"寄居、繁殖、过度生长，阴道内的菌群可以产生菌沙现象（bacterial sand phenomena），但没有附着在上皮细胞表面，而是在阴道内寄居。当抵抗力下降或菌群量超过一定的阈值时，引起疾病发生（图 16-3-17 ～图 16-3-18）。

3. 混合菌型可由多种细菌（淋球菌、动弯杆菌）形成的线索细胞（图 16-3-19 ～图 16-3-20）。

（三）精液与包皮垢线索细胞和菌沙

在对精液涂片进行精液细胞学分析时，也可以检出线索细胞。如果是体外排精，则可能是女方阴道有线索细胞寄生；如果自慰排精，则可能是阴茎包皮的内板有寄生，随精液排出带入精液中。如果在精液中发现线索细胞，起码说明女方有细菌性阴道病的存在，更说明男性是带菌者，通过"乒乓效应"互相传播。如果在不育症患者的精液中检出，则应该予以高度重视，男女双方均需要治疗（图 16-3-21 ～图 16-3-26）。

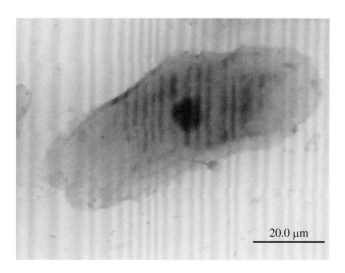

图 16-3-9　正常上皮细胞（革兰氏染色）

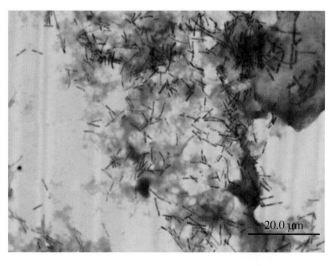

图 16-3-10　阴道乳酸杆菌（革兰氏染色）

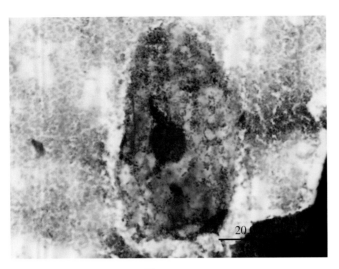

图 **16-3-11**

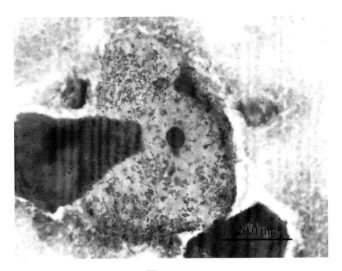

图 **16-3-12**

图 16-3-11 ～图 16-3-12　单一阴道加德纳菌为主感染线索细胞（革兰氏染色）

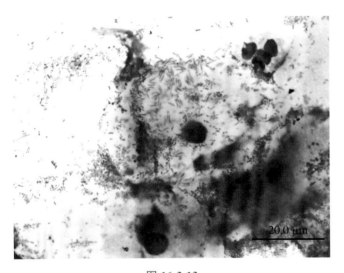

图 **16-3-13**

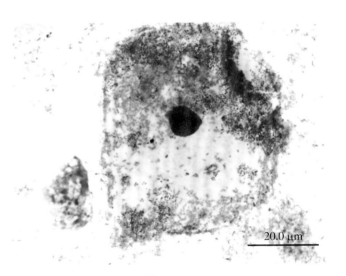

图 **16-3-14**

图 16-3-13 ～图 16-3-14　单一阴道加德纳菌为主感染线索细胞（瑞 - 吉染色）

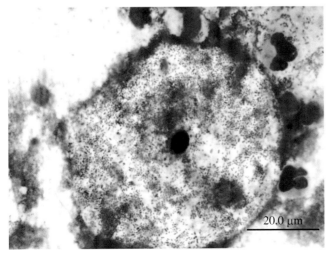

图 16-3-15　细球杆菌为主线索细胞（瑞 - 吉染色）

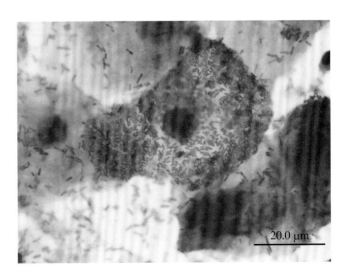

图 16-3-16　拟杆菌为主线索细胞（革兰氏染色）

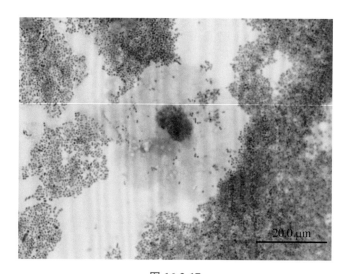

图 **16-3-17**

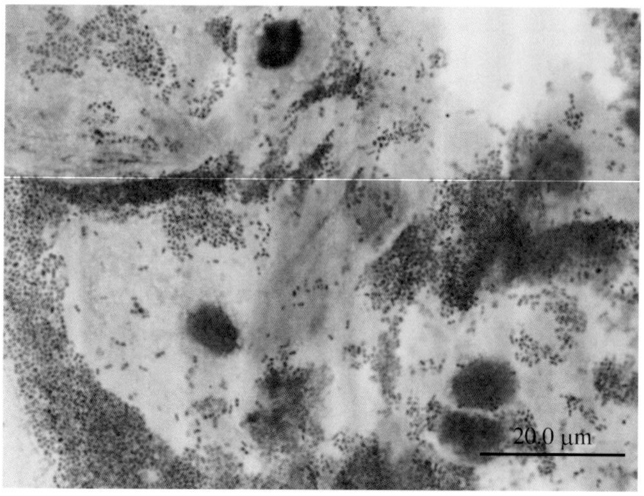

图 **16-3-18**

图 16-3-17 ～图 16-3-18 以单一阴道加德纳菌为主的感染菌沙现象（革兰氏染色）

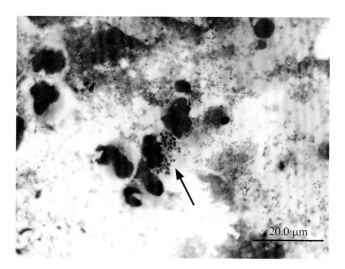

图 **16-3-19** 线索细胞混合感染淋球菌（▲）（瑞 - 吉染色）

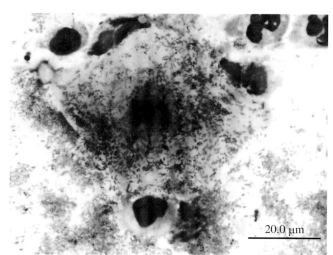

图 **16-3-20** 阴道加德纳菌和动弯杆菌混合感染（瑞 - 吉染色）

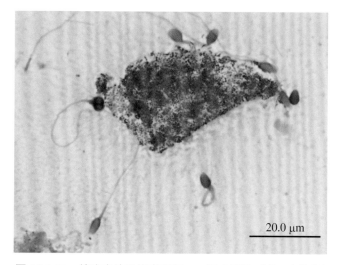

图 **16-3-21** 精液内检出线索细胞——混合感染（瑞 - 吉染色）

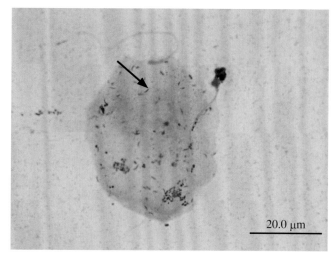

图 **16-3-22** 精液内检出线索细胞——动弯杆菌（▲）（瑞 - 吉染色）

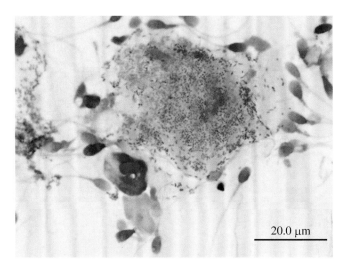

图 16-3-23　精液内检出线索细胞（瑞 - 吉染色）

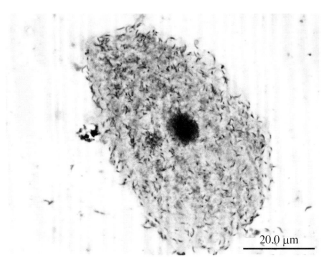

图 16-3-24　精液内检出线索细胞（瑞 - 吉染色）

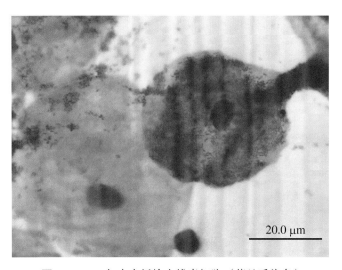

图 16-3-25　包皮内板检出线索细胞（革兰氏染色）

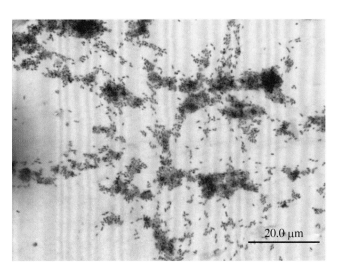

图 16-3-26　包皮内板检出菌沙（革兰氏染色）

第四节　阴道加德纳菌感染发病分析

笔者对近年阴道加德纳菌感染发病率高的原因，可有如下分析：

1．临床医生对本病的认识提高，重视阴道分泌物进行细菌性阴道病的检查。在男性中，特别是发现包皮长、内板包皮垢多的患者，也多进行涂片检查。

2．随着实验室检查水平提高，检出率也不断提高，并开展了多方面的研究与探讨。

3．医学科学知识的普及，人们对阴道分泌物变化和"鱼腥味"的敏感性增加，主动到医院要求进行疾病的检查。

4．从性生活方式分析，现代性行为多样化是本病高发的一个重要原因。在"黄色光碟"的演示中，100% 有口交、口淫、性交；56% 有肛交的性行为，有些人则进行模仿。根据调查，女性接受口交者为64%，主动口交的 51%。曹宁校调查显示，男性同性之间口交占 65.7%，手刺激占 51.4%，肛交占 40.0%，口交和肛交在他们的实际性交往中占有很重要的位置。聂国梁认为，近年来，随着性观念的改变，性行为的方式不再仅仅是阴茎与阴道的交媾，口交、肛交等性交方式出现在人们的性生活中。口腔微生物群失去了以往的平衡，口腔内出现了更多的性病表征。由于性行为多样化（口交、肛交、性交的交媾方式），就形成了四口（阴道口、尿道口、肛门口、口腔）循环的性行为链，因此，这四口部位的液体和分泌物就互相沟通，如唾液就可以通过口交进入阴道、肛门和尿道口、包皮内板，而阴道分泌物又可以通过口交传播到口腔中，再可传递到肛门或阴道。由于口交后包皮内板有口腔的细菌群，就可以通过乒乓效应（table tennis effect），传入阴道，据此曹兴午提出了"四口循环"的性病传播方式（图16-4-1）。

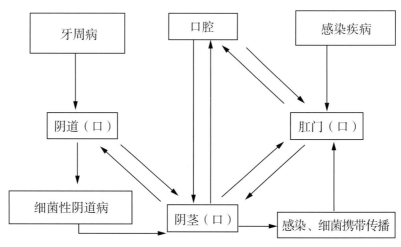

图 16-4-1　性传播疾病的"四口循环"模式

第五节　细菌性阴道病的动物实验研究

　　刘春荫等通过建立阴道加德纳菌（GV）感染的SD大鼠模型，观察到GV感染后生精细胞发生凋亡、脱落、支持细胞变性，出现大量多核巨细胞，经过流式细胞术检测，单倍体细胞峰前出现凋亡峰，证实了GV感染导致超过生理数量（过度）的生精细胞凋亡，从而影响精子的发生。分析GV感染引起不育的可能原因有：①GV产生的外毒素直接作用于各级生精细胞导致细胞出现大量凋亡、脱落，影响精子的形成，使成熟精子数量减少；若损伤严重，则可表现为少精子症或无精子症，从而导致生殖能力下降，以致不育。②GV产生的外毒素导致支持细胞变性，细胞质塌陷，从而破坏了支持细胞对生精细胞的支持和营养功能，致使生精细胞向管腔面的移动及释放精子的功能异常，从而使生精细胞排列紊乱，并使镶嵌其上的生精细胞因无所附着而致不同发育阶段的同源生精细胞（如精母细胞和精子细胞）不能继续发育，脱落至管腔中，形成多核巨细胞。

一、光学显微镜观察结果（图 16-5-1 ~ 图 16-5-7）。

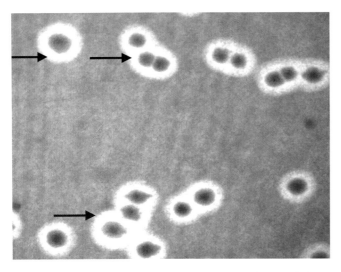

图 16-5-1　实验组睾丸组织 GV 选择性培养基培养结果（10 μm × 20 μm）（溶血环▲）

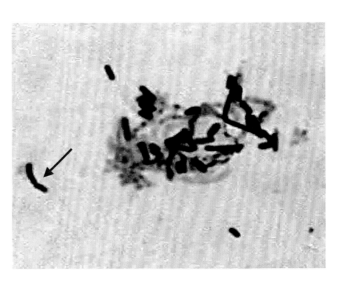

图 16-5-2　实验组睾丸组织培养菌落革兰氏染色（5 μm × 100 μm）为阴性链状小杆菌（▲）

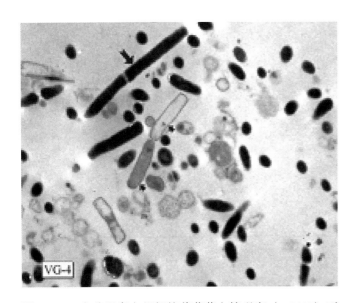

图 16-5-3　实验组睾丸组织培养菌落电镜观察（×7400）不同电子密度的小杆菌，各级生精细胞排列有序

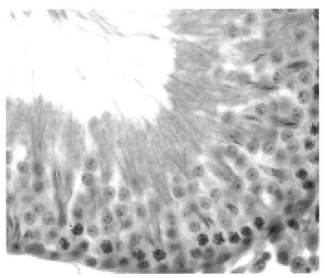

图 16-5-4　对照组睾丸生精小管规则，界膜完整

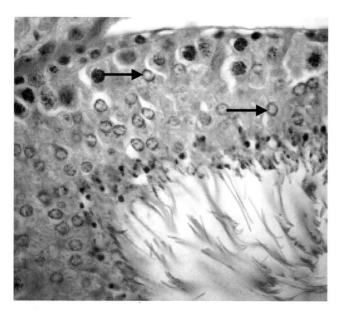

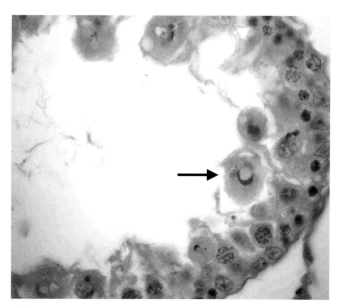

图 16-5-5   图 16-5-6

图 16-5-5 ～图 16-5-6 实验组凋亡生精细胞明显多于对照组，可见大量不同时期凋亡形态的生精细胞，细胞膜皱缩（▲）
（×100）

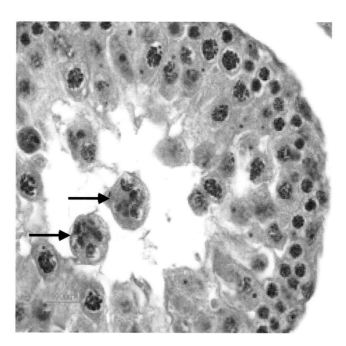

图 16-5-7 部分生精小管凋亡严重，呈广泛的生精小管退行
性萎缩和生精细胞严重脱落，生精小管仅剩下少量精原细胞
和支持细胞，部分生精小管支持细胞也明显减少，生精小管
中出现大量的多核巨细胞（▲），位置靠近生精小管的管腔，
细胞体巨大，可有数个至数十个核，核密度不均匀，部分高
度浓缩，呈致密核的凋亡状态（×100）

二、透射电镜观察（图 16-5-8 ~图 16-5-12）

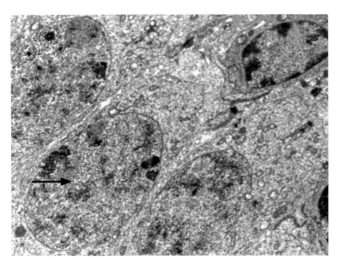

图 16-5-8

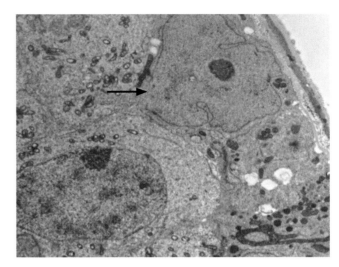

图 16-5-9

图 16-5-8 ~图 16-5-9　对照组大鼠睾丸生精细胞及支持细胞染色质均匀，核膜完整平滑，细胞结构正常（▲）（×100）

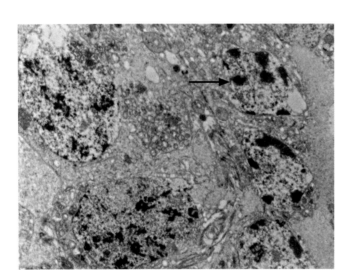

图 16-5-10　实验组精母细胞出现核碎裂凋亡状态（×5 800）

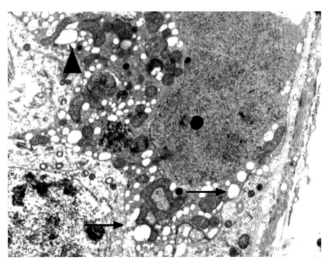

图 16-5-11　实验组精母细胞空化（△），线粒体髓样变（▲）（×7 800）

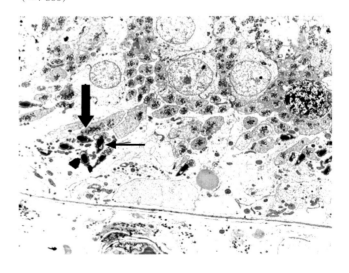

图 16-5-12　试验组生精小管的近基部出现精子（▲）（×2 500）

三、流式细胞仪检测结果

经检测，对照组可见 3 个正常峰，峰 1 为单倍体峰，峰 2 为二倍体细胞峰，峰 3 为四倍体细胞峰。各峰前未出 AP 峰（图 16-5-13 左图），实验组单倍体峰前出现亚峰，即 AP 峰（图 16-5-13 右图）。采用 SPSS 10.0 统计软件对各组的凋亡细胞（含精母细胞、支持细胞等）百分率进行 t 检验统计分析，对照组与实验组凋亡细胞百分率分别为（9.59±2.2）%，（23.23±7.4）%，差异有统计学意义（$P < 0.05$）

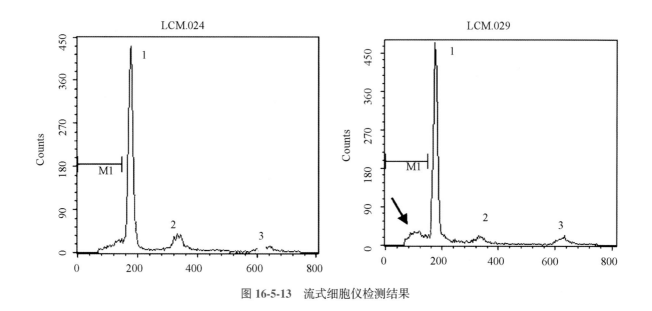

图 16-5-13　流式细胞仪检测结果

（曹兴午　赵天德　曹育爱　韩呈武）

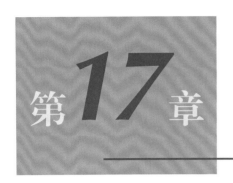

第17章 支原体感染的精子与生精细胞

第一节 概　　述

一、支原体

支原体（mycoplasma）为原核细胞微生物，体积介于细菌与病毒之间。支原体无细胞壁，且繁殖方式多样，因而具有高度多形性（图17-1-1）。支原体广泛寄居于自然界，可引起多种动物、植物、人等病害。目前，对支原体的种类、生物学特性、致病性、免疫性以及支原体疾病的发病机制、流行病学、诊断、治疗的研究在不断深入。

支原体有细长而均匀的分枝细丝，长度可由几微米到150 μm，电镜下示，三层膜组成细胞膜，胞质内有核糖体，双股DNA（图17-1-2）。

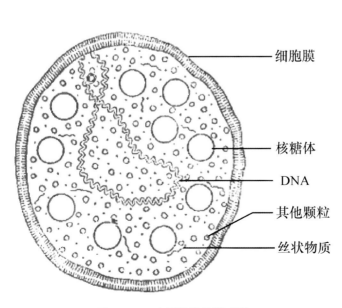

图 17-1-1　支原体结构模式图

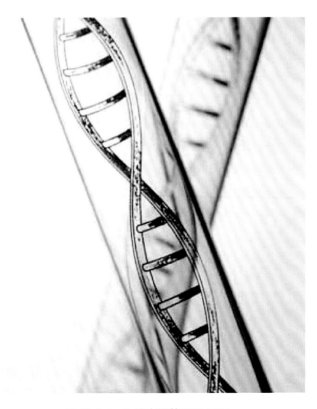

图 17-1-2　生殖支原体双股DNA

二、支原体的分裂与繁殖

支原体的分裂与繁殖主要以二分裂的方式（图 17-1-3），也可以出芽、分枝和断裂等方式增殖。

支原体在固体培养基上形成细小菌落，直径为 50 ~ 500 μm，肉眼不易观察，低倍显微镜下绝大多数支原体的菌落呈特征性"荷包蛋"状，中心区隆起，颗粒状，为支原体陷入琼脂内部生长部分。周围围绕以薄的透明边缘区，为支原体在琼脂表面散开生长部分（图 17-1-4）。

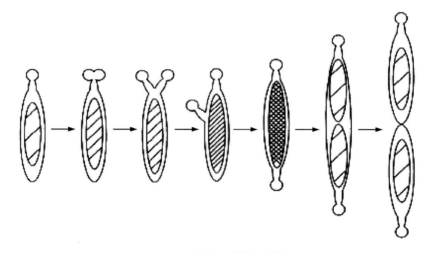

图 17-1-3　肺炎支原体繁殖模式图

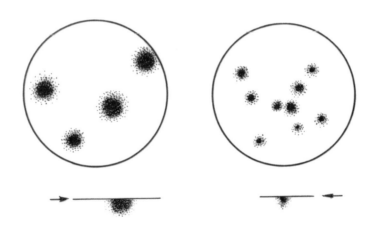

图 17-1-4　解脲支原体（右）和人型支原体（左）的菌落生长模式图

第二节 人类支原体致病的种类与生物学特性

一、人类支原体致病的种类

1. 肺炎支原体（MP）
2. 解脲支原体（Uu）
3. 人型支原体（Mh）
4. 生殖支原体（Mg）
5. 发酵支原体（Mf）
6. 穿透支原体（Mpe）
7. 梨型支原体（Mpi）

二、支原体培养生物特性（图 17-2-1 ～ 图 17-2-4）

肺炎支原体（MP）在固体培养基 3 ～ 7 天形成集落，直径 100 ～ 150 μm。典型菌落：圆形，边缘整齐、表面光滑，周边有一圈薄的透明颗粒区，菌落在琼脂表面散开生长。

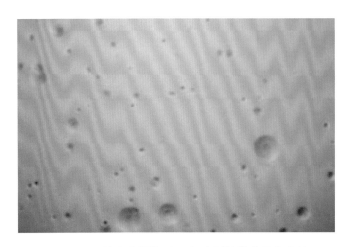

图 17-2-1 肺炎支原体（MP）在固体培养基上生长

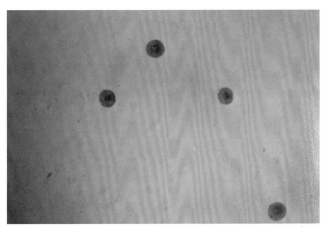

图 17-2-2 解脲支原体（Uu）培养阳性。Uu 菌落呈褐色，有黑色的芯子，为 Uu 阳性，Uu 菌落大小在 20 ～ 123 μm

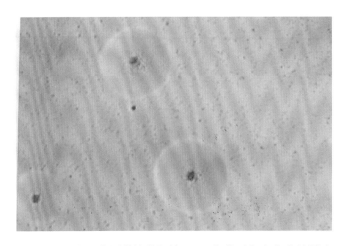

图 17-2-3 人型支原体培养阳性。Mh 集落无色有宽大的周边带。有黑色的芯子，Mh 菌落比其 Uu 大数倍

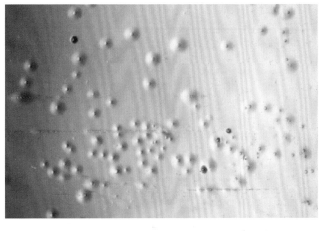

图 17-2-4 Uu 和 Mh 混合阳性。Uu 褐色，有黑色的芯子；Mh 无色，有宽大的周边带

（图 17-2-1 ～图 17-2-4 由叶元康博士馈赠）

第三节　解脲支原体形态及其感染精子与生精细胞

一、解脲支原体形态（图 17-3-1 ~图 17-3-2）

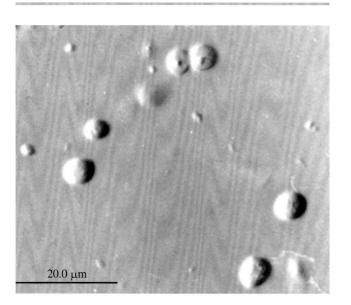

图 **17-3-1**　解脲支原体形态（微分干涉显微镜）

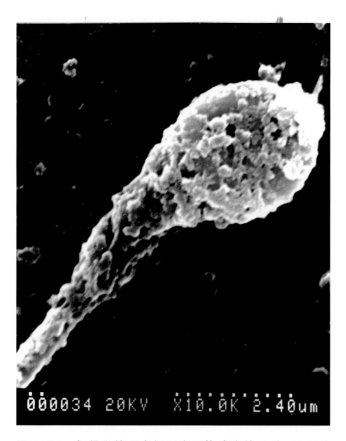

图 **17-3-3**　扫描电镜观察解脲支原体感染精子（×10 000）（黏附头顶部）

二、解脲支原体感染精子（图 17-3-3 ~图 17-3-13）

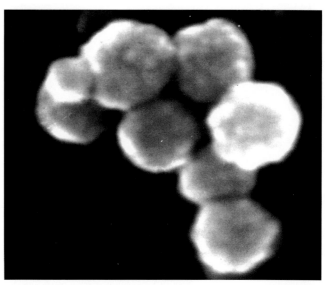

图 **17-3-2**　扫描电镜观察解脲支原体形态（×50 000）（黏附、簇生）

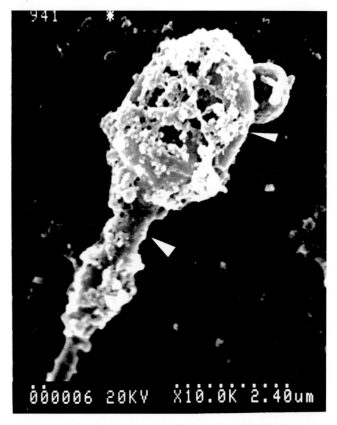

图 **17-3-4**　扫描电镜观察解脲支原体感染精子（×10 000）（◁颈中段破坏）

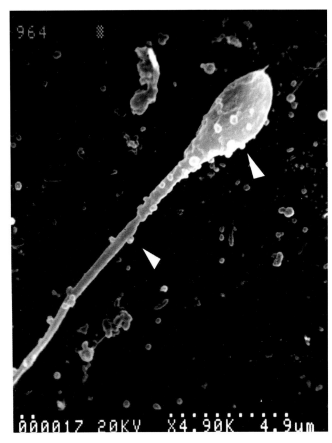

图 17-3-5　扫描电镜观察解脲支原体感染精子（×4 900）
（◁ 附着）

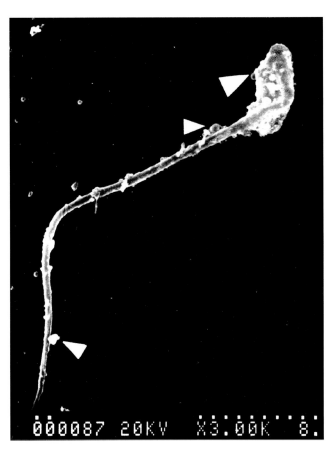

图 17-3-6　扫描电镜观察解脲支原体感染精子（×3 000）
（◁ 附着）

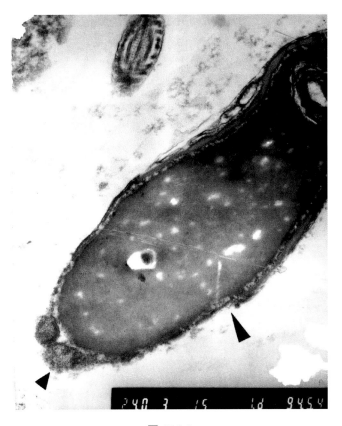

图 17-3-7

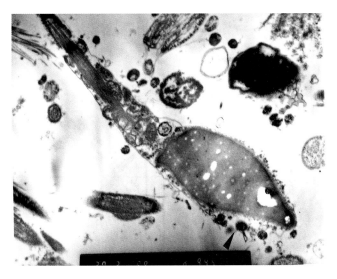

图 17-3-8

图 17-3-7 ～ 图 17-3-8　透射光镜观察解脲支原体感染精子，
附着后破坏顶体，头部破坏（◀）

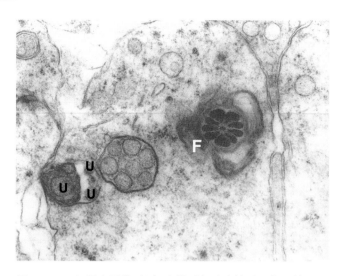

图 17-3-9　解脲支原体（U）在精子细胞内繁殖。（F，精子细胞的鞭毛；透射电镜，×9 600）

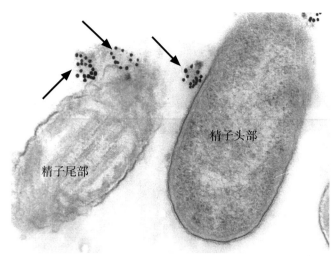

图 17-3-10　解脲支原体吸附在精子表面（▲）（免疫金电镜，×68 000）

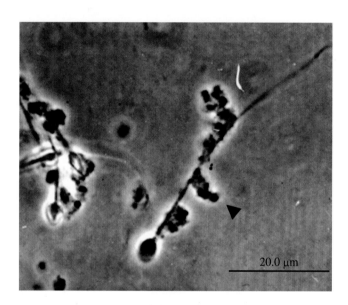

图 17-3-11

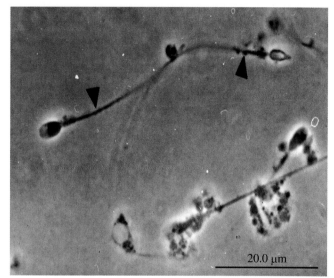

图 17-3-12

图 17-3-11～图 17-3-12　解脲支原体附着在精子，▲示簇群寄生（相差显微镜）

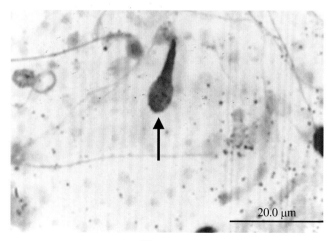

图 17-3-13

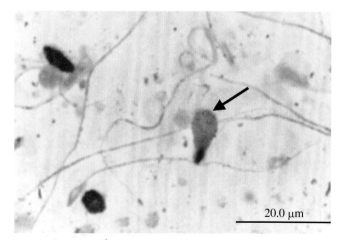

图 17-3-14

图 17-3-13～图 17-3-14　解脲支原体体感染精子（顶体部位黏附支原体▲）（瑞 - 吉染色）

三、解脲支原体感染生精细胞（图 17-3-15 ~ 图 17-3-19）

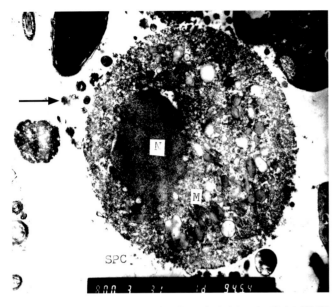

图 **17-3-15**　精母细胞凋亡（空化，嵴丢失），解脲支原体附着细胞膜被破坏（▲）（×3 100）。N= 核，M= 线粒体

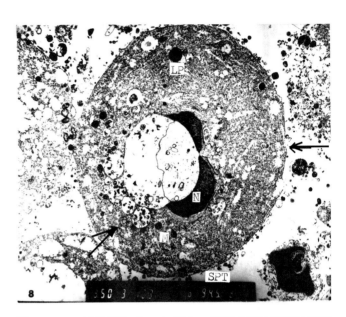

图 **17-3-16**　精子细胞（SPT）凋亡，解脲支原体附着细胞膜被破坏（▲），解脲支原体在细胞内繁殖（▲）（×3 100）。N= 核（核边聚），M= 线粒体

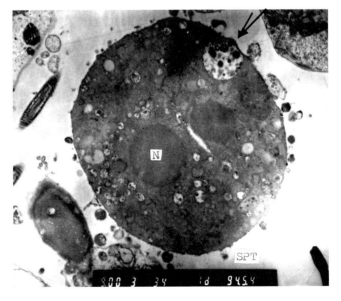

图 **17-3-17**　精子细胞（SPT）凋亡，解脲支原体附着细胞膜被破坏，解脲支原体在细胞内繁殖（▲）（×3 100）。N= 核（核边聚），M= 线粒体

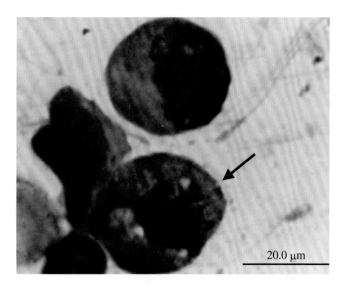

图 **17-3-18**

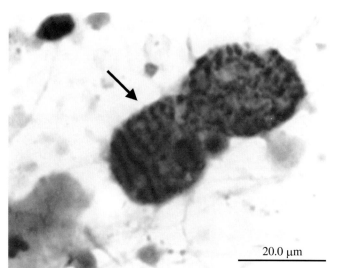

图 **17-3-19**

图 17-3-18 ~图 17-3-19　解脲支原体体感染生精细胞凋亡（核固缩、核破碎▲）

四、解脲支原体感染前列腺小体（图 17-3-20 ~图 17-3-21）

五、生殖道支原体透射电镜形态（图 17-3-22）

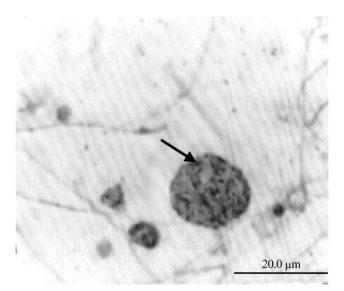

图 **17-3-20**

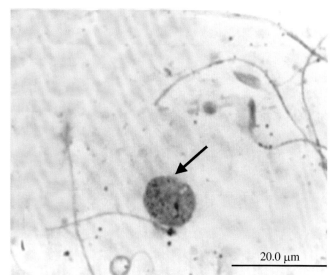

图 **17-3-21**

图 17-2-20 ~图 17-3-21　解脲支原体感染前列腺小体，其中可见紫色颗粒（▲）（瑞 - 吉染色）

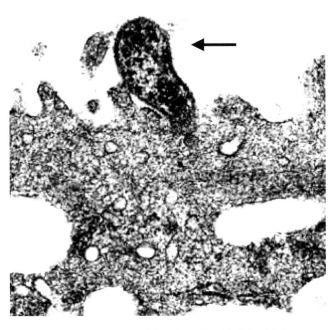

图 17-3-22　生殖道支原体透射电镜形态（▲）

第四节　支原体致病性

支原体黏附、入侵和宿主细胞膜结合，宿主细胞对黏附支原体释放的毒素非常敏感，导致细胞凋亡或胀亡性坏死。

一、支原体毒素作用导致细胞破坏和解聚（图 17-4-1 ~ 图 17-4-3）

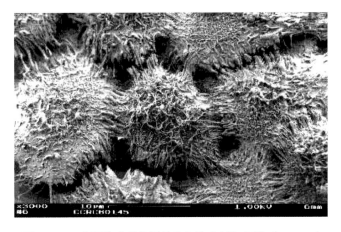

图 17-4-2　支原体毒素作用导致细胞破坏和解聚（×3 000）

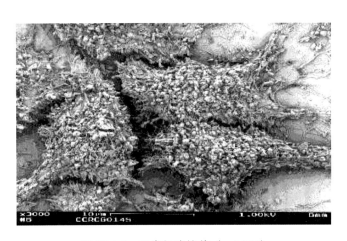

图 17-4-1　正常细胞培养（×3 000）

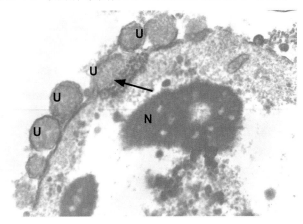

图 17-4-3　解脲支原体（U）吸附在生精细胞上，与细胞膜融合（▲），细胞质崩解（N，生精细胞核。透射电镜，×7 000）

二、支原体导致宿主细胞骨架重排

只有依靠细胞骨架的支撑，细胞才有完整的形

态与功能，如果支原体感染破坏了细胞骨架，细胞骨架重排或失去功能，导致宿主细胞解聚与死亡（图17-4-4 ～图17-4-5）。

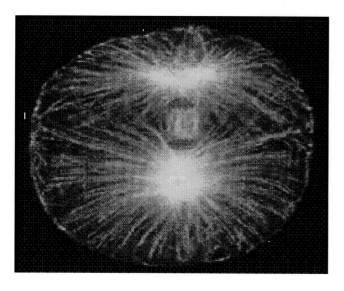

图 17-4-4 完整细胞骨架图

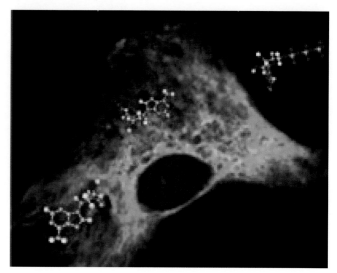

图 17-4-5 细胞骨架解聚，失去功能，细胞死亡

三、解脲支原体引起男性不育

解脲支原体引起男性不育是生殖领域中引人注目的课题。迄今，支原体与不育症的关系仍然未完全阐明。曹兴午观察解脲支原体可引起精子功能和形态学损伤，分析原因如下：

1．干扰精子运动，出现弱精子症。

2．附着精子头、颈、尾，并侵入精子。

3．造成精子畸形率增加，导致畸形精子症。

4．侵入或附着精子颈部，造成精子畸形，头与尾断裂、分离。

5．附着精子赤道板，破坏精子顶体，造成精子顶体缺陷。

6．黏附、侵入生精细胞，产生细胞毒性作用，破坏生精细胞功能，导致生精细胞凋亡或胀亡、坏死。

7．妨碍精卵识别，精子缺乏顶体酶，不能穿卵，从而造成不育。

8．解脲脲原体可造成慢性前列腺炎，致继发性不育症。

9．精液中有支原体可以造成女性感染。

第五节 支原体感染诱导生精细胞凋亡

徐晨等采用免疫金电镜和免疫荧光技术，首先证明了解脲支原体对人精子的吸附。发现了解脲支原体与人精子膜的两个交叉反应抗原（50 kD、27 kD），并且纯化了其中的 27 kD 抗原。运用该抗原免疫雌性动物，可使得动物生育率明显降低；利用解脲支原体感染动物模型，率先在国内外证实溶脲支原体感染能诱导生精细胞凋亡，生育率降低，出生低体重。通过体外试验证明，解脲支原体与精子膜上硫酸半乳糖甘

油酯结合，可能会干扰精子 - 卵子的黏附和识别；建立了解脲支原体生物分型的快速诊断方法并将其应用于临床检测，并通过对不育门诊 949 例男性患者的观察与分析，发现解脲支原体的生物型与其致病性相关，不同的生物型感染导致泌尿生殖系疾病的发病率及不育症的发生率也不同。

孙丽报道 1510 例泌尿生殖道感染分泌物支原体总阳性率为 40.73%，其中男性为 50.59%，女性为

44.25%；解脲支原体阳性率为 33.84%。卢建林认为，精液支原体检测列为男性不育症患者精液检查的常规项目，精液支原体培养较男性尿道分泌物检测更简便易行，不会给患者增加痛苦。其培养结果为，对照组支原体培养阳性率为 41.30%，原发性不育组为 62.61%，继发性不育组为 79.10%，习惯性流产组为 61.90%，与对照组相比，差异有显著性。

（曹兴午　徐　晨　陈苏红　王　莉）

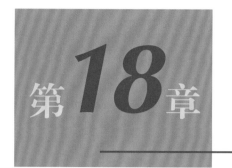

第18章 腮腺炎病毒感染与精液脱落细胞学及睾丸病理学

流行性腮腺炎是由腮腺炎病毒引起的急性呼吸道传染病，主要表现为唾液腺非化脓性、炎性肿大，可引发腮腺炎性睾丸炎，是常见不育症病因之一。腮腺炎是小儿常见病，病毒除易侵犯腮腺，对生殖器官、神经组织和胰腺等也有侵犯，特别容易侵犯男孩的睾丸组织，引起病毒性睾丸炎，单侧受累约占2/3，双侧约占1/3。其在病理上的表现为浆细胞和巨噬细胞浸润，严重者炎性细胞可以侵及生精管道。睾丸内压的增高引起睾丸实质缺血，造成生精上皮不可逆的玻璃样变和纤维化，50% 的患者发生睾丸组织的广泛破坏和萎缩。本章就急性腮腺炎与迁延性腮腺炎进行介绍。

第一节　腮腺炎睾丸炎临床特征

健康成人男子中有 15% ～ 25% 发生睾丸炎，常为单侧，在 1 ～ 6 个月内或数年后出现睾丸萎缩。急性感染腮腺炎消退后，继之是渐进性的慢性病理改变，即生精细胞缺失、生精小管透明样变及硬化。由于病理改变是逐渐进行的，要达到睾丸最大限度的损害，一般要在急性期后 10 ～ 20 年才逐渐表现出来。间质细胞对病毒作用的敏感性远不及生精细胞，故得以存留，并且较正常还略有增生。另有报道腮腺炎对睾丸的影响，发生在青春期后的睾丸炎可导致睾丸生精小管上皮细胞和间质细胞受到病毒的不可修复的损伤，严重时可造成睾丸萎缩。此外，成年男子的双腮腺炎性睾丸炎还可以引起性腺功能低下，有时同时引起无精症或精子数目严重减少（少于 400 万 /ml）。

成人腮腺炎时，有约 25% 会累及睾丸，其中 1/3 为双侧。睾丸炎常常在腮腺炎之后，也可发于腮腺炎之前。流行性腮腺炎病毒单独引起睾丸炎而无腮腺炎的少见。急性期会有睾丸胀痛、发热和全身症状。睾丸内压升高导致缺血或病毒本身都会引起生精功能不可逆性的损害。急性期的支持细胞功能减低可以迅速恢复，但如果实质严重受损炎症后会发生不可逆的生精小管的硬化和睾丸的萎缩。流行性腮腺炎病毒引起的睾丸炎，睾丸实质超声影像呈不均质性（飞雪征）。精液检查呈现少精或无精，卵泡刺激素（FSH）作为生精上皮受损的标志明显升高。其他病毒或细菌性引起的睾丸炎，一般不会产生如此严重的影响。

第二节　急性腮腺炎性睾丸炎的组织病理学变化

单独的睾丸炎极少见，常与附睾炎伴发，称为附睾 - 睾丸炎。睾丸炎常见于病毒感染。流行性腮腺炎病毒、柯萨奇病毒、水痘 - 带状疱疹病毒和许多类似病毒都可以引起睾丸炎。在奈瑟菌或其他非特异性细菌和沙门氏菌也可以引起非特异的睾丸炎。特异性感染（梅毒、结核及麻疹）少见。

病例 1　杨某，男，17 岁，2009 年 10 月突发左侧睾丸疼痛，在当地行输液治疗（药物不详）。同年

11 月再次发作，诊断急性睾丸炎，住院治疗，疼痛消失出院。2010 年 2 月，在武汉某医院进行 B 超检查为睾丸扭转，未进行处理。2010 年 3 月 15 日，来我院就诊，检查发现左睾丸 15 ml，已经硬化，发病 5 个月后行睾丸活检。

2010 年 3 有 29 日，病理结果为：（左睾丸）生精小管结构模糊、萎缩、基底膜增厚及玻璃样变，生精小管内细胞大部分消失，偶见支持细胞，并可见含铁血黄素；睾丸间质细胞增生，间质纤维化，病理考虑生精小管发育不良（图 18-2-1 ～图 18-2-4）。

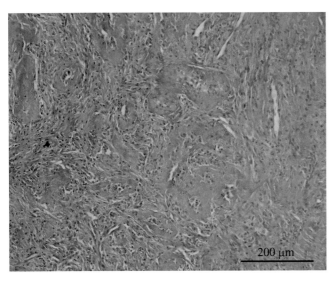

图 18-2-1

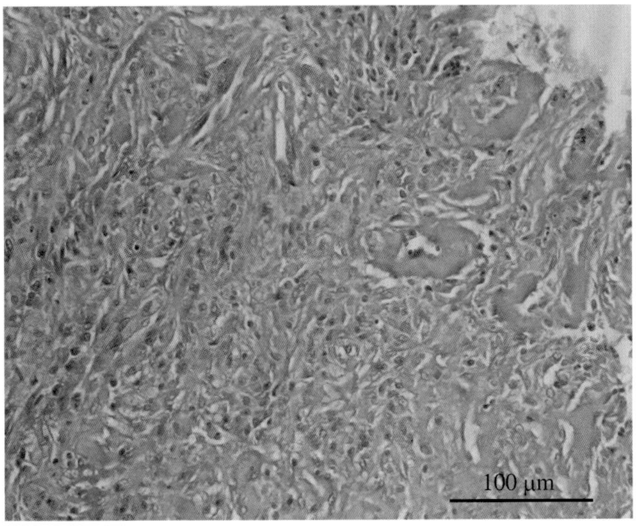

图 18-2-2

图 18-2-1 ～图 18-2-2　急性睾丸炎组织切片：生精小管结构模糊、萎缩、基底膜增厚及玻璃样变，生精小管内细胞大部分消失，偶见支持细胞，并可见含铁血黄素

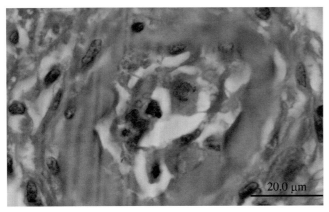

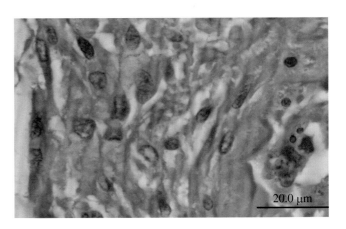

图 18-2-3　急性睾丸炎组织切片：生精小管结构模糊、萎缩、基膜明显增厚及玻璃样变，管腔明显缩小，界膜肌样细胞畸变，生精小管内生精细胞完全消失，支持细胞退化，并可见含铁血黄素结晶

图 18-2-4　急性睾丸炎组织切片：睾丸间质细胞增生、畸变，间质纤维化，生精小管界膜增厚，肌样细胞畸变，管腔明显缩小，见含铁血黄素结晶

病例 2　男，成人，因患急性睾丸炎 30 天后就诊。体检：睾丸肿大，实质性改变，缺乏柔软性。行睾丸活检。

一、睾丸组织切片所见（图 18-2-5 ~ 图 18-2-6）

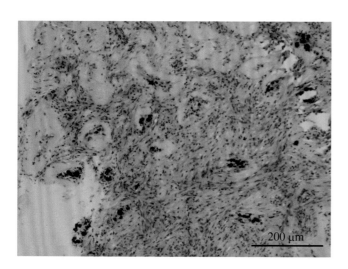

图 18-2-5 睾丸实质性改变，生精小管萎缩、透明化，含铁血黄素沉着（棕黄色）

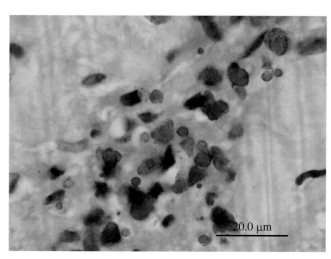

图 18-2-6 生精小管透明化，管径缩小、封闭，生精细胞荡然无存，含大量铁血黄素结晶沉着（黄色）

二、生精小管基膜

睾丸全部退化萎缩，基膜增厚、透明化、管腔缩小，管腔内无生精细胞和精子，仅有残存的退化细胞和含铁血黄素结晶（图 18-2-7 ~ 图 18-2-10）。

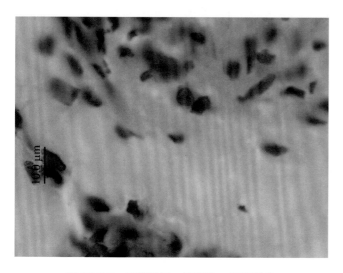

图 18-2-7 基膜增厚、透明化，细胞退化

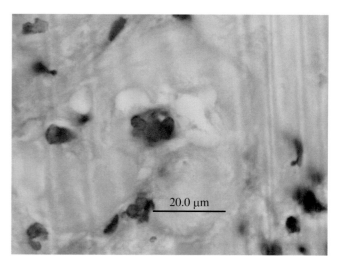

图 18-2-8 管腔极度缩小、含铁血黄素沉积

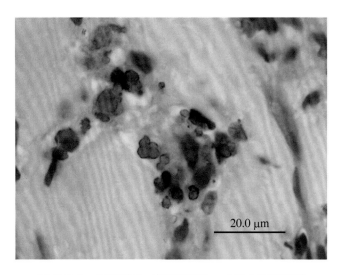

图 18-2-9　基膜增厚、高度透明化、含铁血黄素沉积

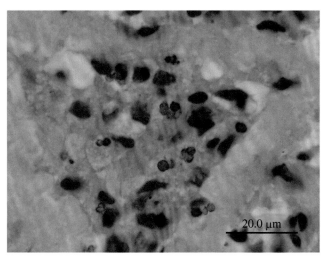

图 18-2-10　生精小管变形为三角形，内沉积含铁血黄素、退化细胞等残余物

三、生精小管界膜

广泛波及全部生精小管透明变性，界膜增厚、纤维化，染色呈粉红色均质带状机构，生精小管界膜变形、塌陷，可见残存的生精小管影子（图 18-2-11）。

生精小管的间距增大，组织疏松，间质中组织液滞留，其在切片 H-E 染色上，被染成粉红色。严重者，表现为生精小管犹如沉浸在积聚的组织液中（图 18-2-12 ～图 18-2-13）。

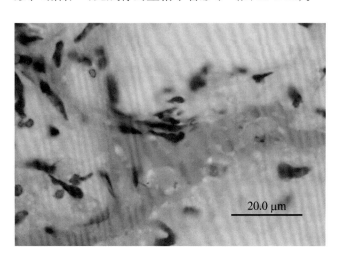

图 18-2-11　界膜水肿、透明化，肌样细胞退化、膨胀、变形、间质细胞变性、坏死

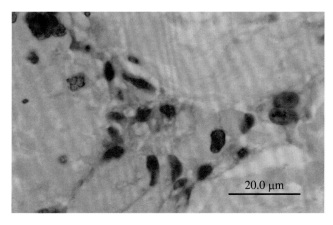

图 18-2-12　基膜增厚、高度透明化、含铁血黄素沉

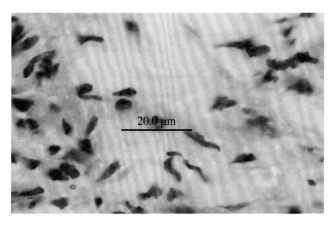

四、睾丸间质变化与间质细胞变性

睾丸间质的病理变化发生率最高，几乎每个精索静脉曲张患者都存在此变化。间质细胞常常有变性。在 H-E 染色的切片上，间质细胞常表现为淡染或细胞质出现空泡，此为间质细胞变性的特征。间质表现为纤维增生，小动脉壁增厚。小血管基膜常呈透明样变或小静脉扩张充血，间质水肿十分常见，有时可以清楚地看到毛细淋巴管的扩张。间质水肿表现为

图 18-2-13　间质水肿、透明化，间质细胞退化、变形、坏死，含铁血黄素沉着

五、睾丸基膜中的肌样细胞

生精小管的基膜（内膜）中层为肌样细胞层。在肌样细胞的细胞质中有两种细丝，为肌动蛋白或类肌动蛋白样物质。肌样细胞可以借助肌动蛋白的收缩，使生精小管维持一定的内压，得以保证生精小管的精子导向附睾方向输送。肌样细胞存在睾酮受体，通过旁分泌和细胞因子影响睾丸的功能（图18-2-14～图18-2-15）。

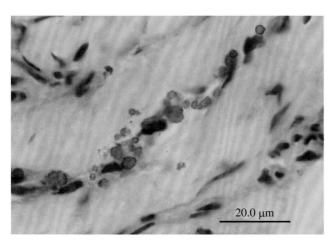

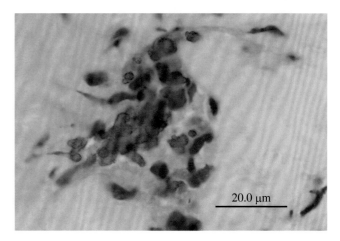

图 18-2-14　生精小管缩小闭合，基膜高度增厚，肌样细胞变形、变性，无生精细胞和精子，含铁血黄素沉着

图 18-2-15　含铁血黄素沉积，生精小管缩小、闭合，基膜高度增厚，肌样细胞变形、变性，管腔内无生精细胞与精子

第三节　急性睾丸炎患者对侧睾丸的影响

在对侧（A）睾丸生精小管中，没有检出含铁血黄素沉着，两侧的睾丸组织病理学表现不完全一致，可见生精细胞排列紊乱和脱落、睾丸生精低下和生精阻滞等多种病理变化，以生精细胞排列紊乱和脱落最为明显。没有看到含铁血黄素沉着，可能是因为炎性反应不同。

一、生精细胞脱落与排列紊乱（图18-3-1～图18-3-4）

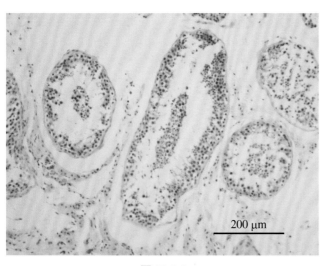

图 18-3-1

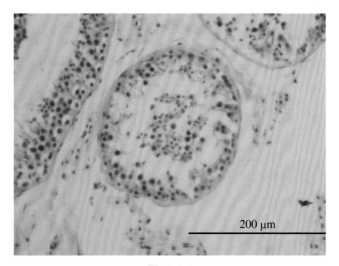

图 18-3-2

图 18-3-1～图 18-3-2　生精细胞排列紊乱、可见各级生精细胞、细胞脱落至管腔，精子生成低下

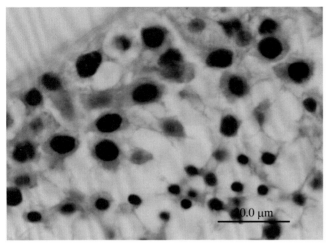

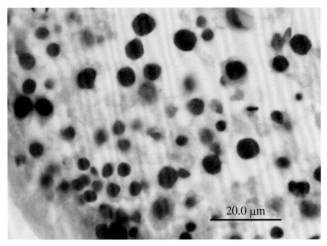

图 18-3-3　　　　　　　　　　　　　　　　　　　　　图 18-3-4

图 18-3-3 ～图 18-3-4　各级生精细胞存在，但排列紊乱、高度胀亡，大量细胞脱落至管腔，精子生成低下

二、精原细胞

精原细胞胀亡、阻滞，精母细胞发育不良、排列紊乱、大量脱落，支持细胞退化，精子生成低下，全部细胞形态各异、不规则（图 18-3-5 ～图 18-3-8）。

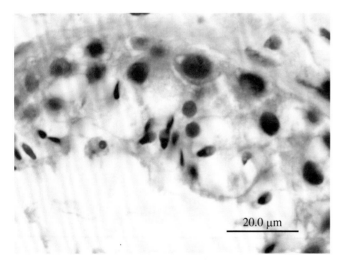

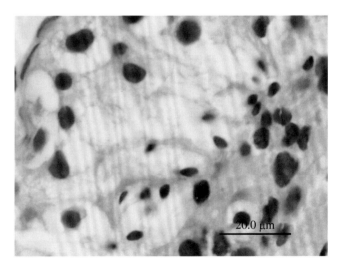

图 18-3-5　　　　　　　　　　　　　　　　　　　　　图 18-3-6

图 18-3-5 ～图 18-3-6　精原细胞退化、胀亡，精母细胞脱落至管腔，精子生成低下

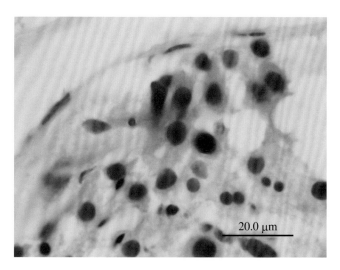

图 18-3-7

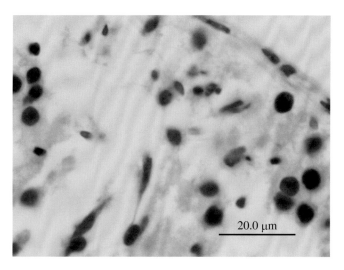

图 18-3-8

图 18-3-7 ～图 18-3-8　肌样细胞尚好，精原细胞胀亡、脱落，支持细胞破碎、分离，排列紊乱

三、基膜

基膜退化、增厚、破碎，纤维组织脱落、形成束状，细胞高度退化，精子生成低下（图 18-3-9 ～图 18-3-14）。

四、间质

间质退化，间质细胞胀亡、退化、变性、变形、坏死，纤维组织退化、脱落（图 18-3-15 ～图 18-3-18）。

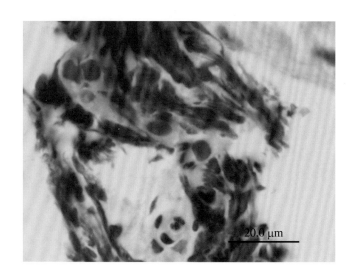

图 18-3-9

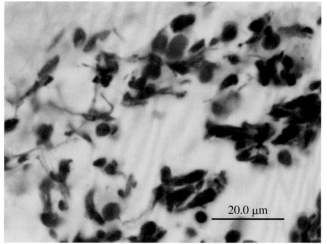

图 18-3-10

图 18-3-9 ～图 18-3-10　基膜高度增厚、退化、破碎、纤维组织脱落、间质细胞高度退化

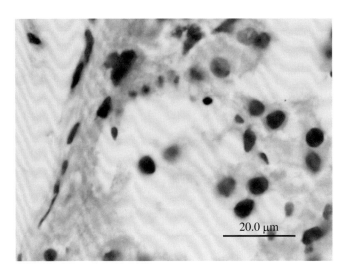

图 18-3-11

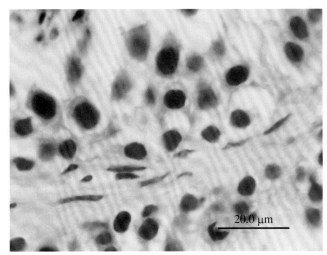

图 18-3-12

图 18-3-11 ～图 18-3-12　肌样细胞随着生精小管损伤程度而变化，如损伤、伸长、膨胀、空化

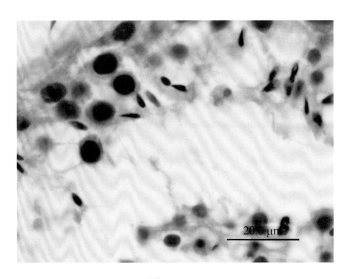

图 18-3-13

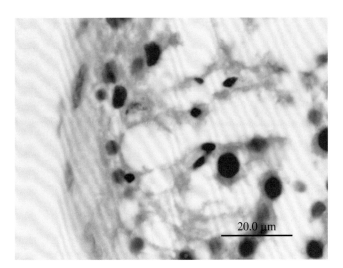

图 18-3-14

图 18-3-13 ～图 18-3-14　基膜增厚，肌样细胞变性，支持细胞变性脱落，精子生成低下、紊乱

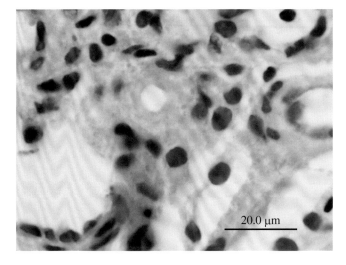

图 18-3-15

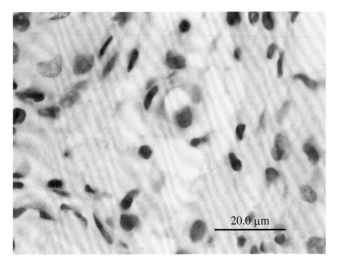

图 18-3-16

图 18-3-15 ～图 18-3-16　间质细胞胀亡、退化、变性、坏死，全部细胞变性，形态不规则

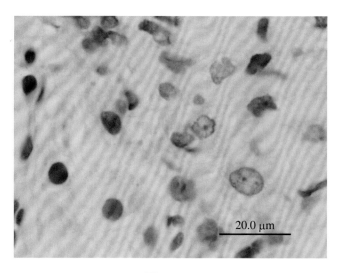

图 18-3-17

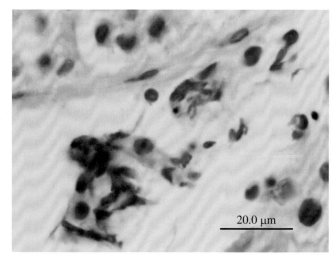

图 18-3-18

图 18-3-17 ～图 18-3-18　间质细胞胀亡、退化、变性、坏死，全部细胞变性，形态不规则

五、界膜

界膜高度退化、破碎、纤维组织脱落、间质细胞高度退化（图 18-3-19 ～图 18-3-22）。

六、小血管

管壁增厚、细胞退化（图 18-3-23 ～图 18-3-24）。

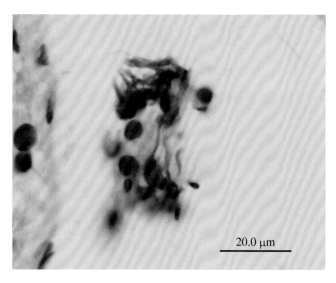

图 18-3-19

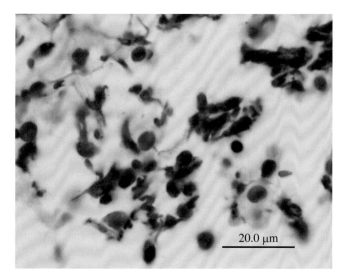

图 18-3-20

图 18-3-19 ～图 18-3-20　界膜高度退化、破碎，纤维组织脱落，间质细胞高度退化

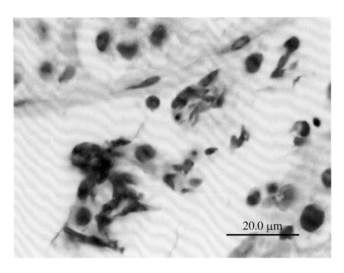

图 18-3-21

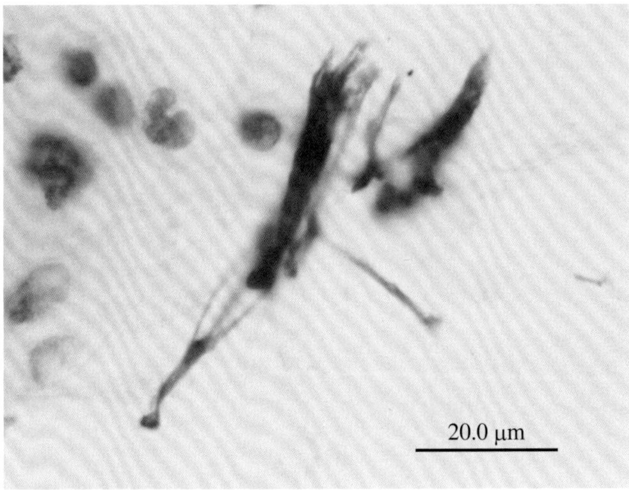

图 18-3-22

图 18-3-21 ～图 18-3-22 界膜高度退化、破碎，间质细胞胀亡、高度退化，纤维组织脱落

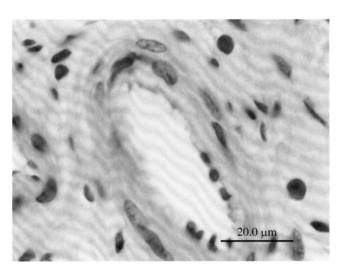

图 18-3-23 小细血管管壁显著增厚

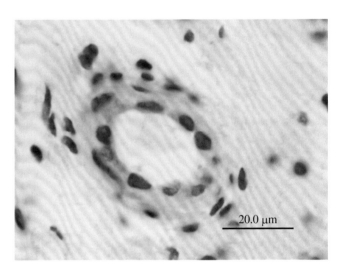

图 18-3-24 小细血管管壁显著增厚

七、结语

从上面图谱可以得出如下分析结果：各种病理现象出现在不同的生精小管中，睾丸生理变化和病理变化存在着不一致性。这种不一致性是睾丸生精小管组织病理学的变化常态和特征。

第四节 腮腺炎性睾丸炎后生精细胞学特征

腮腺炎急性期后，对睾丸的损伤有缓慢的病理进程。依据睾丸病理损伤时间和程度的不同，生精细胞在精液中不断脱落。生精细胞脱落的多寡和凋亡与胀亡的情况，与睾丸的损伤程度和病变时间有直接联系，可根据精液生精细胞凋亡和胀亡百分率以及精液的理化状态，来判断睾丸损伤程度，及时进行治疗和防止病情发展及不育症的发生。现结合病例进行介绍。

病例 1

患者在腮腺炎性睾丸炎发病 2 年后，因不育症进行精液检查，可见凋亡和胀亡的生精细胞和少精子症（图 18-4-1 ～图 18-4-8）。

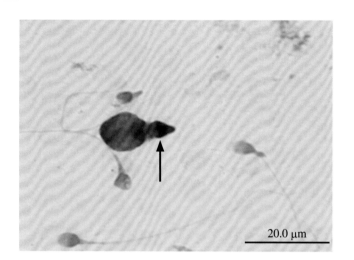

图 18-4-1　腮腺炎性睾丸炎凋亡生精细胞（核突出▲）

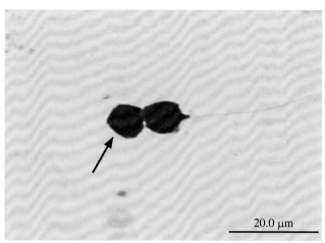

图 18-4-2　腮腺炎性睾丸炎生精细胞胀亡（核均质化▲）

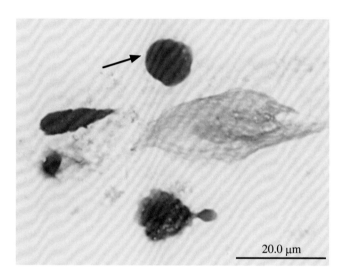

图 18-4-3　腮腺炎性睾丸炎胀亡生精细胞和微丝（核均质化▲）

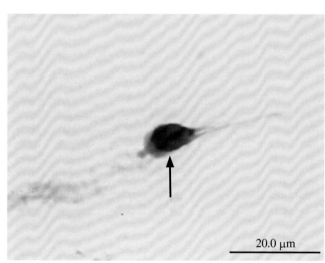

图 18-4-4　腮腺炎性睾丸炎胀亡的支持细胞（胀亡小体▲）

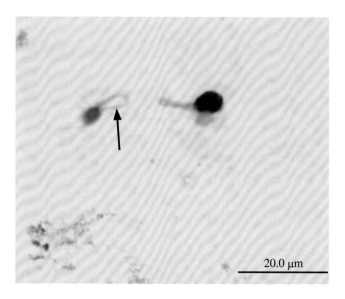

图 18-4-5　腮腺炎性睾丸炎后幼稚精子（▲）

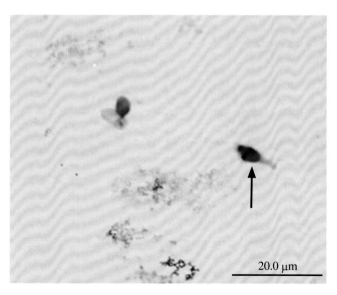

图 18-4-6　腮腺炎性睾丸炎后畸形精子（▲）

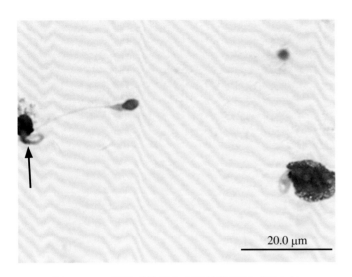

图 18-4-7　腮腺炎性睾丸炎后缺陷精子（凋亡▲）

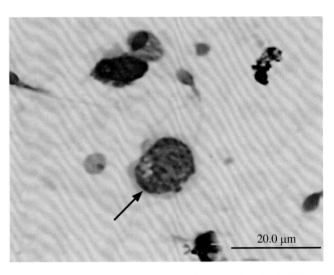

图 18-4-8　腮腺炎性睾丸炎后缺陷精子与胀亡细胞（▲）

第五节　迁延性腮腺炎睾丸组织病理学

腮腺炎对睾丸生殖功能的影响，发生在青春期后的睾丸炎可导致睾丸生精小管上皮细胞、间质细胞受到病毒的不可修复的损伤，严重时可造成睾丸萎缩。成年男子的双腮腺炎性睾丸炎还可以引起性腺功能低下。有时同时引起无精子症或精子数目严重减少至 400 万 /ml 以下。腮腺炎的延长效应（prolongation effect），即在发病 10 ～ 20 年甚至更长时间以后，腮腺炎仍然继续造成睾丸损伤。这是一个不可忽视的问题。

一、病例 1

患腮腺炎性睾丸炎 20 年后，由于不育症进行精液检查和生精细胞形态学分类，评估睾丸生殖功能。精液中无精子，检出极少量生精细胞，为凋亡、胀亡的精母细胞。已经不具备生育能力（图 18-5-1 ～图 18-5-4）。

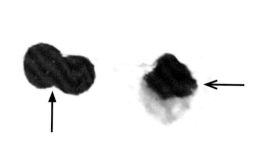

图 18-5-1　患腮腺炎性睾丸炎 20 年后，精母细胞胀亡（▲）、均质化（凋亡细胞↑）

图 18-5-2　患腮腺炎性睾丸炎 20 年后，间质细胞凋亡、核膨胀、均质化（核突出）

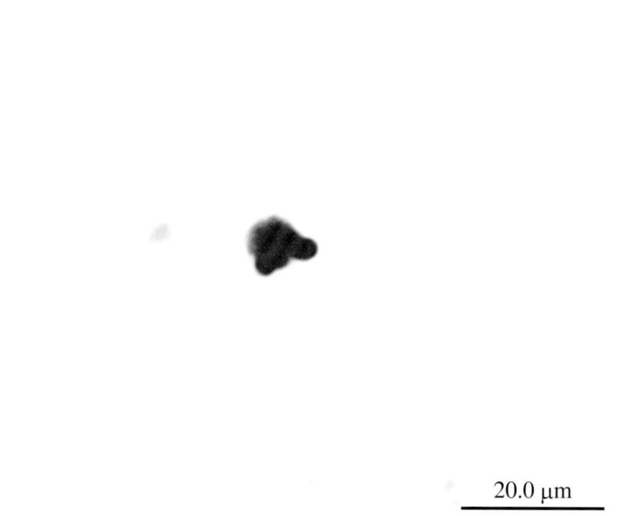

20.0 μm

图 18-5-3 患腮腺炎性睾丸炎 20 年后，精母细胞胀亡（核固缩、突出）

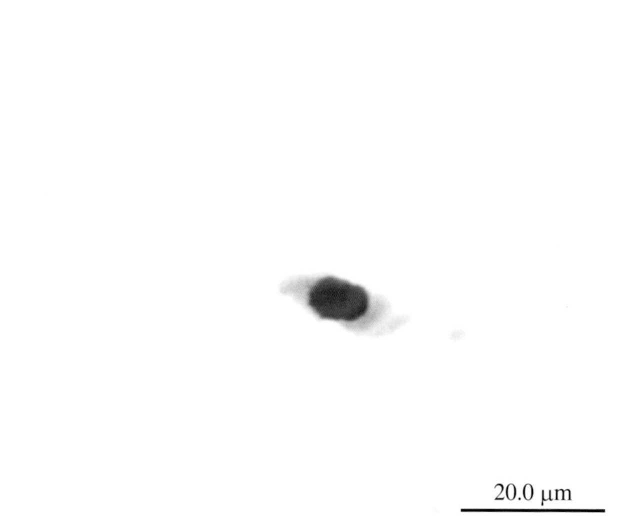

20.0 μm

图 18-5-4 患腮腺炎性睾丸炎 20 年后，精母细胞凋亡（核固缩）

二、病例 2

患者男，32 岁，12 岁时患腮腺炎，因不育症进行精液检查，发现少精子，生精细胞检查以凋亡细胞与胀亡细胞并存，胀亡主要表现为细胞核肿胀、裂解，细胞核骨架裂解的特征。凋亡发生在细胞核固缩、浓染、裂解，细胞质破坏等特征（图 18-5-5 ～ 图 18-5-13）。

腮腺炎性睾丸炎　在急性炎症时期可见：①间质水肿，②单核细胞与中性粒细胞炎性浸润，③生殖细胞退化脱落。

急性炎症消退后，睾丸有进行性慢性改变。患病 20 年后，睾丸组织病理学出现生精细胞萎缩、空化，形成唯支持细胞综合征的病例。睾丸组织病理学变化：①生精细胞逐渐脱落以至完全丧失；②生精小管透明化变性和硬化，间质细胞对腮腺炎病毒损害的耐受性比较强，故常被保存；③生精小管精管高度退化、基膜增厚、间质细胞紊乱；④生精小管内无生精细胞，属于空化期，形成继发性唯支持细胞综合征（图 18-5-11 ～ 图 18-5-14）。

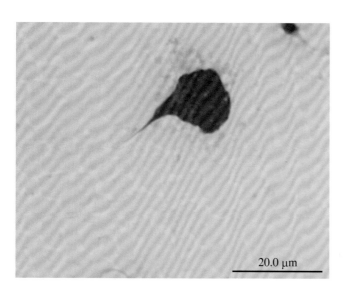

20.0 μm

图 18-5-5 生精细胞胀亡（核均质化）

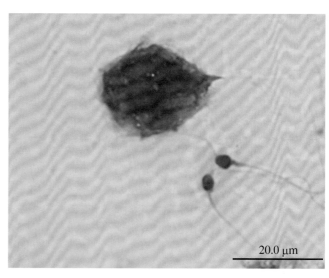

20.0 μm

图 18-5-6 生精细胞胀亡（核膨胀、均质化）

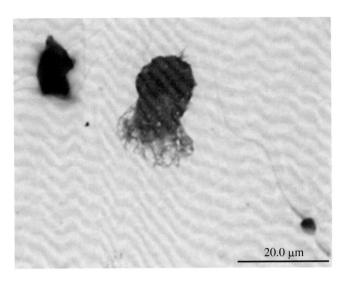

图 18-5-7　生精细胞胀亡（核膨胀、突出）

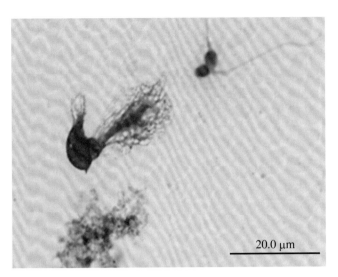

图 18-5-8　生精细胞胀亡（核骨架）

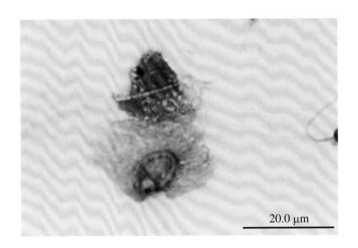

图 18-5-9　生精细胞胀亡（核肿胀）

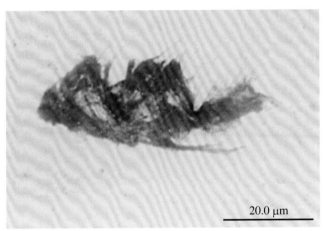

图 18-5-10　生精细胞胀亡（细胞核骨架裂解）

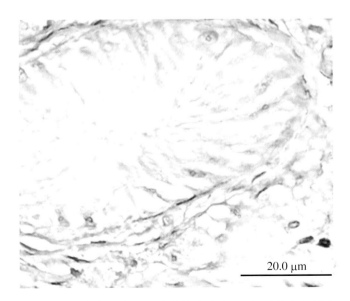

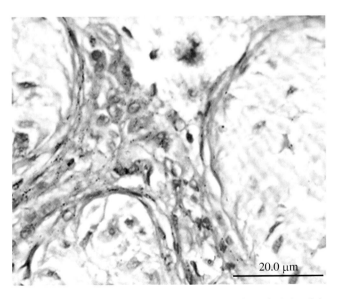

图 18-5-11　病例 2 中，腮腺炎性睾丸炎 20 年后睾丸生精小管病理组织改变：生精小管空化，生精细胞完全脱落，支持细胞退化，形成幻影细胞状态，退化性唯支持细胞综合征。基膜退化极薄、肌样细胞高度退化、萎缩变形。整个生精小管几乎形成幻影形态

图 18-5-12　病例 2 中，腮腺炎性睾丸炎 20 年后睾丸间质高度退化、间质细胞代偿性增生，之后进入细胞退化、萎缩、变性、坏死、形态不规则细胞残体，肌样细胞形成龛影，具有嗜酸性颗粒沉积。支持细胞也明显退化

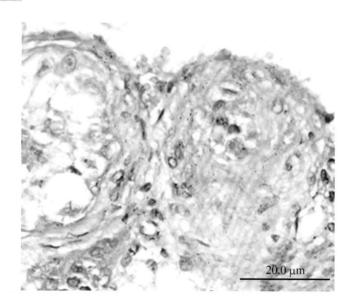

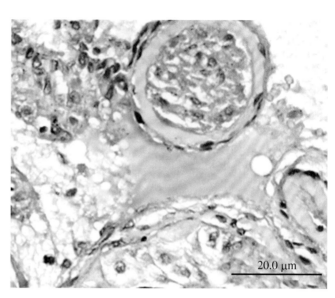

图 18-5-13　病例 2 中，腮腺炎性睾丸炎 20 年后睾丸生精小管高度退化、萎缩，仅有退化的细胞残体，形成废弃性生精小管

图 18-5-14　病例 2 中，腮腺炎性睾丸炎 20 年后，生精小管退化、萎缩，间质水肿、细胞液淤积、透明化，间质细胞高度退化、坏死，基膜增厚，管腔缩小，生精细胞高度退化，形成细胞残体

第六节　腮腺炎病毒的延长效应对细胞骨架的破坏

在腮腺炎的病例中，我们发现了细胞骨架的脱落，可以见到细胞质骨架和细胞核骨架的微丝、微管和中间纤维等结构（图 18-6-1 ～图 18-6-4）。临床上必须注意腮腺炎的后效应。

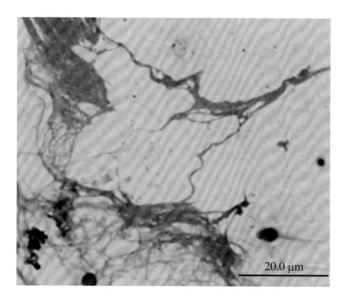

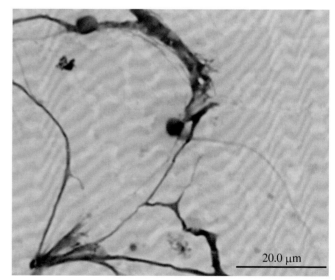

图 18-6-1　细胞骨架微丝

图 18-6-2　细胞骨架微丝

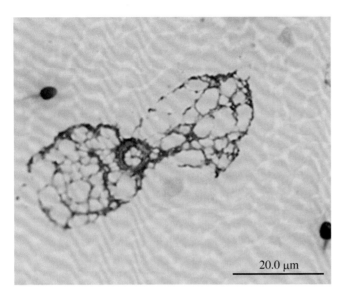

图 18-6-3　细胞骨架中间纤维

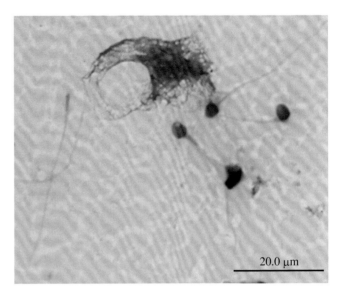

图 18-6-4　细胞核与细胞质骨架

第七节　生精细胞凋亡率计算及睾丸测量

生精细胞凋亡率计数：凋亡细胞 /100= 凋亡率。笔者统计 116 例：0% 7 例；< 20% 80 例；> 20% 29 例，说明腮腺炎病史后，有 94%（109/116）具有脱落的生精细胞，其数量不等。在这些病例中，还可以看到生精细胞骨架脱落。生精细胞脱落的多寡与患病年龄有关，青春期前患病睾丸功能恢复较好，青春期后睾丸恢复较差，尤其应该注意腮腺炎急性期过后的迁移性对睾丸的损伤，其会不知不觉造成睾丸生殖功能障碍。

腮腺炎患者必须进行睾丸的大小测量，这是观察睾丸损伤的直接证据。曹兴午（2006）统计：在867 例不育症患者中，有 116 例有腮腺炎病史，占 13.4%。患者年龄：平均 33 岁（23 ～ 43 岁）。就诊年龄：在有记载 78 例中，23 ～ 30 岁为 32 例；31 ～ 35 岁 为 31 例；35 ～ 40 岁 为 13 例；41 ～ 42 岁为 2 例。睾丸体积测量结果：未测量 5 例，平均 12 ml，最小 4 ml；最大 20 ml。< 12 ml 有 28 例；< 15 ml 有 56 例；> 15 ml 有 27 例，总 计 116 例。腮腺炎发病年龄，有记载 94 例，其中 1 ～ 5 岁有 17 例；6 ～ 10 岁有 44 例；11 ～ 15 岁有 10 例；> 16 岁有 23 例，无记载 22 例。

附：AIDS、SARS 对睾丸损伤的组织病理与生精细胞变化

1991 年 Pudney 研究了 43 例获得性免疫缺陷综合征（AIDS）患者，绝大多数表现为无精子症，睾丸活检病理表现为生精小管玻璃样变，并伴有巨噬细胞的浸润和 CD4 积聚，提示自身免疫的存在。与腮腺炎病毒以及乙型肝炎病毒等类似，严重急性呼吸综合征（SARS）病毒也能造成患者睾丸炎和组织病理改变，导致生精上皮内的生精细胞大量减少，界膜增厚，以及间质内的白细胞浸润等。高热和激素都可以引起睾丸细胞的凋亡，以及生殖功能的损伤。

迟晓春报告，SARS 病例均有高热，其中 5 例有使用激素史，其睾丸功能必然会受到影响。因此，高热和激素可能是引起 SARS 患者睾丸损伤的因素之一。而对照组为持续高热的非 SARS 患者，也使用过大剂量糖皮质激素，虽然睾丸出现了轻微的病理改变，但是并没有出现生精上皮的严重损坏，在管腔内仍然可以看到精子。而另有 1 例 SARS 组睾丸炎患者，在整个病程中没有使用过激素，却与其余 5 例表现相似，有明显的睾丸炎症状，并有严重的生精上

皮的损伤。虽然糖皮质激素对睾丸功能有一定的影响，但也是用来控制炎症治疗睾丸炎的常规用药。所以，一定还存在其他因素导致 SARS 睾丸病变。由于血睾屏障（血生精小管屏障）的存在，以及支持细胞表达 FasL（Fas Ligand），使睾丸（尤其是生精小管）存在免疫豁免能力。在 SARS 患者睾丸的间质内存在炎性细胞浸润，这些炎性细胞可以破坏血睾屏障，破坏生精上皮，甚至可以侵入到生精小管的管腔内。它们分泌炎性细胞因子，损害睾丸的免疫豁免功能，很有可能引起睾丸的自身免疫反应。正常睾丸由于血睾屏障的存在，生精上皮内没有自身抗体。丁晓育研究 30 例特发性无精症患者的睾丸组织，并用 ABC 法测定睾丸组织内 IgG、IgM 的沉积情况，结果有 24 例患者 IgG 和 IgM 为阳性，且免疫复合物主要沉积于基底膜内侧，生精细胞间及生精小管内。虽然由于缺乏病例血清，不能检测血清中抗精子抗体的存在，但是，这些免疫沉淀显示了睾丸自身免疫的过度激活。

迟晓春认为 SARS 病毒导致睾丸炎是多因素共同参与的结果，而 SARS 病毒所引起的自身免疫性损伤可能是主要原因之一。

祁丽花报告 5 例 SARS 患者睾丸病理改变与人类免疫缺陷病毒（HIV）、腮腺炎病毒等所致的睾丸炎相似，因为睾丸是病毒攻击的靶器官。生精小管基膜增厚、纤维化，生精上皮坏死、脱落，睾丸中几乎未见精子。生精细胞凋亡大量增加，凋亡率从 2.23% 增加至 5.95%（$P < 0.05$），间质充血，睾丸组织中有明显的白细胞浸润。CD3$^+$T 淋巴细胞、CD68$^+$ 巨噬细胞较对照组增多（$P < 0.05$），并浸润到生精小管中。目前，认为 SARS 病毒导致男性患者伴发睾丸炎的机制是：①炎性细胞不仅影响了间质细胞的功能及雄激素合成，还破坏了血睾屏障而直接攻击生精上皮。②细胞以及产生的炎性细胞因子可激发自身免疫反应及生精小管内自身抗体的沉淀，而病毒引起的自身免疫反应是病毒性睾丸炎的主要发病机制之一。

（曹兴午　李宏军　袁长巍　柯明辉）

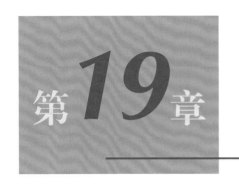

第19章 巨细胞病毒感染、包涵体形成与生精细胞凋亡及不育症

人巨细胞病毒（human cytomegalo-virus，HCMV）属于疱疹病毒家族成员之一，是机会性致病原体，可引起全身性感染综合征，又称巨细胞包涵体病（cytomegalic inclusion disease，CID）。初次感染后，HCMV将在宿主细胞中无限期存在形成潜伏状态。

可能累及多种组织器官，尸检提示肺、肝、胰、唾液腺、中枢神经系统及肠也可能是病毒潜伏场所。临床上为多脏器受累，受感染的组织细胞和细胞质内有特殊包涵体的巨噬细胞为其病理学特征。

第一节　病原学、流行病学和传播途径

巨细胞病毒（CMV）是最大的一种病毒，直径约200 nm，电镜显示有64 nm的核心，外包110 nm衣壳，排列成20面体，衣壳外有一无定形的被膜。CMV基因组由一条线状双链长56～76 nm的DNA组成。一个血清型，三个亚型。

CMV感染在全世界分布和流行。人是CMV唯一的宿主。在美国，约1%新生儿感染；在马来西亚，96%学龄前儿童CMV抗体阳性；美国和西欧青年女性血清阳性率为50%～90%。中国上海的产妇感染率为92%，沈阳达99%。

崔应琦对1202例早孕女性调查：孕妇血清HCMV-IgM抗体与其胚胎抗原的发布频数呈密切的一致性（$\chi^2=5.15$，$P < 0.05$）。说明胎儿从母体获先天性感染。

Kapranos等报道，在113例男性患者的精液中，病毒检出率为56.6%。李哲等报道，在469例男性不育精液中，阳性率为8.32%。吴坤河报道，在精液中CMV检出率为10.10%（10/99）。说明精液中存在CMV病毒感染。

隐性感染或局部感染者，病毒存在乳汁、唾液、粪、尿、分泌物和精液中，无症状患者会长期或间歇地排毒数月至数年，成为CMV携带者。

母体可在孕产期分娩时经产道和哺乳时将CMV传播给婴儿。成年人之间可经性行为传播。精液及阴道分泌物中含有CMV且无症状的携带者很常见，在妓女和同性恋患者中，CMV抗体100%呈阳性。特别是通过"四口循环"性行为模式，易造成CMV的传播，"乒乓效应"起到推波助澜作用。

隐性CMV感染的激发，也常发生在器官移植、白血病、淋巴瘤等患者中，长期坚持免疫治疗，机体免疫力降低，导致体内潜伏的CMV被激活，引起发病。

第二节 巨细胞病毒发病机制

初感染后，CMV 在宿主的细胞内无限期存在。人感染 CMV 后，如果宿主的 T 细胞功能受损，潜伏的病毒就可能发生复活并引起多种综合征，还引起免疫功能降低，特别是细胞免疫功能降低。CMV 可以在单核吞噬细胞、T 细胞、B 细胞及一些未确定的单核细胞中复制，其中以单核 - 吞噬细胞最易感染 CMV，另淋巴细胞的多种免疫功能受损。精液生精

细胞检测中，检出吞噬细胞明显增加者，提示可能是病毒感染。

总之，机体的细胞免疫功能对 CMV 感染的发生和发展起重要作用，细胞免疫缺陷者，可导致严重的和长期的 CMV 感染，并使机体的细胞免疫进一步受到抑制，发生各种各样的疾病。

第三节 巨细胞病毒感染的细胞病变效应

将患者含有白细胞的尿液、唾液、精液、乳汁和生殖道分泌物，接种到人成纤维细胞（human foreskin fibroblast，HFF）的培养物中。由于 HFF 是 CMV 的受容性细胞，可产生致细胞病变效应（cytopathogenic effect，CPE）。在接种患者体液的 1 天或数周内，病毒可在感染细胞内复制、繁殖，经固定染色观察培养物，可见到巨噬细胞核内有包涵体，

核周围有晕圈及嗜酸性细胞质内有包涵体，呈"猫头鹰眼"（owl's eye）。在具有活性 CMV 感染的无症状男性同性恋者精液标本的电镜照片中，可见精子中有被感染的病毒颗粒和细胞外的病毒颗粒，提示精子和生精细胞可以被 CMV 病毒感染，为检出不育症患者精液中的病毒包涵体提供了依据。

第四节 巨细胞病毒感染血管内皮细胞脂质体观察

程远等报告，采用细胞病变效应，将 CMV 临床分离株 BI-5（由美国芝加哥 Rush-Presbyterina-St. Luke's Medical Center 的 Nell Lurain 博士惠赠）用人包皮 HFF 进行传代培养，将获得的第一代培养液作为感染血管内皮细胞的病毒液，观察感染后细胞内脂质体的形成，推测 CMV 对动脉粥样硬化病变局部细胞内脂肪代谢的影响。在镜下观察到细胞内出现许多黑色颗粒，经脂肪染色，黑颗粒（着色）转变为红色，从而证实这些颗粒为脂质体（图 19-4-1）。

在未被感染的细胞中，仅见散在数个脂肪染色阳性的脂质体颗粒。脂质体是由三酰甘油（甘油三酯）和胆固醇脂小滴组成，被一层薄的磷酸酯膜所包绕的小球样细胞内结构，是一种涉及多功能的细胞器，如调节脂肪代谢、参与过敏反应和机体防御，也与胆固醇的运输和合成、炎性介质的合成以及分泌调节等有关。一些病原微生物隐藏在脂质体中，以宿主细胞寄生状态，利用脂质体复制，如丙型肝炎病毒

（HCV）和衣原体。CMV 感染血管内皮细胞出现的脂质体增加与 CMV 复制有关。推测，CMV 感染和病毒复制诱导宿主细胞成为动脉粥样硬化发生的种子细胞。

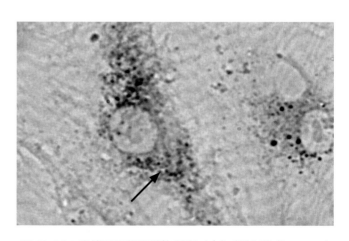

图 19-4-1 光镜下细胞脂质体观察（▲）（油红染色，×100）

CMV 感染血管内皮细胞 CMVpp65 抗原阳性：荧光显微镜下发现，BI-5 感染 CRL-2477 细胞 CMVpp65 免疫阳性绿色荧光，位于细胞质和细胞核中，可见大小不等的病毒颗粒。用相差显微镜和绿色荧光显微镜相结合，使感染细胞清晰地显示细胞质中的脂质体及细胞质和细胞核中的 CMVpp65（图 19-4-2）。

磷酸蛋白 pp65（ppUL83）是 CMV 病毒颗粒和非感染颗粒（Dense 体）的主要组成成分。病毒进入细胞后，pp65 随着病毒颗粒定位于细胞核。当病毒利用宿主基因组通过转录、翻译、合成组装成新的成熟有感染性的病毒时，pp65 则既可以在细胞核也可以在细胞质中堆积。

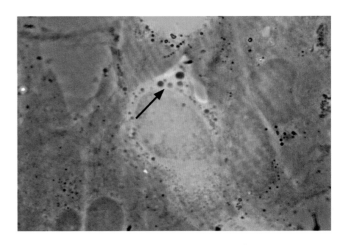

图 19-4-2　免疫荧光相差和绿色荧光叠加（▲）（×100）
注：绿色为阳性 CMVpp65 抗原，大小不等的黑色球形颗粒为脂质体，提示脂质体和包涵体是病毒储藏、复制、繁殖和隐藏的罪魁祸首，是造成病毒性感染疾病显性发病的根源（程计林教授馈赠照片）

第五节　巨细胞病毒包涵体特性与检测

一、病毒包涵体形成过程与类型

包涵体（inclusion body）是一些病毒感染宿主细胞后，形成的一种细胞内的特殊结构，经瑞 - 吉染色后在光镜下见在细胞质和细胞核内着色为嗜酸性或酸碱性颜色的圆形、针形、团块状和片状等不同特点的内含物。包涵体可在单纯疱疹病毒、巨细胞病毒、人乳头状瘤病毒（human papilloma virus，HPV）、人多瘤病毒、麻疹病毒、腮腺炎病毒和 SARS 病毒感染等的疾患宿主中出现。

病毒依赖宿主细胞提供的高分子合成装置才能够繁殖，病毒颗粒属于核酸和蛋白质，形成包涵体后，通过光镜来检测。包涵体的形成经侵入、繁殖、收缩防守和成形四个阶段。细胞核中间有一个独立的圆形包涵体（图 19-5-1 ～图 19-5-2），四周被挖空，形如孤岛，由于构造特殊，与外界失去联系，因而治疗病毒的药物无法达到"细胞内孤岛"，导致药物治疗无效或效果不佳，因此，达不到治疗效果和治疗困难。

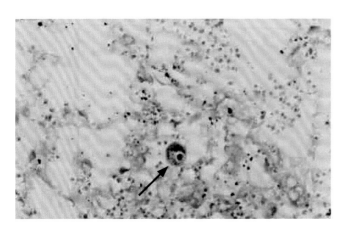

图 19-5-1　肺组织切片。在巨噬细胞核内可见正在形成的病毒包涵体（▲）（吉姆萨染色，×40）

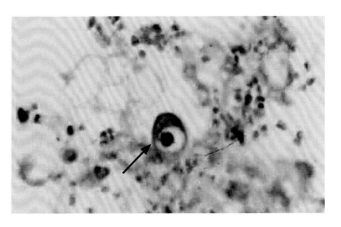

图 19-5-2　病毒包涵体切片，巨噬细胞核内见已形成的巨细胞病毒包涵体（▲）（吉姆萨染色，×40）

病毒包涵体构成：一类是由 DNA 构成，属于嗜碱性，苏木精 - 伊红（H-E）染色时呈深蓝色，位于细胞核内，包涵体的四周为空白区，例如合胞病毒和巨细胞病毒的包涵体主要是由 DNA 构成；另一类是由 RNA 构成，属于嗜酸性，位于细胞质中，H-E 染色时呈淡粉红色，SARS 病毒包涵体属于这一类。为什么病毒有选择性地寄居细胞核内或细胞质内，尚不清楚。

二、尿液中包涵体的检出

包涵体的检查：早期做晨尿活体染色和干片染色检查，检出上皮细胞内包涵体可作为病毒感染诊断的标记（Marker）。这种检查方法延用已久。可用瑞特染色（Wright's stain）、吉姆萨染色（Giemsa's stain）或瑞 - 吉染色来鉴定细胞核内及细胞质内包涵体。

形态学：尿液中病毒感染的上皮细胞增大，直径可达 20 ~ 70 μm，细胞质瑞特染色呈粉色或淡粉色，细胞核膜增厚，呈单核或双核，核周围有光环（halo）形成，可以看到细胞核内和细胞质内有"猫头鹰眼状"包涵体。另外，尿液中可以见到小型核浓染、核染色质（Chromatin）结构不清的细胞散在，核膜增厚呈磨（毛）玻璃状，还可以看到细胞质内嗜碱性颗粒的包涵体。这两种包涵体经细胞化学染色脱氧核糖核酸（feulgen 反应）阳性，表示含有 DNA，细胞质内包涵体 PAS（过碘酸 - 希夫）染色呈阳性，说明含有多糖类神经氨酸（neuramin acid）。

CMV 患者宫颈或尿液中排出的病毒常为间歇性的，细胞容易发生退化。为此，检查前，应强调尿液一定要新鲜晨尿和仔细检查，可弥补尿液中脱落包涵体阳性率不高的缺憾。

邵安华报告，检查尿沉渣内的上皮细胞时用 H-E 染色。细胞质中的包涵体为嗜酸性，呈圆形和卵圆形，较红细胞大，直径为 6 ~ 11 μm，在包涵体周围有一圈白色的晕环，包涵体常常偏在细胞质的一侧。核膜与包涵体之间可形成一空白区，包涵体有时可以破裂，这是由于包涵体自身崩解所致。破碎的包涵体可以游离或聚集在分泌物中，形成颗粒样堆积，此为包涵体在分泌物中散在分布的特征。因此，尿残渣检查具有临床意义。我们必须在精液脱落细胞学检查中注意这一特点，认真、仔细检查尿残渣中的包涵体，为临床诊断提供依据。

三、包涵体在组织细胞内的形态特征与骨架破坏

人类 CMV 侵犯人体多数组织内脏。受 CMV 感染的细胞发生巨细胞改变，体积增大 2 ~ 6 倍，可形成核内嗜碱性包涵体及细胞质嗜酸性包涵体。H-E 染色时，核内型呈紫红色，细胞质型呈深蓝色；吉姆萨染色时，核内型呈玫瑰红色，细胞质型呈深蓝色。从临床标本（如尿液、胃液、其他体液、活检或尸检组织）中均可查找 CMV 包涵体，说明病理学特点。

Jones 等电镜观察，CMV 感染 HFF 细胞的同时，伴有细胞骨架破坏和肌动蛋白解聚。Arcangeletti 等也发现，CMV 在 HFF 细胞中复制时，细胞微管和微丝分解，细胞骨架受损，提示肌动蛋白或微丝、微管和骨架可能是 CMV 感染的主要靶向，CMV 攻击的是细胞骨架成分。笔者在精液中已经检出支持细胞骨架、微管和微丝，并进行了报道。

精子的前向运动主要是肌动蛋白的踏板运动，如果 CMV 破坏了肌动蛋白必然引起精子前向运动减弱，形成弱精子症。如果精子肌动蛋白被严重破坏，有可能出现不动精子（死精子），这一点应该引起男科临床医生的注意。特别是发生"死精子"状态时，应考虑病毒感染的可能性。

四、病毒感染引起的男性不育

（一）病毒感染与白细胞精子症对精子凋亡、运动的影响

Kapranos 发现单纯疱疹病毒Ⅱ型（HSV-Ⅱ）会在精子氧化损伤早期发挥作用。在 4% ~ 50% 不育男性精液中，可发现Ⅱ型 DNA 及特异性 IgM 抗体，同时白细胞（WBC）数目可升高 10 倍。人类免疫缺陷病毒（HIV）阳性精液中，最明显的特征是 WBC 显著增多。WBC 诱导活性氧（ROS）影响精子，损伤精子运动。临床上，发现有白细胞精子症（一定经染色确定 WBC 数量）的患者，应进一步检查病毒感染的可能性。

熊锦文等用鼠巨细胞病毒（murine cytomegalovirus，MCMV）感染小鼠，观察其对小鼠精子凋亡的影响，证明了生殖器官 MCMV 急性感染可诱导附睾尾成熟精子的凋亡；精子线粒体主动参与并调控了

精子的凋亡过程。研究表明，各种生理病理刺激（如氧应激、细胞内钙超载、病原微生物感染）均可造成线粒体的损伤，导致精子运动功能障碍。在 MCMV 急性感染的早期，细胞可能对感染产生应激反应，精子线粒体能量代谢反应性活跃，因而线粒体跨膜电位值（△ψm）增高；随后，MCMV 感染影响线粒体的功能开始显现，这是由于 MCMV 寄居细胞内的状态影响精子线粒体功能，导致线粒体的功能紊乱，尤其是线粒体△ψm 的下降是发生凋亡的重要环节。一旦线粒体△ψm 耗散，细胞就会进入不可逆的凋亡过程。为此，线粒体的功能下降，是导致细胞损伤的原因。

（二）病毒感染对睾丸的损伤与生精细胞的影响

Chevalier 等报告被人巨细胞病毒（HCMV）和单纯疱疹病毒 II 型（HSV-II）感染的生精细胞出现凋亡等病理性改变。吴坤河等采用聚合酶链反应（PCR）和免疫细胞化学法（ICC），观察精液中生精细胞被 HCMV 和 HSV-II 感染情况。阳性病例中，均有明显较多未成熟生精细胞，均出现凋亡现象，但未见病毒包涵体。病毒阳性组精子密度明显低于阴性组（$P < 0.05$）。若在不育者精液中发现大量生精细胞脱落，建议进行 HCMV 检测。

病毒感染导致男性不育的机制探讨中，有学者认为病毒可能感染生精细胞，并在细胞内增殖，使睾丸精子生成功能障碍，这可能是不育的原因之一。熊锦文等实验研究结果显示，MCMV 感染小鼠睾丸后，生精小管内各级生精细胞排列紊乱，空泡变性甚至无精子生成；间质细胞增生并可见嗜碱性病毒包涵体，生精细胞内未找到病毒包涵体；睾丸病变均表现局灶性，正常组织与病变部位同时存在于同一张切片中，表明病毒感染并不造成睾丸功能的完全丧失。这一点证明积极治疗挽救睾丸功能的可能性。熊锦文等报道，用 MCMV 接种小鼠，原位杂交（in situ hybridization, ISH）结果显示在小鼠间质细胞和（或）各级生精细胞的细胞质中见棕黄色颗粒阳性着色，提示 MCMV 可感染睾丸组织内的细胞主要是间质细胞。

周增娣等报告精子凋亡与男性生殖障碍有着十分密切的关系，精子凋亡可能是引发特发性少精、弱精、畸形精子症的分子原因。

第六节 精液中生精细胞内包涵体的检出

研究证实多发性骨髓瘤（multiple myeloma, MM）是浆细胞异常增生的恶性肿瘤。根据史敏报告可见 6 种细胞内形态不同的包涵体。笔者根据在精液脱落细胞中检出的形态各异的包涵体来进行归纳分类，便于读者掌握。

根据腮腺炎患者精液中检出的包涵体形态介绍及进行分型。大多为细胞质内包涵体，一般在 1 个以上，呈圆形、椭圆形、棒状、点状和针状等多种多样。瑞 - 吉染色可见两种颜色"嗜酸性细胞质包涵体（intra-cytoplasmic eosinophilic bodies）"和"嗜碱性细胞质包涵体"（intra-cytoplasmic basophilic bodies）。包涵体经巴氏染色呈棕褐色，乍看呈透明蛋白状，经瑞 - 吉染色呈蓝色。包涵体与病毒感染的关系和交叉感染等问题，尚需进一步探讨。初步检出、分类和判定如下：

一、脂质型包涵体

病毒在生精细胞的细胞质内形成包涵体。瑞 - 吉染色为浅红色或浅蓝色（脂质体多为嗜酸性，尿液中也可以检出）。圆形或椭圆形，一般可见 1 或 2 个团块状，大小为 1 ～ 2 μm，充斥细胞质内。生精细胞凋亡状态：核固缩、边聚、破碎、变形（图 19-6-1 ～图 19-6-4）。

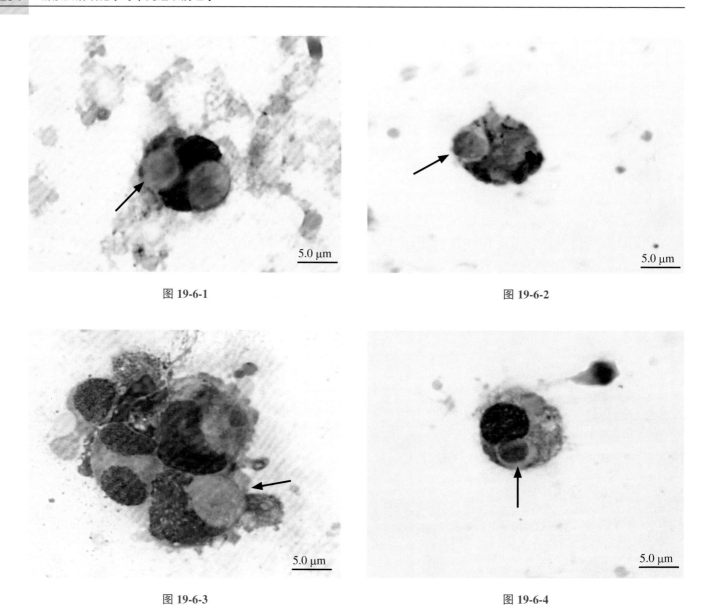

图 19-6-1

图 19-6-2

图 19-6-3

图 19-6-4

图 19-6-1 ~ 图 19-6-4　腮腺炎患者精液凋亡生精细胞内检出脂质型包涵体（亦称脂质体，呈嗜酸性）

二、颗粒型包涵体

　　生精细胞内的病毒形成包涵体，细胞胀大或不胀大，甚至缩小。此类包涵体呈紫色颗粒状（嗜碱性），大小不一，多少不一，可布满细胞质，也可见星星点点分布。生精细胞凋亡状态：核固缩、浓染、边聚、破碎，核消失（图 19-6-5 ~ 图 19-6-10）。

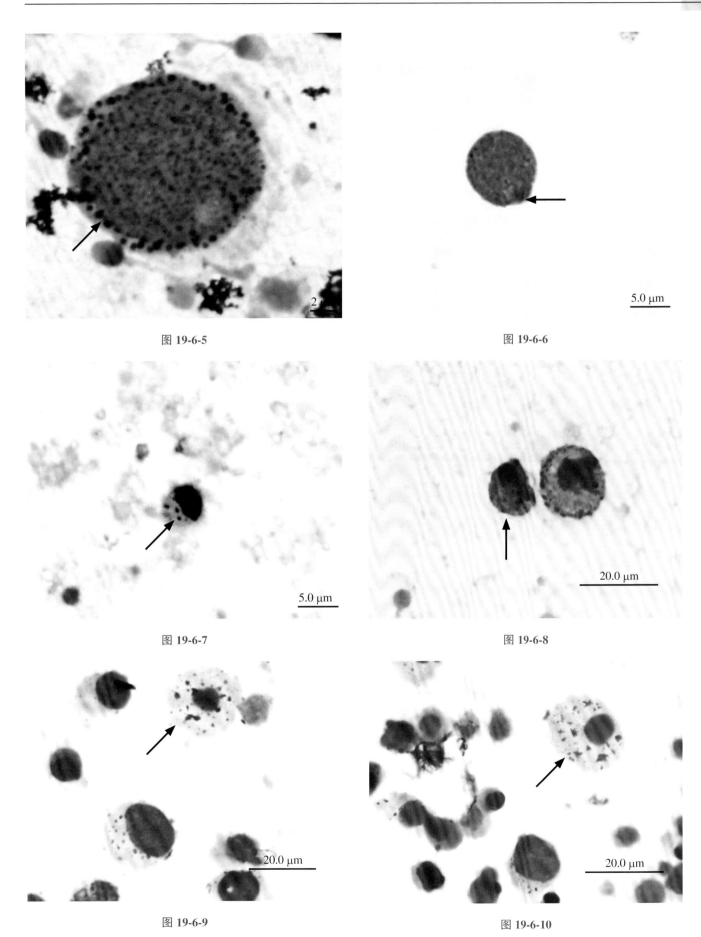

图 19-6-5

图 19-6-6

5.0 μm

图 19-6-7

5.0 μm

图 19-6-8

20.0 μm

图 19-6-9

20.0 μm

图 19-6-10

20.0 μm

图 19-6-5 ～图 19-6-10　精液检出凋亡生精细胞颗粒型包涵体（♠）（图 19-6-5，细胞胀大；图 19-6-6 ～图 19-6-8，缩小；图 19-6-9 ～图 19-6-10，常态）

三、针状型包涵体

病毒在生精细胞的细胞质内形成包涵体，呈针状小体，大小不一，多少不一，散在细胞质中。生精

细胞凋亡状态：核固缩、浓染、边聚、破碎，可见病毒颗粒侵犯和破坏细胞核（图 19-6-11 ~ 图 19-6-16）。

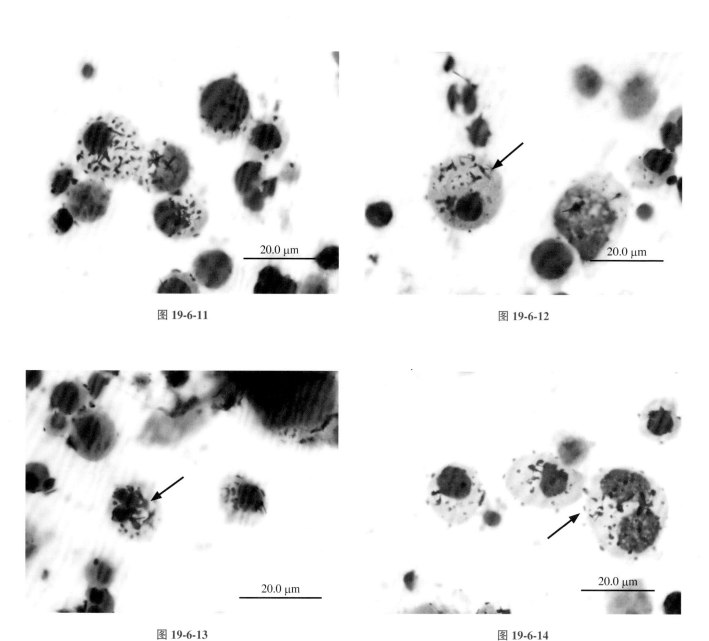

图 19-6-11

图 19-6-12

图 19-6-13

图 19-6-14

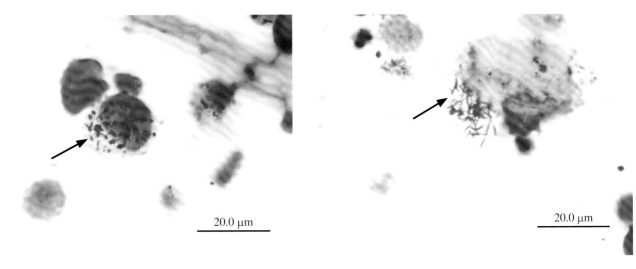

图 19-6-15   图 19-6-16

图 19-6-11 ～图 19-6-16　精液中检出凋亡生精细胞针状型包涵体（▲）（图 19-6-11 ～图 19-6-14，细胞缩小；图 19-6-15 ～图 19-6-16，细胞胀大）

四、空泡型包涵体

感染病毒后导致精子细胞大量凋亡，状态：多核、核固缩、浓染、破碎、边聚、分化不良，细胞质内产生空泡为空化细胞，空泡多少不一，大小不一，以小空泡为主（图 19-6-17 ～图 19-6-22）。

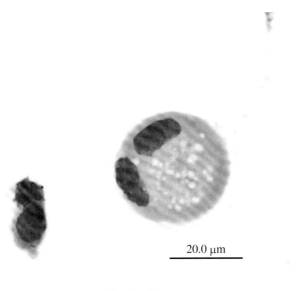

图 19-6-17

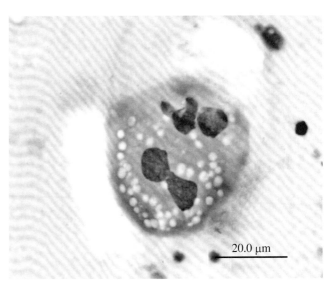

图 19-6-18

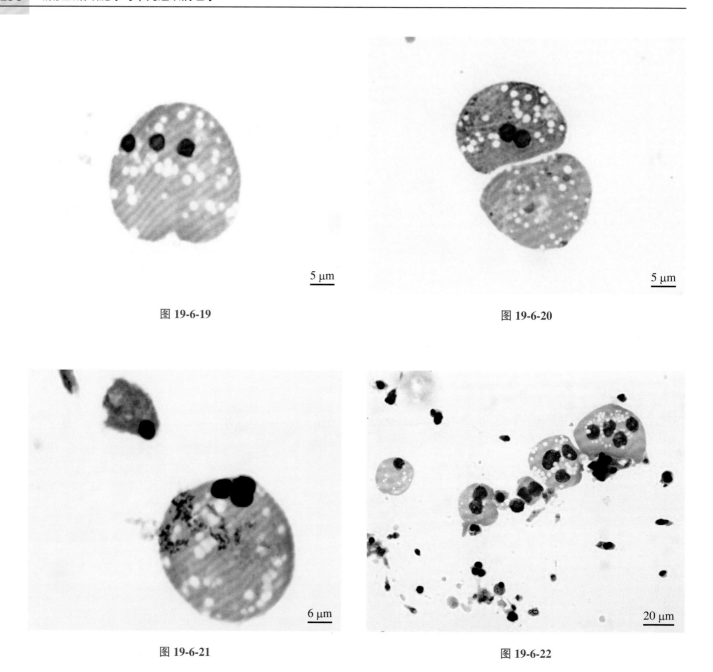

图 19-6-19　　　　　　　　　　　　　　　　　　图 19-6-20

图 19-6-21　　　　　　　　　　　　　　　　　　图 19-6-22

图 19-6-17 ～图 19-6-22　精液中检出凋亡精子细胞空泡型包涵体（图 19-6-17，常态；图 19-6-18 ～图 19-6-21，细胞胀大；图 19-6-22，细胞缩小）

五、猫头鹰眼型包涵体

这是典型病毒感染形成的包涵体模式，生精细胞的核周围有晕圈，细胞质内有包涵体，呈"猫头鹰眼"（owl's eye）。生精细胞凋亡状态：核固缩、浓染、边聚、破碎（图 19-6-23 ～图 19-6-26）。

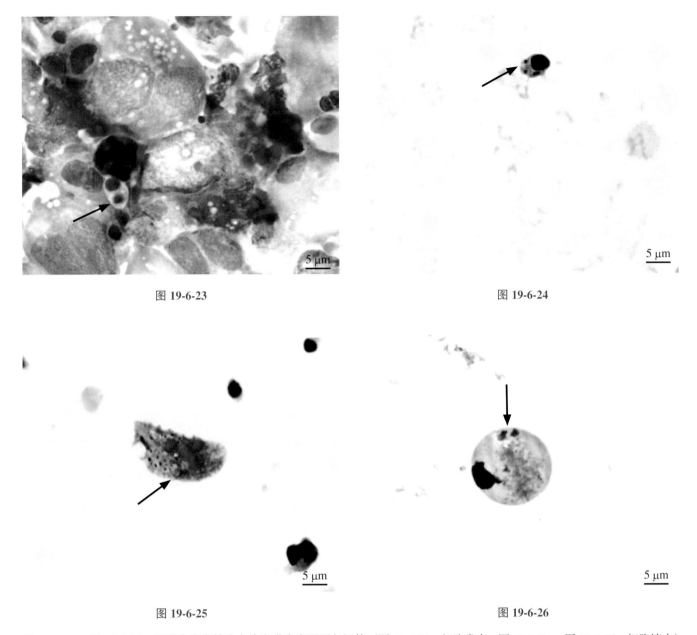

图 19-6-23

图 19-6-24

图 19-6-25

图 19-6-26

图 19-6-23 ～图 19-6-26 腮腺炎患者精液中检出猫头鹰眼型包涵体（图 19-6-23，细胞常态；图 19-6-25 ～图 19-6-26，细胞缩小）

　　综上所述，病毒感染是当前热门话题，实验诊断学必须未雨绸缪。笔者虽在腮腺炎患者的精液中检出病毒感染生精细胞的包涵体，但是不能排除有交叉感染或其他病毒感染的可能性，因为仅限于形态学观察，难免失误，为此，需要多角度（免疫学）、多方法（分子生物学）地深入研究与观察。但在显微镜下观察必须注意细节，细小的内容将改变认识、理解，启迪思路，更激发观察力，创造出一些新的认识，也许这就是显微镜下观察的秘诀与乐趣。为此，笔者将在精液中检出的包涵体形态展现给读者，本着资源共享的精神，提供有识之士深入研究时参考，共同充实和完善精液病理诊断学的内容，以推动检验医学、男性不育症的诊疗和性疾病预防医学的发展。

（曹兴午　袁长巍　李翠英　沈　军）

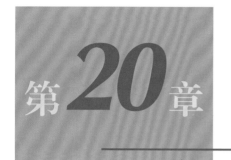

第**20**章　睾丸微石症的组织病理诊断

第一节　概　　述

睾丸微石症（testicular microlithiasis，TM）患者多因不育、阴囊睾丸疼痛不适、性腺发育不良或睾丸发育异常等就医，或常规睾丸超声检查时偶然获得诊断。TM 是以睾丸内多发微小钙化为特征的临床综合征。病理检查发现这种微小钙化发生在生精小管内，认为是形成于生精小管内退化变性细胞来源的微结石或感染灶。1987 年有报道，超声学描述睾丸 TM 的典型表现是多发性的、小的（直径 1～3 mm）无阴影回声区，随机地散布于整个睾丸实质（图 20-1-1 ～ 20-1-2）。睾丸微石症的结石数量差异较大，由每个睾丸切面数个至数百个不等；弥散对称分布的钙化灶是 TM 的特征性分布模式，但不对称分布、单侧病灶、周围成群分布也都有报道。2.7%～27% 的 TM 患者可能是单侧分布。TM 普遍接受的定义是，在睾丸内存在 5 个或更多的直径在 1～3 mm 的小回声区。TM 的超声表现可以从几个散在的小钙化灶到众多广泛分布的钙化。由于每个钙化灶都比较小，多数情况下不能观察到声影，这也是 TM 区别于其他形式睾丸内钙化的重要诊断特点。

TM 形成的确切原因目前尚不清楚，感染和损伤可能是其潜在病因。一般认为，TM 是一种良性疾病，在隐睾症、睾丸萎缩、睾丸发育不良、睾丸肿

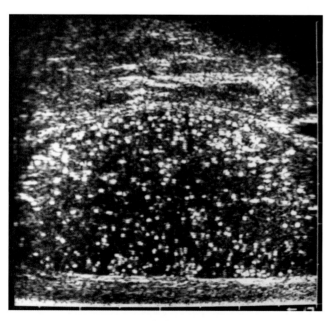

图 20-1-1　超声检查显示均匀密集
分布的睾丸微结石

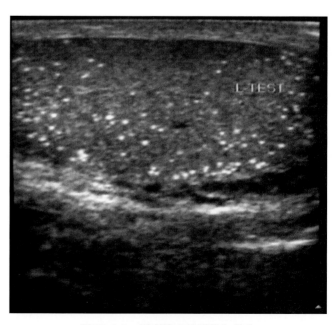

图 20-1-2　超声检查显示均匀散在
分布的睾丸微结石

瘤、睾丸囊肿、睾丸扭转、睾丸及附睾炎、附睾或精索囊肿、睾丸鞘膜积液、精索静脉曲张、男性假两性畸形、神经纤维瘤、肺泡微结石病、Klinefelter综合征、着色斑性息肉消化道综合征（Peutz-Jeghers syndrome）、唐氏综合征（Down's syndrome）、多发性痣、获得性免疫缺陷综合征（AIDS）等疾病中均有报道，推测还可能与生育能力低下、原发性睾丸肿瘤有关。但还不清楚 TM 究竟是上述疾病的病因或结果，还是仅仅为偶然巧合。有学者提出全身性或代谢性的功能障碍可能是 TM 形成的基础，但是缺乏足够的证据。因此，TM 的形成原因还是被推测为睾丸的原发性改变。现代观点认为，生精小管内的钙化是形成于生精小管内退化变性细胞来源的微结石。

TM 是一种比较少见的现象，根据综述性文章的分析结果，在非选择性的、有症状的患者中的发病率是 1.4% ～ 2%。目前在无症状成年男子中还没有见到 TM 流行病学研究结果。不同研究者报告的 TM 发生率差异很大，有很多合理解释，例如选择的研究对象差异、资料收集的差异、总结方法的差异以及超声技术差异。Miller 等（2002）在综合了多个作者的研究结果后，总结出 TM 在有临床症状人群中的发生率在 0.6% ～ 9% 之间。由于人们对其认识的加深，发现率也在不断提高。

TM 对精液质量和内分泌激素水平有一定的不良影响，与生育关系密切，但 TM 与不育关系的证据也很有限。理论上讲，在生精小管内存在微结石，可能对生精小管的功能状态存在不良影响，并且由于占有生精小管的空间，可导致生精细胞脱落。而未累及的生精小管尽管可以是外观正常，但由于受压等因素而减少了生精小管的直径，可以伴有不同程度的精子发育障碍。伴有 TM 的不育症患者睾丸活检显示生精小管萎缩，30% ～ 40% 生精小管中存在细胞碎片。退化的生精小管影响精子的产生，而萎缩的生精小管、细胞碎片和微结石妨碍了精子的运动，这可能是导致男性不育的原因。37% 的 TM 患者为不育，并不是 TM 本身直接导致了生育力降低，而是 TM 并发的潜在的睾丸功能异常或合并的其他异常情况导致了不育。

除了临床上有关解脲支原体（Uu）感染与泌尿系结石形成的报道外，徐晨（1999）等发现，感染与睾丸微结石发生有关。采用解脲支原体接种 SPF 级大鼠膀胱，发现大鼠膀胱形成结石以及睾丸生精小管内产生微结石（图 20-1-3 和图 20-1-4），结石组成的化学成分分析是磷酸镁铵。由于正常尿液呈酸性（pH 在 6.5 左右），尿液中的磷酸镁铵在酸性环境下呈溶解状态，不形成结石。在解脲支原体感染的情况下，解脲支原体所含的脲酶分解尿素，产生二氧化碳（CO_2）和氨（NH_3），氨是碱性物质，使尿液 pH 升高至 7.2 以上，此时磷酸镁铵开始析出，结石逐渐形成。

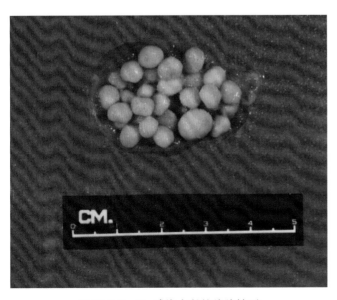

图 20-1-3　Uu 感染大鼠的膀胱结石

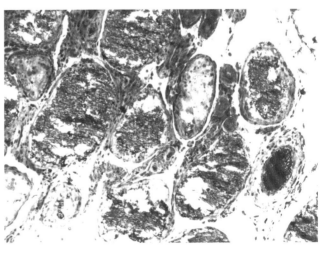

图 20-1-4　Uu 感染大鼠睾丸生精小管微结石。天青蓝 - 美蓝染色，×330

第二节 睾丸微石症流行病学

关于 TM 的发生率，学者们已做了大量的调查，大多是超声检测的结果。邓春华综合分析有代表性的大规模调查结果见表 20-2-1。TM 的发生率为 0.6% ~ 20%，平均为 3.3%。这些都是在不同原因就诊（如不育症、睾丸肿瘤等）患者中统计的，而健康人群中 TM 的发生率则尚无报道。虽然各报道发生率不同，但逐渐达成的共识是 TM 的发生率正逐渐升高。造成这些发生率的差异可能是研究人群、诊断标准或者说使用的超声频率等不同引起的。有经验的检查操作者加上高频小探头可以大大提高睾丸微石症的检出率。TM 的发生率为 1.95%，平均年龄 31.86 岁，年龄范围 2 ~ 74 岁。TM 患者中男性不育症的发生率在 17% ~ 23%，男性不育症患者中 TM 的发生率为 3.1% ~ 6.9%。

表 20-2-1　B 超检测睾丸微石症的发病率

作者	发表年份	B 超频率（MHz）	病例数（n）	TM 例数（n）	TM（%）
Hobarth	1992	S7.5-10	171	11	0.6
Ganem	1999	L5-10	1100	22	0.7
Cast	2000	L7.5-10/S7	4819	33	0.7
Skyrme	2000	L7.5	2215	34	1.5
Bach	2001	L7	528	48	9.1
Otite	2001	L7	3026	54	1.7
Derogee	2001	L4-10/S7	1535	63	4.1
Pctcrscn	2001	L7-10	1504	84	5.6
Middleton	2002	L ≥ 7	1079	40（CTM）155（LTM）	3.7 14.4
Leenen	2002	L ≥ 7.5	850	16	1.9
Brazao	2004	L ≥ 7.5	263	53	20.2
Miller	2007	L ≥ 10	3477	71	2.0

TM，睾丸微石症；CTM，典型 TM；LTM，局限性 TM

第三节 睾丸微石症形成的机制分析

睾丸微石症（TM）患者多数无特异性临床表现。TM 是以输精管内钙质沉积为特征。生精小管上皮细胞脱落入管腔内形成结石，可以阻塞生精小管。结石的核心部位为钙化团，围绕中心的板层样结构由胶原纤维组成。可以形成微结石囊样结构，可见"囊"壁，微结石钙化团在其中（图 20-3-1）。

微结石起源于功能不全的吞噬细胞吞噬退化的生精小管上皮。Vegni-Talluri 等观察到众多层次状排列的非晶体物质环绕着钙核，周围是退化中的细胞，

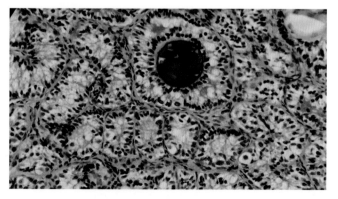

图 20-3-1　睾丸微结石在生精小管中形成微结石"囊"（高倍率）

偶尔可发现囊泡，并认为微结石的形成分为两个阶段：第一阶段，固缩核和囊泡退化的细胞沉积在生精小管内，形成钙核；第二阶段，胶原纤维组织层层包绕钙核。总之，细胞碎片聚集生精小管内形成核团，接着胶原纤维样组织环绕核团沉积，最后出现钙化。

组织学检查发现，TM 患者生精小管的管内小体是钙化的，管内钙化小体大小可变，测量直径在 30 ～ 90 mm。生精小管的病理变化主要表现在细胞的分化程度、细胞密度、细胞坏死、生精细胞的脱落和生精小管管径等方面。生精细胞广泛脱落是生精小管十分显著的病理变化，可以看到轻度、中度和重度病理改变，重度者可以看到大片生精细胞脱落，造成生精小管的管腔阻塞。如果有害因素不能有效控制和排除，生精小管生精细胞的脱落会随着时间的推移而逐渐加重，有可能导致继发性唯支持细胞综合征。生精细胞的脱落，继发性唯支持细胞综合征或生精阻滞等病理现象的发生，则是各种因素造成无精子症的重要原因。徐晨通过实验观察认为：生精小管微结石形成，使生精细胞和支持细胞脱落、消失，严重影响正常精子的发生，将影响大鼠的生育力。

第四节　睾丸微结石的病理形态特征分析

睾丸微结石的睾丸活检病理资料比较少见，搜索国外病理资料库，在 14 万检索病例中仅有 1 例，现就仅搜集到的病理组织资料进行分析，恐有疏漏、错误，但万事总有开头，仍需不断尝试分析。

一、睾丸微石症的微结石存在

见于退化的生精小管中，以圆球形为主，可呈现多种形态，可见年轮样板层样结构。可见生精小管中微结石残片，嗜酸性染色阳性。睾丸组织高度纤维化，细胞畸变、排列紊乱，可见淋巴细胞浸润，微结石形成孤岛。微结石"囊"内可见碎片，睾丸组织高度纤维化、匀质化，生精小管高度退化，可见睾丸间质组织中淤血、血液斑块形成，含大量含铁血黄素结晶（图 20-4-1 ～图 20-4-2）。

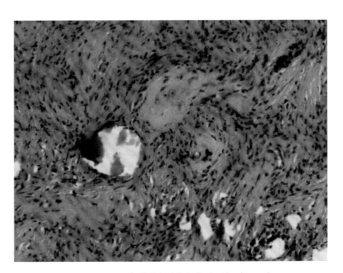

图 20-4-2　睾丸微石症组织切片（×40）

二、睾丸活检病例

美国密西西比州病理学医生沈玉雷博士提供 1 例睾丸外科活检病例。患者 20 岁，因鞘膜积液行睾丸活检，病理学诊断：睾丸生精小管发育停滞，睾丸微结石。分析如下：

（一）睾丸组织活检微结石——（图 20-4-3 ～图 20-4-4，×10），观其全貌。

睾丸生精小管微结石突显（嗜酸性的"孤岛"），生精小管退化、萎缩，生精细胞排列紊乱，间质水肿匀质化，可见淤血斑点和大面积水肿与淤血形成。

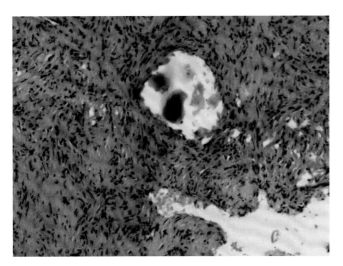

图 20-4-1　睾丸微石症组织切片（×40）

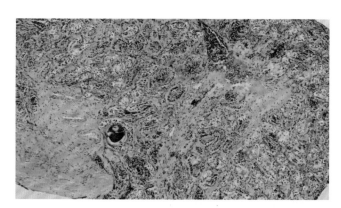

图 20-4-3　睾丸生精小管微结石突显（嗜酸性的"孤岛"）、退化，见淤血与水肿（×10）

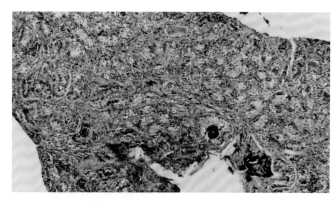

图 20-4-4　睾丸生精小管微结石突显（嗜酸性的"孤岛"）、退化，大面积淤血形成（×10）

（二）睾丸组织活检微结石——（图 20-4-5 ～图 20-4-8，×40），观其局部。

为了进一步分析睾丸微结石的形态特征，以高倍率（×40）局部观察，描述如下：

1. 生精小管截面中央出现完整的微结石，可见微结石形成的明显结石膜（厚囊壁），嗜酸性染色阳性。生精小管细胞排列紊乱，生精细胞缺失，淋巴细胞浸润，支持细胞退化、萎缩。可见具有微结石的生精小管界膜明显增厚、纤维化、层次化，生精小管呈细胞排列紊乱状态，肌样细胞畸变，间质完全纤维化和实质性状态，间质细胞畸变，可见淤血出现（图 20-4-5）。

2. 生精小管截面中央出现完整的微结石，微结石呈龟裂、聚合形态，具有完整的"囊壁"，呈嗜酸性染色。生精小管细胞排列紊乱，生精细胞缺失，淋巴细胞浸润，支持细胞高度退化，生精小管空泡化。生精小管界膜增厚、纤维化，肌样细胞畸变，间质纤维化，可见淤血，间质细胞畸变（图 20-4-6）。

3. 生精小管截面中央，出现破碎的微结石，可见明显微结石形成的结石膜（囊壁），呈嗜酸性染色。生精小管细胞排列紊乱，生精细胞缺失，淋巴细胞浸润，支持细胞退化、萎缩，生精小管空化。界膜增厚、纤维化，肌样细胞畸变，间质纤维化，可见少量淤血，间质细胞畸变（图 20-4-7）。

4. 除有上述的组织病理反应外，在图 20-4-8 的左侧部分，更可见生精小管界膜增厚、纤维化，生精小管呈实质性病变，管腔空化，肌样细胞畸变，间质完全纤维化，呈实质性状态，间质细胞畸变。通过分析可以看出，睾丸微结石与其他睾丸性病理改变一样，都不是均一性的，而是发展不平衡、有快有慢、有先有后的慢性迁延性过程，因此一定要动态观察和分析。

三、睾丸微结石与生精细胞损伤

睾丸微结石是睾丸生精小管内形成分化不良的钙化片，提示与睾丸组织的萎缩和变性有关。TM 患

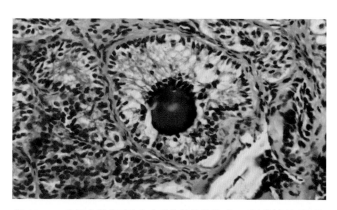

图 20-4-5　生精小管截面中央出现完整的微结石，可见微结石形成的明显结石膜（厚囊壁），呈嗜酸性染色。具有微结石的生精小管界膜明显增厚、纤维化，可见淤血出现（×40）

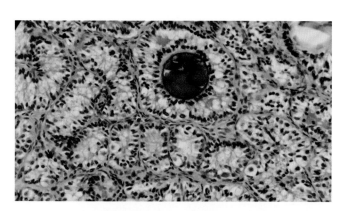

图 20-4-6　生精小管截面中央出现完整的微结石，微结石呈龟裂、聚合形态，淋巴细胞浸润，具有完整的"囊壁"，呈嗜酸性染色。间质纤维化，可见淤血，间质细胞畸变（×40）

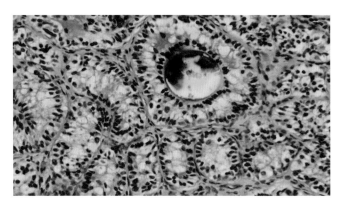

图 20-4-7　生精小管截面中央出现破碎的微结石，可见明显微结石形成的结石膜（囊壁），呈嗜酸性染色（×40）

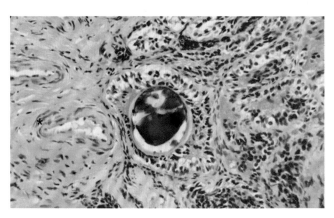

图 20-4-8　生精小管截面中央出现破碎的微结石，可见明显微结石形成的结石膜（囊壁），呈嗜酸性染色。左侧部分（*）更可见生精小管界膜增厚、纤维化，生精小管呈实质性病变，管腔空化（×40）

者的睾丸活检证明这种钙化灶涉及 20% ～ 60% 的睾丸生精小管，其成分是羟基磷灰石。

　　生精细胞的凋亡和胀亡是生殖生理学中的常见病理现象，在精索静脉曲张不育症的睾丸活检中，也是一种多见的病理变化。我们观察到在睾丸微结石中，生精细胞的胀亡和坏死更为明显和突出。在精索静脉曲张患者中，生精小管管径缩小者占 2/3。生精小管管径缩小，界膜透明化，生精细胞坏死、胀亡和重度生精细胞脱落阻塞管腔，没有精子，间质、间质细胞退化和生精小管高度退化等一系列动态睾丸病理变化，正是睾丸微石症的病理特征。

第五节　睾丸微石症的临床表现

　　TM 患者一般无临床症状和体征，绝大多数患者是因原发性疾病就诊，在行阴囊超声检查时发现。故 TM 临床症状和体征多数和原发性疾病有关，常见的临床症状和体征有：阴囊及睾丸疼痛或不适、阴囊肿胀、睾丸肿物、附睾结节、睾丸萎缩、鞘膜积液、睾丸下降不全等。Bennett 等报道 104 例 TM 患者行阴囊超声检查的原因：阴囊痛 29 例，睾丸可触及肿物 27 例，阴囊肿胀 12 例，可疑附睾炎 11 例，不育症 10 例，可疑鞘膜积液 5 例，外伤 3 例，附睾肿物 3 例，查找肿瘤原发灶 2 例，腹股沟区疼痛 1 例，隐睾 1 例。也有 1 例查体时发现右睾丸质地偏硬，该体征尚未见报道。

　　李宏军对 52 例睾丸微石症分析：对泌尿男科门诊患者行睾丸超声检查，诊断 TM 52 例，患者主诉依次为不育 24 例（46.2%）、阴囊睾丸疼痛不适 22 例（42.3%）、性腺发育不良 4 例（7.7%）、性功能障碍和男性更年期综合征各 1 例；相关系统的疾病史依次为隐睾症、睾丸附睾炎、腮腺炎、肺结核病各 4 例（各占 7.7%）、睾丸外伤 2 例（3.8%），糖尿病、淋病各 1 例。

　　表现为双侧睾丸同时发生微结石者 40 例（76.9%），单侧者 12 例（23.1%）（右 4、左 8）；结石数量 5 ～ 10 个者 17 例（32.7%），11 ～ 50 个者 19 例（36.5%），≥ 51 个者 16 例（30.8%）；结石呈均匀散在分布者 46 例（88.5%），不均匀分布者 6 例（11.5%）；睾丸发育基本正常者 32 例（61.5%），伴发睾丸发育异常者 20 例（38.5%）。精液分析 42 例，存在质量异常者 37 例（88.1%）。对此 37 例测定生殖激素，5 项指标中至少 1 项异常者 19 例（51.4%）；其中 11 例行睾丸肿瘤标志物［人绒毛膜促性激素（β-HCG）和甲胎蛋白（AFP）］检测均正常。对 3 例高度怀疑肿瘤患者进行活检病理诊断，确诊睾丸精原细胞瘤 1 例。

　　结论：TM 患者多因不育、阴囊睾丸疼痛不适、性腺发育不良或睾丸发育异常等就医，并经超声检查偶然获得诊断，结石特点多为双侧发生、分布均匀、数量有较大波动，对精液质量和内分泌激素水平有一定的不良影响，甚至可发生肿瘤，感染和损伤可能是其潜在病因。

第六节　睾丸微石症与肿瘤

有研究报告发现，TM 与原发性睾丸恶性肿瘤有关，但对 TM 患者的随访结果还没有一致性的意见，且多为小样本或个案报道，还不清楚是否预先存在的 TM 可以增加新肿瘤的发生率。对 TM 患者的系统超声随访结果也难以系统地阐述该疾病的众多临床特点，还需要大样本的临床病例分析来完善认识。因此，加强对 TM 的研究和认识，定期随访、早期诊断和及时有效的处理，对改善预后意义重大。

如何对待 TM 仍然是临床难题。在新的研究资料出现之前，认为 TM 患者具有发生原发性睾丸肿瘤较高危险性，且提供某种监测手段似乎是合理的。目前，对 TM 的诊治有较大的差别，表现在动态监测、睾丸超声、睾丸活检和 CT 检查等众多方面，而每年的超声随访可能造成了巨大的支出。对于影像检测服务系统来说，可能不会产生过度的负担，但是对于每年接受普查癌症患者的心理负担不可低估，尤其是在这种检查给患者带来的好处还不确定的情况下。

孟庆欣综合文献分析报道，在 8 项（篇）研究调查的 14645 人中，TM 发生率为 1.95%，平均年龄为 31.86 岁（范围 2 ~ 74 岁）；TM 在睾丸肿瘤中发生率为 31% ~ 46%，在恶性肿瘤中的发生率为 30%，是正常人群的 13.2 ~ 21.6 倍，但老年 TM 患者发生肿瘤的危险性低。典型的 TM（classic TM，CTM）与睾丸恶性肿瘤的相关性较局限性 TM（limited TM，LTM）的更密切，但在短期的随访中，TM 发展为恶性肿瘤的危险性低。与 TM 伴发的肿瘤中，生殖细胞的睾丸精原细胞瘤的发生率高，已引起国内外学者的关注。Berger 等分析文献，发现与 TM 伴发的 44 例睾丸肿瘤中，睾丸精原细胞瘤有 24 例（55%）。现已有与 TM 伴发的胸部生殖细胞肿瘤的报道。因而 Cast 等认为 TM 也许是生殖细胞肿瘤发生前的标志。

以往多认为 TM 与睾丸肿瘤同时发生，但对 TM 长期随访后，发现 8 例发生在 TM 诊断后，其中最长时间为 11 年，最短为 6 个月。尽管如此，TM 与睾丸肿瘤哪个先发生仍然不确定。Derogee 等提出 TM 是一种癌前期病变，但是目前仍无确凿证据，就是因为 TM 与睾丸恶性肿瘤的这种相关性，故还不能简单地视 TM 为一种良性病变。

第七节　睾丸微石症患者精液中检出含铁血黄素结晶

曹兴午（2010）在 90 例不育症患者中，经 B 超发现睾丸微结石患者 28 例，总检出率为 31.11%（28/90）。对其精液进行分析，发现均检出含铁血黄素结晶。在有精子组检出含铁血黄素结晶为 22%（11/50）；无精子组的检出率为 42.5%（17/40），提示睾丸微结石对睾丸损伤可以造成出血现象（图 20-7-1 ~ 20-7-4）。建议遇到经 B 超诊断为睾丸微结石的患者，应注意其精液含铁血黄素的检出与精液潜血的检测，也可能给临床医生提供一种观察与提示的手段。

到成大堆的结晶。

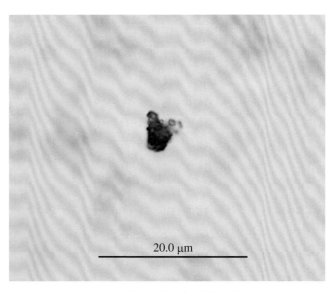

20.0 μm

图 20-7-1　精液含铁血黄素结晶（菱形）

一、精液含铁血黄素结晶的形态

显微镜下结晶为棕黄色、深浅不一、形态不规则，有圆形、椭圆形、菱形等多边形晶体。精液中结晶大小为 0.5 ~ 10 μm，常常为孤立的小堆，很少看

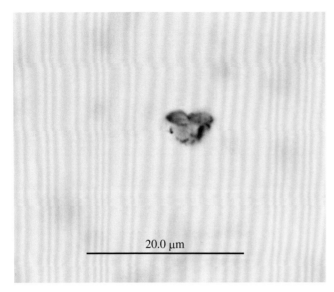

图 20-7-2　精液含铁血黄素结晶（多角形）

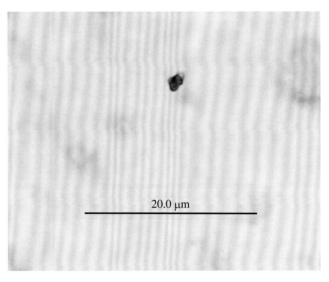

图 20-7-3　精液含铁血黄素结晶（椭圆形）

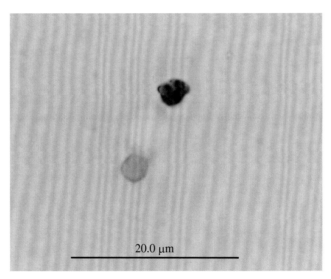

图 20-7-4　精液含铁血黄素结晶（椭圆形）

第八节　睾丸微石症的影像学特点

TM 超声表现具有特征性，多数为双侧睾丸实质内弥散分布直径＜ 3 mm 的点状强回声，后方无声影，类似暴风雪般"闪光点"。也可单侧发生或累及附睾。CDFI 无特征性改变，其血流参数与正常血供无明显差别。其诊断标准为：①每个切面均能发现多个直径＜ 3 mm 的点状强回声，后方无声影；②点状强回声是相互独立的，弥漫分布于睾丸实质内。亦可根据每个切面均能发现点状强回声的多少将 TM 分为传统的 TM 和局部的 TM。传统的 TM，即每个超声切面均能发现 5 个以上直径＜ 3 mm、后方无声影的点状强回声。局部的 TM，即在每个超声切面均发现少于 5 个后方无声影的点状强回声。TM 声像图具有特征性，故超声可确定诊断。它的可重复性及无创性在诊断和随访中具有优越性。

（李宏军　徐　晨　沈玉雷　曹兴午　赵大春　严　肃）

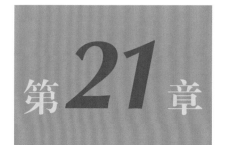

第21章 精索静脉曲张与睾丸生精功能的病理变化

第一节 精索静脉曲张的发病率

精索静脉曲张（VC）被世界卫生组织（WHO）列入男性不育原因中的首位。VC在男性人群中的发病率为10%～15%，北京协和医院统计1310例男性不育症患者中，VC者466例，占35.57%。曹兴午（2006）报告，对1583例不育患者体检发现，VC

患者占11.50%。Jarow认为有近1/3不育男性患有VC。李付彪等报告，在417例不育症患者中，VC为67.6%（284/417）。吴义启报道，VC有85%～90%发生在左侧，40%发生在双侧，单独发生在右侧者十分罕见。

第二节 精索静脉曲张导致睾丸生精障碍的机制

精索静脉曲张在生精障碍中的作用仍有许多未解问题。在MeFadden报告的101例精索静脉曲张患者中，生精细胞停滞在初级精母细胞阶段者占8%。Spera报告42例精索静脉曲张患者中有24%停滞在精子细胞阶段。精索静脉曲张主要累及睾丸间质细胞的功能使睾酮产生减少。睾酮合成障碍发生在其最后阶段，即17-羟孕酮转变睾酮，这个过程需要17α-醛缩酶参与。和其他酶一样，17α-醛缩酶的活性有温度依赖性。精索静脉曲张睾丸内局部温度增高，抑制了17α-醛缩酶的活性，导致睾酮合成减少。

睾丸温度升高可能是本病生精停滞的致病机制。精索静脉曲张可导致原发性睾丸的生精功能减退，以致不育。单侧（左侧多见）精索静脉曲张对睾丸生精作用存在着双侧的不利影响。电镜观察到有的精原细胞形态改变，呈双核甚至三核，说明精子生成障碍涉及精原细胞的增殖、精母细胞的成熟分裂和精子变态（凋亡和胀亡细胞增多、形态异常、畸精子症）三个

过程，可表现为无精、少精以及畸形精子增加三个主要特征。

精索静脉曲张者睾丸病理损伤的原因是睾丸内血管病变。血管的病变可导致睾丸血液循环障碍、血流动力学改变，细胞的微环境改变乃至睾丸的病理损伤，从而妨碍生精小管正常的物质交换，影响生精小管的微环境，促使生精上皮变性或脱落。精母细胞与精子细胞排列紊乱，进行性减少。严重时精原细胞丧失，仅残留支持细胞，并可见中性粒细胞浸润。间质细胞变性，血液中睾酮水平降低。有学者报道这与支原体感染有关。

吴明章报道精索静脉曲张造成的睾丸损伤可分为3级：首先产生Ⅰ级病理损伤，表现局部血液循环障碍（血供不畅），生精小管基膜和间质小血管免疫复合物沉积，间质细胞损伤和睾丸局部温度增加。在Ⅰ级病理损伤中，血管及生精小管界膜病变起重要作用；淤血可使局部温度增加，血管病变和水肿使间质

细胞微环境改变，引起间质细胞变性；同时局部血管循环障碍可妨碍生精小管正常的物质交换，导致生精小管的微循环改变，影响精子产生。在此期间 50% 生精小管缩小，有精子生成，少量生精细胞脱落，可以在精液中检出精子。在 Ⅰ 级病理损伤的基础上，可进一步发生 Ⅱ 级病理损伤，表现生精细胞脱落、生精阻滞、生精功能低下及精子细胞变态。在此期间 50% 生精小管管径缩小，无精子生成。这时精液中可以看到大量生精细胞，属于精液脱落细胞高峰期。睾丸呈 Ⅲ 级病理损伤和附睾功能障碍，形成精索静脉曲张不育症的精液病理表现，80% 生精小管管径缩小，可出现无精子症、少精症、畸形精子症及无力型精子症，最终导致男性不育。精液中已经没有精子甚至没有生精细胞，属于生精小管生精细胞空化期。精索静脉曲张是渐进性和连续性损伤和变化的过程，生精细胞学的检测也必须结合临床的实际，以动态观点看待睾丸病理损伤的状况与分级。睾丸病变损伤不同时期的组织病理变化，可简化修改归纳为表 21-2-1。

薛宁对 52 例精索静脉曲张患者的睾丸活检发现，睾丸组织主要的病理改变为生精小管界膜和睾丸间质的改变，最突出是生精小管内生精细胞大量脱落（占 85%），严重者可以发生管腔阻塞，由于生精细胞的脱落造成了一系列继发性损伤，表现为：生精细胞发育成熟停滞、生精功能低下和生精细胞坏死，重者出现继发性唯支持细胞综合征，上述病理改变均可导致少精子症和无精子症。不难看出，在这些病理发展变化的过程中，必然在精液中可以检出生精细胞，其数量多少和形态变化都与病程进展有关。另外，有 72% 生精小管管腔缩小；68% 界膜增厚、纤维化和透明化；睾丸间质水肿，间质细胞变性（细胞质淡染、空泡样变），间质中血管病变，包括小动脉的病变（管壁增厚、管腔缩小甚至闭塞）；89% 小静脉扩张及淋巴管扩张，23% 的间质中可见淋巴细胞浸润。在这类病例的病理变化过程中，可以在精液中看到大量的形态变异的间质细胞，一方面是间质细胞代偿性增生；一方面是间质细胞凋亡和坏死脱落进入精液。这样的检出结果，将预示睾丸功能进一步损伤，向继发性唯支持细胞综合征发展，睾丸出现不可逆损伤。因此，对精索静脉曲张应该早发现、早治疗，减少对睾丸的一系列生精损伤，降低男性不育症的发病率。

精索静脉曲张对睾丸损伤的迁延性变化应该受到重视。我们已经观察到如果不消除精索静脉曲张的隐患，就会造成睾丸功能的持续障碍，经过一定时间（也许是几年或是十几年）的延续损害，就会导致睾

表 21-2-1　精索静脉曲张引起对睾丸生精小管病理损伤的变化级别及精液中凋亡生精细胞脱落状态

项 目	0 级	Ⅰ 级	Ⅱ 级	Ⅲ 级
生精小管直径	80% 正常	50% 缩小	50% 缩小	80% 缩小
细胞分化状态	> 50% 生精	< 50% 生精	无精子或生精阻滞 精母细胞、精子细胞	无精子 仅有精原细胞 仅有支持细胞
细胞密度	80% 小管密度常态	< 50% 小管密度减少	50% ~ 80% 小管密度减少	> 80% 小管密度减少
细胞坏死	无坏死	少量坏死	坏死较多	坏死较多
界膜纤维化透明变性	无	纤维化 < 50%	透明变性 < 50%	纤维化 > 50%
生精细胞脱落	无脱落 / 少脱落	少量 / 中量	较多 / 中 ~ 大量	很多 / 大量 ~ 少量 ~ 无
精液中生精细胞凋亡、胀亡	常态	少量	中量	大量
生精细胞脱落分期	早期 / 中期	中期	中期 / 高峰期	高峰期

注 1：精索静脉曲张可导致慢性渐进性睾丸生精功能损伤。每增长 1 岁，精液异常风险提高 0.023 倍（2.3% 倍），是非精索静脉曲张精液异常危险率的 1.2 倍（中日友好医院 2599 例精液分析结果）

注 2：精索静脉曲张精液检测异常指标：精子畸形率 ≥ 45%；精子头部凋亡率 ≥ 15%；生精细胞凋亡 ≥ 20%。精索静脉曲张，由于血运供应障碍导致生精细胞以胀亡为主、凋亡为次的状态

注 3：精液中生精细胞的脱落状态反映了睾丸的损伤程度。精液中生精细胞脱落高峰期持续一定时间，随着年龄增长，细胞将进入亚空化期，再进一步进入空化期，说明睾丸生精细胞枯竭，形成继发性唯支持细胞综合征

丸生精小管基膜、间质细胞和支持细胞损伤。因此，精液分析必须重视精子形态学检查和生精细胞的检查，为临床诊断和治疗提供依据。

精索静脉曲张导致睾丸生精障碍的机制见图21-2-1。

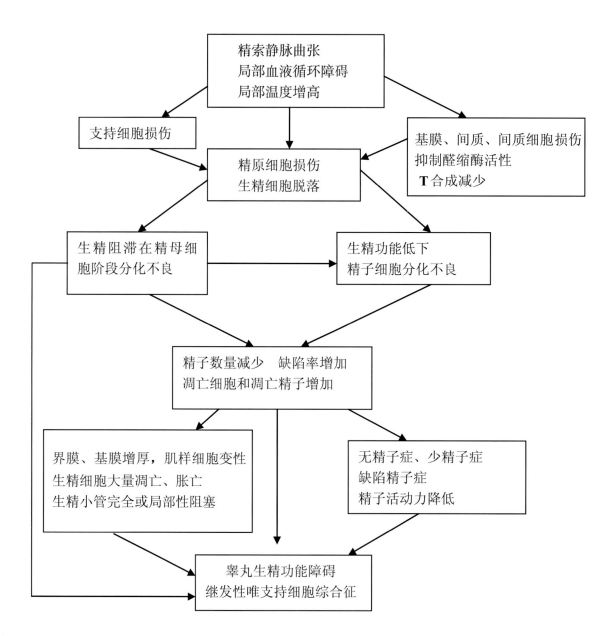

图 21-2-1　精索静脉曲张导致睾丸生精障碍机制示意图

第三节　精索静脉曲张导致精子凋亡和畸变

曹兴午检测 293 例精液标本中，有 228 例精液标本检出凋亡精子，占 77.8 %；65 例未检出凋亡精子，占 22.1 %。精子凋亡率 ≤ 14% 者 208 例，占 70.99%；精子凋亡率 ≥ 15% 者 85 例，占 29.01%。精子凋亡情况见表 21-3-1。

在 293 份精液标本中，对伴发精索静脉曲张（VC）41 例与非精索静脉曲张（NVC）44 例进行了比较，正常精子与畸形精子的百分率见表 21-3-2。

曹兴午对 41 例 VC 与 50 例 NVC 患者的精子凋亡率进行比较，结果具有显著性差异（P < 0.0001），见图 21-3-3。

曹兴午对 42 例 NVC 与 50 例 VC 患者精子形态进行多项分析，发现 NVC 与 VC 比较精子头、颈和尾部均有明显差异，结果见表 21-3-4。

表 21-3-1　293 例患者精子凋亡数量统计

数量（个）	例数（n）	百分率（%）
0 ~ 4	100	34.13
5 ~ 9	73	24.91
10 ~ 14	35	11.95
15 ~ 19	30	10.24
20 ~ 24	23	7.85
26 ~ 29	10	3.41
30 ~ 34	11	3.75
35 ~	11	3.75
总计	293	100.00

表 21-3-2　精索静脉曲张（VC）和非精索静脉曲张（NVC）正常与畸形精子统计（$\bar{x} \pm s$）

精子形态分析	VC（n=41）	NVC（n=44）	t	P
健康（正常）精子（%）	49.1±20.4	57.8±23.9	−4.06	< 0.0001
缺陷（畸形）精子（%）	50.8±20.3	31.0±18.8	6.60	< 0.0001

表 21-3-3　精索静脉曲张（VC）与非精索静脉曲张（NVC）精子凋亡统计（$\bar{x} \pm s$）

	VC（n=41）	NVC（n=50）
非凋亡精子（%）	72.6±22.5	92.2±3.5*
凋亡精子（%）	19.7±11.4	7.8±3.5*
t 检验	6.39	− 5.53

*P < 0.0001

表 21-3-4　非精索静脉曲张（NVC）与精索静脉曲张（VC）精子形态学多项分析

	NVC（n=50）	VC（n=42）
精子头缺陷（%）	40.7±15.9	60.5±21.1%*
颈部缺陷（%）	27.6±15.8	40.6±21.1%*
尾部缺陷（%）	9.3±7.7	19.0±16.9%*

*P < 0.001

第四节　精索静脉曲张精子凋亡的分析

姜永光等研究发现，精索静脉曲张（VC）患者的精子存在核转型缺陷，核抗解聚能力以及核稳定精子百分比明显降低，表明核的成熟异常与精索静脉曲张不育症有密切联系。金庆骊等报告精索静脉曲张患者精子形态以尖头精子、不定型精子和未成熟精子细胞比例增高为特征。精子形态异常通常反映了生精过程中精子发育的障碍，并且畸形以头部为主也意味着精子核成熟或凋亡异常可能是导致畸形精子发生的重要原因。

卢启海报告，对 121 例 VC 患者的精子密度、活力、活率、有效精子数、活力指数以及正常形态的精子比例分析结果表明，均较对照组明显降低（$P < 0.01$）；畸形精子中小头、锥形头和无定形头精子数较对照组增多（$P < 0.01$）。其中 21 例 VC 不育患者手术后精子质量和精子形态学较术前明显改善。强调精子形态学分析是判定精索静脉曲张患者精子受损的一个敏感指标，手术能够有效地改善精液质量，提高妊娠率。

临床上经常见到，部分精索静脉曲张患者，表现为健康（正常）精子减少，缺陷（异常）精子增加。表 21-3-2 中对伴发精索静脉曲张和无伴发精索静脉曲张的患者进行比较，经统计学处理，缺陷精子分别为（50.8 ± 20.3）% 和（31.0 ± 18.8）%（$P < 0.0001$），呈显著性差异。所以，精液中出现精子缺陷率增高时，应首先考虑是否因精索静脉曲张造成对睾丸的影响。从表 21-3-3 可以看出，伴发精索静脉曲张和无伴发精索静脉曲张的不育患者进行比较，精子凋亡率分别为（19.7 ± 11.4）% 和（7.8 ± 3.5）%，t 检验结果分别为 $t= 6.39$ 和 $t= -5.53$（$P < 0.0001$），呈显著性差异。笔者认为，在精液检查中，精子凋亡率可以作为一项参考指标。精子凋亡率增加说明精索静脉曲张已经给睾丸造成损伤，提示如果不及时进行手术，则可能持续对睾丸继续进行损伤甚至造成无精子症。在精液中头部凋亡精子增加 ≥ 15% 者，尤其已经是不育症患者，应该尽快进行手术和手术后的继续恢复治疗。

精子凋亡在精子发生过程中是一个重要特征，自然的凋亡对维持正常精子数量是非常重要的，而各种原因诱发的过多的生精细胞凋亡则是一种异常病理现象，与男性不育密切相关。Lopes 和 Larson 都认为，精子凋亡或坏死数量增多均可以导致不育。Lopes 等用 TUNEL 法检测精子凋亡现象，评价了不育患者精子遭受活性氧（reactive oxygen species，ROS）与 DNA 损伤的关系，并分析了抗氧化预处理是否会减少精子 DNA 的损伤。曹兴午等通过 293 例患者精子凋亡的检测发现，可能有 29.01% 患者的生育障碍与精子凋亡有关。男性不育症患者如果出现精子高凋亡率，说明精子 DNA 有损伤，尤其是头部线粒体 DNA（mtDNA）损伤，如果患有精索静脉曲张就要考虑与精索静脉曲张有关。李火金认为，精索静脉曲张导致精子形态学改变，特别是精子头部受损 [精子头部畸形率为（57.4 ± 7.3）%] 可能是精索静脉曲张男性生育功能障碍主要的临床生物学指标。

曹兴午曾在 20 世纪 90 年代中期对 104 例精索静脉曲张手术前后的精液进行比较分析，对缺陷精子与凋亡精子检查比较见表 21-4-1。从表中可以看出手术后缺陷精子与 > 15% 的凋亡精子明显下降，说明手术对精液质量的改善和精子凋亡是有益的，而精子的凋亡数量也明显下降。实践证明，在手术后还需要进行睾丸生殖功能恢复的治疗，尤其是雄激素的补充，对恢复间质细胞和支持细胞的功能都是有益的。抗氧化治疗是不可缺少的。

表 21-4-1　104 例精索静脉曲张手术前后精液分析比较结果

		手术前（$n=77$）	手术后（$n=27$）
缺陷精子	> 60%	96.1 （74/77）	74.07 （20/27）
缺陷精子	< 60%	3.9 （3/77）	25.9 （7/27）
凋亡精子	< 15%	32.2 （24/77）	55.5 （15/27）
凋亡精子	> 15%	68.9 （53/77）	44.4 （12/27）

第五节　精索静脉曲张导致生精细胞凋亡

瞿长宝报告在正常睾丸中，凋亡的生精细胞较少，凋亡指数为（0.28%±0.21）%，而在精索静脉曲张（VC）患者的睾丸组织中，生精细胞的比例增加，其凋亡指数左侧（曲张侧）为（0.97±0.28）%，右侧（曲张对侧）为（0.98±0.37）%。同正常人相比较，差异有统计学意义（$P < 0.01$），证明 VC 患者睾丸生精细胞的增殖和凋亡平衡被破坏，可能是 VC 患者生精功能障碍的原因之一。VC 导致生精细胞凋亡是多种因素综合作用的结果。其中，镉毒性、热应激效应均可诱导活性氧（ROS）生成，通过过氧化损伤机制导致生精细胞凋亡；而 ROS 除直接诱导生精细胞凋亡外，尚可以抑制睾酮合成中关键酶的活性，导致生精依赖的睾酮合成较少而诱发生精细胞凋亡。

Simsek 等用 TUNEL 技术对组织切片标本进行检测，发现对照组及 VC 组凋亡细胞分别为 2% 及 14.7%。潘连军等研究发现，VC 大鼠左侧睾丸精原细胞及精母细胞凋亡显著增加，生精细胞 caspase-3 表达显著增加，由于 caspase-3 是细胞凋亡过程起关键作用的效应酶之一，它的增加预示生精细胞凋亡增加；右侧睾丸的凋亡生精细胞虽然较对照组与显著增多，但是，caspase-3 活性增加，可以认为处于凋亡的早期阶段，已经有了凋亡的生物化学改变，而没有出现形态学改变。故而可知，造成的生精细胞凋亡改变是双侧的，并且一旦启动凋亡途径，即不依赖于 VC 的继续存在与作用，而是细胞凋亡机制起主导作用。这对认识精索静脉曲张对睾丸的迁延性损伤非常重要。

对精索静脉曲张引起睾丸生精细胞凋亡仍然有争论，有学者认为 VC 时生精细胞凋亡的变化趋势并不存在绝对性。目前，生精细胞究竟起何种作用有待进一步探讨。

第六节　精索静脉曲张患者精液生精细胞脱落的九种类型

一、生精细胞片状脱落

当睾丸损伤严重时，生精细胞大量脱落，一方面可以阻塞生精小管；另一方面可以在精液里大量检出，此时为生精细胞脱落的高峰期。在离心沉淀的精液涂片中，可以检出生精细胞 5 ~ 10 个 / 油镜视野。各油镜视野下的生精细胞从形态上可见生精细胞连接紧密、分化不良，形成片状，连接脱落的凋亡生精细胞，说明睾丸已经发生严重损伤，待高峰期过后，随之而来的是亚空化期，甚至发展不可逆的空化期，继之可能形成唯支持细胞综合征（图 21-6-1 ~ 图 21-6-4）。

二、支持细胞与支持细胞骨架脱落

随着精索静脉曲张的迁延性发展（表 21-2-1，0 级 ~ Ⅲ级），睾丸内微环境破坏，生精细胞大量脱落，可以导致支持细胞凋亡和支持细胞骨架、微管和微丝相继脱落，可随精液排出，并在精液中检出。Benoff 报道，无论与前列腺癌手术睾丸去势的对照组，还是与梗阻性无精子和精子发生正常的对照组相比较，精索静脉曲张患者的睾丸生精细胞凋亡都明显增加，而且凋亡的生精细胞主要是精原细胞及靠近生精小管基膜的初级精母细胞，而单侧与双侧静脉曲张对生精细胞凋亡的影响没有显著性差异。研究证明，精索静脉曲张患者睾丸组织中的镉含量与生精障碍和生精细胞凋亡密切相关。睾丸组织中镉含量主要集中在生精小管的基底膜部位。在体细胞证实，镉可以破坏肌动蛋白，损伤细胞骨架而细胞发生凋亡。曹兴午在精液中已经检出支持细胞脱落的骨架，说明睾丸基膜、间质和支持细胞受损必然引起睾丸功能障碍，导致精子的生成受到影响（图 21-6-5 ~ 图 21-6-8）。

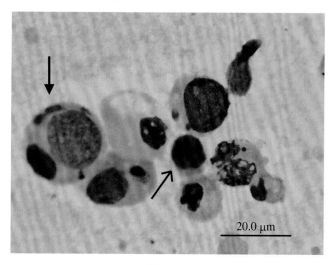

图 21-6-1

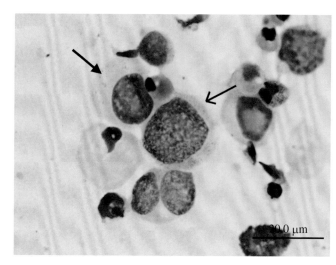

图 21-6-2

图 21-6-1 ~ 21-6-2　各种生精细胞大片脱落，包括精原细胞、初级精母细胞、次级精母细胞、精子细胞，全员细胞脱落，说明生精小管基膜损伤，微环境遭到破坏，生精细胞大量凋亡（▲）与胀亡（↑）

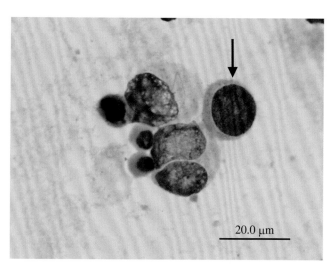

图 21-6-3　初级精母细胞凋亡（▲）脱落明显，说明精母细胞阻滞，发育不良

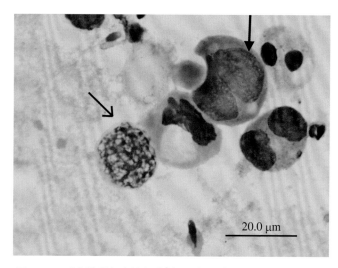

图 21-6-4　次级精母细胞凋亡（▲）和胀亡（↑），微环境改变波及次级精母细胞，导致精子细胞发育迟缓

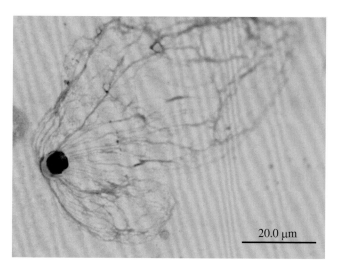

图 21-6-5　精液中支持细胞凋亡连同骨架脱落

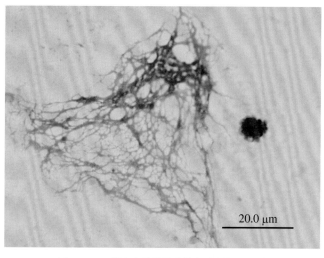

图 21-6-6　精液中脱落的支持细胞骨架的微管

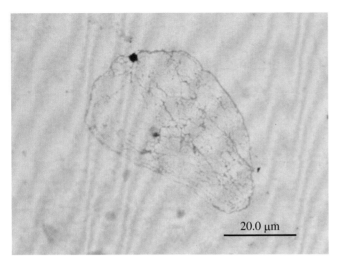

图 21-6-7

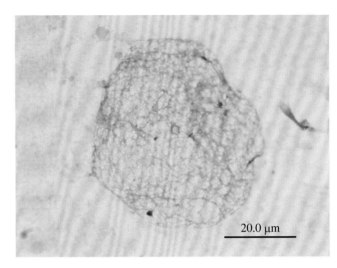

图 21-6-8

图 21-6-7 ～图 21-6-8 精液中脱落的支持细胞的微丝

三、精索静脉曲张患者精液中检出含铁血黄素结晶

含铁血黄素结晶是当组织内出血时，从血管中逸出的红细胞被巨噬细胞摄入并由其溶酶体降解，由来自红细胞血红蛋白的 Fe^{3+} 与蛋白质结合成，是一种不稳定的铁蛋白聚合体，含铁质的棕色色素。含铁血黄素结晶在电镜下可见由若干铁蛋白微粒聚集而成。光镜下可见到棕黄色较粗大的折光颗粒。含铁血黄素在精液中出现，反映了睾丸组织的损伤和微量出血现象（图 21-6-9 ～图 21-6-10）。

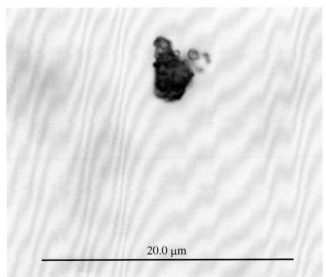

图 21-6-9

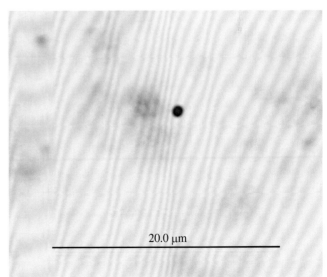

图 21-6-10

图 21-6-9 ～图 21-6-10 精液中含铁血黄素结晶

第七节　精索静脉曲张患者的睾丸活检病理学特征

精索静脉曲张引起睾丸组织病理学损伤，可因精索静脉曲张造成的损伤程度不同、损伤年限不同、个体敏感性不同，造成的结果不尽一致，可见组织病理学变化是多方面的，可以分为以下的几种类型：

一、生精细胞脱落至生精小管管腔，导致管腔阻塞（图21-7-1～图21-7-4）

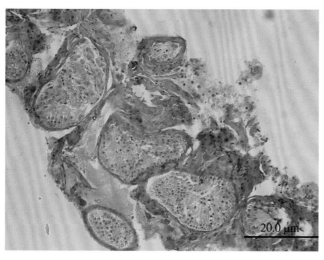

图 21-7-1

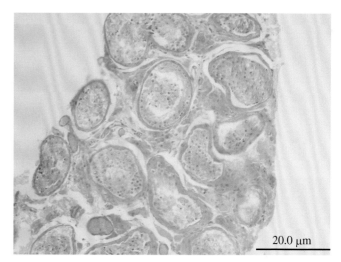

图 21-7-2

图 21-7-1～图 21-7-2　生精小管生精细胞紊乱，生精细胞脱落至生精小管管腔，可见管腔阻塞（低倍率观察左、右睾丸）

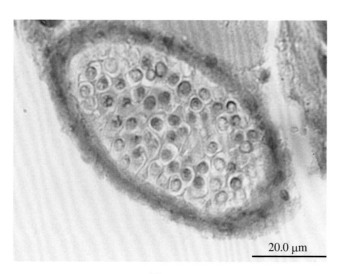

图 21-7-3

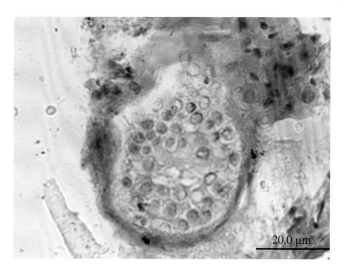

图 21-7-4

图 21-7-3～图 21-7-4　生精小管生精细胞脱落至管腔（中倍率观察左、右睾丸），基膜增厚，间质水肿，间质细胞变性

二、生精阻滞在精母细胞阶段，精母细胞发育不良导致精子生成障碍（图 21-7-5 ～图 21-7-6 ）

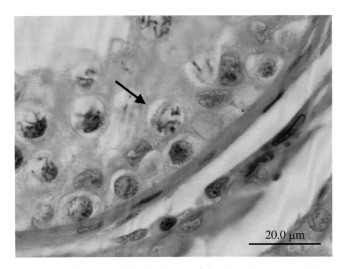

图 21-7-5　生精阻滞在精母细胞阶段（▲），精母细胞发育不良导致精子生成障碍

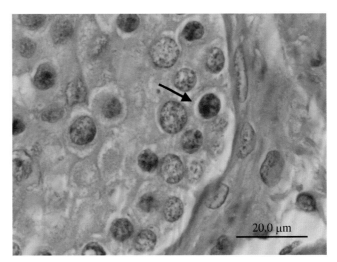

图 21-7-6　生精阻滞在精母细胞阶段（▲），精母细胞发育不良，界膜水肿，肌样细胞变性

三、生精阻滞在精原细胞阶段

间质水肿比较明显，主要表现为生精小管之间的间距增大，间质中组织液潴留，经苏木精 - 伊红（H-E）染色染成均匀的红色。精原细胞分化不良、变性导致精母细胞发育不良、过度凋亡、变性，无精子生成（图 21-7-7 ～ 21-7-10）。

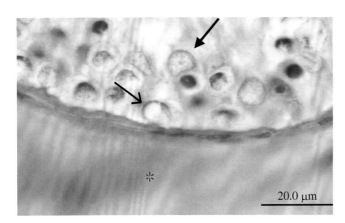

图 21-7-7　生精阻滞在精原细胞阶段，支持细胞排列紊乱（▲），精原细胞变性、凋亡（↑），间质组织液潴留（＊），染成粉红色，无精子生成

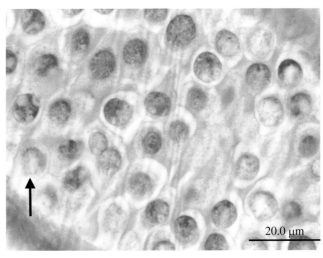

图 21-7-8　生精阻滞在精原细胞阶段，精原细胞损伤（退化▲）导致精母细胞分化不良、无精子生成

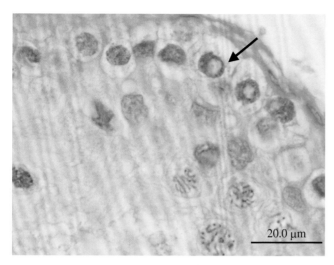

图 21-7-9　生精阻滞在精原细胞阶段（▲），精母细胞分化不良、空化，无精子生成

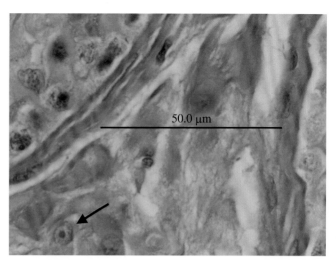

图 21-7-10　间质增厚（＞ 50μm）、水肿、间质细胞退化（▲）、变性，纤维组织增生

四、生精阻滞在精子阶段（图 21-7-11 ～ 21-7-12）

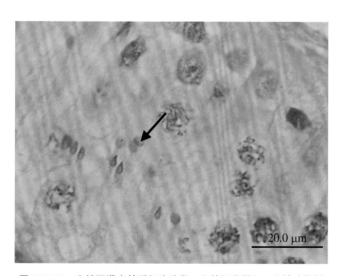

图 21-7-11　生精阻滞在精子细胞阶段，生精细胞凋亡，生精功能低下，精子生成畸变（▲）

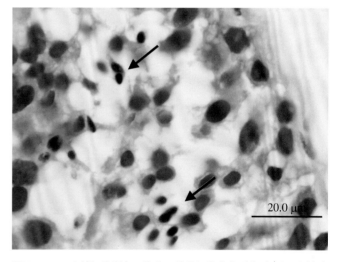

图 21-7-12　生精细胞凋亡、胀亡，精子细胞分化不良（▲）、生精功能低下

五、继发性唯支持细胞综合征

　　生精小管各期生精细胞脱落，官腔空化，仅有变性支持细胞（图 21-7-13 ～ 21-7-22）。

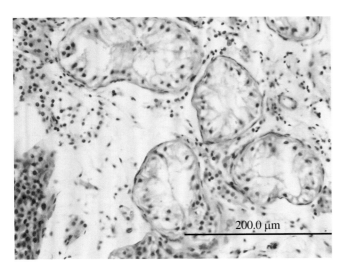

图 21-7-13　间质细胞退化，生精细胞全部脱落，生精小管空化，仅见支持细胞（患精索静脉曲张 20 年后）

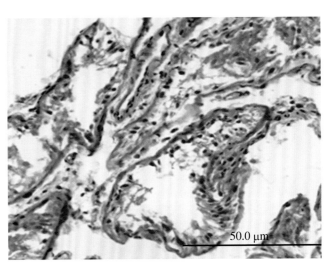

图 21-7-14　继发性唯支持细胞综合征。基膜增厚、肌样细胞变性、生精细胞全员脱落，生精小管空化（患精索静脉曲张 20 年后）

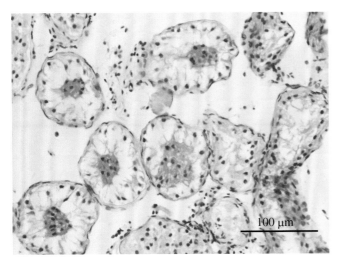

图 21-7-15　继发性唯支持细胞综合征形成过程——生精细胞脱落至管腔中央，生精细胞全员脱落

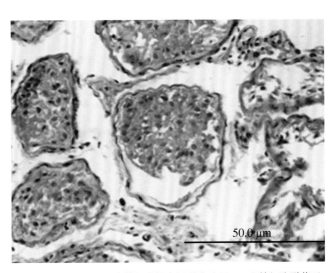

图 21-7-16　继发性唯支持细胞综合征形成过程——生精细胞脱落至管腔，阻塞管腔，界膜破坏

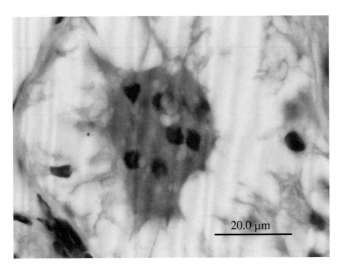

图 21-7-17

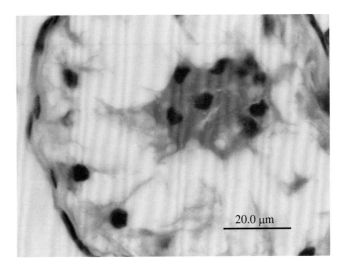

图 21-7-18

图 21-7-17 ～图 21-7-18　支持细胞变性，精原细胞凋亡，生精细胞凋亡脱落，生精小管阻塞

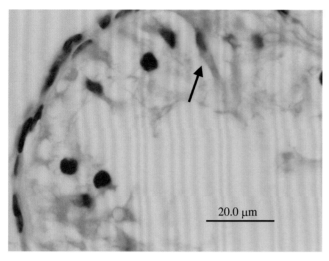

图 21-7-19

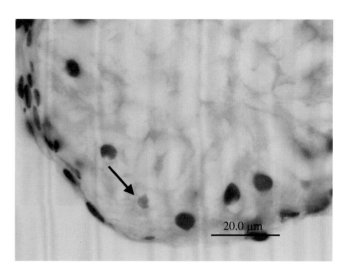

图 21-7-20

图 21-7-19 ～图 21-7-20　支持细胞变性（▲），精原细胞变性，生精细胞脱落，生精小管空化

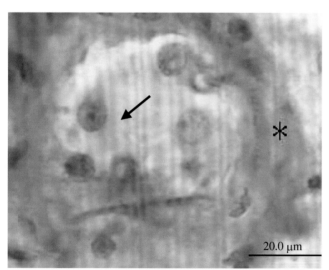

图 21-7-21

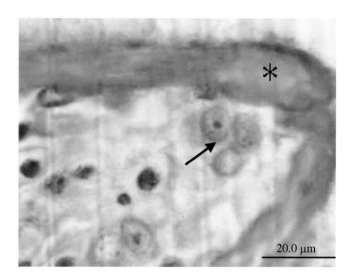

图 21-7-22

图 21-7-21 ～图 21-7-22　基膜明显增厚（＊），生精小管明显缩小，管径明显缩小。支持细胞高度退化、变性（▲），仅见少量残存的支持细胞与生精细胞

六、间质（图 21-7-23 ～图 21-7-24）

间质细胞数量减少或局部增生，细胞质着色比较浅（图 21-7-23 ～图 21-7-24）。

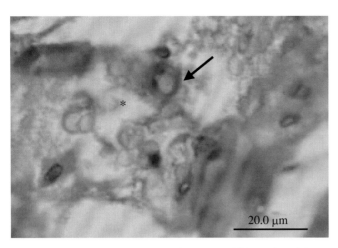

图 21-7-23　间质退化（ * ），间质细胞凋亡（▲）、退化、变性

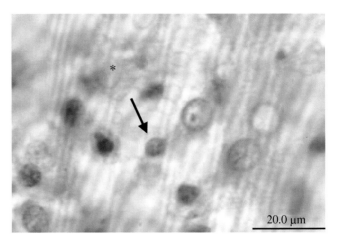

图 21-7-24　间质退化（ * ），间质细胞凋亡、退化变性、细胞质染色浅（▲）

七、基膜

基膜变性，肌样细胞退化，生精细胞排列高度降低、变性（图 21-7-25 ～图 21-7-28）。

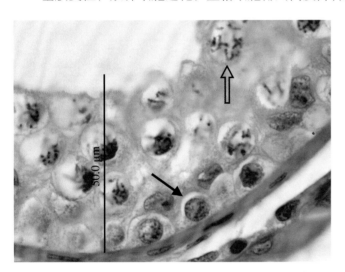

图 21-7-25　基膜轻度增厚，肌样细胞轻度变性，生精上皮高度 < 50 μm，可见精原细胞（▲）、精母细胞变性（⇧）

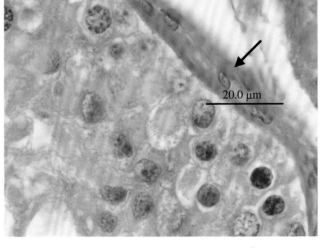

图 21-7-26　基膜增厚 > 10 μm，肌样细胞轻度变性（▲），生精上皮高度 < 50 μm，可见精原细胞和精母细胞凋亡、变性，未见精子细胞及精子

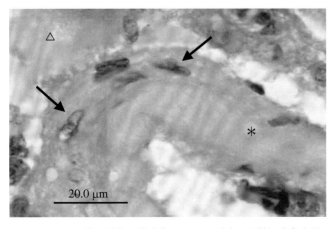

图 21-7-27　基膜透明化、增厚明显 > 20 μm（ * ），肌样细胞高度退化、变性，间质水肿（△），仅见肌样细胞残余体（▲），生精小管生精细胞全部脱落，形成空化的生精小管

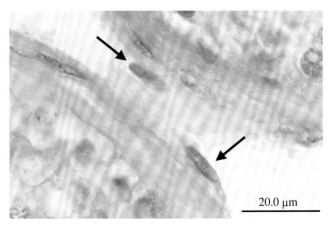

图 21-7-28　基膜增厚、肌样细胞高度退化、变性（▲），间质变性，生精细胞凋亡、退化

八、界膜（图 21-7-29）

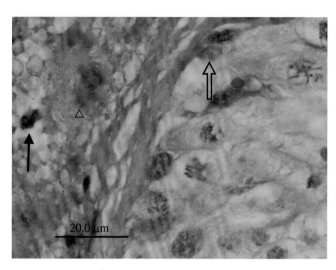

图 21-7-29　界膜纤维化（△），间质细胞退化、变性（▲），肌样细胞高度退化、变性。残存坏死的生精细胞及残体、无精子，支持细胞退化、变性（⇧）

九、微血管病变（图 21-7-30 ～图 21-7-39）

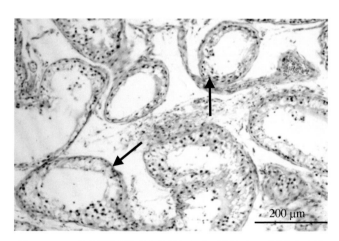

图 21-7-30　精索静脉曲张睾丸活检组织病理学切片，可见多个生精小管空化（▲），间质细胞松散，间质微血管与管壁增厚

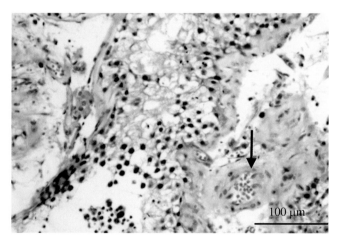

图 21-7-31　生精小管管壁增厚、凹陷、扭曲，生精细胞排列紊乱，间质均匀化，间质细胞明显退化，间质微血管壁增厚（▲）

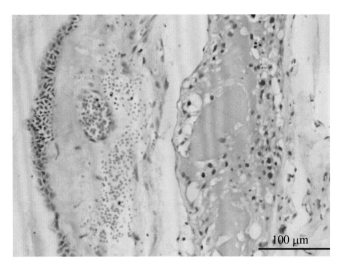

图 21-7-32　间质明显水肿、均质化，微血管破裂，红细胞外溢至间质中

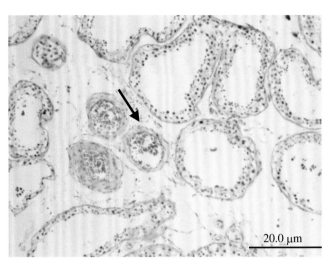

图 21-7-33　间质中微血管管壁明显增厚，生精小管空化，生精细胞高度脱落（空化期），生精小管基膜增厚（▲）

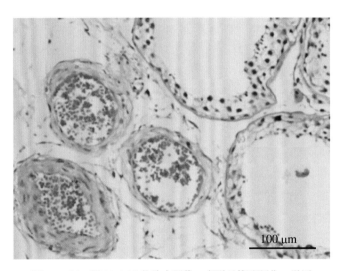

图 21-7-34　图 21-1-33 的放大图像，有明显管壁硬化、增厚

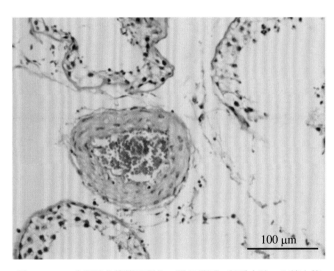

图 21-7-35　典型微血管管壁硬化、明显增厚，间质水肿，生精小管空化，无精子生成

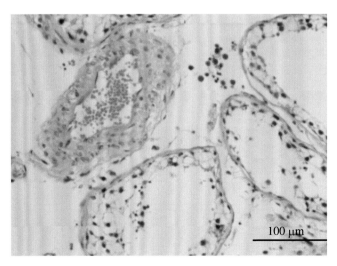

图 21-7-36　间质中微血管管壁明显增厚，内外血管壁破溃

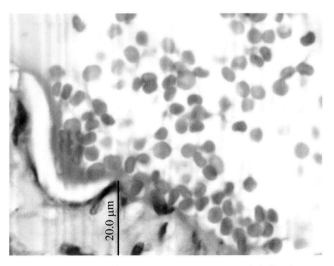

图 21-7-37　微血管破裂，红细胞大量溢出，造成应激反应

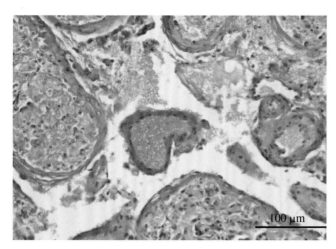

图 21-7-39 微血管管壁增厚、硬化，管腔内淤血

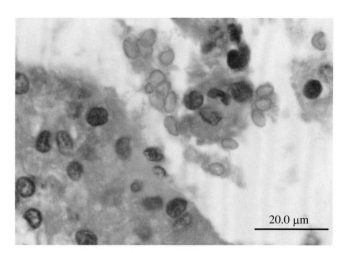

图 21-7-38 微血管破裂，红细胞游离

第八节 典型病例

一、病例 1

（一）病史

男性，42 岁，20 岁结婚，生育一女，22 岁时体检发现有精索静脉曲张，未进行治疗。42 岁时（20 年后），由于不育症就诊，体检发现左侧精索静脉曲张Ⅲ级，精液检查无精症，在当地进行睾丸活检，诊断为生精小管生精细胞排列紊乱、无精子生成。

（二）组织病理变化（图 21-8-1）

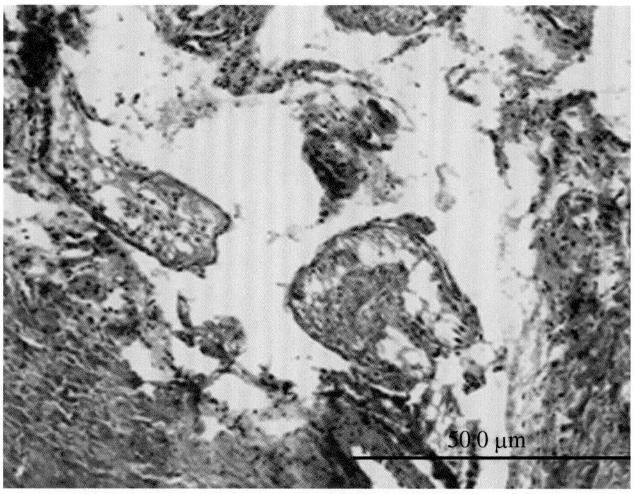

二、病例 2

（一）病史

杨某，男性，23 岁，农民。籍贯：江苏。无腮腺炎病史，无食用棉籽油史，无烟酒嗜好。体检：附睾：尾异常；睾丸：左 12#，右 12#；质地：软；包皮：无过长；精索静脉曲张：左Ⅱ级，右Ⅱ级。

（二）睾丸组织病理变化（图 21-8-2 ～ 图 21-8-5）

图 21-8-1 生精小管生精细胞排列紊乱，无精子生成

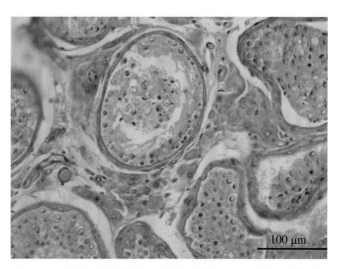

图 21-8-2 生精小管排列紊乱，生精细胞脱落，间质疏松、水肿，间质细胞退化，基膜增厚

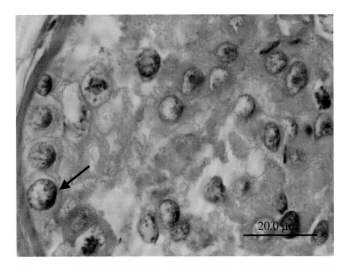

图 21-8-3　精原细胞损伤（▲），精母细胞凋亡、脱落，极少量圆形精子细胞

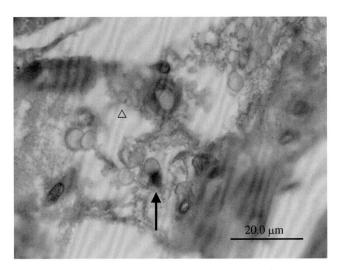

图 21-8-4　间质水肿、透明化（△），间质细胞退化（▲），可见残体脱落

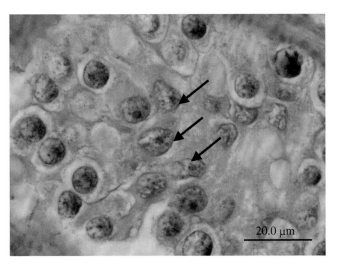

图 21-8-5　生精小管内支持细胞代偿性增生（▲），精母细胞退化，脱落管腔

第九节　精索静脉曲张致严重少精子症患者治疗成功病例回顾性总结

一、临床资料

（一）病例

患者，男性，23 岁，婚后 1 年未避孕，妻未孕。性生活正常。体检与病史：健康，无不良嗜好，无腮腺炎、乙型肝炎、结核及药物过敏史。家族史：无家族遗传病史。体格检查：一般状态好，第二性征正常。无双乳房增大，阴毛呈男性型分布，包皮过长，尿道口红肿，双侧睾丸体积约 18 ml，附睾未见肿大，左侧精索静脉明显增粗扩张，前列腺质地坚硬，精囊触及。

（二）辅助检查与诊断

2008-09-30 精液化验结果：灰白色，精液量 4.0 ml，pH 7.5，液化时间 30 min，离心镜检偶见精子。生殖激素五项测定（2008-09-30）：雌二醇（E_2）：234.78 pmol/L（参考范围：73.4 ～ 278.92 pmol/L）；

睾酮（T）：9.3 nmol/L(参考范围：6.8 ～ 39.5 nmol/L)；黄体生成素（LH）：3.32 IU/L(参考范围：1.24 ～ 8.62 IU/L)；卵泡刺激素（FSH）：7.36 IU/L（参考范围：2.97 ～ 6.82 IU/L)；T/LH 比值：9.3/3.32=2.8，结果均在正常范围。超声诊断：前列腺回声欠均，双侧精索静脉曲张，右侧附睾头囊肿，双侧精囊腺、睾丸和附睾未见明显异常。

（三）初步诊断

重度少精子症（偶见精子），双侧精索静脉曲张（VC），包皮过长，前列腺炎。

二、治疗经过

（一）手术治疗与病理报告

2008-09-30 行双侧 VC 结扎术、包皮环切术和睾丸活检术。北京协和医学院睾丸活检报告结果：生精小管内各级生精细胞未见明显减少，可见精子；支持细胞增生；生精上皮排列紊乱；部分睾丸基底膜增厚；睾丸间质水肿。

（二）药物治疗（2008-10-11）

人绒毛膜促性腺激素（HCG，宁波人健药业集团有限公司）2 000 U，1 次 /2 天，肌内注射；人类绝经期促性腺激素（HMG，宁波人健药业集团有限公司）150U，1 次 /3 天，肌内注射；他莫昔芬（山东健康药业有限公司）10 mg，每天 2 次，口服；十一酸睾酮胶囊（浙江医药股份有限公司）40 mg，每天 1 次，口服；维生素 E（天津中央药业有限公司）0.1 g，每天 2 次，口服；吲哚美辛（消炎痛）（萌蒂中国制药有限公司）25 mg，每天 3 次，口服；阿奇霉素（宜昌长江药业有限公司）0.5 g，每天 1 次，15 天；中药辅助治疗。

（三）复检结果与药物调整

1. 2008-12-23 精液检查 颜色灰白，精液量：4 ml，pH 7.5，液化时间：30 min，精子浓度：2.92 × 10^6/ml，活率 25%，A 级 6.25%，B 级 6.25%。治疗：在原用药基础上，稍作调整并继续治疗 2 个月。

2. 2009-01-9 精液检查（禁欲 4 天） 精液灰白，精液量：4.2 ml，pH 7.5，液化时间：30 min，精子浓度：13.8×10^6/ml，活率：31.58%，A 级 10.53%，B 级 2.63%。药物调整：在原用药基础上，加用多维元素片（29）（善存，惠氏，美国）1 片，每天 1 次，口服；腺苷三磷酸（ATP）（广西禾力药业有限公司）40 mg，每天 3 次，口服；黄精赞育胶囊（上海新亚药业有限公司）5 粒，每天 3 次，口服。

3. 2009-02-22 内分泌检测 E$_2$ 300.9 pmol/L，T 38.62nmol/L，LH 6.95 IU/L，FSH 7.21 IU/L；T/LH 比值 9.3/3.32=5.56。

4. 手术后 5 个月复查精液（禁欲 4 天） 精液灰白，精液量：4.2 ml，pH 7.5，液化时间：30 min，精子浓度：13.51× 10^6/ml，活率：43.24%，A 级 13.51%，B 级 16.22%。药物调整：原用药调整为 HCG 2000 U 每周一次，停用 HMG。观察用药 3 个月。

5. 2009-05-31（手术后 8 个月）复查精液（禁欲 4 天） 精液灰白，精液量：4.6 ml，pH 7.5，液化时间：30 min，浓度：51.11× 10^6/ml，活率：57.86%，A 级 11.43%，B 级 24.29%。药物调整：原用药稍作调整，继续用药 2 个月。

6. 治疗结果 2009 年 9 月，经手术与治疗 1 年后患者配偶成功妊娠。并已出生一健康婴儿。

三、分析

上文中，笔者对 VC 导致睾丸生殖功能的影响以及 VC 对睾丸组织迁延性病理损伤、不同时段生精小管病理变化与动态性发展规律及结局进行了详细分析。本例 VC 成功治疗，下文将结合睾丸活检病理报告及生殖激素进行讨论。

（一）睾丸活检病理报告分析

1. 生精小管 生精小管内各级生精细胞未见明显减少，可见精子。小管内生精细胞排列有序，发育良好，未见明显紊乱和减少，说明生精细胞足量，处于可发育状态，没有出现 VC 常见的生精阻滞现象（如初级精母细胞减数分裂阻滞、精液生精细胞大量脱落以及减少等现象），可能在精子细胞阶段生精细胞发生阻滞、发育迟缓或凋亡，导致精子生成减少，出现严重少精子症。睾丸活检病理报告为治疗提供了病理学依据。

2. 生精小管管腔直径 精子发生功能正常的管腔直径 > 180 μm；精子发生功能低下时为 180 μm；

精子功能阻滞时 < 180 μm；唯支持细胞综合征时 ≤ 150 μm。睾丸管径缩小是由于支持细胞萎缩（幼稚化），进一步导致睾丸逐渐萎缩，体积缩小。这是 VC 导致睾丸迁延性病理损伤变化必然过程。

3. 支持细胞　呈代偿性增生。支持细胞增生是一种正常现象，保持生精上皮一定高度和幅度，是维持睾丸良好生精功能的必要条件。郭应禄等和曹兴午等报道：生精上皮高度在精子发生功能完整时 ≥ 80 μm，精子发生功能减低时 < 80 μm，精子发生受阻时 ≥ 60 μm，唯支持细胞综合征时 < 20 μm。支持细胞联结网：睾丸生精小管内侧有 8 ～ 11 个支持细胞，5 个支持细胞连接形成一个细胞网，生精细胞均镶嵌在支持细胞的细胞质上吮吸营养、发育、繁殖、成熟和产生精子。

4. 细胞骨架　研究证明支持细胞拥有一个组织有序、功能活跃的细胞骨架结构，由微管、微丝和中间纤维组成。微丝又称肌动蛋白丝，由肌动蛋白单体组成的多聚体，支持细胞的微丝与支持细胞的形态、分裂、分化和多种细胞运动以及信号传递有关。微管参与支持细胞形态的维持、细胞内运输、细胞器的定位、细胞运动和细胞生长等功能，是支持细胞的重要组成部分。支持细胞骨架对生精功能，尤其是支柱、营养和精子的生成，发挥重要作用。睾丸损伤后必然引起支持细胞骨架的内部结构发生一系列的破坏性变化，导致骨架不同时段的功能减退和萎缩。笔者在睾丸病理性损伤的患者精液中，采用瑞 - 吉染色检出凋亡的支持细胞骨架及对形态特征进行描述，腮腺炎患者精液中脱落的骨架更为显著。从精液病理学角度来看，检查细胞骨架是非常必要的。

5. 支持细胞的功能与作用　对生精上皮起支持作用，为生精细胞提供营养；促进精子成熟，分泌抑制素，合成雄激素结合蛋白，吞噬残余物质，调节睾丸内微环境。睾丸损伤后，支持细胞初期是代偿性增生，而后逐渐退化、萎缩和幼稚化，形成"唯支持细胞综合征"不可逆的结局。

6. 部分睾丸基底膜（界膜）增厚　界膜是生精小管的管壁结构，由胶原纤维、肌样细胞、成纤维细胞等组织构成界膜区，向外连接间质和间质细胞，向内连接基膜和生精上皮，其上肌样细胞介导旁分泌功能，是睾丸功能的基础结构。Guillou 等和 Fredricsson 等研究结果均证明，界膜正常结构受损是支持细胞幼稚化的重要因素之一。幼稚化的支持细胞

不能维持适宜的生精内环境。Regadera 等发现男性睾丸女性化综合征的生精小管，界膜增厚和透明化，类似的变化可在免疫性睾丸炎、VC 和成年隐睾的生精小管界膜出现。睾丸损伤，生精小管界膜增厚、纤维化，增厚导致间质细胞分泌的睾酮（T）及某些小分子因子扩散受阻，生精内环境改变，影响精子的发生，导致生精功能异常，可能是睾丸生殖功能障碍的共同病理环节。本例睾丸活检病理观察为"部分睾丸基底膜增厚"，"部分"说明仅是局部增厚，睾丸损伤不太严重。

7. 睾丸间质水肿　睾丸间质的物质交换，是通过血管 - 组织液 - 生精小管（肌样细胞和支持细胞）之间不断分泌、渗透或互换调控来进行的，保持组织液动态平衡，通过物质交换对生精细胞提供必要的营养物质。睾丸间质的病理变化可分原发性和继发性病理损伤。间质的病理变化发生率比较高，几乎每个 VC 导致的不育者都存在间质的病理损伤。间质水肿和血管病变具有重要的病理诊断价值，间质病变发生率高达 90%。

8. 生精上皮排列紊乱　睾丸受到损伤后，生精上皮排列紊乱是活检中最常见的病理现象，可见生精细胞出现凋亡和胀亡，如果是 VC 引起，由于缺血、缺氧，可以胀亡为主。生精细胞广泛脱落，一般达到中度和重度，可见大片脱落阻塞管腔。生精细胞持续脱落，可发生生精功能低下、生精功能阻滞和继发性唯支持细胞综合征，是 VC 者少精子和无精子的重要原因。

（二）生殖激素测定在睾丸损伤诊断中的作用

T/LH 比值的分析：生殖激素测定的意义在于对不同类型的不育者，如 VC、附性腺感染不育、免疫不育、睾丸损害等睾丸损伤程度提供判别依据。FSH、LH 升高和 T 下降与睾丸损伤程度成正比的关系，由此来制订治疗方案。T 主要是观察睾丸间质细胞功能，T/LH 比值是间质细胞功能障碍更敏感的指标。正常情况下，T/LH 比值应 > 2.12，当 T/LH 比值下降时，说明间质细胞发生损伤。

刘睿智报告了 147 例非嵌合型克兰费尔特综合征与 T/LH 比值。年龄 25 ～ 31 岁，睾丸体积：3.4 ～ 7.33 ml；精液量：1.84 ～ 2.91 ml；T：6.77 ～ 8.68 nmol/L；LH：19.47 ～ 25.68 IU/L；T/LH

比值：0.35 ~ 0.34；FSH：21.47 ~ 35.28 IU/L。结果显示，无精子、无生精细胞的睾丸体积更小，生殖激素处于高促性腺激素状态，支持细胞功能减退；T/LH 比值都 < 1，睾丸基膜区损伤，间质细胞分泌 T 水平降低。

杨慎敏等报告了 355 例不同类型无精子症因子（AZF）微缺失的临床特点。年龄 21 ~ 45 岁，睾丸总体积：20 ~ 33 ml；T：11.16 ~ 13.83 nmol/L；LH：4.81 ~ 6.26 IU/L；T/LH 比值：2.06 ~ 2.56；FSH：11.08 ~ 13.41 IU/L。

从上面两组数据比较看，充分说明睾丸体积大小与 T/LH 比值密切相关性，睾丸体积 < 10 ml 者，T/LH 比值 < 1；睾丸体积 > 20 ml 者，T/LH 比值 > 2。

冯俭等报告，对 400 例男性不育症患者生殖激素水平测定分析结果显示，在不同的精子浓度层次的男性不育症患者，血清 T 值均呈正态分布。当 FSH、LH 上升，T/LH 的比值下降，提示睾丸功能损害伴睾丸体积减小，并且 T/LH 的比值更能反映睾丸间质细胞的功能。若 T/LH 值的明显降低或单独 T 值明显降低，可判断睾丸生精小管和间质细胞同时损伤。

本例患者激素测定值均在正常范围。睾丸功能状态良好是治疗成功的基础。本例治疗成功的基本条件是：①年龄 < 25 岁；②睾丸体积正常；③手术及时，消除 VC 对睾丸的持续损伤，改善微环境；④睾丸生精功能尚可，损伤不十分严重；⑤药物治疗合理。在治疗过程中，笔者的体会是：生殖激素是非常敏感的指标，尤其是 T/LH 比值，在临床应发挥诊疗价值；睾丸病理学观察应该达到细胞水平，这对提高诊断、治疗、探讨病因有帮助。生精细胞检查具有优越性，应减少睾丸活检，开展精液脱落细胞学检测，作为 VC 的手术指征参考指标。

第十节　精索静脉曲张、无精子症因子 C 区缺失和腮腺炎史病例治疗经过与回顾

患者　男，37 岁，工业工程师（IE）工作。主诉：婚后 8 年未避孕，未分居，妻未孕。性生活 2 次 / 周。

一、检查与治疗经过史

2009 年前，患者在当地检查为"弱精症"，经过治疗未果。2009 年 12 月 24 日在广西医科大学第一附属医院检查精液提示"离心后未见精子"，FSH、LH、PRL、T 均处于正常值范围；腹部超声（TB-US）提示：左侧精索静脉曲张；双侧睾丸及附睾未见异常。印象诊断为梗阻性无精症。经口服克拉霉素、美他环素、复方玄驹胶囊、左卡尼汀口服液治疗 3 个月未果。

2010 年 2 月检测 Y 染色体提示：无精子症因子 C 区（AZFc）（sY254 及 sY 255）缺失，A 区（AZFa）、B 区（AZFb）正常；染色体核型为 46XY。未行治疗。2011 年 2 月 25 日仍在广西医科大学第一附医院行睾丸活检，结果提示：约见 20 个曲细精管，各曲细精管内均有生精细胞存在，但无精子生存，基膜增厚纤维化，间质也有较显著的纤维化。前列腺液常规（EPS-Rt）：卵磷脂小体 ++，白细胞（WBC）+++；沙眼衣原体（CT）阴性；Uu 阴性。经口服五子衍宗丸、复方玄驹胶囊治疗 6 个月未果。2011 年 8 月在中国人民解放军第一八一医院（广西）检查精液离心仍未见精子，ASA-IgG 阴性；优生病毒检查阴性；性激素水平正常；肝、肾功能正常；血、尿常规正常。历经 2 年余诊治未果。2012 年 1 月至 5 月在北京同仁堂齐来增教授经"活化生精"中医治疗。之后转来我院就诊。

二、既往史与检查

学龄前患流行性腮腺炎（"流腮"）；否认乙型肝炎、结核史；无生殖器外伤及有毒、有害放射物质接触史。牙周病史 6 年。药敏史：青霉素过敏。个人史：吸烟（20 支 / 天 ×20 年）；偶尔饮酒。家族史：未提供特殊病史资料。

体查：一般情况尚可，心肺（–）。第二性征正

常；阴茎发育正常，包皮不长；双侧睾丸不等大，左侧 10#，右侧 12#，质地正常，表面光滑；附睾如常；输精管如常；精索、附睾及睾丸附近可扪及扩张的静脉团，左侧较右侧明显，屏气试验阳性。

三、辅助检查

性激素五项：E$_2$：42 pg/ml（参考范围 20 ～ 75 pg/ml）；PRL：7.71 ng/ml（参考范围 2.6 ～ 18.5 ng/ml）；Test：4.09 ng/ml（参考范围 1.75 ～ 7.81 ng/ml）；LH：4.8 mIU/ml（参考范围 1.24 ～ 8.62 mIU/ml）；FSH：6.16 mIU/ml（参考范围 2.97 ～ 6.82 mIU/ml）；T/LH=0.85。B 超影像所见：影像诊断 TR-TB-US：前列腺大小 43 mm×34 mm×25 mm，回声欠均，血流信号稀疏；精囊 27 mm×10 mm（R），32 mm×9mm（L）；可见少许液性暗区；双侧睾丸大小 37 mm×28 mm×22 mm（R），11.3 ml；37 mm×27 mm×18 mm（L），8.9 ml；内回声欠均；附睾大小：头部 8.8 mm（R），9.4 mm（L），回声正常；站立位：左右侧精索静脉较宽处 2.6 mm（L），2.2 mm（R），Valsalva 试验（+）。

四、精子形态学与生精细胞学分析

精液离心，涂片，瑞 - 吉染色，油镜观察 100 个细胞并分类。

1. 检出 3 个精子（畸形）。

2. 细胞计数　初级精母细胞：48%，次级精母细胞：7%，精子细胞：35%，间质细胞：0，支持细胞：0，中性粒细胞：7%，吞噬细胞：3%，线索细胞：0，上皮细胞：0。

3. 睾丸功能评估　①睾丸生精功能低下，见 3 个畸形精子；②见各级生精细胞呈片状脱落，属于高峰期，以初级精母细胞粗线期为主，导致精子生成障碍；③白细胞：7%，吞噬细胞：3%。精液生精细胞凋亡、胀亡形态分类：依文献对检出 224 个细胞分类，凋亡精原细胞（2.23%），初级精母细胞（18.30%），次级精母细胞（7.10%），精子细胞（22.76%），胀亡初级精母细胞（42.86%），次级精母细胞（6.69%），胀亡初级精母细胞显著增加，精子细胞未见胀亡。

五、生精细胞形态图像分析（图 21-10-1 ～图 21-10-4）

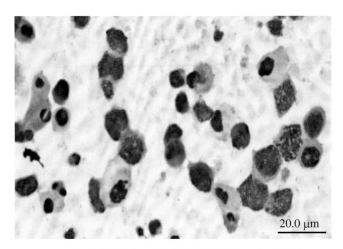

图 21-10-1　初级精母细胞、次级精母细胞和精子细胞大量脱落（高峰期、片状脱落），胀亡与凋亡并存（细胞＞ 40 个 / 油镜视野）

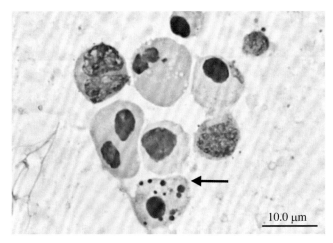

图 21-10-2　凋亡初级精母细胞、次级精母细胞和精子细胞，在凋亡的细胞中可见包涵体（▲）

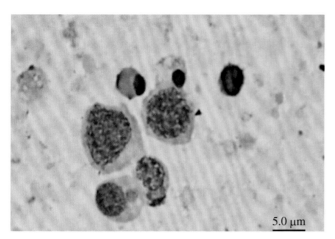

图 21-10-3 粗线期初级精母细胞、次级精母细胞和凋亡精子细胞

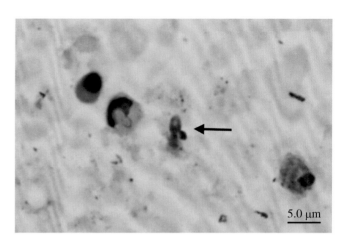

图 21-10-4 精液中可见发育的精子头（▲）

六、精索静脉曲张导致睾丸组织病理变化的观察

曹兴午等对 VC 患者睾丸组织 H-E 染色，置油镜下观察病理变化，可见生精小管界膜增厚、褶皱，肌样细胞退化，支持细胞萎缩，生精细胞排列紊乱，精原细胞、生精细胞凋亡、胀亡，精母细胞阻滞（减数分裂粗线期），精子细胞发育不良，精子生成低下等现象（图 21-10-5 ～图 21-10-7）。

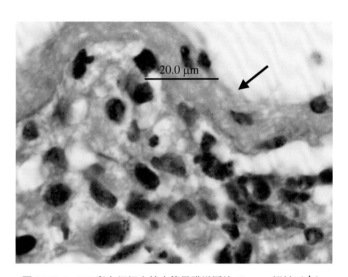

图 21-10-5 VC 睾丸组织生精小管界膜增厚约 18 μm、褶皱（▲），管腔内陷、缩小，生精细胞排列紊乱，肌样细胞和精原细胞退化，生精细胞呈胀亡状态

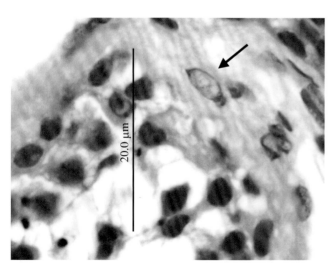

图 21-10-6 VC 睾丸组织界膜明显增厚，基膜向内突陷明显、出现分层，肌样细胞高度退化（▲），支持细胞明显萎缩（高度降低），生精细胞胀亡（核匀质化）

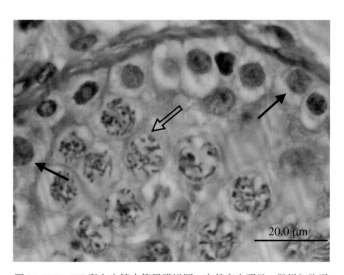

图 21-10-7 VC 睾丸生精小管界膜增厚，向外突出明显，肌样细胞退化，精原细胞空化和胀亡（▲），支持细胞功能尚可，生精上皮排列良好，生精细胞减数分裂呈粗线期（⇧），显示 VC 损伤早期或中期，始于精原细胞损伤阶段，仍可使精母细胞发育

七、本例染色体 Y 缺失部位

AZF 因子在 Y 染色体上有 3 个彼此不相连的与精子发生有关的位点图（图 21-10-8）。本例染色体 Y 缺失部位为 AZFc（sY254 及 sY255），睾丸组织病理学表现多样化，缺失者精子计数可从无到正常，精子形态学异常率增加，与"唯支持细胞综合征"类似 Ⅱ型相关（有一些精原细胞出现，可见有限的精子生成或精子生成很少）。AZFc 可遗传子代，为此，在进行辅助生殖技术，一定检查 AZF。

八、对本例的讨论与分析

就本例基础疾患，精索静脉曲张（VC）、腮腺炎病史、Y 染色体 AZFc（sY254，sY255）缺失，导致婚后 8 年未分居、未避孕妻未孕。

（一）VC 成人患者睾丸组织病理学电镜观察与损伤分析

为了探讨 VC 对成人睾丸的损伤，王树森等对 11 例左侧 VC 患者的双侧睾丸组织进行电镜观察，发现在 VC 患者睾丸组织超微结构病理改变为精子发生障碍、基膜异常、间质水肿且结缔组织增生及毛细血管壁增厚。造成如下结果：精子生成障碍——各级生精细胞的分裂出现不同程度的病理改变，尤以精子细胞变态期明显。可见：核液化（笔者注：胀亡现象）或浓缩（笔者注：凋亡现象）变性；细胞质空泡化；顶体形成各种异常，如一核双体、双核一体；多核精子细胞；尾部异常；位置异常甚至贴近基膜。精母细胞变化：成熟分裂抑制，染色体或核质萎缩或液化，细胞质浓缩变性。细胞外形不整、细胞间隙增大。精原细胞变化不一致，严重者数目明显减少，轻者无明显改变。少数生精小管萎缩、管腔消失。

支持细胞的变化轻于或晚于生精细胞，多为吞噬体增多（主要为退化精子细胞残体），次级溶酶体明显，细胞数目有减少趋势。界膜改变最明显，可出现皱褶、厚度不均匀，局部结节状、外凸内皱、增厚、多层变（多者可达 7 层）等。未见缺损或断裂，基膜外胶原纤维增多。间质改变主要为间质细胞以外的结缔组织成分，见液体潴留、明显水肿、间质区明显扩张、成纤维细胞核及细胞质有空泡现象。血管改变为毛细血管内皮细胞增厚，管腔狭窄，小动脉管壁平滑肌及胶原纤维均增厚。

有报告认为，尽管临床见 VC 都是发生在左侧，但电镜观察则证实超微结构病理改变均为双侧，个别病例甚至右侧还早于或重于左侧，而双侧睾丸生精小管中多可以见到正常的精原细胞。生精阻滞的病理变化：主要是精母细胞核浓缩（凋亡）或液化（胀亡），精母细胞核微体出现核质不均匀及空泡；大量精子细胞被支持细胞吞噬，支持细胞增生，可见大量次级溶酶体；变态的晚期精子消失。导致精子减少甚至无精子。生精细胞营养障碍：主要是毛细血管、界膜及间质明显。毛细血管壁增厚表现为毛细血管内皮增厚、小动脉血管管壁中层平滑肌和其间的胶原纤维均增厚，导致管腔狭窄和管壁通透性降低造成营养供应障碍。

Hadlziselimovic 表明 VC 病情是发展的，间质细胞增多，毛细血管壁逐渐增厚，二者均与睾丸损伤的程度成正相关，随着病情发展会使损伤加重，并认为毛细血管的改变是 VC 的睾丸早期病理变化。间质水肿，在睾丸间质中，除间质细胞外，主要有毛细血管及其间的淋巴毛细管。毛细血管间的组织液及淋巴毛细管的淋巴液组成睾丸间质液。因此，间质水肿实质是睾丸间质液的潴留，影响了物质交换。又导致了

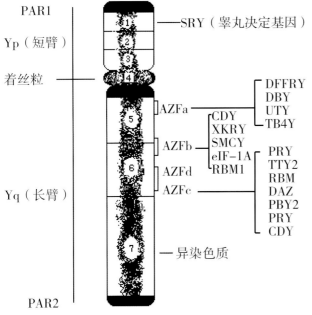

Y染色体长臂上AZF区域及基因

图 21-10-8　Y 染色体长臂上 AZF 区域及基因模式图

睾丸内生精小管的内环境改变，出现睾丸生精障碍。VC造成睾丸组织的损害是双侧性的。

（二）界膜改变

界膜改变主要是基膜增厚，呈分层状，可达7层以上，为板状结构，导致基膜通透性发生改变。界膜是支持细胞和生精细胞营养及代谢中物质交换的唯一通道。所以界膜的病理变化势必对支持细胞及生精上皮的营养及代谢产物排泄产生不利影响，导致生精小管内环境改变，不利生精细胞的发育与生长。Fussell和Soypol的动物模型实验也证实单一左侧VC可使双侧睾丸血流明显增加，温度升高，出现双侧睾丸组织形态学损伤。VC对支持细胞的影响不十分敏感，如果早期手术治疗，大部分VC的睾丸损害具有可恢复生精能力的基本条件。即使是亚临床型患者也应该积极采用手术治疗，以终止病变进一步加重，提示临床注意治疗方案。Kass等报告29例VC患者手术后随访1～6年，提示早期结扎术后可使睾丸容积增加，平均达70%～90%。Okuymna等提出：青少年VC患者，无论有无睾丸萎缩都应早期手术，在观察无睾丸萎缩的5例非手术患者期间有3例出现睾丸萎缩；而无睾丸萎缩的6例手术患者，在观察期间均未发现睾丸萎缩。

（三）VC致生精小管损伤的累积性变化与生精细胞变化分析

VC探讨睾丸组织病理损伤呈现的迁延性与动态性变化。吴明章等观察了睾丸病变损伤不同时期的组织病理变化，为研究VC的病理迁延性、累积性变化提供了理论依据（见表21-2-1）。

依据上表分析，VC患者睾丸在0级～Ⅰ级造成生精小管损伤的情况，血管及生精小管界膜病变起重要作用；淤血可使局部温度增加，血管病变和水肿使间质细胞微环境改变，引起间质细胞变性；同时局部血管循环障碍可阻碍生精小管正常的物质交换，影响生精小管的微循环，阻碍精子产生。此期50%生精小管缩小，有精子生成，此时可发生生精功能低下，未发生生精阻滞，少量生精细胞脱落，可以在精液中检出生精细胞和精子，可确定为早期或者中期。从Ⅱ级～Ⅲ级生精小管已经明显缩小，则发生生精功能阻滞性障碍，精液中可有少量精子或是无精子检出。从

上面精子形态学可知，此时VC精液中可出现少精子、弱精子和畸形精子症的病理性精液表现。精子头部凋亡占据一定的比例（头部凋亡精子≥15%为VC的手术指征）和精子畸形率普遍增高的精液病理学特征。依据VC的0级～Ⅰ级精子形态的特点，为手术适应证提供了睾丸病理学变化的依据。此时应该尽早手术，避免迁延性继续对生精小管的伤害，错过手术治疗的最佳时机。

间质细胞变性从Ⅰ级开始就有轻度变性表现，随着VC患病时间的延长，对生精小管损伤逐渐加重，间质细胞也从Ⅱ级的中度到Ⅲ级的重度变性并随着病变程度加以脱落，可以在精液中检出，不同数量的间质细胞，其检出多寡和形态不同，都与生精小管损伤程度有直接关系。有时患者精液中可以检出数量较高的间质细胞，可能由于生精小管间质受到损伤，间质细胞代偿性增生脱落至精液中，可以看到多形态、不同变性的特征，有临床价值。

在VC睾丸的Ⅰ级状态下，就会有少、弱、畸形精子的表现，更可以出现头部凋亡精子特征性表现，这预示着由于VC已经造成睾丸生殖功能损伤，病情如没经有效治疗和有效控制，VC可以继续对睾丸损伤和进一步发展，可进展至Ⅱ级病理损伤，表现出生精细胞脱落，生精阻滞（常常发生在初级精母细胞），生精功能低下及精子细胞变态（畸变）。50%生精小管管径缩小，再继续生精细胞大量脱落，出现高峰期，预示生精小管损伤进入Ⅲ级，出现少精子、畸形精子和无子症，最终导致男性不育。在这发展过程阶段，精液中缺陷精子形态可有多种多样变化，头部凋亡精子数量明显增加，精液中生精细胞可以大量出现，可检到大量各种各样凋亡和胀亡的生精细胞，生精细胞脱落出现高峰期。VC如果仍然没有经过手术治疗，VC仍然进一步对睾丸生精小管损伤，造成睾丸严重生精障碍，睾丸生精细胞脱落出现枯竭现象，精液中已经检出不到或很少检出生精细胞，生精小管属于生精细胞空化期，逐渐形成继发性唯支持细胞综合征，是VC导致睾丸损伤的最终结局。为此，可以看出VC是渐进性损伤和变化，生精细胞学的检测也必须结合临床的实际，以动态观点看待睾丸病理损伤的进展状况，更应该考虑对睾丸损伤的可能的发展趋势，防患于未然应该是生精细胞检测诊断和观察治疗的出发点。

（四）对 2599 例精液 VC 与非 VC 统计学分析

为了探讨 VC 造成睾丸累积性病理变化的时间节点，柯明辉对中日友好医院男科就诊不育者的 2599 例精液，进行各参数独立样本的 t 检验或秩和检验分析结果显示：无精索静脉曲张 1896 例，精子畸形率为（44.30±17.13）%；有精索静脉曲张 704 例，精子畸形率为（47.36±16.59）%，两组间有统计学差异，$P < 0.01$。采用逻辑回归对危险因素进行分析，结果表明：VC 是精液质量的危险因素，年龄每增加 1 岁，精液质量异常风险增加 1.023 倍，而 VC 患者的精液质量异常的风险是无 VC 的 1.2 倍。

（五）VC 患者睾丸生精细胞染色体的减数分裂（染色体效应，chromosome effect）

为了探讨 VC 造成不育的发病机制，竺海波等对 VC 患者睾丸组织进行细胞减数分裂观察。睾丸容积测量结果：VC 组比对照组小（$P < 0.01$），且质地变软。

生精细胞的分裂称为减数分裂。减数分裂是生殖细胞特有的，是一种染色体水平，反应睾丸生精功能状态。已经证明染色体异常可造成不育。VC 可造成睾丸生精细胞减数分裂受阻而致不育。Donald 将男性不育减数分裂分为三种：①细胞无减数分裂（如克兰费尔特综合征等）；②细胞减数分裂阻滞在粗线期，表明治疗与预后效果不佳；③细胞阻滞在第二次分裂中期（笔者注：可能为次级精母细胞分裂前期），表明治疗及预后效果佳。竺海波等观察结果有 27 例减数分裂阻滞在粗线期，经术后积极治疗，术前术后精液检查，虽有不同程度的改善，但由于改善的幅度不大，未能达到受孕的标准，所以妊娠率较低。提示 VC 睾丸生精细胞减数分裂一旦阻滞在粗线期，预后不佳，这可解释为什么有文献报道 VC 术后精液改善率和妊娠率变化较大原因之一。因此选择手术时期（最佳时期）非常重要，精液生精细胞检测和分类可以作为 VC 手术疗效的一项指标，进行观察研究是很有意义的课题。

在正常男性生精细胞第一次减数分裂，同源染色体配对形成 23 条常染色体二价体和 X-Y 二价体，染色体总是为 23 条二价体。当同源染色体不配对或提前分离时，就在第一次减数分裂出现单独分散存在

单价体染色体。多价体细胞染色体因相互易位而形成。Chandely 曾提出部分不育男性生精细胞减数分裂异常者会产生多价体及单价体，而体细胞染色体仍然表现正常。

竺海波等认为 VC 造成男性生育力减弱或不育有两种因素：①生精细胞成熟过程中发生阻滞现象，导致精子数目减少或无精子症或精子活动力降低；②由于染色体不平衡分离（如易位或其他结构重排），产生异常精子，从而导致不受孕或受精后流产。这两种方式都可以引起男性不育或生育力降低，男性不育这种效应通常被认为来源于染色体不育，称为男性不育染色体效应（chromosome effect）。引起染色体基因突变的诱因应该引起学者注意。

（六）VC 导致睾丸组织病理变化观察

笔者等对 VC 患者睾丸组织在油镜下进行病理变化观察，从病因学看，睾丸生殖功能障碍（睾功障碍）基本可以分为：急性（如腮腺炎性睾丸炎引起的睾功障碍）和慢性（如 VC 引起的睾丸功能障碍）。二者组织损伤变化基本一致，只是时间不同，速度不同，组织形态不同，生精上皮的一系列表现不同（少、弱、无），不经过干预，结局均可能导致生精小管空化和形成唯支持细胞综合征。生精小管组织损伤变化和状态：界膜水肿、增厚、凹凸褶皱、透明化等形态。界膜增厚增加是睾丸障碍的突出的临床病理表现，正常界膜厚度为 4.61±0.97 μm；生精功能低下时为 7.55±2.39 μm；生精阻滞时为 9.08±3.10 μm；唯支持细胞综合征时为 13.57±4.03 μm。可见 VC 界膜厚度在 ±20 μm，呈动态变化过程。

概括 VC 导致睾丸生精功能障碍的慢性损伤动态过程：间质水肿→间质细胞退化（分泌降低）→界膜增厚（纤维化 - 分层）→褶皱→肌样细胞退化→基膜内突（纤维化 - 分层）→管腔缩小→支持细胞高度降低萎缩（分泌和吞噬功能减弱）→精原细胞凋亡、退化→管腔缩小→生精细胞排列紊乱→初级精母细胞减数分裂高峰期→（生精阻滞）→次级精母细胞分裂延迟（阻滞）→精子细胞凋亡增加或发育不良→（生精功能低下）→生精细胞出现凋亡或胀亡（缺血、缺氧）→睾丸内环境改变（营养缺乏）生精细胞大量脱落至精液→少、弱、无精子出现→睾丸进入空化期或唯支持细胞综合征的结局。由于观察的时间节点不同，不同临床表现，病理损伤的程度不同，可能形态不同。

（七）睾丸 VC 生精细胞变化特点

1．可阻滞在不同的生精细胞发育阶段，或空化生精小管周围。

2．具有精原细胞和精母细胞的生精小管，常常阻滞在精母细胞，精液中可有表现高峰期（本例精液中初级精母细胞占 48%、次级精母细胞占 7%）；

3．精子细胞发育减少，甚至停滞（本例精液中精子细胞占 35%），表现为生精功能低下；

4．精液中少精症、无精症等不同临床表现，导致不育。

根据生精周期分析：精原细胞 27 天、初级精母细胞 23 天（粗线期 16 天）、次级精母细胞 1 天、精子细胞 23 天，精原细胞损伤后精母细胞由于减数分裂发育的时间延迟，可能损伤显著，另一方面精子生成总计 74 天（附睾成熟 15 天），一个精原细胞经过分裂繁殖产生 256 个精子，任何生精细胞阶段阻滞都可表现精子异常。根本原因是睾丸基膜损伤。为此，可依据生精阻滞状态判断睾丸生殖功能和发展趋势。

（八）染色体 AZFc 缺失

1976 年，Tiepolo 等首先发现 6 例无精子症患者显微镜下可见的其 Y 染色体长臂远端部分有缺失，这些患者其他方面均正常，推测 Y 染色体长臂远端存在控制精子发生的基因，他们把这一区称作 AZF（无精子症因子）。Y 染色体是一个近端着丝粒染色体，以着丝粒为界在较长的一端为长臂（yq）和在较短端的一端为短臂（yp）。细胞遗传学研究已认识了 3 个区域并将其分为 7 个缺失区间。

蔡志明认为 AZFc 微缺失可表现为不同程度的生精障碍，既可以表现为中度精子的生成减少，也可以表现为精子生成完全缺如。但存在争论。综合文献对 Y 染色体 AZFc 微缺失与男性不育患者 6493 例和正常对照人群 3685 例，检测出 AZFc 微缺失分别为 465 例（7.16%）和 108 例（2.92%）。不育患者中 AZFc 微缺失的合并优势是正常对照的 2.51 倍（95% CI：2.01 ~ 3.14）。文中未提及被检测者有无基础疾病（如 VC 者）及其关系。

本例染色体 AZFc（sY254 及 sY255）微缺失，而吴青等报告采用聚合酶链反应（PCR）对 192 例 AZFc 区微缺失的中国汉族男性患者做基因断裂位点定位分析，发现中国人群 AZFc 微缺失远端断裂位点主要集中于 sY1054 及 sY1125 间，近端断裂位点主要集中于 sY1191 和 sY1197 间，因此提示，今后测定仍然需要扩展范围。

总之，AZF 的不同区域可能参与了精子的发生、成熟和精原细胞的凋亡，导致睾丸生精功能障碍。

AZFc 缺失：其睾丸组织学表现为多样化，缺失者精子计数可从无到正常，但伴随精子形态异常。可以有与"唯支持细胞综合征"相似的表型，可表现为与 SCOS Ⅱ 型相关（有一些精原细胞呈现，并可见有限的精子生成或精子生成很少），也可以有精子发生停滞于不同阶段生精细胞的表型，或者是出现一些空化的生精小管周围，围绕着一些具有精原细胞和精母细胞的生精小管，而精母细胞发育阻滞，精子细胞发育减少，甚至是停止，因此，患者就会出现无精症和少精子的不同临床表现。有少数病例虽然有了子代，而子代本身同样是 AZFc 缺失者，也已经证实其为无精子症者。由此看来，AZFc 缺失者可以有不同的临床表现。

（九）腮腺炎感染与睾丸生精障碍

本例有腮腺炎感染病史，在其精液生精细胞中检出包涵体，是否说明仍然有腮腺炎病毒存在或其他病毒感染，尚待研究，已将腮腺炎患者精液中检出的包涵体形态介绍及进行分型进行报告，引起部分学者研究。

综上所述，本例中①生精细胞大量脱落属于高峰期，睾丸损伤变化在 Ⅱ 级 ~ Ⅲ 级，VC 对睾丸损伤是迁移性的动态过程；②生精细胞凋亡与胀亡并存，VC 病理显示由于缺血和缺氧，生精细胞常以胀亡为主；③生精细胞显现为精母细胞粗线期，依上述细胞阻滞在粗线期，表明治疗和预后不佳，在次级精母细胞前期可能较好，提示选择治疗的时机非常重要；④本例有可能有 VC 导致的染色体效应，造成 Y 染色体 AZFc（sY254 及 sY255）缺失，其因果关系值得深入研究；⑤从本例病理活检来看，关键是基膜增厚纤维化，间质也有较显著的纤维化，导致睾丸内环境改变、缺血、缺氧功能失调，可能是睾丸生精功能障碍的关键；⑥性激素可以反应睾丸生殖功能，FSH：6.16，呈上限，反应支持细胞功能尚可，仍然调控生精细胞发育生长，所以睾丸活检和精液细胞学均可见大量生精细胞，但 T/LH=0.85，比值降低，反映了间质细胞功能降低；⑦AZFc 缺失：其睾丸组织学表现为多样化，临床应注意染色体的检测；⑧精液生精细胞中检出包涵体，是否说明仍然有腮腺炎病毒存在或其他病毒感染，尚待研究；⑨染色体 Y 微缺失的生育节点可能在 25 岁（本例其父为 26 岁生育）；⑩中医药"从睾论治"，调理睾丸微循环，可能是一条可探索的途径。

（曹兴午　乔博义　施长春　白文俊　齐来增　柯明辉）

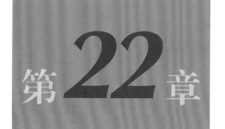

第22章 克兰费尔特综合征精液生精细胞学与组织病理诊断

克兰费尔特综合征（Klinefelter syndrome），简称克氏综合征，又称先天性睾丸发育不全。是以染色体的构成至少有 2 条 X 染色体和 1 条 Y 染色体，睾丸萎缩为特征的疾病。克兰费尔特综合征群体发病率为 1/1000；在不育症患者群体中的发病率为 1/100。该病的临床表现有：小睾丸、质硬，第二性征差，80% 的患者有女性化表现，无胡须、体毛少，阴毛如女性。25% 患者乳房发育。睾丸病变表现为生精小管直径细小，其内无生精细胞而仅有支持细胞，其基膜增厚或透明样变，间质细胞过度增生。约 80% 的克兰费尔特综合征患者核型为 47，XXY（图 22-0-1）；10% ~ 15% 为嵌合型，常见的有 47,XXY/46,XY、48，XXXY/46，XY 等；此外还有 48，XXXY、49，XXXXY、48，XXYY 等。传统认为此类患者无生育能力。嵌合型患者中，46，XY 的正常细胞所占比例大时，临床症状表现轻，可有生育力。

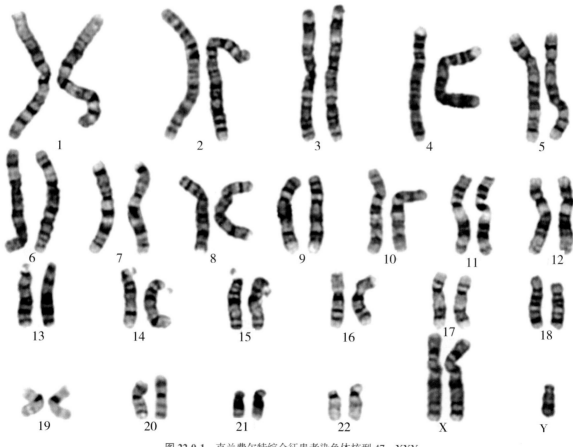

图 22-0-1 克兰费尔特综合征患者染色体核型 47，XXY

第一节　克兰费尔特综合征临床表现及组织病理特征

临床表现：儿童期无明显异常，各种症状均在青春期之后逐渐显现。青春期后表现为身材瘦长、体力较差、第二性征发育不良，呈去势体征：有阴茎发育不良、睾丸小、隐睾，生精小管萎缩并呈玻璃样形变、排列不规则，多间质细胞和支持细胞，不能产生精子，因此不育。患者体征呈女性化倾向，大部分人无喉结、无胡须、体毛稀少，阴毛呈女性分布、稀少或无毛，皮下脂肪丰富，皮肤细嫩，约 25% 的个体发育出女性乳房，其性情和体态趋向于女性特点。此外还可能有头围小、指距宽、耳畸形、骨骼异常、先天性心脏病等畸形；部分患者有轻度到中度智力障碍，表现为语言能力低下。一些患者有精神分裂症倾向，在男性神经发育异常患者中，本病的发生率为 1/100，远高于一般人群的发病率。

病理组织学：睾丸萎缩，生精小管玻璃样变、间质细胞增生（图 22-1-1 ～图 22-1-2）。但有时生精小管内可以有少量精子，在射出的精液中偶尔也可以看到精子。对于这类男性不育患者，过去认为属于绝对不育，无治疗价值；但由于有时生精小管内可以发现少数的精子，而且在罕见的情况下，精液中也可以看到少数精子。

克兰费尔特综合征患者在婴儿期生殖细胞数量显著下降，睾丸组织病理学在青春期前已开始出现改变，具体改变见表 22-1-1。有学者研究了青春期克兰费尔特综合征患者与对照组男性的睾丸组织的整体完整性（图 22-1-3），图 A：12.3 岁青春期男孩睾丸中，在一些小管精子发生已经启动至精母细胞阶段；图 B：13.3 岁克兰费尔特综合征患者睾丸中，大多数生精小管有正常结构；图 C：15.3 岁克兰费尔特综合征患者睾丸中，显示变性和玻璃样变生精小管；图 D：15.3 岁克兰费尔特综合征患者睾丸中，显示大量纤维化和玻璃样变生精小管，未检出正常或退化生精小管。通过黑素瘤（MAGE-A4）免疫染色，进行精原细胞的检测（图 E ～图 H）。图 E：12.3 岁的正常男性睾丸中，多数生精小管能检测到精原细胞；图 F：13.3 岁克兰费尔特综合征患者睾丸中，显示有部分生精小管能检出正常精原细胞；图 G：15.3 岁克兰费尔特综合征患者睾丸中，显示在退化的生精小管中

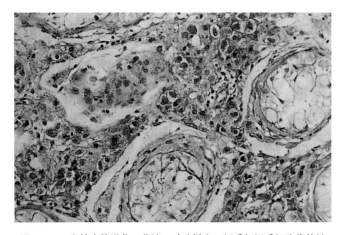

图 21-1-1　生精小管退化、萎缩、玻璃样变，间质与间质细胞代偿性增生突出、明显，生精小管内部空化，仅有少量支持细胞残体（×40）

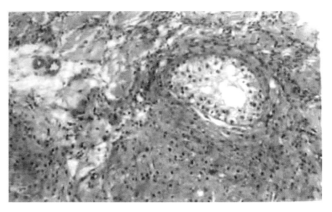

图 21-1-2　生精小管基膜增厚、透明化，间质增生，间质细胞代偿性增生明显（×40）

表 22-1-1　克兰费尔特综合征各时期睾丸病理变化

时期	病理变化
婴儿期	生殖细胞数量显著下降，但是睾丸生精小管及间质结构正常
青春期前	精原细胞减少，支持细胞正常，间质细胞变性
青春期	生精小管变性玻璃样变，生殖细胞衰竭至逐渐消失，支持细胞变性，间质细胞增生
成年男性	生精小管萎缩严重纤维化及玻璃样变，几乎没有生殖细胞及精子，支持细胞小而幼稚，间质细胞严重增生

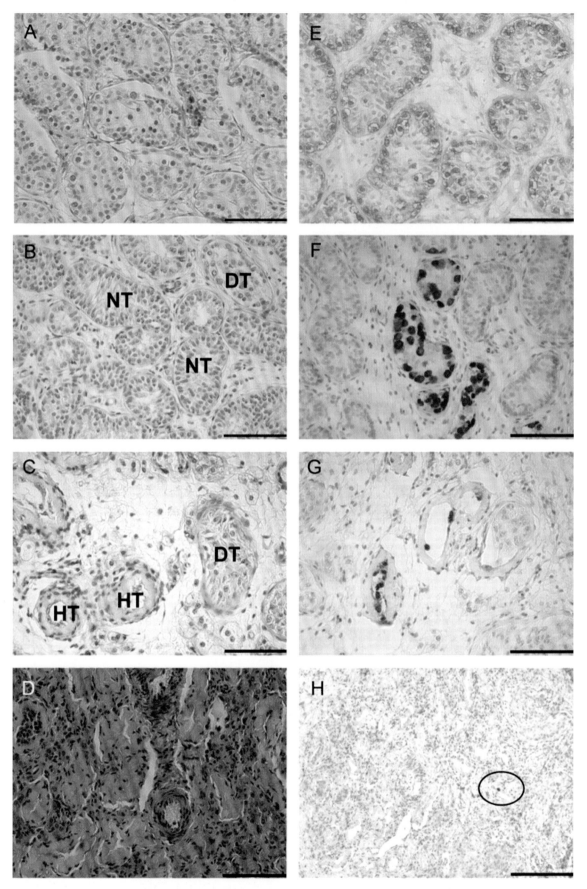

图 22-1-3　青春期克兰费尔特综合征患者与对照组男性的睾丸组织的整体完整性（放大倍率：×200。标尺：100 mm。NT，正常生精小管；DT，蜕化的生精小管；HT，玻璃样变生精小管）（Van Saen，et al.，2012）

有部分精原细胞；图 H：15.3 岁克兰费尔特综合征患者睾丸中，显示在玻璃样变组织中有 1 个精原细胞。

克兰费尔特综合征患者睾丸组织病理学特点可归纳为：①精子发生进行性衰竭状态；②开始是生精细胞逐渐消失，支持细胞萎缩；③而后是基膜增厚；④最后是生精细胞和支持细胞均缺乏；⑤生精小管管腔增厚、缩小、透明、变性；⑥肌样细胞膨胀、透明、变性；⑦仅有收缩功能的基膜消失，失去收缩功能；⑧最后生精小管变为收缩的胶原索（collagenic cord）。睾丸在开始时的改变并不均等地影响所有的生精小管，同一活检切片中生精小管呈现不同程度的改变，最后逐渐发展导致整体睾丸硬化。间质细胞数目明显增加，常为代偿性增生表现。

第二节　克兰费尔特综合征精液生精细胞学分析（典型病例）

一、病例 1

患者，男，29 岁，身高：167 cm。职业：厨师。籍贯：广东。2006 年 3 月 9 日初诊。2006 年 3 月 11 日复诊。主诉：自近一年来勃起功能不佳，勃起角度约 90°。体征：皮肤光滑、细嫩、嗓音女性化、无喉结，无胡须、阴毛，外阴幼稚型。睾丸体积大小：左 4 ml、右 6 ml，曾行包皮环切术（图 22-2-1）。

精液检查所见：

第一次精液检查结果

2006 年 3 月 9 日禁欲 7 天，首次自慰取精。精液分析：精液量为 0.2 ml，乳白色、透明、有气泡、具豆香味，pH 8.5。镜检：无精子，有大量圆形细胞。

精液推片瑞-吉氏染色油镜下观察：无精子，有细胞，细胞破碎明显；细胞体积大，大部分破碎，难于鉴别，考虑到可能是在推片过程中，除造成细胞核破碎、突出细胞质外，细胞质也完全破碎。要求患者复查精液，进一步确定。

第二次精液检查结果

2006 年 3 月 11 日复诊，自慰取精后进行精液分析：外观性状及 pH 同上次，精液量为 0.4 ml。本次改变推片方法，采取涂抹（印片）精液方法制片，获得完整、无破损的精液细胞。精液细胞情况报告如下：

1. 细胞学分析　瑞-吉染色油镜观察 100 个细胞，计算结果：前列腺上皮细胞：74%；精原细胞：4%；初级精母细胞：16%；次级精母细胞：2%；精子细胞：4%。其中，以前列腺上皮细胞存在显著。前列腺上皮细胞，体积较大，圆形或椭圆形，细胞膜平滑，细胞质较均匀，可见空泡。细胞核圆形、较小、致密、浓染、深蓝色、可见核纤维，核直径 14.9 ～ 29.0 μm（图 22-2-2）。

2. 精液立即印片的生精细胞凋亡特征　精原细胞的细胞质呈紫红色，核较小、致密、多为圆形；精母细胞质体积比正常少，可见核浓染、固缩、边聚、出芽、破碎和凋亡小体等凋亡细胞形态学特征。有前列腺上皮细胞，核小、圆形，细胞质松散（图 22-2-3）。

3. 精液放置 3 小时后印片的生精细胞特征　生精细胞发生凋亡更为明显。可见精原细胞体积缩小、核固缩、浓染。精母细胞核固缩、边聚、凸出、分裂等凋亡特征以及次级精母细胞核＞细胞质，显示了延时细胞继续发生凋亡的特征（图 22-2-4）。

4. 精液放置 4 小时后印片的生精细胞特征　细胞呈紫红色，生精细胞凋亡显著；精母细胞核固

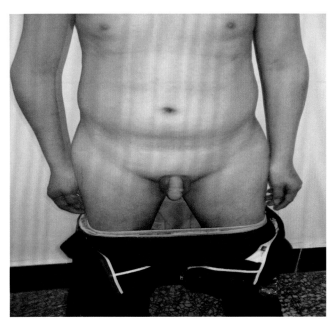

图 22-2-1　克兰费尔特综合征患者

缩、边聚、凸出，核纤维紊乱、呈多形态凋亡。精母细胞分类：核固缩占 39%，边聚、出芽占 61%；可见裸核。精原细胞核固缩、边聚、凸出细胞质外（图 22-2-5），说明精液排出体外以后，生精细胞仍然具有活力，可以继续延时性凋亡，以至死亡。

以上说明，立即涂片和放置 3 小时后印片与放置 4 小时后印片，生精细胞发生凋亡显然不同，说明生精细胞在离体以后，继续发生凋亡。这提示在日常工作中，检查精液生精细胞时要注意时间，延时制片可造成体外生精细胞凋亡。

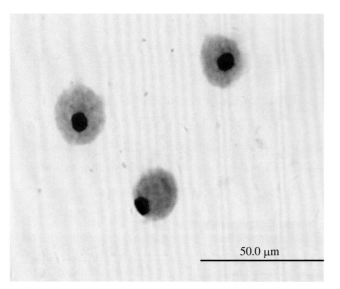

图 22-2-2　精液立即印片中的前列腺上皮细胞（立即瑞 - 吉染色）

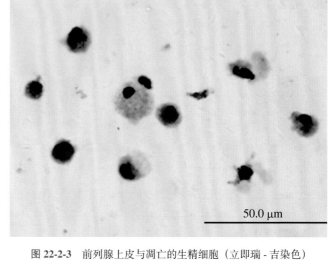

图 22-2-3　前列腺上皮与凋亡的生精细胞（立即瑞 - 吉染色）

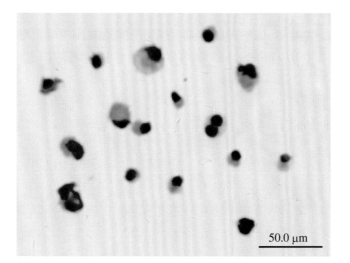

图 22-2-4　放置 3 小时后印片，生精细胞离体以后继续发生凋亡（瑞 - 吉染色）

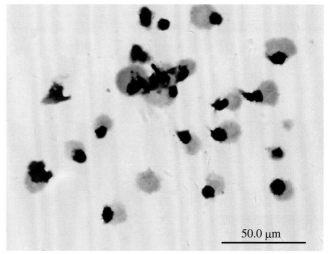

图 22-2-5　放置 4 小时后印片，生精细胞继续凋亡，核突出明显（瑞 - 吉染色）

二、病例 2

患者陈某，男，26 岁，湖北人，结婚 3 年半不育。曾服中药治疗。妻体检与输卵管通液均正常。患者儿时曾进行疝气手术。体检：睾丸硬度增强，左睾 5 ml，右睾 8 ml。1998 年，发现患日本血吸虫病，曾 3 次用血防 846 进行抗血吸虫治疗。1990 年，体检发现早期肝硬化。1990 年 11 月 12 日，进行精液分析，涂片、离心沉淀染色镜检：偶见精子和巨大细胞，但吞噬力增强和活跃。印象：小睾丸症，睾丸生精细胞障碍，少精子症。

其细胞形态的特点是：初级精母细胞巨大，出现凋亡，巨噬细胞吞噬活跃，可大量吞噬精子和颗粒（图 22-2-6 ～图 22-2-15）。

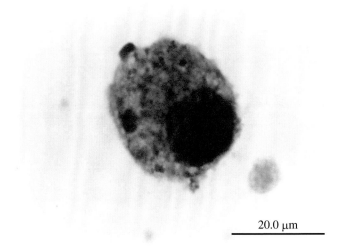

图 22-2-6　生精细胞出现凋亡

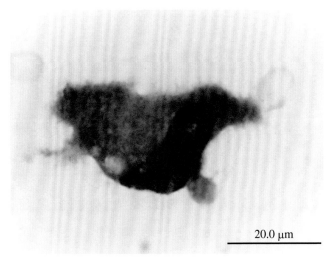

图 22-2-7　生精细胞出现凋亡（凋亡小体）

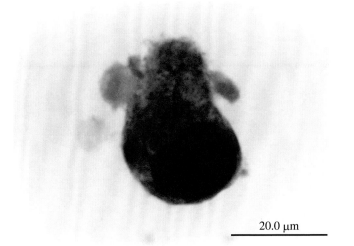

图 22-2-8　生精细胞凋亡（畸变）

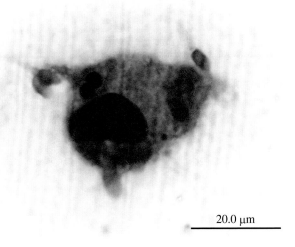

图 22-2-9　生精细胞凋亡（畸变）

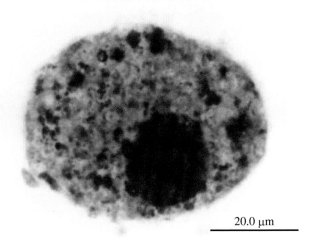

图 22-2-10　巨大吞噬细胞吞噬活化（吞噬活跃）

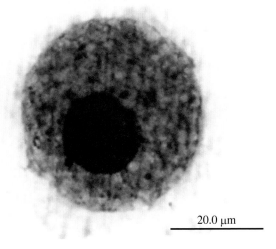

图 22-2-11　巨大吞噬细胞吞噬活化（吞噬活跃）

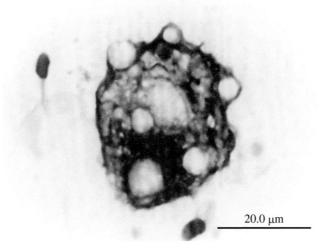

图 22-2-12 巨噬细胞吞噬活跃

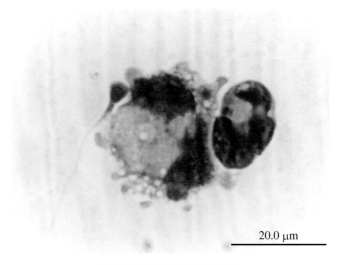

图 22-2-13 巨噬细胞吞噬精子

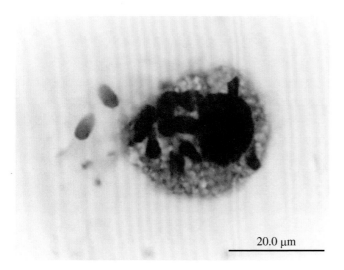

图 22-2-14 巨噬细胞吞噬精子

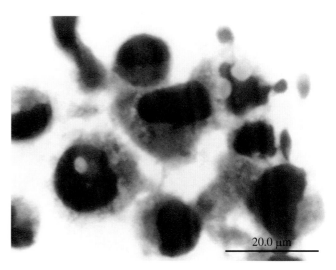

图 22-2-15 大量巨噬细胞出现

我们可以通过精液的检查和分析，注意间质细胞的脱落状态，以及生精细胞脱落和精子排出的情况，对睾丸的病理性损伤进行判断，为临床提供诊断与治疗的可行性和可能性的参考，免除睾丸活检带来的恐惧与不安。精液中生精细胞检查就简单、易行，更不会造成睾丸的破坏性损伤。

第三节　克兰费尔特综合征睾丸取精术

传统认为克兰费尔特综合征患者无生育能力，但随辅助生殖技术的发展，克兰费尔特综合征患者可通过睾丸取精术（testicular sperm extraction，TESE）和卵质内单精子注射（intracytoplasmic sperm injection，ICSI）来获得自己的后代。

目前，对克兰费尔特综合征患者生育问题的处理多数仍停留在供精、人工授精的时代，而显微镜下睾丸切开取精术结合 ICSI 治疗则可为克兰费尔特综合征患者带来福音。对部分克兰费尔特综合征患者行睾丸切开取精术，可能获得精子，应用获得的精子可行 ICSI。例如，行睾丸切开取精术的克兰费尔特综合征患者，睾丸明显小，附睾可发育良好，输精管存在（图 22-3-1）。沿睾丸赤道面切开，白膜下组织完全纤维化，未见明显管状结构；使用 20 倍手术显微镜放大，寻找到少量管状组织，取出该组织在放大 200 倍的倒置显微镜下检查有无精子；继续向深层切开，过程中不断取出管状组织，均未见精子。向深层切开约 5 mm 时，纤维化组织减少，满视野均为生精小管，取增粗的生精小管，在显微镜下发现少量精子，不活动，部分精子形态基本正常，手术成功。在培养液中 37℃ 条件下培养 24 小时后可见活动精子（图 22-3-2 ～图 22-3-5）。

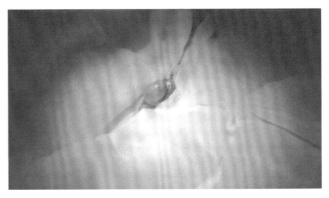

图 22-3-1　克兰费尔特综合征患者的睾丸（赵连明，等；2012）

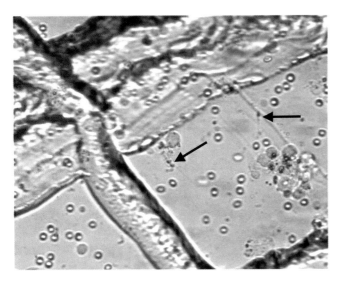

图 22-3-2

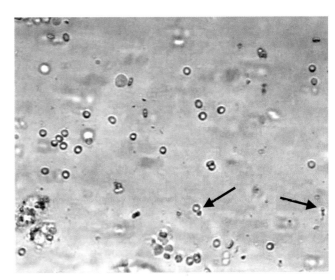

图 22-3-3

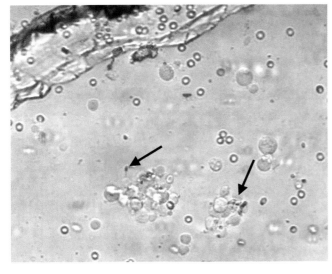

图 22-3-4

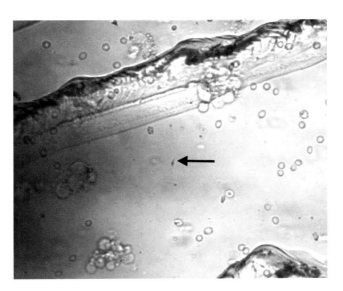

图 22-3-5

图 22-3-2 ～图 22-3-5　克兰费尔特综合征患者显微取精后，在显微镜下可找到精子（赵连明，等；2012）

克兰费尔特综合征患者 TESE 成功率约为 42%，Micro-TESE 成功率为 57%，平均成功率可达 50%。有研究表明，将通过 TESE 取出的睾丸精子进行荧光原位杂交（fluorescence in situ hybridization，FISH）检测，发现约 90% 的精子为性染色体正常（23，X 或 23，Y），但这一数据远高于核型正常人群。而且睾丸生精障碍是由于 XXY 的生精细胞无法完成减数分裂，触发生精细胞凋亡。对于取精成功的克兰费尔特综合征患者，其精子内遗传物质较正常男性异常率增加，因此生育染色体异常的后代的风险也增加了，应进行产前诊断。

到目前为止，非嵌合型克氏综合征患者通过 TESE-ICSI 技术已获得超过 100 个健康的孩子。

（曹兴午　刘睿智　周　强　李兰群）

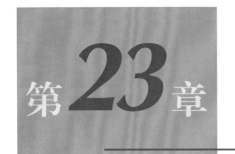

第23章 唯支持细胞综合征睾丸活检病理分型观察

唯支持细胞综合征（sertoli cell only syndrome，SCOS），又称纯睾丸支持细胞综合征，是以睾丸内生精小管没有生精细胞，仅有支持细胞为主要病理改变的临床综合征。这是一种严重的生精障碍疾病，可使患者完全丧失生育能力。本病临床较常见，在男性不育症中占 2.7% ~ 3.4%，而在无精子症患者中，约占 17%。可分为两种类型：①原发性（先天性），②继发性（后天性、进展性或过渡性）。

第一节 原始生殖细胞的发生、迁移以及性别决定

受精后第 19 ~ 21 天，位于卵黄囊后壁近尿囊处出现来源于内胚层的、大而圆的、并能够游走的原始生殖细胞（primordial germ cell，PGC）。通过比较小鼠 PGC 和其邻近的、具有相同祖先的体细胞发现，决定 PGC 形成的蛋白为 Fragilis。Fragilis 是跨膜蛋白家族的一个新成员，表达 Fragilis 最多的一组细胞分化成为 PGC。而 Fragilis 是基因 Stella 的产物。PGC 与同一胚层的其他细胞截然不同，它们（包括细胞质和细胞核）比间质细胞大。在胚胎卷折过程中，卵黄囊的背侧部分并入胚体，成为原始消化管。从第 25 天开始，PGC 沿背侧肠系膜向生殖腺嵴迁移（图 23-1-1）；至第 6 周，PGC 进入初级性索。PGC 的定向迁移与生殖腺嵴的吸引力、迁移路径周围细胞的细胞外基质 [如纤连蛋白（fibronectin）和细胞生长因子（如 steel 因子、TGFb₁ 等）] 的合成在时间 - 空间上密切相关。近年来，在斑马鱼（zebra fish）上发现了指导 PGC 的定向迁移关键因子。例如，沿着 PGC 迁移线路表达的基质细胞衍化因子 -1α（stromal cell derived factor 1α，SDF-1α）及其受体 CXCR4b，后者表达于 PGC 以及 PGC 的迁移线路，是一个与 G 蛋白偶联的七次跨膜蛋白。抑制 SDF-1α 或 CXCR4b（如 knock down）或者使 SDF-1α 过表达，都将导致 PGC 迁移的严重异常。在迁移过程中，PGC 不断进行有丝分裂而大量增殖，如果没有到达生殖腺嵴，则可分化为其最终到达的那个胚层的细胞，或者退化消失。在男性，若未分化性腺未得到 PGC，会导致一种先天性畸形，称唯支持细胞综合征：患者睾丸生精小管上皮仅有支持细胞而没有生殖细胞。将来必将导致无精症和不育。PGC 细胞质呈嗜碱性，富含碱性磷酸酶和糖原，对甲苯胺蓝具有亲和力。电镜下，PGC 细胞质内含有大量核糖体，内质网较少，线粒体较大。PGC 也是一种胚胎性干细胞。

性别决定（sex determination）的关键是受精时是 X 精子或是 Y 精子与卵子结合，未分化性腺的分化发育是由性染色体复合物（XX 或 XY）决定的。在第 7 周之前，男女两性胚胎的未分化性腺在外观上是无差别的（图 23-1-1）。男性遗传表现型的发育需要 Y 染色体，Y 染色体的短臂是性别决定的关键部位。现已证明，睾丸决定因子（testis determination factor，TDF）的 SRY 基因位于 Y 染色体短臂上的性决定区（sex-determining region），SRY 基因仅在睾丸中表达。两条 X 染色体是女性遗传表现型发育所必需的。在 TDF 作为器官形成因子（organizing factor）的作用下，初级性索分化成为生精小管（图 23-1-2）。缺少 Y 染色体（例如 XX 性染色体）的未分化性腺则分化为卵巢。因此，受精时形成的性染色体复合物

决定未分化性腺的分化方向，而性腺类型（睾丸或卵巢）又进一步决定生殖管道以及外生殖器的性别分化。胚胎时期睾丸产生的雄激素（睾酮）决定男性性征分化，而胚胎早期女性的性征分化则不依赖激素，在没有卵巢形成的情况下也可发生女性性征分化。

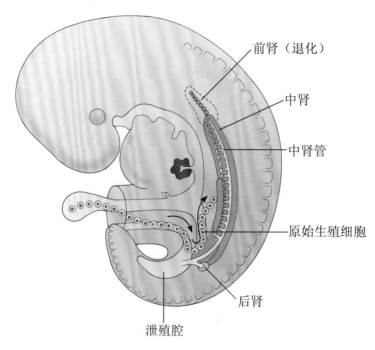

图 23-1-1　原始生殖细胞的迁移

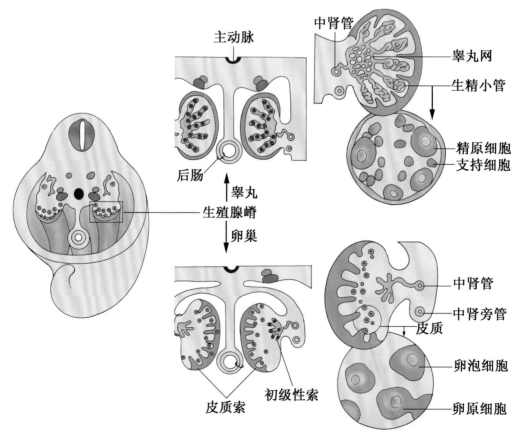

图 23-1-2　性别决定模式图

第二节　典型病例与睾丸活检组织观察

　　染色体异常的病例介绍：男，27 岁，染色体为 XX / XY，睾丸活检病理组织观察。一个病理睾丸活检中，可呈现多种多样的生精小管及组织变化，归纳生精小管病理特点（图 23-2-1 ～ 图 23-2-8）：①生精上皮萎缩，生精小管空化；②生精小管中仅有支持细胞；③生精阻滞；④间质水肿，睾丸间质细胞增生；⑤生精小管界膜增厚；⑥淋巴细胞浸润；⑦生精小管匀质化；⑧界膜碎片脱落。说明病理变化不是均一性、一致性地发展，而是有快有慢，发展不同阶段与时间密切相关；即使是原发性的，其发展变化依然与继发性一样。

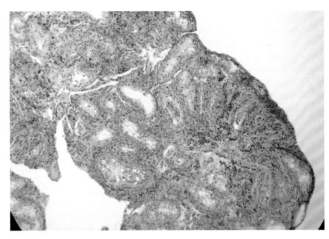

图 23-2-1　原发性唯支持细胞综合征，生精小管多样变化（×10）（沈玉雷提供）

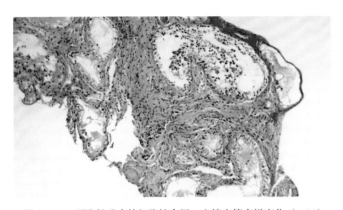

图 23-2-2　原发性唯支持细胞综合征，生精小管多样变化（×20）（沈玉雷提供）

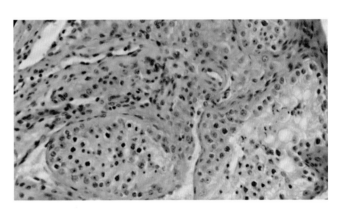

图 23-2-3　原发性唯支持细胞综合征，生精小管阻滞（×20）（沈玉雷提供）

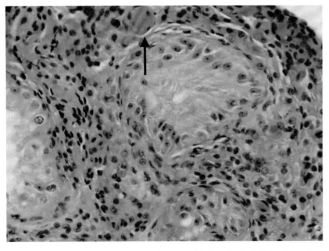

图 23-2-4　原发性唯支持细胞综合征，生精小管仅有支持细胞，可见微血管淤血（▲）（×20）淋巴细胞浸润（沈玉雷提供）

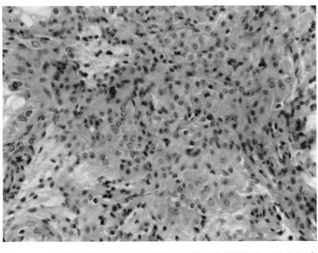

图 23-2-5　原发性唯支持细胞综合征，生精小管高度退化，形成匀质状态（×20）（沈玉雷提供）

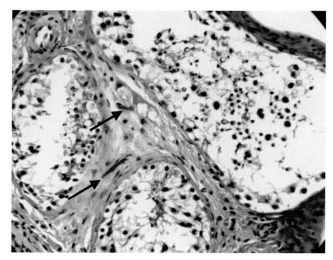

图 23-2-6 原发性唯支持细胞综合征，生精小管高度退化，界膜增厚，间质水肿、退化，可见退化的界膜碎片（▲），生精细胞脱落管腔（×40）（沈玉雷提供）

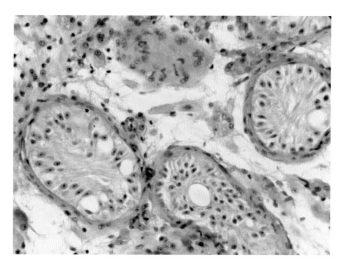

图 23-2-7 原发性唯支持细胞综合征，支持细胞珊状排列，生精小管高度退化，界膜明显增厚，间质水肿、退化、呈匀质化实体，生精细胞完全空化，可见退化的界膜碎片（×40）（沈玉雷提供）

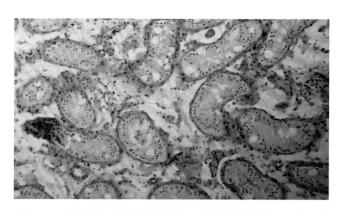

图 23-2-8 原发性唯支持细胞综合征，支持细胞珊状排列，生精小管高度退化，界膜明显增厚，间质水肿、退化、呈匀质化实体，可见间质淤血斑块，生精细胞完全空化，可见退化的界膜碎片（×40）（沈玉雷提供）

第三节 唯支持细胞综合征睾丸病理分型

一、后天性（继发性）唯支持细胞综合征

由于受多种环境有害因素的影响，经一时间段后，导致生精小管支持细胞发生部分（局部）病变，可因时间段不同与受损程度不同，病变的程度也会不同。组织学可见少数为正常的生精小管，管腔内可见各级生精细胞；如看到生精细胞减少和只有少数精原细胞，说明睾丸受损伤。如睾丸活检可见生精阻滞在精母细胞阶段或是精子细胞阶段，进一步逐渐发展，界膜增厚，以致生精小管萎缩，终极是不可逆的唯支持细胞综合征的结局。下面就睾丸病理分型进行介绍。

二、生精小管病理组织分型

（一）生精阻滞型（精母细胞阶段）

界膜未见明显变化，精原细胞仍然存在，生精阻滞发生在精母细胞阶段和精子细胞阶段（图 23-3-1 ～图 23-3-6）。

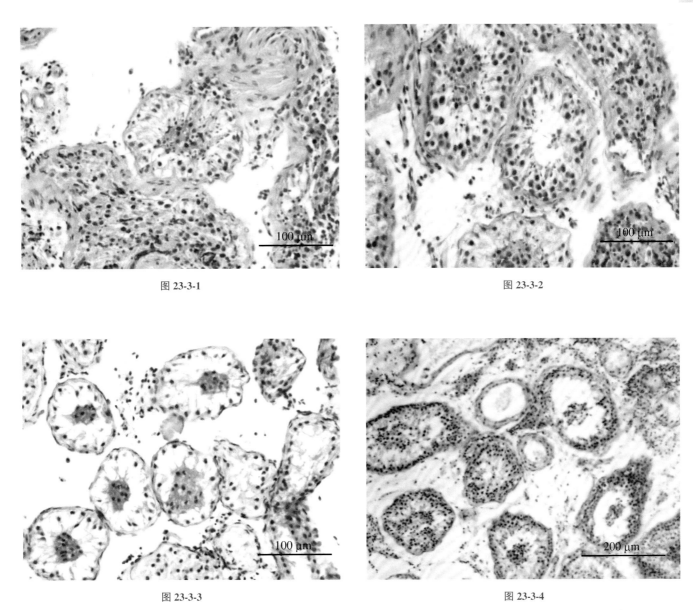

图 23-3-1

图 23-3-2

图 23-3-3

图 23-3-4

图 23-3-3 ～图 23-3-4　生精阻滞在精母细胞

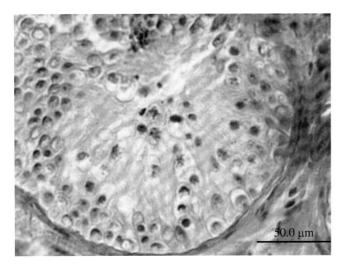

图 23-3-5　生精阻滞在精母细胞阶段，不再继续发育

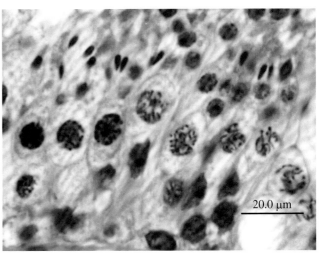

图 23-3-6　生精阻滞在精子细胞阶段

（二）生精阻滞淤血型

间质水肿，形成淤血，间质细胞漂浮其中，微血管硬化，形成管影、坏死（图 23-3-7 ～图 23-3-8）。

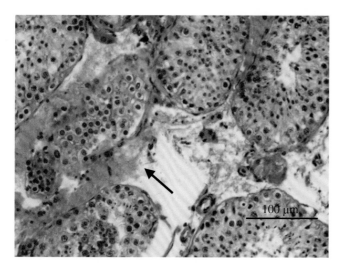

图 23-3-7

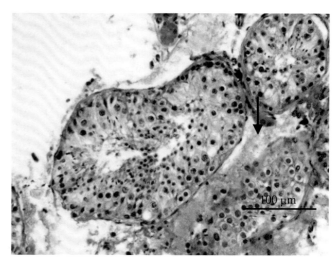

图 23-3-8

图 23-3-7 ～图 23-3-8　生精阻滞在精母细胞，间质水肿，淤血形成瘢痕（▲）

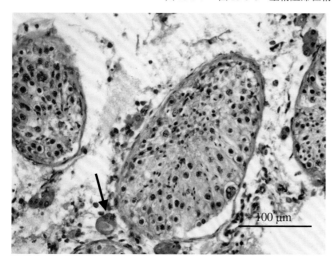

图 23-3-9　生精阻滞在精母细胞，微血管淤血，硬化的管影（▲）

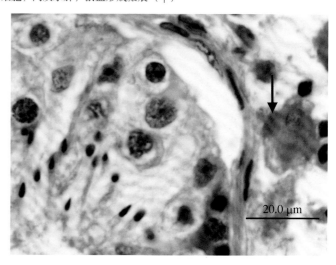

图 23-3-10　生精阻滞精子细胞，间质中微血管淤血管影（▲）

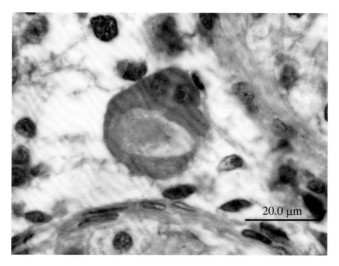

图 23-3-11　间质中见微血管淤血、硬化，形成管影

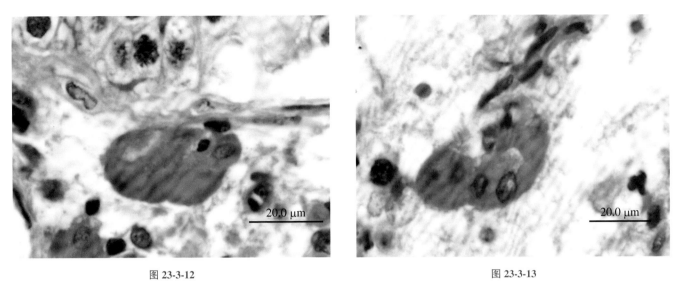

图 23-3-12　　　　　　　　　　　　　　　　　　　　图 23-3-13

图 23-3-12 ～图 23-3-13　间质水肿，微血管淤血、坏死

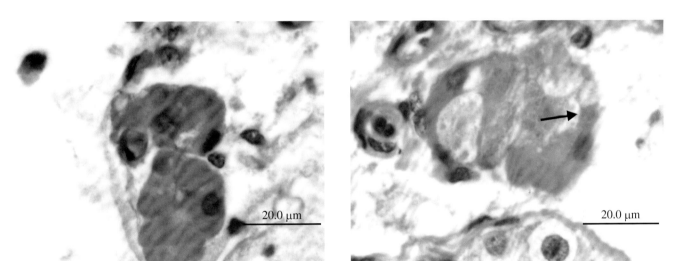

图 23-3-14　　　　　　　　　　　　　　　　　　　　图 23-3-15

图 23-3-14 ～图 23-3-15　生精小管中淤血，可见含铁血黄素的痕迹（▲）

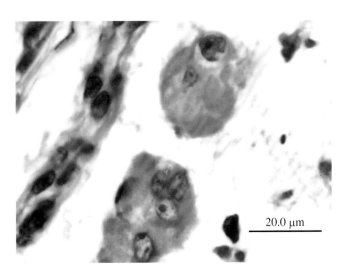

图 23-3-16　间质病变、淤血

（三）界膜增厚型

界膜正常状态应该非常薄。一旦睾丸损伤，界膜可以随着时间延长而逐渐增厚，这是一个生理病理变化的过程（图 23-3-17 ～图 23-3-32）。

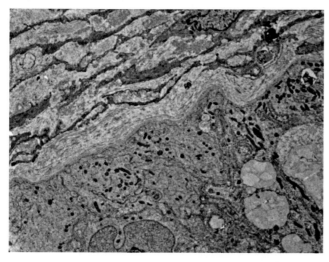

图 23-3-17　透射电镜界膜增厚型生精小管，可见生精小管界胶原纤维组织增生，肌样细胞畸变，支持细胞增生细胞质中的内质网丰富，线粒体嵴消失伴发空泡样变并出现较多自噬体

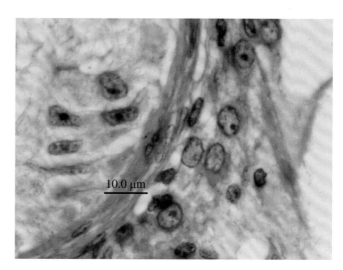

图 23-3-18　基膜增厚型（内膜增厚型），间质细胞畸变

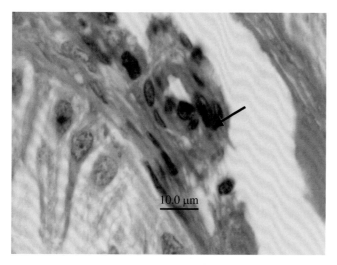

图 23-3-19　界膜增厚型（外膜增厚型）（微血管管影）（↑）

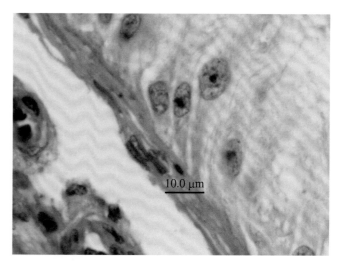

图 23-3-20　界膜增厚，生殖细胞消失，支持细胞增生

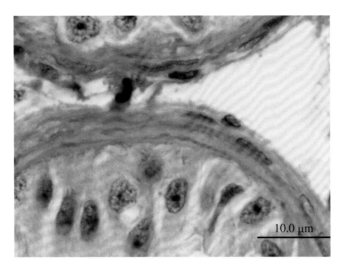

图 23-3-21　界膜增厚，支持细胞增生，生殖细胞消失

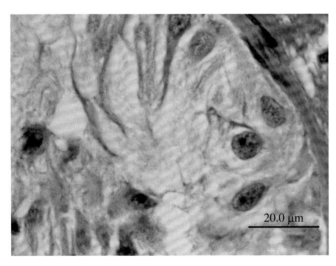

图 23-3-22

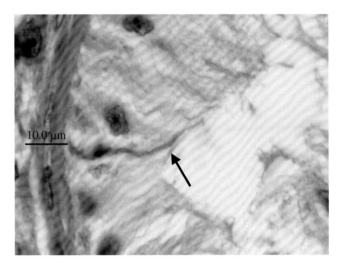

图 23-3-23

图 23-3-22 ～图 23-3-23　界膜增厚，生殖细胞消失，支持细胞增生，可见紧密连接（▲）

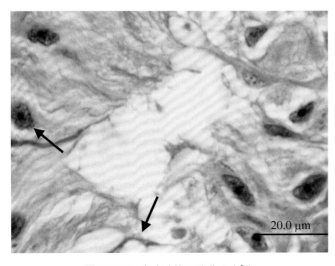

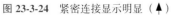

图 23-3-24　紧密连接显示明显（▲）

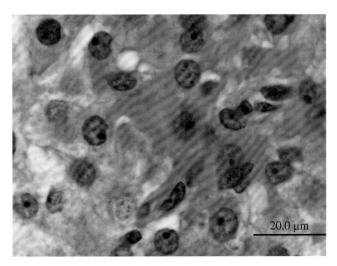

图 23-3-25　间质水肿，间质细胞退化

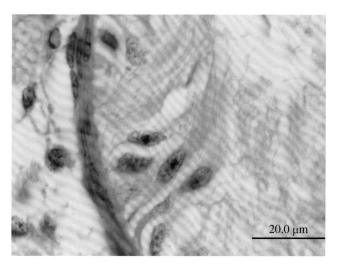

图 23-3-26

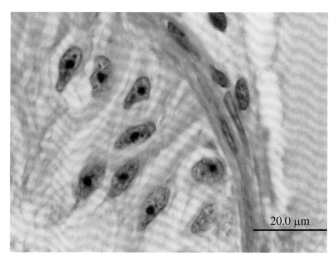

图 23-3-27

图 23-3-26 ~ 图 23-3-27　肌样细胞退化、畸变，精原细胞及生精细胞缺如，支持细胞增生

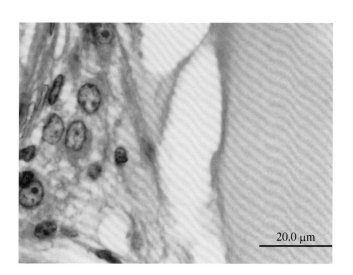

图 23-3-28

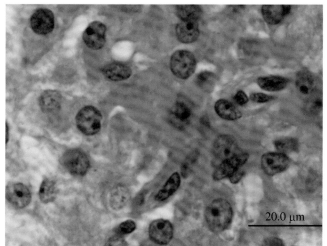

图 23-3-29

图 23-3-28 ~ 图 23-3-29　间质水肿，间质细胞畸变，大量渗出液（红色）

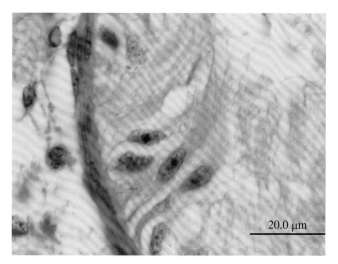

图 23-3-30

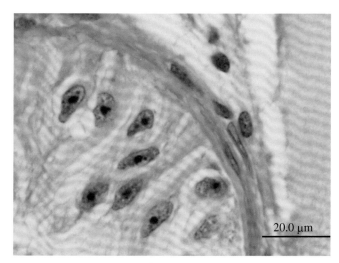

图 23-3-31

图 23-3-30 ~ 图 23-3-31　仅有支持细胞顽强生长，代偿性增生

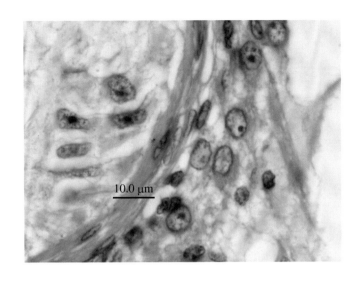

图 23-3-32　唯支持细胞综合征，间质水肿，间质细胞退化、畸变

（四）生精小管萎缩型

生精小管萎缩型的特点是管腔萎缩，支持细胞高度降低，但界膜无明显增厚（图 23-3-33 ～图 23-3-43）。

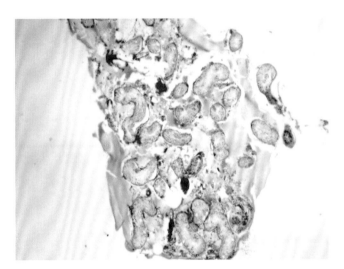

图 23-3-33　唯支持细胞综合征，生精小管萎缩、空化，间质水肿、淤血（×10）

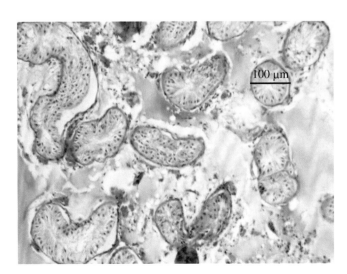

图 23-3-34

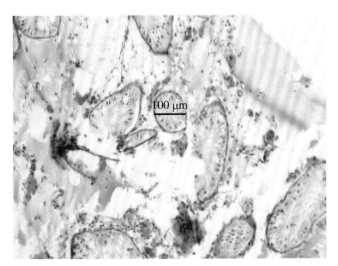

图 23-3-35

图 23-3-34 ～图 23-3-35　唯支持细胞综合征，生精小管萎缩（管腔直径 100 μm）、空化，间质水肿、淤血，界膜无明显增厚

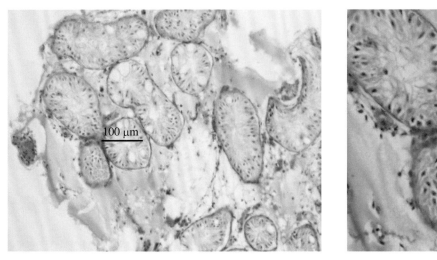

图 23-3-36

图 23-3-37

图 23-3-36 ~ 图 23-3-37　唯支持细胞综合征，生精小管萎缩（管腔直径 100μm）、空化，间质水肿、淤血，界膜无明显增厚

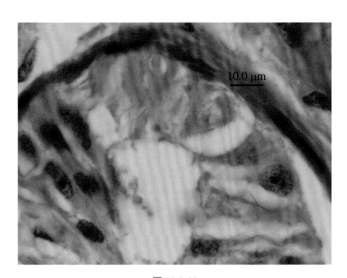

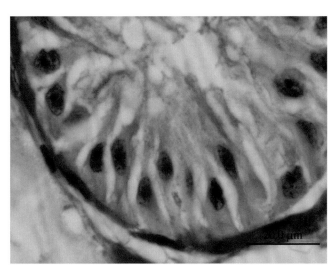

图 23-3-38

图 23-3-39

图 23-3-38 ~ 图 23-3-39　唯支持细胞综合征，支持细胞代偿性增生，维护睾丸仅有功能

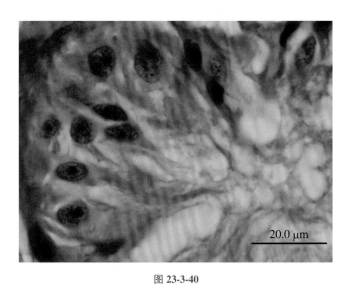

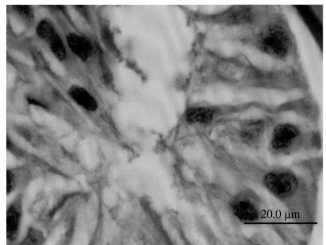

图 23-3-40

图 23-3-41

图 23-3-40 ~ 图 23-3-41　唯支持细胞综合征，支持细胞代偿性增生，维护睾丸仅有功能，称"功臣细胞"

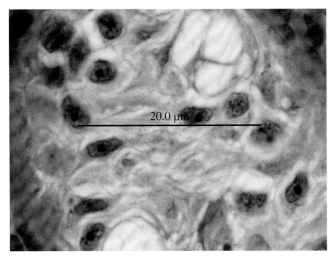

20.0 μm

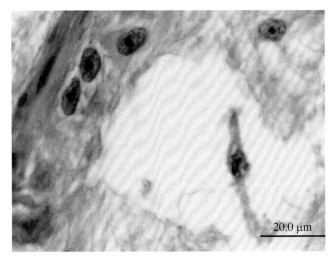

20.0 μm

图 23-3-42　　　　　　　　　　　　　　　　　图 23-3-43

图 23-3-42 ～图 23-3-43　唯支持细胞综合征，支持细胞高度萎缩，失去"支柱功能"，导致生精小管萎缩

第四节　继发性唯支持细胞综合征的发展规律分析

科学研究的继承很重要，继承是为了发扬，但发扬必须创新。对科学研究的惯性思维模式，必须深入分析，细微贯通、取其"利"，寻其"弊"，提倡逆向思维，这是开发智力的基础，是创新能力体现必不可少的思维模式，是科学研究和临床工作不可缺少的素质。科学探索是科学研究的必经之路。探索事物发展规律是科学研究的根本目的。现尝试探索继发性唯支持细胞综合征的发展规律。

一、从支持细胞功能（功臣细胞）看唯支持细胞综合征

生精上皮由支持细胞（Sertoli cell，SC）和 5 ～ 8 层同心圆排列的生精细胞构成，其中包括：1 个支持细胞上镶嵌 47 个生精细胞（共 5×47=235 个）生精细胞群，两组支持细胞网镶嵌 470 个不同发育阶段的生精细胞。支持细胞位于基膜向生精小管管腔延伸，伸出许多不规则的突起，侧面与腔面生精细胞发育成熟以致精子发生都镶嵌在上面，是生精上皮的支持结构。SC 特殊的细胞质结构成为了精子定向分化过程的基础。每 5 个 SC 连接形成一个细胞网，形成紧密连接的组织结构，生精细胞均镶嵌在 SC 的细胞质

上，吮吸营养、发育、繁殖、成熟和产生精子。

SC 与血睾屏障之间形成"开"与"关"的紧密连接，维持睾丸的免疫豁免功能。SC 占生精上皮容量的 35% ～ 40%。生精功能完整的睾丸内有（800 ～ 1 200）×10^6 个 SC，（约 0.5 亿个支持细胞）或 1 g 睾丸组织中含有 25×10^6 个支持细胞，说明支持细胞在睾丸中起到"支柱细胞""保姆细胞""功臣细胞"——顽强抵抗损伤的靶细胞。任何有害因素对睾丸功能障碍造成损伤，支持细胞则首当其冲进行维护，以至于坚守到鞠躬尽瘁的结局。

二、睾丸损伤的细胞学效应

从细胞生物有效计量学观点看，细胞损伤程度与时间、剂量与细胞体积密切相关。支持细胞是对有害因素耐受力最强的细胞，或者说是敏感性最低的细胞，尽管与其他细胞一样受到有害因素的损害，但仍然顽强恢复、适应，坚持至最后。而精母细胞则首当其冲受到损伤，生精阻滞现象发生，可能是睾丸生殖功能障碍的早期信号，所以唯支持细胞综合征最早出现的是生精阻滞型。造成生精功能不能继续发育，出现一系列病理性改变，导致不育症。

三、中期界膜增厚阶段

经睾丸活检可发现界膜增厚，说明睾丸功能损伤进一步恶化。刘雯对 147 例唯支持细胞综合征进行分析：其中界膜正常型、特发型无精子症 74 例（50.3%）；界膜透明变性（增厚）型 73 例（49.7%），包括单纯界膜透明变性 54 例（36.7%）、SCOS + 生精阻滞 7 例（4.8%）、界膜混合型 12 例（8.2%）。界膜混合型病变被认为可能是一种中间过渡型，在以后发展过程中可能会演变为严重不可逆的界膜透明变性损害。界膜透明变性在组织学镜下表现为界膜增厚并透明变性，透明样物位于生精上皮基膜与肌样细胞之间，严重者生精小管广泛透明变性、萎缩、管腔闭锁，呈现均质透明的"幻影"小管。电镜下，主要表现为界膜胶原纤维增生，支持细胞增生而细胞质内细胞器减少，细胞空泡变并出现自噬体，可能导致生精小管内外部物质出现交换障碍。61 例中包括 SCOS 与阻滞在精母细胞阶段或生精功能低下型混合的 7 例，表现为镜下以 SCOS 为主伴发其中一个或少数几个生精小管管腔中出现发育停滞的精母细胞甚至有极少数精子发生。正常情况下，肌样细胞收缩使生精小管维持一定的内压，以促使精子向附睾方向输送，因此即使在少数生精小管管腔中查见极少数精子，由于界膜透明变伴肌样细胞肿胀变性，精液检查仍表现为无精症，提示组织学上界膜透明变性会引起界膜增厚并导致生精小管内外部物质交换障碍，而支持细胞功能发生改变及肌样细胞的变性引起的界膜病变都有可能是导致生精障碍的发病机制。SCOS 的界膜病变是如何发生的目前尚无定论，但由于体外培养系统去除了界膜病变所造成的物质转运障碍，因此极少数 SCOS 患者从理论上讲有通过卵质内单精子注射（ICSI）实现生育后代的可能。但也有学者认为，以体外培养和使用激素来恢复生育是不可取的。所以，SCOS 的治疗目前尚有争议。

Eghbali 认为，生精小管界膜病变是 SCOS 患者睾丸组织学中一个常见病理现象，界膜是生精小管和间质进行物质交换的通道。当界膜发生纤维化及透明变性等病理变化时使生精小管和间质物质交换发生障碍，可能作为独立因素或伴随其他机制引起生精障碍。

四、生精阻滞在精母细胞阶段

间质水肿，微血管淤血，淤血形成瘢痕，可见含铁血黄素结晶的痕迹，以及微血管管影。这样的病理性改变，不能不看到睾丸渐进性损伤的发展趋势：睾丸微循环缺血加速了生精小管的损伤，促进了界膜增厚、透明化，导致睾丸血液运行更加不畅，形成了睾丸内微循环障碍，加速了睾丸病理性发展与延续。而临床上恰恰忽略了这一点，很多睾丸活检的病理报告缺乏相应的描述，而这可能是睾丸生精功能障碍的重要因素。

五、晚期睾丸生精小管萎缩型

生精小管的正常高度与睾丸大小密切相关。生精小管直径：精子发生功能完整，$> 180\ \mu m$；精子发生功能低下，$180\ \mu m$；精子功能阻滞，$< 180\ \mu m$；唯支持细胞综合征，$\leqslant 150\ \mu m$。

生精小管管径缩小是因为：支持细胞萎缩（幼稚化）和生精细胞大量脱落形成，进一步导致睾丸逐渐萎缩，体积缩小（支持细胞支柱功能降低）。生精细胞经脱落的高峰期，逐渐脱落、空化。支持细胞增生是一种正常现象，保持一定高度和幅度，是维持睾丸良好生殖功能的必然条件。

生精上皮高度：精子发生功能完整，$\geqslant 80\ \mu m$；精子发生功能减低，$< 80\ \mu m$；精子发生受阻，$\geqslant 60\ \mu m$；唯支持细胞综合征，$< 20\ \mu m$。

六、间质与间质细胞损伤阶段

人类睾丸间质占睾丸容积的 12% ~ 15%，其中间质细胞占 10% ~ 20%。人体 95% 的睾酮由间质细胞分泌，人类睾丸中含约 200×10^6 个间质细胞。从间质水肿、微血管淤血、淤血形成瘢痕，可见含铁血黄素结晶的痕迹，以及微血管管影等现象，可以看出在界膜增厚和透明化的过程中，间质与间质细胞受到不同程度的影响，特别是微循环损伤是首当其冲，引起了一系列变化，仍然顽强修复与坚守，直至最后。

七、肌样细胞损伤阶段

肌样细胞在界膜中 2 ~ 4 层，产生收缩蛋白，使细胞收缩、运动，将精子运送到附睾网。收缩能力受支持细胞调控。肌样细胞受雄激素受体与收缩基因调控，特别是其仅有的自分泌与旁分泌功能，在睾丸微循环的传导中，起到决定性作用。在界膜增厚与透明化的过程，必然引起肌样细胞功能受到损伤，形态随之改变，畸变发生，导致了睾丸生殖功能的一系列连锁反应。

第五节　唯支持细胞综合征病理变化和发病机制

唯支持细胞综合征（SCOS）是指患者呈正常男性发育，睾丸体积缩小，超声影像呈非均匀回声，精液检测为无精症，病理表现为生精小管内生精细胞缺如，仅有支持细胞的临床综合征，是属于睾丸性不育的一种组织学病理类型。Foresta 等认为 Y 染色体的缺失突变是 SCOS 的重要遗传学原因，目前其病因复杂，发病机制尚不清楚，且尚无有效的治疗方法。抑制素（inhibin）水平被认为是男性精子发生的血清标志物。转录因子 GATA 家族与精子发生密切相关，且与生殖相关激素相互调节密切，尤其是 GATA-4。

陈祥义等选取 70 例 SCOS 睾丸标本，通过光镜、电镜观察形态学改变，采用免疫组化方法分析其中 40 例石蜡标本中转录因子 GATA-4 及抑制素 -α（inhibin-α）的表达，并测定患者外周血激素水平，对 SCOS 机制进行了探讨。文中验证了睾丸生精功能障碍的靶区、靶细胞、靶点的"三靶学说"（见第 8 章，睾丸生精功能障碍的靶区、靶细胞和靶点），特录于此，共同学习。

一、睾丸生精功能障碍的靶区——睾丸生精小管界膜增厚

在 70 例 SCOS 睾丸标本中，超微结构改变最为明显的是界膜病变及支持细胞的细胞质内线粒体改变。界膜的病变表现为界膜增厚、厚薄不均，呈均质状或分层状，有的部位界膜呈球状和棒状突起，增厚的界膜透明变性，透明样物多位于生精上皮基膜与肌样细胞之间，可见肌样细胞位于肌膜下或埋于透明物质中，部分生精小管广泛透明变性、萎缩，甚至管腔闭锁，呈均质透明"幻影"小管。界膜结构和成分的异常破坏了支持细胞和正常生精细胞微环境，将导致睾丸生精功能障碍。陈祥义透射电镜（TEM）下观察结果为界膜增厚，胶原纤维组织增生；支持细胞的细胞质内质网较丰富，有轻微扩张，细胞质内部分线粒体嵴消失，甚至空泡变。支持细胞的细胞质内出现较多自噬体（图 23-5-1 ~ 图 23-5-4）。

Guillou 等在生精小管支持细胞培养中发现，支持细胞在不利环境中发生幼稚化，功能减退。Fredricsson 等报道，不育症患者生精小管内类固醇代谢失调，具有青春期前的代谢特征，而且与生精小管基膜厚度有关。这两位学者的研究结果表明界膜正常结构受损是支持细胞幼稚化的重要因素之一。幼稚化的支持细胞不能维持适宜的睾丸生精的微环境。

二、睾丸生精功能障碍的靶细胞——支持细胞、间质细胞和肌样细胞

睾丸生精小管界膜病变可能造成三个方面的后果：①界膜纤维化增厚和肌样细胞性状的改变，切断了支持细胞通过肌样细胞（自分泌与旁分泌）或界膜与间质细胞之间的相互调节，结果导致支持细胞和间质细胞功能紊乱，即界膜的病变破坏了睾丸内生精微环境的局部调节系统；②界膜的正常结构破坏使支持细胞和精原细胞失去赖以生存的依托；③界膜的正常结构破坏造成界膜通透性改变，使生精小管内的抗原容易暴露或漏出，包括支持细胞、精母细胞、精子细胞和精子的抗原成分，同时使正常状态下不能进入生精小管的物质得以自由通行，而营养物质的运输受阻。可以认为无论 SCOS 的病因为何，生精小管界膜纤维化，界膜增厚，致使间质细胞分泌的睾酮及某些小分子因子扩散入管内受阻，生精内环境改变，影响精子的发生，导致生精功能异常，可能是其发病病理环节之一。实际上是睾丸的血睾屏障遭到破坏，细胞发生病理变化，引起的一系列连锁反应的结果。

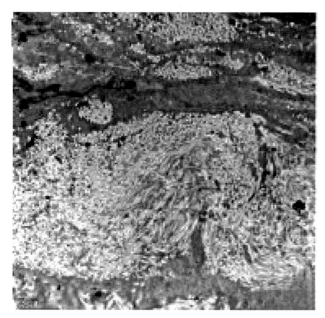

图 23-5-1　生精小管管壁明显增厚，胶原纤维显著增生（TEM，×6 000）

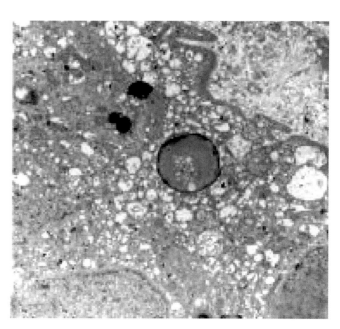

图 23-5-2　支持细胞的细胞质内质网较丰富，有轻微扩张，细胞质内部分线粒体嵴丢失，甚至空泡变（TEM，×10 000）

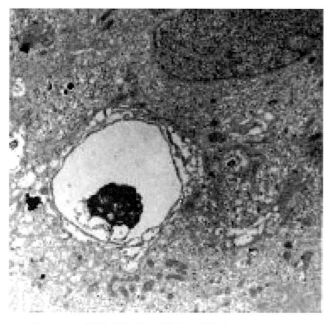

图 23-5-3　支持细胞胞内出现较多自噬体（TEM，×6 000）

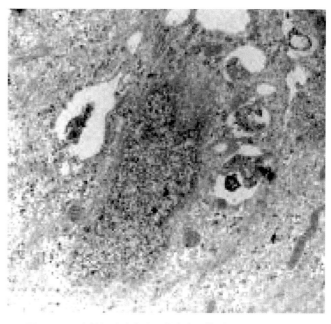

图 23-5-4　支持细胞胞内出现较多自噬体（TEM，×10 000）

三、睾丸生精功能障碍的靶点——线粒体的损伤与破坏

众所周知，线粒体是细胞的能量站，它在细胞内经常处于不断更新的动态发展的过程中，以此维持细胞的生长与代谢，是细胞损伤的敏感靶点。由于线粒体结构复杂及功能敏感，因此当细胞遭到内外因素干扰时，它出现的反应最早，变化最快，启动也最明显。支持细胞部分线粒体肿胀，线粒体嵴消失甚至出现呈空泡样改变，可见线粒体发生病理改变是生精功能障碍的其中环节。

第六节　唯支持细胞综合征患者相关激素的观察

对 SCOS 患者相关激素的观察目的是考量支持细胞与间质细胞的功能。陈祥义等将 70 名 SCOS 患者的生殖激素水平与 53 名正常成年男性相比较，统计结果显示，SCOS 患者血清中卵泡刺激素（FSH）浓度值较正常成年男性值升高，差异有统计学意义（$P < 0.01$）。研究表明 SCOS 的发生与血清抑制素水平显著相关。是由支持细胞合成的一种糖蛋白激素，它直接作用于垂体从而抑制 FSH 的分泌。在 SCOS 中，血清浓度明显降低。结合本实验中 SCOS 的组织样本超微结构显示支持细胞胞浆内部分线粒体嵴消失，甚至空泡变，内质网丰富，有轻微扩张，考虑支持细胞受损，相应的分泌减少，从而其对 FSH 的负反馈减弱，血清中 FSH 浓度升高，这与之前报道 SCOS 患者血清 FSH 值通常升高的结果相一致。说明 FSH 与支持细胞分泌抑制素相互调控、相互作用、相互制约。在临床上出现 FSH 升高的患者，一定考虑支持细胞的功能损伤，这对评估睾丸生殖功能有所帮助。另外，黄体生成素（LH）和睾酮（T）也可影响支持细胞的分化，LH 可与间质细胞（Leydig cell）上的 LH 受体（LHR）结合，刺激间质细胞产生 T，作用于支持细胞。T 可以与位于支持细胞的细胞质和细胞核的睾酮受体结合，刺激支持细胞分泌肌动蛋白结合蛋白等。结果显示 LH 和 T 无明显差异，表明间质细胞功能尚正常。

第七节　免疫组化研究观察结果

一、转录因子 GATA-4 免疫组化的观察

陈祥义等在研究转录因子 GATA-4 在正常对照组中的，正常睾丸的支持细胞及间质细胞均呈阳性（图 23-7-1）；而在 40 例 SCOS 睾丸标本中，转录因子 GATA-4 在支持细胞中均呈阴性表达（图 23-7-2），在部分间质细胞中呈弱表达，提示 GATA-4 在支持细胞中的表达缺失可能与 SCOS 的发生有关，用于标记支持细胞功能减弱的潜力，可以作为临床观察 SCOS 的指标。

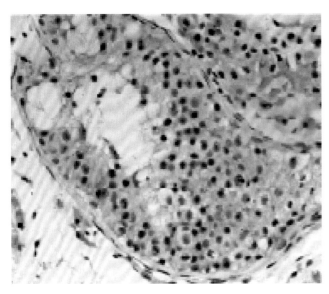

图 23-7-1　转录因子 GATA-4 在正常睾丸的支持细胞及间质细胞均呈阳性（棕色）

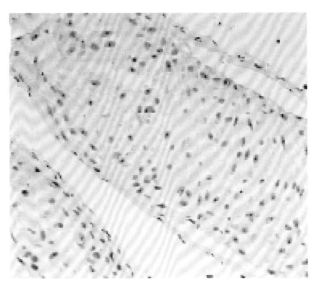

图 23-7-2　转录因子 GATA-4 在 SCOS 睾丸的支持细胞中呈阴性（无色）

二、抑制素 -α 免疫组化的观察

对睾丸活检组织进行抑制素免疫组化，抑制素 -α（Inhibin-α）在正常睾丸的支持细胞及间质细胞均呈阳性，而在 SCOS 睾丸的支持细胞中呈阳性，与正常睾丸比较无明显改变（图 23-7-3 ～图 23-7-4）。而研究表明 SCOS 患者血清抑制素浓度降低，表明支持细胞功能虽受损，但仍残留分泌抑制素的能力，说明支持细胞在顽强地坚守，形成唯支持细胞综合征最终结局。

GATA-4 及抑制素 -α 在间质细胞中均有不同强度的表达，结合患者 LH、T 的血清水平与正常成年男性的比较无明显差异，表明间质细胞的功能尚且正常。研究表明 GATA-4 通过调节支持细胞及间质细胞来促进精子的成熟，还可直接作用于生精细胞来促进精子的形成。GATA-4 在性激素正常分泌与表达过程中起着重要的介导和调节作用。GATA-4 对促性腺素释放激素（GnRH）的特异性表达起着重要的调节作用，GATA 因子的大量结合将会诱导 GnRH 的大量分泌，这将直接影响 FSH 和 LH 等激素的分泌。GATA-4 的分泌量也依赖于 FSH 的调控。

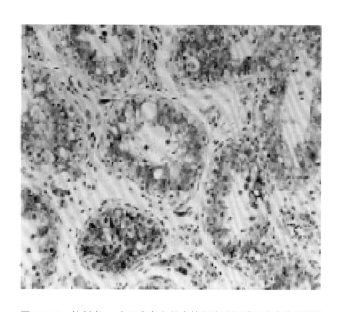

图 23-7-3　抑制素 -α 在正常睾丸的支持细胞及间质细胞中均呈阴性

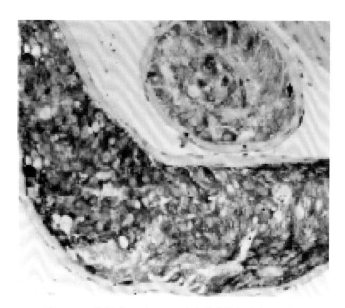

图 23-7-4　抑制素 -α 在 SCOS 睾丸的支持细胞中呈阳性

第八节　界膜厚度的考量指标与"巡逻兵细胞"

一、考量界膜增厚的指标（法定单位）

采用生殖激素水平，是衡量睾丸生殖功能的损伤的敏感指标，但是必须采用法定单位，单位设定值为"L"，而不能使用传统的、习惯的非法定单位，如"ml"或是"dl"。国家早有规定，我们必须遵守，便于与国际接轨。

T/LH 比值：主要反映界膜厚度与间质细胞，正常比值＞ 2.2，凡低于此值，说明睾丸界膜增厚，睾丸缩小，间质细胞功能已经损害。

睾丸容积缩小且软，FSH 高出正常范围 2 倍以上，睾丸生精功能严重损伤。FSH 水平反映了支持细胞的功能，FSH 升高说明支持细胞功能减退，分泌的抑制素 B 减少，对 FSH 负反馈的作用降低。

FSH、LH 均升高，T 下降，变化幅度与睾丸损害程度成正比关系。

睾丸容积与 FSH 呈负相关，睾丸＜ 12 ml，FSH

＞3倍，说明睾丸严重损害。

　　LH与T主要观察睾丸间质细胞功能，与睾丸体积不成正比关系。

二、"巡逻兵细胞"——不能轻视

　　人体细胞无时无刻不在分裂繁殖，分裂过程中难免会产生变异细胞，人体细胞分裂数量之多非常惊人，变异细胞也几乎天天都可能产生。因为有遗传就有变异。睾丸细胞依然如此。但人体是一个非常完善的有机整体，体内有无数的免疫细胞，如T淋巴细胞、B淋巴细胞、巨噬细胞等，这些免疫细胞犹如体内的"巡逻兵"，每天在体内"巡逻"，发现有"敌人"（即变异细胞），则立刻"消灭"（采取细胞免疫和体液免疫的方式），以保证身体的正常状态。检查出这些免疫细胞的意义在于客观地反映了睾丸的感染与免疫状态，因此临床必须认真对待"巡逻兵细胞"，不能视而不见，否则将失去细胞学检查的意义。可惜的是，目前临床上通常不对精液生精细胞进行分类，而是冠冕堂皇地以"圆形细胞"作为报告结果，如此应用，实在遗憾。

　　综上所述，唯支持细胞综合征是一个慢性逐步演变的过程，有害因素对睾丸造成损伤。睾丸病理组织变化的类型包括生精阻滞型、生精阻滞淤血型、界膜增厚型、生精小管萎缩型等阶段性病理变化过程，必须以动态发生与发展的观点来评价睾丸功能的一系列病理变化。在选择睾丸取精进行辅助生殖技术时，一定要注意的是，睾丸生殖功能障碍目前处于哪一种状态，这也是获取精子成功率的保证。只有选择在生精细胞阻滞阶段治疗才有较大可能性取得最终成功。选择精液脱落细胞学来评估睾丸病理变化的损伤程度，是一项有效、可行、无创伤的方法。

　　精液中出现早期、中期、高峰期的大量生精细胞脱落，以及比例异常和形态异常的不同阶段的生精细胞和凋亡细胞，为临床提供了诊断依据。睾丸活检印片细胞学观察，又给临床取精提供了新方法与新思路。

（曹兴午　徐　晨　李宏军　沈玉雷　白文俊　田　龙　袁长巍　王翠翠）

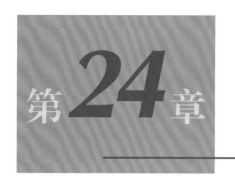

第24章 精原细胞瘤的组织病理诊断与生精细胞检查

精原细胞瘤（seminoma）起源于睾丸原始生殖细胞，为睾丸最常见的肿瘤，多发生于中年以后，常为单侧性，右侧略多于左侧。精原细胞瘤发生于隐睾的概率较正常位睾丸高几十倍。本瘤为低度恶性。肉眼观，睾丸肿大，有时可达正常体积的10倍，少数病例睾丸大小正常图1所示。肿瘤体积大小不一，小者仅数毫米，大者可达十余厘米，通常直径为3～5 cm（图24-0-1）。

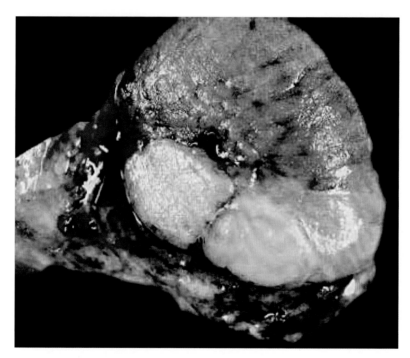

图 24-0-1 睾丸精原细胞瘤大体标本

第一节 精原细胞瘤组织病理学

一、分型

精原细胞瘤分3个亚型：①典型精原细胞瘤，约占80%，生长较慢，预后好；②未分化（间变性）精原细胞瘤，约占10%，恶性程度较高，预后比典型精原细胞瘤差；③精母细胞精原细胞瘤，约占10%，多见于40岁以上患者。

二、典型精原细胞瘤形态

在睾丸组织切片苏木精 - 伊红（H-E）染色中，典型精原细胞瘤由单一性瘤细胞组成，被纤维组织分隔。瘤细胞可呈巢状、索状、小叶状或柱状等。瘤细胞类似原始生精细胞，多边形或圆形，大而一致，细胞质透明，细胞核都比较大，位于中央，染色质呈颗粒状，核膜不规则，核微体 1 ~ 2 个，核分裂少见，核出现凋亡现象突出，仍然可以看到胀亡。细胞质中含有糖原，偶尔可见脂滴，间质多少不等，常由纤细血管所组成，晚期则间质反应为胶原纤维玻璃样变（透明样变），约有 1/4 病例有大片坏死区。

精原细胞瘤常发生在原位，含有瘤细胞的生精小管几乎占满整个睾丸，有时仅仅看到生精小管的"残影"，但在有的病例中仍然可以看到精子发生的生精小管和发生生精阻滞的生精小管，或者仅有支持细胞的生精小管或是变性的生精小管。笔者认为，所观察到的现象都是精原细胞瘤发展过程的不同时期、损害的程度、不同的表现，精原细胞瘤突出的病理表现是生精小管内壁基膜和生长发育的精原细胞发生病理性改变，导致了生精细胞的一系列病理改变。

约有 80% 的病例精原细胞瘤的突出表现为间质内成熟小淋巴细胞浸润，部分淋巴细胞可以形成滤泡，20% 有肉芽肿性反应，可见异物巨噬细胞和成纤维细胞等。有学者认为肉芽肿性反应是精子分解的类脂样产物，也有学者认为这是生殖上皮的恶变。

三、精原细胞瘤组织病理形态

睾丸组织切片 H-E 染色精原细胞瘤病理改变形成多种多样形态，生精小管组织结构遭受破坏是其重要特点，瘤细胞具有凋亡性坏死，但属于胀亡性坏死的细胞比较突出（图 24-1-1 ~ 图 24-1-14）。

四、间变性精原细胞瘤

细胞异常性明显，即未分型，核分裂多见淋巴细胞反应差，预后要比典型的精原细胞差。

在临床上大多数有转移的精原细胞瘤属于间变型。

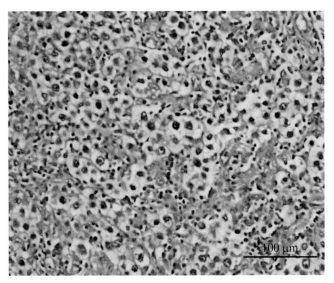

图 24-1-1　瘤细胞破坏生精小管，可见巢状分布特征

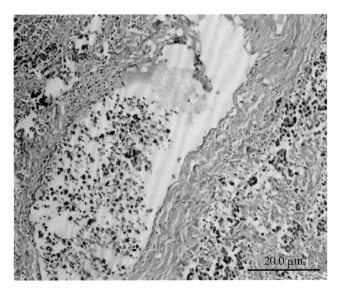

图 24-1-2　瘤细胞沿管腔分布特征

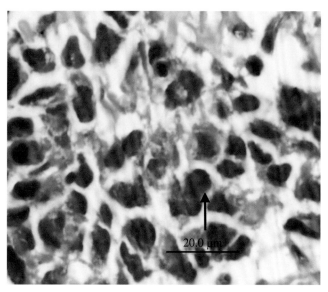

图 24-1-3

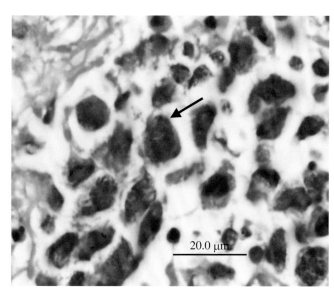

图 24-1-4

图 24-1-3 ～图 24-1-4　大量瘤细胞（精原细胞癌变）聚集成堆，细胞质呈红色、核紫色浓染，可见多核现象，生精细胞显示以胀亡为主（▲）

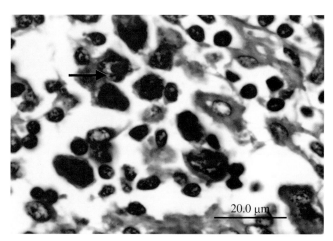

图 24-1-5　大量瘤细胞（大细胞为精原细胞癌变）、淋巴细胞（小细胞）的细胞质红色、核紫红色、染色质呈颗粒状，核膜不规则，核微体 1 ～ 2 个，核分裂少见，核出现凋亡现象突出（▲）

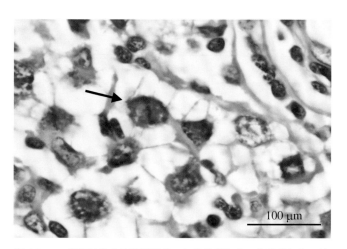

图 24-1-6　瘤细胞染色质呈颗粒状、细胞核紫红色、核微体红色，核膜不规则，核微体 1 ～ 2 个，核分裂少见，核出现凋亡现象（▲）

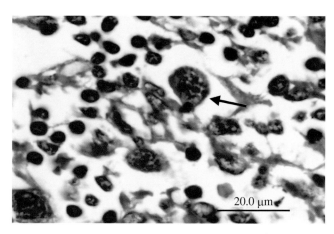

图 24-1-7　精原细胞瘤少量瘤细胞可见红染的核微体（▲）与大量淋巴细胞（小细胞）

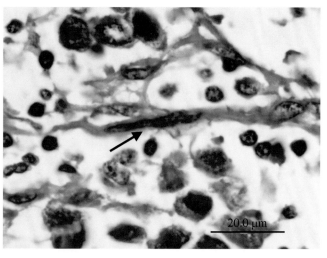

图 24-1-8　基膜破坏，支持细胞和肌样细胞退化、变性（▲）

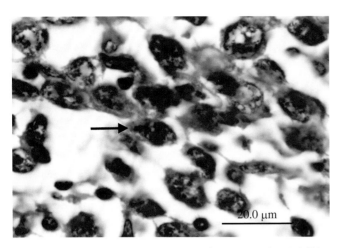

图 24-1-9　大量精原细胞瘤胀亡性坏死（▲），可见红染的核微体与少量淋巴细胞（小细胞）

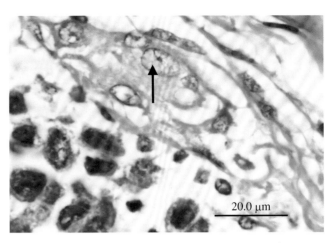

图 24-1-10　界膜破坏，间质疏松，间质细胞退化、变性（▲），瘤细胞胀亡性坏死，少量淋巴细胞

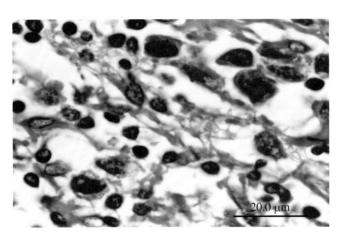

图 24-1-11　界膜破坏，间质疏松，间质细胞退化、变性，瘤细胞胀亡性坏死，淋巴细胞

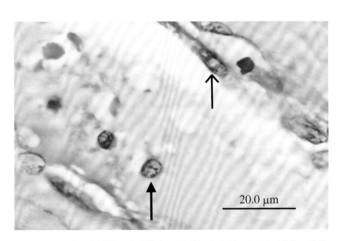

图 24-1-12　间质水肿、透明样变，间质细胞变性、坏死（▲），肌样细胞膨胀、变性（↑）

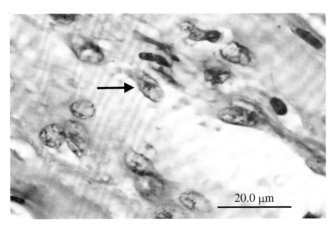

图 24-1-13　间质水肿、透明化，间质细胞退化、变性、坏死（▲），可见细胞残余体

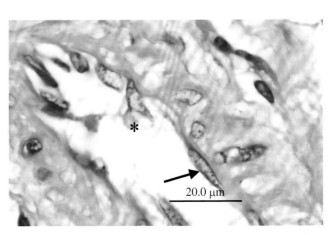

图 24-1-14　间质水肿、透明样变，肌样细胞膨胀、变性、坏死（▲），管腔缩小（＊）

五、精母细胞型精原细胞瘤

肿瘤细胞为非单一性的胞浆细胞，由 3 种瘤细胞嵌杂组成：第一类瘤细胞核圆形，细胞质多，嗜酸性，中等大小；第二类瘤细胞小，细胞质少，嗜酸性，核圆形深染，类似减数分裂后的次级精母细胞；第三类瘤细胞体巨大，单核，偶尔有双核或三核，核呈圆形、卵圆形或锯齿形，细胞质丰富，嗜酸性，不含糖原，染色质呈丝球状排列，核膜不规则增厚，常见核分裂象，淋巴细胞浸润（图 24-1-15 ～图 24-1-18）。

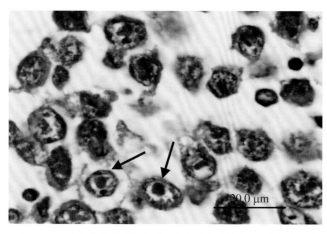

图 24-1-15 瘤细胞核分裂多见淋巴细胞反应不敏感。间变性瘤细胞核微体明显突出（▲）

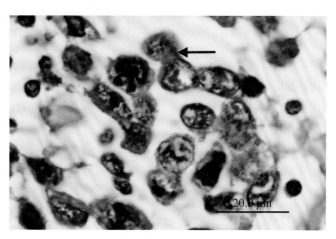

图 24-1-16 瘤细胞核分裂象。淋巴细胞反应不敏感。间变性瘤细胞退行性变化（▲）

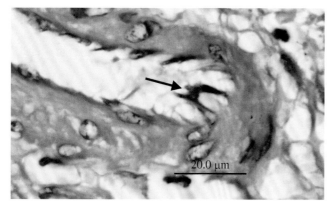

图 24-1-17 基膜透明化增厚、肌样细胞膨胀、变性，生精小管空化，可见支持细胞骨架（▲）

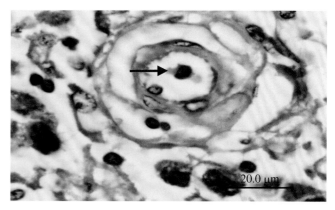

图 24-1-18 生精小管透明化、形成管影，初级精母细胞凋亡，可见凋亡小体（▲）

第二节　精原细胞瘤患者手术后生精细胞检查

张某，男，35 岁，精原细胞瘤一侧手术后 15 年，曾经进行放疗 45 天，化疗 10 天。靠对侧睾丸维持功能，性欲减退、早泄。1990 年初因患"前列腺炎"在当地经抗生素治疗无效，然后进行甲硝唑（"灭滴灵"）睾丸内注射治疗。现因不育症就诊。

1991 年 5 月 4 日精液分析，外观：血精，量：3 ml，精子计数：50×10^6/ml，活率 87%，活动力强。液化时间 30 min。膨胀实验：g 型精子 20%。精子形态分类：正常精子 48%；头部缺陷精子（圆头精子 22%；小头精子 5%；双头精子 1%）28%；畸形精子（体、尾）24%。生精细胞分类：精原细胞 2%；初级精母细胞 12%；精子细胞 76%；中性粒细胞 2%；巨大吞噬细胞 3%。白细胞过氧化酶染色阳性。印象：①生精细胞高度退化、核变形、溶解、产生空泡（细胞凋亡现象）。②尚可以见到巨大生精细胞和裸核细胞；③多次血精，经多种药物抗感染治疗，均未奏效，巨大细胞可能为恶化细胞（图 24-2-1 ～图 24-2-7）。

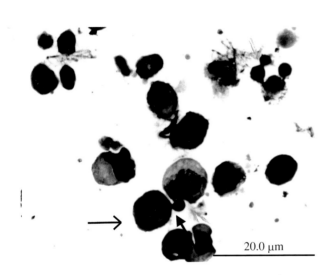

图 24-2-1　精原细胞瘤患者精液中检出大量脱落的凋亡（▲）和胀亡（↑）生精细胞

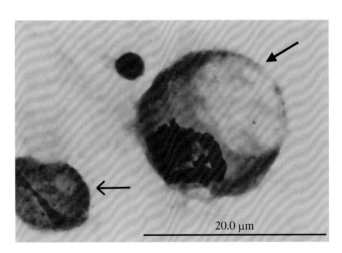

图 24-2-2　精原细胞瘤患者精液中退化的巨大精母细胞，核固缩、胞质空泡化（▲）。次级精母细胞凋亡，呈条状，胞质颗粒状（↑）

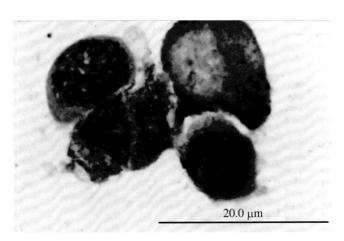

图 24-2-3　高度退化的初级精母细胞（胀亡）

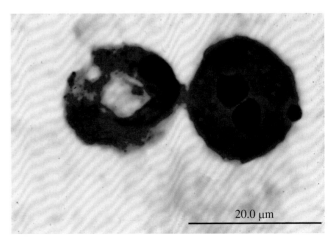

图 24-2-4　精原细胞瘤患者精液中退化的次级精母细胞核、细胞质浓染，退化的初级精母细胞核边聚、细胞质破碎

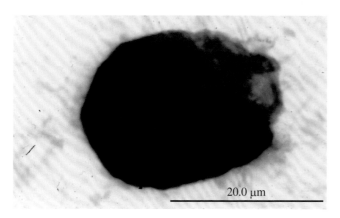

图 24-2-5 精原细胞瘤患者精液中生精细胞胀亡

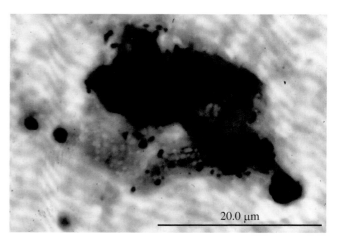

图 24-2-6 精原细胞瘤患者精液中退化的生精细胞及残体

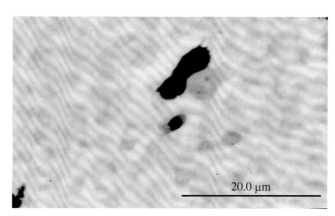

图 24-2-7 精原细胞瘤患者精液中的裸核细胞 100 μm × 10 μm

第三节 精原细胞瘤病理组织切片

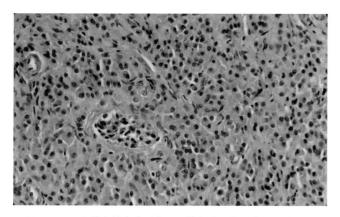

图 24-3-1 生精小管高度退化，生精细胞退化，淋巴细胞浸润（×10）（沈玉雷提供）

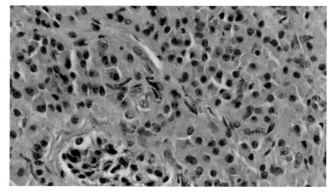

图 24-3-2 生精小管高度退化，生精细胞畸变，肌样细胞变性，淋巴细胞浸润（×40）（沈玉雷提供）

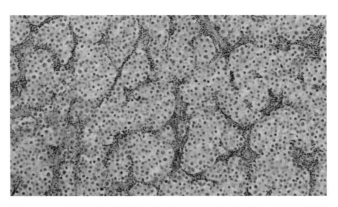

图 24-3-3　生殖上皮萎缩的生精小管由于缺乏生殖细胞，只有支持细胞，基膜增厚（×10）

（曹兴午　李宏军　沈玉雷　赵大春）

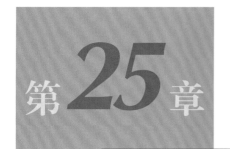

第25章　梗阻性无精子症与睾丸活检组织病理观察

梗阻性无精子症（obstructive azoospermia，OA）是指睾丸具有正常生精功能，但因输精管道梗阻而使精子无法进入精液中。输精管道是精子排出的通道，也是成熟与获能的场所，只要任一环节梗阻，就会出现梗阻性无精子症。梗阻性无精子症的梗阻部位常发生在输精管水平、射精管水平、附睾水平。Jequier等对749例男性不育症患者进行研究发现，有102例（13.6%）精子缺乏患者是因为生殖道双侧梗阻性损害所致。因此，输精道梗阻性不育是男性不育症的重要原因之一，占男性不育病因的5%～15%。袁长巍统计的1158例无精子症患者中，梗阻性无精子症者占20.29%。

第一节　梗阻性无精子症的部位确定

梗阻性无精子症可以有以下几种类型（图25-1-1）：

1. 射精管梗阻（ofejaculatory duct obstruction）

可能有3种原因：①先天性梗阻，②后天性可为炎症性梗阻，③外伤或手术引起。

2. 输精管梗阻（vas deferens obstruction） 可

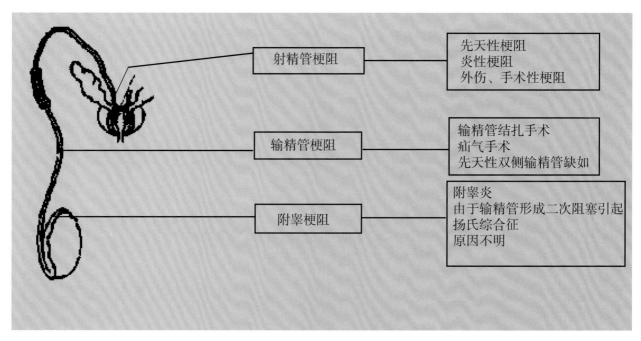

图 25-1-1　梗阻性输精管道原因模式图

以有 3 种原因：①输精管结扎手术，②疝气手术，③先天性输精管缺如。

3. 附睾梗阻（epididymal obstruction）　可有 4 种原因：①附睾炎，②由于输精管梗阻引起第二次阻塞，③扬氏综合征（Young Syndrome），④原因不明。

除上述一些原因外，微生物感染（如淋病、结核、支原体、衣原体感染）也会导致输精管道梗阻性不育，因而对此不能忽视。

根据郑天勤对病因分析结果，得出：附睾梗阻占 55.3%，输精管梗阻占 3.4%，输精管发育不良占 10.7%，双侧输精管或精囊腺缺如占 25.6%，射精管梗阻占 2.7%，附睾头以上梗阻占 2.3%。

第二节　梗阻性无精子症的精液改变

精液成分的改变

由于梗阻的部位不同，精液中成分会有相应的改变。例如在精囊腺发育不良或射精管梗阻者中，不仅精液量明显减少，而且精液中果糖可明显降低或缺如。如果是低位输精管梗阻，则可因阻断附睾分泌的特异性物质的来源，导致精浆中的肉碱（carnitine）、α-葡糖苷酶（α-glucosidase）及甘油磷酰胆碱（glycerophosphocholine，GPC）等的含量明显降低或缺如。临床上可以根据这些指标，通过测定这些附睾分泌的特异性物质来鉴别梗阻性无精子症及分泌性无精子症。世界卫生组织（WHO）认为，患有射精管梗阻或输精管和精囊腺发育不全的男性精液具有低果糖水平的特征，此外还有精液量少、pH 低、不凝结和无精液特征性气味等特征。

第三节　典型病例

一、病例 1：射精管梗阻

睾丸大小：左 20# 右 20#；精液检查：精液量 0.5 ml，pH 6.4，果糖（-），无精子。生精细胞分类：精原细胞 0%，初级精母细胞 0%，次级精母细胞 0%，精子细胞 0%，白细胞（-）。实验检查印象：梗阻性无生精细胞和精子。病理诊断：生精小管正常，见支持细胞、初级精母细胞、次级精母细胞和精子细胞，发育成熟精子。临床诊断：梗阻性无精子症。根据精液量、pH、无生精细胞和病理所见，确定为射精管梗阻。

二、病例 2：输精管梗阻

睾丸大小：左 20# 右 20#；精液检查：精液量 2.5 ml，pH 7.2，果糖（+），无精子。生精细胞分类：精原细胞 0%，初级精母细胞 0%，次级精母细胞 0%，精子细胞 0%，白细胞（-）。实验检查印象：精液为生精细胞缺乏型，梗阻性无生精细胞和精子。

病理诊断：生精小管无异常，见精原细胞、初级精母细胞、次级精母细胞和精子细胞，管腔内有发育成熟精子。临床诊断：梗阻性无精子症，确定为输精管梗阻。

三、病例 3：输精管梗阻

睾丸大小：左 20# 右 20#；精液检查：精液量 2.0 ml，pH 6.7，果糖（+），无精子。生精细胞分类：精原细胞 0%，初级精母细胞 0%，次级精母细胞 0%，精子细胞 0%，白细胞（-）。实验检查印象：精液为生精细胞缺乏型，梗阻性无生精细胞和精子。病理诊断：生精小管增厚异常，见精原细胞、精母细胞；无精子形成。临床诊断：梗阻性无精子症及生精阻滞，确定为输精管梗阻。

四、病例 4：射精管梗阻

睾丸大小：左 25# 右 25#，附睾、输精管正常。精液检查：精液量 1.0 ml，pH 6.4，果糖（-），无精子。生精细胞分类：精原细胞 0%，初级精母细胞 0%，次级精母细胞 0%，精子细胞 0%，白细胞（–）。实验检查印象：精液为生精细胞缺乏型，梗阻型无生精细胞和精子。超声检查：双侧精囊腺未显示，前列腺未见异常。病理诊断：生精小管直径大致正常，可见各阶段生精细胞及精子，但精子数量明显减少，生精细胞排列紊乱，水肿、空化变；部分生精小管生精细胞脱落，阻塞管腔；睾丸生精功能低下。临床诊断：射精管梗阻及睾丸生精阻滞。

本病例的特点是：①睾丸体积大小正常，②精液量少，③ pH 6.0 范畴，④精液果糖（–），⑤生精细胞均为"0"。

五、病例 5：先天性输精管缺如

王某，男，28 岁，结婚 4 年不育，5 次精液检查未见精子。体查：输精管未及。精液检查：浅红色，0.4 ml，pH 6.7，果糖（–），无精子、无生精细胞，离心沉淀可见大量前列腺小体、白细胞 0 ~ 1/HPF（高倍视野），无精子。睾丸活检，病理诊断：可见

精母细胞、精子细胞及精子。诊断：双侧输精管缺如，精囊腺缺如。

六、病例 6：先天性输精管缺如

娄某，男，26 岁，结婚 3 年，不育，出生于产棉区，自己知道食棉籽油 10 年。双侧睾丸 20#，输精管未触及。精液检查：淡黄色，pH 6.4，精液量 0.5 ml，果糖（–）。精液检查：无精子，无生精细胞。睾丸活检病理诊断：①双侧睾丸组织取材成功，变化一致；②生精小管中可见精原细胞、精母细胞及形态成熟的精子，但是层次减少、排列不规则；③有生精小管界膜轻度增厚。诊断：先天性输精管缺如、睾丸功能发育障碍。

一般来说，梗阻性无精子症患者睾丸体积基本正常，血清卵泡刺激素（FSH）基本正常，超声可发现梗阻征象。梗阻性无精子症曾一直是难以解决的严重的男性不育症。随着生殖学者们的不断探索，对于梗阻性无精子症的研究取得了较多的成果。

第四节　梗阻性无精子症睾丸活检组织病理学变化观察

为了探讨睾丸梗阻的睾丸活检病理组织变化，就梗阻性无精子病理形态学进行描述。

一、正常生长型

具有生精细胞发育，产生精子，排列有序，以

致阻塞管腔和脱落至生精小管，形成梗阻。在梗阻性睾丸活检中，这一类型占主导地位，以致以后的发展均以此类型为基础，这是梗阻性睾丸活检的显著特点（图 25-4-1 ~ 图 25-4-14）。

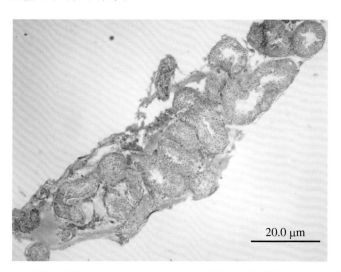

20.0 μm

图 25-4-1　生精小管的上皮发育生长产生精子，阻塞管腔或是脱落、游离、界膜增厚

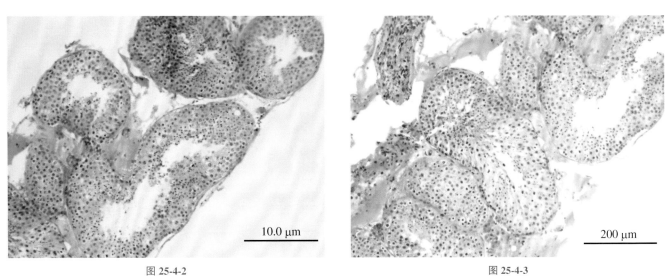

图 25-4-2　　　　　　　　　　　　　　　　　　　　图 25-4-3

图 25-4-2 ～图 25-4-3　生精小管的上皮可以发育生长产生精子，阻塞管腔或是脱落，间质水肿并退化，界膜增厚

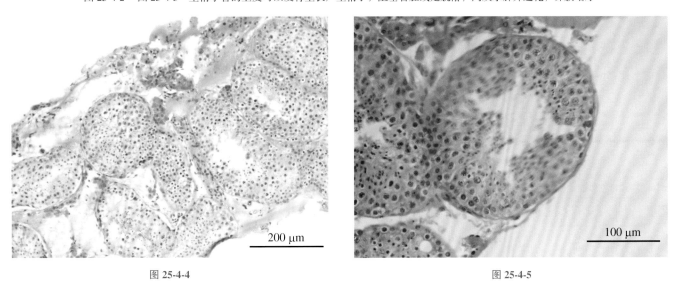

图 25-4-4　　　　　　　　　　　　　　　　　　　　图 25-4-5

图 25-4-4 ～图 25-4-5　生精小管的上皮可以发育生长产生精子，阻塞管腔或是脱落，明显看到间质水肿匀质化，界膜增厚

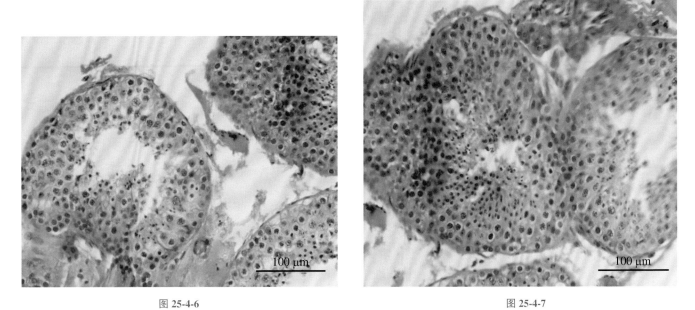

图 25-4-6　　　　　　　　　　　　　　　　　　　　图 25-4-7

图 25-4-6 ～图 25-4-7　生精小管的上皮可以发育生长产生精子，阻塞管腔或是脱落，间质水肿并退化，间质与间质细胞变化显著，界膜增厚

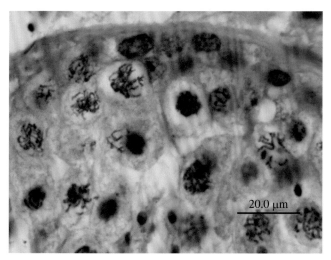

图 25-4-8

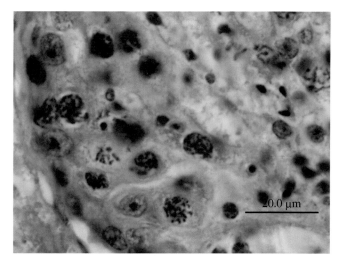

图 25-4-9

图 25-4-8 ～图 25-4-9　界膜增厚的生精小管，导致肌样细胞发生变异，精原细胞退化，可能是引起睾丸生殖功能变化的早期原因，虽然排列紊乱，但可见完整发育的各级生精细胞与精子

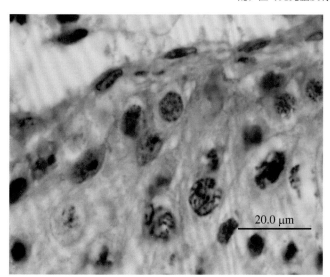

图 25-4-10

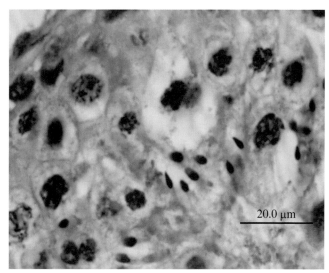

图 25-4-11

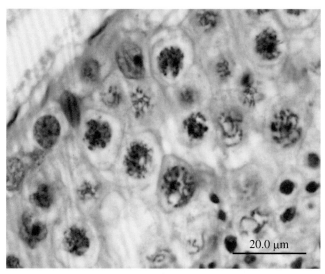

图 25-4-12

图 25-4-10 ～图 25-4-12　界膜增厚的生精小管，导致肌样细胞发生变异，精原细胞退化，可能是引起睾丸生殖功能变化的早期原因，虽然排列紊乱，但可见完整发育的各级生精细胞与精子

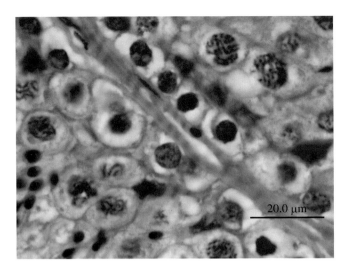

图 25-4-13

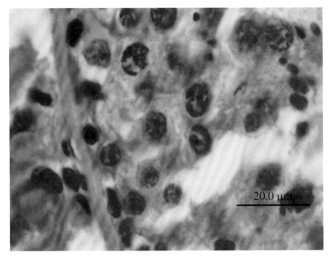

图 25-4-14

图 25-4-13 ～图 25-4-14　梗阻性无精子症早期的睾丸活检形态，界膜完整，生精细胞发育良好

二、界膜增厚型

可能的病情发展过程为：出现界膜明显增厚、疏松，肌样细胞畸变、功能减退，精原细胞退化，间质水肿、淤血，间质细胞畸变，生精细胞排列紊乱（图 25-4-15 ～图 25-4-26）。

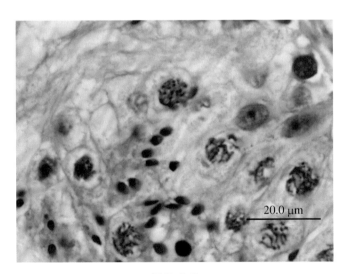

图 25-4-15

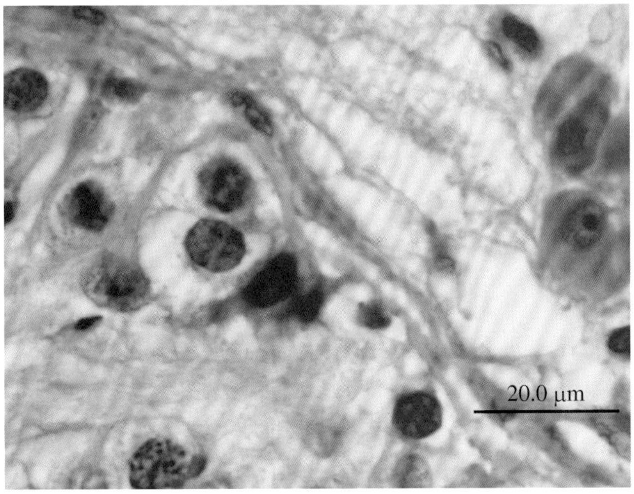

图 25-4-16

图 25-4-15 ～图 25-4-16　界膜明显增厚、疏松，肌样细胞畸变、功能减退，精原细胞退化，生精细胞排列紊乱

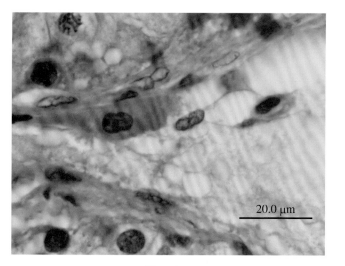

图 25-4-17

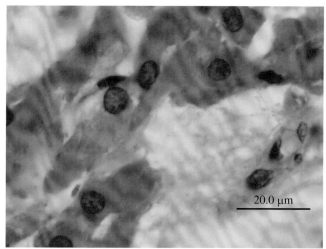

图 25-4-18

图 25-4-17～图 25-4-18　间质水肿型：界膜增厚，必然导致间质水肿、匀质化，形成淤血，间质细胞退化与畸变，功能减退

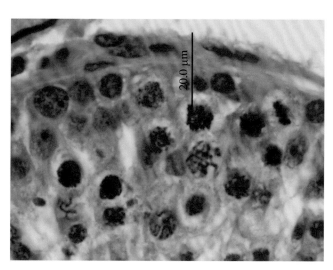

图 25-4-19

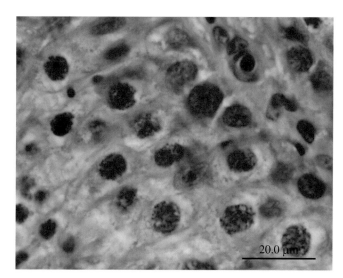

图 25-4-20

图 25-4-19～图 25-4-20　界膜增厚，但生精细胞排列生长，未见间质水肿

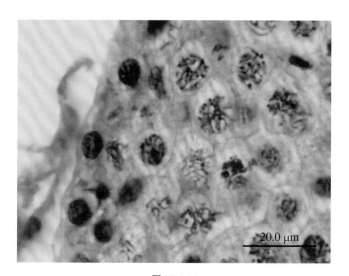

图 25-4-21

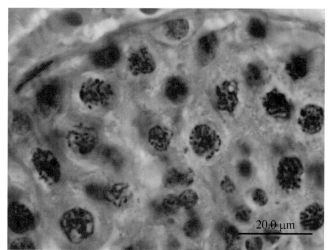

图 25-4-22

图 25-4-21～图 25-4-22　间质水肿，微血管破裂，红细胞外溢，但未见生精细胞排列紊乱

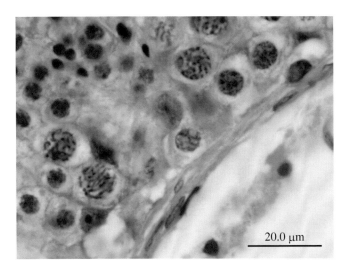

图 25-4-23

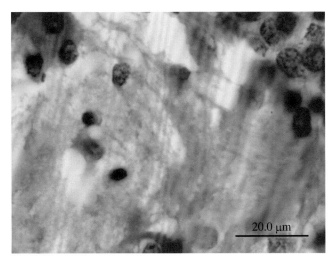

图 25-4-24

图 25-4-23 ～图 25-4-24　间质水肿，微血管破裂，红细胞外溢，但生精细胞排列紊乱

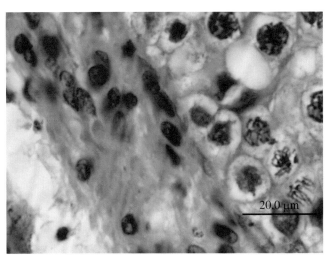

图 25-4-25

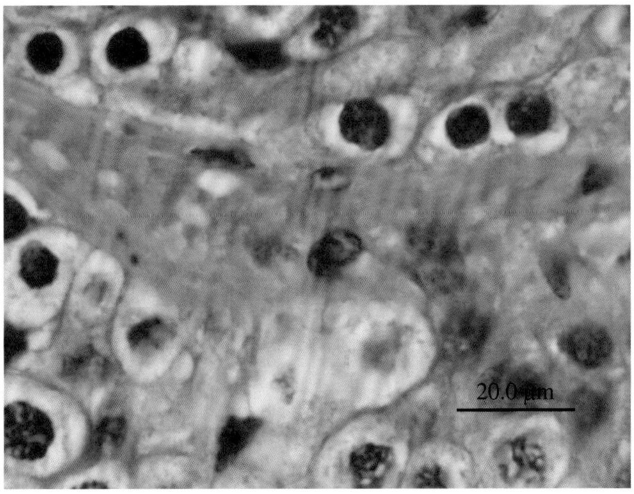

图 25-4-26

图 25-4-25 ～图 25-4-26　间质水肿匀质化，间质细胞退化、畸变

第五节　分析与讨论

梗阻性无精子症睾丸活检病理变化，不如急性（慢）腮腺炎睾丸炎、精索静脉曲张、唯支持细胞综合征发展得那么快速、凶险。在不同时间段，均可以看到生精功能正常的生精小管，具有生精细胞与精子排列发育生长，说明该病病程发展是一个缓慢的过程，如果能够早诊断与早治疗，可以取得良好的治疗效果。在梗阻性无精子症睾丸活检组织病理中，可以见到正常生精型和基膜增厚型，其应该是病情发展的不同时间与不同阶段。动物输精管结扎证明：3 ～ 4 周内，精子发生不受影响；3 ～ 6 周，精子发生逐步停止；6 ～ 12 周内，又出现成熟分裂的细胞，精母细胞出现于生精小管管腔；在第 4 个月及第 10 个月又恢复到正常生殖水平。

对人行输精管结扎术以后，可以看到睾丸生精小管的一系列变化：生精功能异常，生精小管基膜增厚，间质纤维化。但是，这些变化一般不超过 2 ～ 3 年。然后仍然存在一系列超微病理变化：精原细胞与精母细胞的改变，即使形成精子，也会出现许多异常发生，如顶体异常。支持细胞也常常发生病变。关键的问题是，结扎后细胞发生的这些病变，在解除阻塞

（复通）以后是否可以恢复正常生精功能，这也是临床上值得关注的问题。通常临床所能见到的是：正常的精子发生、生精功能低下及生精阻滞等不同情况均有存在。复通后的妊娠说明精子发生可以恢复到完全满意的程度，但同时也注意到在输精管复通、精子发生恢复后，仍然有一部分人不能生育，说明选择复通的时机非常重要，取决于生精小管损伤的程度与发展的时间段，这一点临床一定注意，尽快诊断、尽快处理实为上策。阻塞的时间越长，睾丸精子发生恢复的机会越少。尤其当看到睾丸活检病理组织生精小管基膜增厚，间质水肿，间质微血管充血、扩张，红细胞外溢等出血现象时，说明梗阻造成了严重的病变与后果。

值得提及的是梗阻性无精子症对附睾的影响。输精管梗阻后，附睾扩张呈卷曲隆起，严重者呈半透明囊泡状，轻微充血，时间较长者则附睾硬度明显增加。光镜下病理变化特征：间质微血管充血扩张，在附睾管周围有大量淋巴细胞浸润，呈淋巴小结节样积聚。附睾管腔中有大量积聚物，管腔扩张，其中堆积大量的未成熟的生精细胞和精子，大量分泌物与巨噬细胞，有的巨噬细胞体积大、多核、细胞质嗜酸性、细胞核比较小。巨噬细胞的细胞质内可见吞噬的精子或者精子碎片。附睾管上皮可以由高柱状、立方状甚至扁平状上皮细胞构成。上皮细胞的皱褶明显减少，静纤毛减少。在上皮中可见巨噬细胞穿过输精管壁上皮的现象。

睾丸活检病理报告回顾性复检结果分析：郑菊芬对患者递交的84例病理报告进行分析认为，不同级别的医院所给出的病理报告的无精子率无统计学差异，其中有6例患者曾在不同医院接受2次睾丸活检手术；3例患者先天性双侧输精管缺如（congenital bilateral absence of vas deferens，CBAVD）和1例附睾炎症结节患者曾接受精索静脉高位结扎伴阴囊探查术。几乎所有病理报告内容均不全面，有些只有病理描述而无精子结果报告，有些无病理描述仅有精子结果报告，病理报告描述的内容有："生精细胞减少，排列紊乱""生精细胞可见""生精阻滞""玻璃样变""生精细胞脱落堵塞""生精细胞未见""符合生精功能低下"和"符合睾丸性发育不全"等，仅有2例病理报告"生精细胞发育正常"；病理报告有精子或少量精子者51例（包括生精细胞发育正常者2例），无精子或精子情况不详者33例。

郑菊芬（2008）认为：目前国内对梗阻性无精子症的睾丸病理诊断缺乏统一标准，84例睾丸活检史结果显示，多类医院均存在睾丸病理描述和报告不规范、不准确等现象，而且不同级别医院对睾丸精子检出的不准确率无统计学差异，说明该现象的存在具有普遍性，而非个别医院的低水平所致。84例临床诊断为梗阻性无精子症者中，仅有2例病理报告生精功能正常，说明目前，包括三级甲等在内的教学医院对睾丸病理取材和判断均存在一定的问题。经对病理报告为无精子患者重新进行细针穿刺均获得了附睾或睾丸精子，提示目前有部分医院的睾丸组织活检病理报告对有无精子的诊断不准确，这会导致对无精子症患者制订和选择后续治疗方案的不合理。欧建平等报道，412例睾丸活检病理类型分别为唯支持细胞综合征（32.0%）、生精功能低下（37.9%）、精子成熟停滞（12.4%）和正常生精功能（17.7%）。

经病理科医生与临床医生的沟通，确定梗阻性睾丸活检病理可分型为正常型、生精细胞脱落管腔型、生精功能低下型、成熟障碍型或生精阻滞型、睾丸功能严重损害型等。故病理科医生最好能对生精细胞的层数、不同细胞的比例和形态进行详细描述，并对结果进行统一分类报告，同时必须描述精子的数量和形态等情况，以帮助男科医生做出临床决策。另一方面，男科医生不能过度依赖睾丸活检和病理学检查，应先对无精子症患者进行临床多项检查，做出初步临床诊断，对高度怀疑梗阻性无精子症患者可实施诊断性经皮附睾穿刺取精（PESA）。

行睾丸活检时，如病理报告未见精子，临床男科医生应及时与病理科医生沟通，最好同时做睾丸组织磨碎后湿片观察精子，将两者相比较。在此推荐行睾丸活检印片细胞学的检测，以提高精子检出率。

睾丸活检病理误诊可能原因分析：①读片时未能正确评估生精上皮的精子发生是否能达到成熟精子，而仅是观察有无精子存在。而精子由于容易脱落，可能在切片固定制作时丢失；②精子染色后尾部显示不清，而头部与其他生精细胞的核较为相似，较难区分；③病理科医生缺乏相关经验或读片不够仔细；④可能与外科医生取材不正确有关；⑤男科医生忽视病因诊断。应加强实验室医师与临床医师的沟通，这是提高诊断水平的必经之路。

（杨文质　曹兴午　曹育爱　张新东）

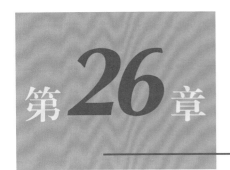

第26章 隐睾引起睾丸生精功能障碍与睾丸组织病理诊断

隐睾引起男性不育，主要是由于睾丸处于高温环境导致生精细胞凋亡。Shikone 等研究证实：手术建立的大鼠隐睾模型生精细胞凋亡增加，且发生的细胞主要是粗线期精母细胞及延长期的精子细胞。研究表明，一氧化氮（NO）在隐睾的睾丸组织中含量很高，而 NO 的生成需要经前体 L- 精氨酸在一氧化氮合酶（NOS）的催化下才可以产生，为此，NOS 作为 NO 合成的关键酶，其活性变化将直接调节 NO 的生成量。隐睾侧的睾丸发生凋亡的生精细胞主要是初级精母细胞，而且 NOS 活性升高与睾丸生殖细胞的凋亡呈正相关。有统计表明，双侧隐睾引起的不育症发病率为 90%，单侧隐睾引起的不育症发病率为60% ~ 85%。

第一节 隐睾引起生精功能障碍的病理机制

在 187 例隐睾患者中，病理检查发现有 80% 出现生精停滞。输精管结扎后不引起生精障碍，但却有支持细胞与精子细胞数量减少。隐睾引起睾丸生精功能障碍机制见图 26-1-1。隐睾症患者的睾丸体征（图26-1-2 ～图 26-1-3）。

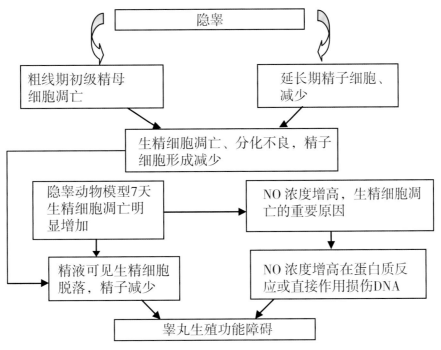

图 26-1-1 隐睾引起睾丸生精功能障碍机制图

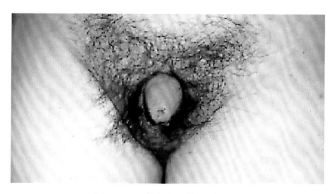

图 26-1-2　隐睾症的体征（站位）

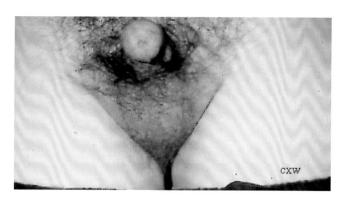

图 26-1-3　隐睾症的体征（仰位）

第二节　隐睾症患者生精细胞检查及其特征

隐睾生精小管管径缩小，界膜纤维增生、增厚、透明化、变性。生精小管内生精细胞出现空化，嗜酸性颗粒变性；生精细胞脱落，精原细胞缺如或减少。生精上皮阻滞在精原细胞或精母细胞阶段，精子生成障碍。间质增生，小血管管壁增厚，间质细胞变性，可有变性程度的差异，偶尔可见典型的间质细胞。

隐睾患者精子数目减少，生精细胞凋亡增加，生精细胞出现多种多样的形态（图 26-2-1 ～图 26-2-11）。

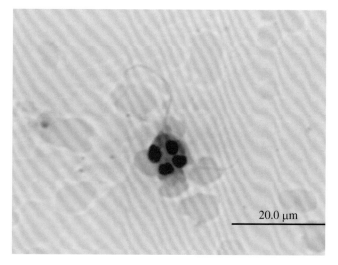

图 26-2-1　隐睾症患者精液中精子细胞凋亡（四核）

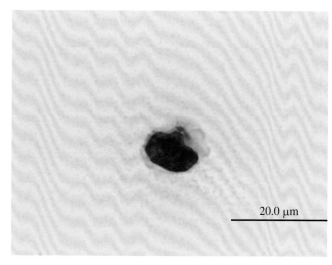

图 26-2-2　隐睾症患者精液中次级精母细胞胀亡

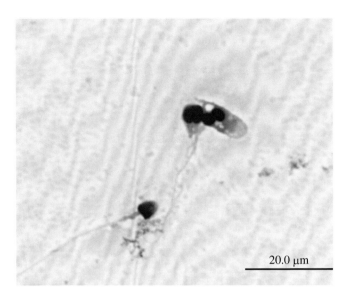

图 26-2-3　隐睾症患者精液中幼稚精子与凋亡精子

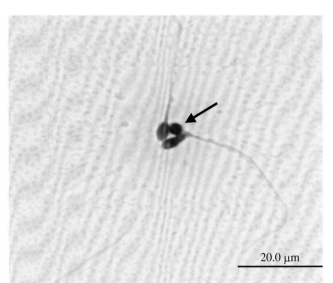

图 26-2-4　隐睾症患者精液中凋亡精子（▲）

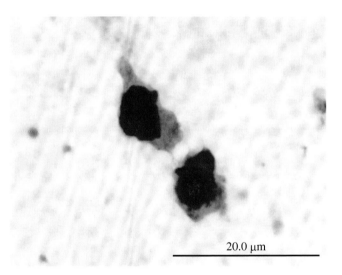

图 26-2-5

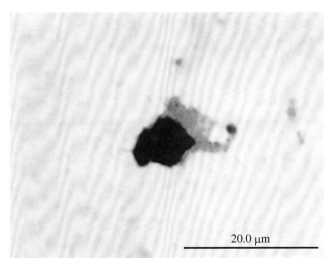

图 26-2-6

图 26-2-5 ～图 26-2-6　隐睾症患者生精细胞胀亡，核突出，细胞核均质化

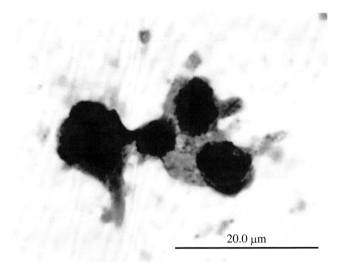

图 26-2-7　隐睾症患者精液中间质细胞片状脱落，细胞核膨胀、均质化，细胞质深染

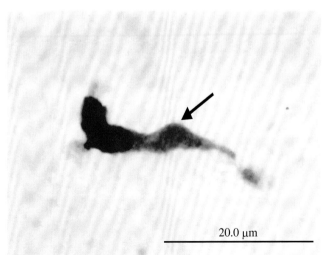

图 26-2-8　隐睾症患者精液中精原细胞凋亡，可见凋亡小体（▲）

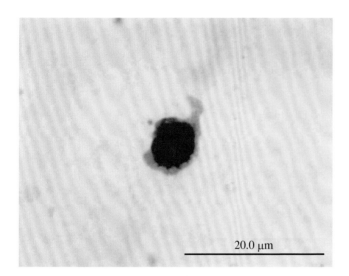

图 26-2-9　隐睾症患者精液中支持细胞凋亡

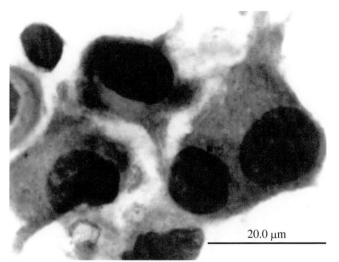

图 26-2-10　隐睾症患者精液中间质细胞代偿性增生，片状脱落细胞分化、分裂

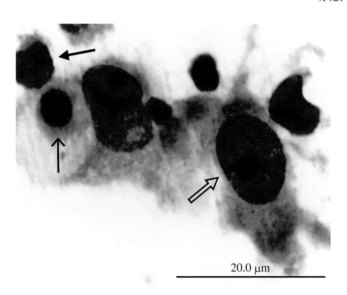

图 26-2-11　隐睾症患者精液中精原细胞（↑）、精母细胞（▲）、间质细胞代偿性增生（⇧）

第三节　隐睾的睾丸组织病理学特征及四种分型

隐睾的睾丸组织普遍性病理特征：隐睾生精小管管径明显缩小。隐睾的睾丸与正常阴囊内睾丸相比较，在 12 岁以前二者差异还不十分显著，但在 12 岁以后，正常阴囊内的睾丸生精小管显著发育和其直径显著增加；而隐睾的睾丸生精小管的直径则没有明显增加，且随着年龄增长，由于生精小管的管壁进一步纤维化，导致生精小管进一步萎缩，但是发展呈不均匀性，在一个隐睾的组织切片中，可以看到发展的不同时期与阶段。切片中仍然可以看到发育良好的生精小管。

隐睾的睾丸组织变化变化类型有 4 种：混合型、界膜纤维化型、实质性管腔型和支持细胞萎缩型。隐睾的睾丸组织可以同时伴随几种类型或者多种类型的交叉组合。

一、混合型

在生精小管中可以看到生精细胞发育良好的正常生精小管，说明生精小管轻度发育不全，支持细胞指数正常（图 26-3-1）。

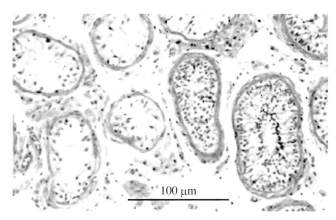

图 26-3-1　可见发育中的生精小管与萎缩的生精小管同时存在，发育中出现生精阻滞；萎缩的生精小管出现生精细胞空化、支持细胞萎缩，间质与间质细胞紊乱

二、界膜纤维化型

　　隐睾生精小管以界膜高度纤维化增生为主，生精小管界膜增厚。在成年隐睾患者病例中，特别是腹腔性隐睾，常常可以见到生精小管严重透明变性，并严重改变生精小管的固有形态，变得扭曲、缩小（图 26-3-2 ～图 26-3-3）。

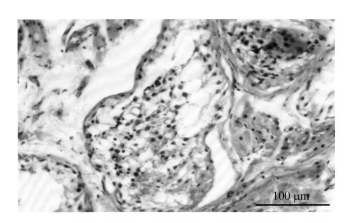

图 26-3-2　生精小管扭曲、界膜纤维化，生精细胞排列紊乱、阻滞，支持细胞退化、萎缩，间质与间质细胞变性

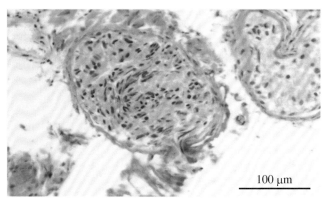

图 26-3-3　生精小管严重扭曲、缩小，支持细胞退化，生精细胞退化排列紊乱，间质中出现界膜损伤脱落的碎片，间质水肿，间质细胞萎缩、变性

三、实质性管腔型

　　在正常男性中，尤其是随着青春期发育的开始，阴囊内睾丸发育，生精小管发育出现管腔，生精细胞开始发育、排列整齐、生长；而在隐睾患者的睾丸中，生精小管不出现管腔，仍然处于实质性状态，称隐睾实质性管腔，是隐睾患者睾丸组织的特征性表现（图 26-3-4 ～图 26-3-6）。

四、支持细胞萎缩型

　　支持细胞是睾丸中重要的细胞，其生长变化往往是观察睾丸生殖功能优劣的敏感指标，在隐睾患者睾丸活检中，生精小管的上皮出现一系列病理变化后，支持细胞出现空泡、萎缩，这是隐睾患者睾丸病理表现的又一特征，与唯支持细胞综合征患者的支持细胞截然不同（见第 23 章唯支持细胞综合征睾丸活检病理分型观察），仍可看到特殊嗜酸性颗粒变性；生精细胞脱落，精原细胞减少或是缺如。精子发生受阻，阻滞在精原细胞阶段或是精母细胞阶段。可能这是隐睾患者睾丸病理变化的终极点。学者曾经比较了隐睾与阴囊睾丸的差异，如支持细胞的数量、体积，精原细胞的体积、密度，变性细胞的体积与密度的不同，在此不赘述（图 26-3-7 ～图 26-3-8）。

　　总之，隐睾的病理变化与隐睾类型以及患者的年

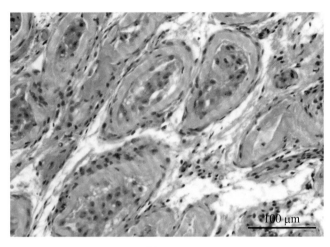

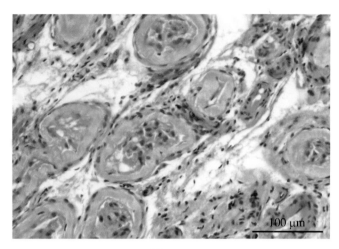

图 26-3-4

图 26-3-5

图 26-3-4 ～图 26-3-6　生精小管管腔缩小，界膜增厚、纤维化，管腔内没有生长发育的生精细胞和支持细胞，处于完全空化实质性状态，有的
仅存管影；间质水肿、匀质化，间质细胞萎缩、退化

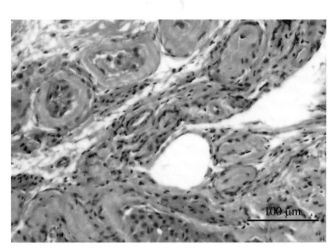

图 26-3-6　生精小管管腔缩小，界膜增厚、纤维化，管腔内没有生精细胞和支持细胞生长发育，处于完全空化实质性状态，有时仅见管影；间质
水肿、匀质化，间质细胞萎缩、退化；严重者生精小管处于完全萎缩状态

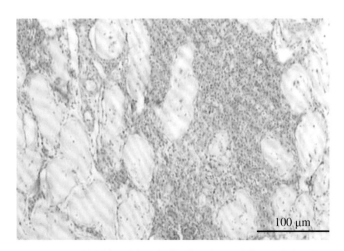

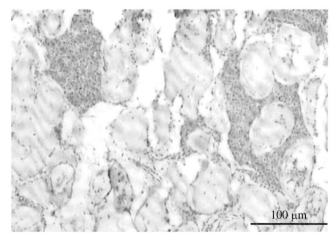

图 26-3-7　生精小管形成完全实质性管影痕迹，支持细胞完全退化，
间质与间质细胞增生

图 26-3-8　生精小管形成完全实质性管影痕迹，支持细胞完全退化，
间质与间质细胞增生

龄相关。腹腔隐睾病变严重；年幼者病变轻，成年者病变严重。隐睾的病理变化呈动态发展，随着时间的推移而日益加重。

第四节　典型病例

本节病理资料由沈玉雷提供。

患者男性，22 岁，睾丸在腹股沟管——隐睾，

睾丸病理组织切片见图 26-4-1 ～图 26-4-3。

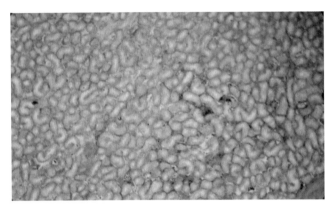

图 26-4-1　睾丸生精小管管径明显缩小，生精小管空化，密集。间质见血斑（×10）

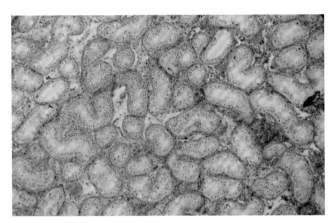

图 26-4-2　生精上皮萎缩的生精小管，仅有支持细胞。界膜增厚，间质见淤血瘢痕（×20）

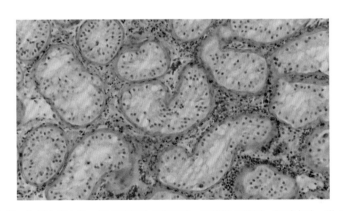

图 26-4-3　生精上皮萎缩的生精小管，生精小管空化，仅有萎缩的支持细胞。界膜明显增厚，间质水肿，微血管破坏，红细胞外溢，凝块聚集、形成明显的淤血血斑（×40）

（曹兴午　沈玉雷　李宏军　白文俊）

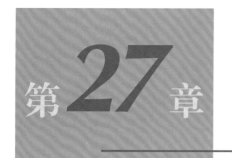

第 **27** 章　染色体结构异常患者精液生精细胞学与组织病理诊断

　　染色体结构异常主要包括染色体易位、倒位、缺失、重复、Y 染色体微缺失等。染色体平衡易位、倒位患者表型通常正常，但可出现不孕不育、流产死胎或异常儿生育史，部分患者可正常生育。染色体平衡易位在一般人群的发生率为 0.08% ~ 0.3%；在复发性流产夫妇中，易位携带者占 5%；在精液异常的男性人群中的发生率为 1.7%。

　　Y 染色体（Y chromosome）是决定生物个体性别的性染色体之一。男性的一对性染色体分别是一条 X 染色体和一条体积较小的 Y 染色体（图 27-0-1）。在雄性是异质型的性决定的生物中，雄性所具有的

而雌性所没有的那条性染色体叫 Y 染色体。对于哺乳类来说，它含有 SRY 基因，能够触发睾丸的发生，因此决定了雄性性状。人类的 Y 染色体中包含约 6 千万个碱基对。Y 染色体上的基因只能由亲代中的男性传递给子代中的男性（即由父亲传递给儿子），因此在 Y 染色体上留下了基因的族谱，Y- 染色体分析现在已被应用于家族历史的研究中，在法医中也已经被广泛应用。若 Y 染色体上存在无精子因子，则影响精子生成，由于基因位点过于微小，常规方法无法判断，称为 Y 染色体微缺失。

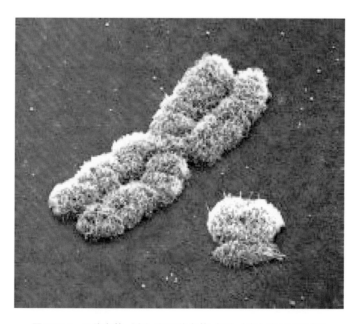

图 27-0-1　Y 染色体（右）和 X 染色体（左）（放大约 13 000 倍）

第一节　染色体结构异常的临床表现

一、染色体易位的临床表现

染色体易位是指一条染色体的断裂片段重接到另一条非同源染色体的臂上，是最常见的染色体结构畸变。按易位形式，染色体易位又可分为相互易位和罗伯逊易位。相互易位通常是两条非同源染色体间发生的片段交换。罗伯逊易位又称罗氏易位，通常发生在 D 组（13/14/15 号染色体）与 G 组（21/22 号染色体）染色体间，两条近端着丝粒染色体长臂融合，短臂（通常不包含遗传物质）丢失，因此患者染色体核型仅含 45 条染色体。染色体易位在正常人群中的发生率约为 0.1%，在不育人群中的发生率高于正常人群 4 ~ 10 倍。

按遗传物质是否存在改变，可将染色体易位分为平衡易位和非平衡易位。对于染色体非平衡易位患者通常表现为智力低下、发育异常等，而染色体平衡易位患者通常表现正常，可正常生育，但也可出现复发性流产、死胎、异常儿生育史或男性不育；另外有研究表明，易位男性携带者非整倍性精子的百分率增加。染色体易位的男性携带者精子浓度可从正常水平到少精子甚至无精子。染色体易位在不育症患者中的发生率高于正常人群的 10 倍。染色体易位可由父母遗传而来，也可为新发。物理因素（电离辐射等）、化学因素（药物、毒物、环境污染等）、生物因素（病毒感染等）及自发畸变都可诱发易位的发生。

易位导致的男性不育和复发性流产依赖于易位发生的特殊染色体及断裂位点。有文献显示与复发性流产相关的易位染色体涉及最多的是 1 号染色体，其次是 7 号染色体。而对无精子症或少精子症的易位携带者，在特殊的染色体上，不同的断裂位点可能影响精子相关基因的功能，导致不育。因此，在对易位携带者进行遗传咨询时，应当考虑易位特定的染色体和断裂位点。

二、染色体倒位的临床表现

染色体倒位是指同一条染色体出现两个断裂点，其间染色体片段旋转 180°，重新连接形成新的染色体。倒位携带者指发生了染色体倒位，但遗传物质数量无增减，临床无异常表现的个体。根据两个断裂点间区域染色体是否涉及着丝粒，分为臂间倒位和臂内倒位。由于臂间倒位和臂内倒位在减数分裂中形成不同的染色体结构重排，故两者有不同的遗传效应及相应的临床表现。

臂间倒位携带者在配子形成中，同源染色体的同源节段相互配对，在减数第一次分裂中将形成特有的倒位圈，经过在倒位圈内的奇数互换，理论上将形成 4 种不同的配子：一种具有正常染色体，一种具有倒位染色体，其余两种均带有部分重复和缺失的染色体。由于这些异常染色体仅含一个着丝粒，属于稳定性畸变，会干扰胚胎早期的有丝分裂，因此，其遗传效应主要决定于重复和缺失片段的长短及其所含基因的致死效应。一般来说，对已经报道过的三体型或单体型活婴的 7、8、9、13、14、18、21、22 号和 X 染色体来说，倒位片段越短，则重复和缺失的部分越长，配子和合子正常发育的可能性越小，临床上表现为婚后不育、月经期延长、早期流产及死胎的比例越高，而分娩出畸形儿的可能性越低；若倒位片段越长，则重复和缺失的部分越短，其配子和合子正常发育的可能性越大，分娩出畸形胎儿的危险率越高。因而对于后者必须加强产前诊断，以防止染色体病胎儿的出生。对其他染色体来说，除了倒位片段的长短以外，更重要的是应考虑重复和缺失片段上所携带基因的致死效应。

倒位携带者多表现为复发性流产，少数表现为无精子症或少精子症，导致男性不育，可能与倒位的特殊染色体或其断裂位点有关。研究表明精子发生相关基因不仅存在于 Y 染色体上，也存在于常染色体上。如果断裂位点影响精子发生的重要基因功能，则直接导致男性不育。

综上所述，婚后多年不孕、月经期延长、早期流产、分娩出倒位携带者或正常儿等都是臂内倒位携带者遗传效应的主要临床表现。因此，除 21、22 和 X 染色体的倒位携带者外，一般可不做产前诊断。

三、Y 染色体微缺失的临床表现

在精子发生障碍引起的男性不育患者中，Y 染色体微缺失的发生率仅次于克兰费尔特综合征，是居于第二位的遗传因素。Y 染色体长臂上存在影响精子发生的无精子症因子（AZF）区域，进一步可分为 AZFa，AZFb 和 AZFc 三个区域。AZFa、AZFb 和 AZFc 三个区域全部缺失的患者，100% 表现为无精子症，不可能通过任何手段从睾丸中获得精子。AZFa 区域整段缺失通常导致唯支持细胞综合征（SCOS），临床表现为无精子症。如果诊断为整段 AZFa 区域缺失，若想从睾丸中获得精子进行卵质内单精子注射（ICSI）已不大可能。AZFb 和 AZFb+AZFc 整段缺失的典型睾丸组织学特征是 SCOS 综合征或生精阻滞。与 AZFa 区域整段缺失的情况类似，这种患者在睾丸穿刺时也找不到精子。因此，不推荐给这类患者施行 ICSI。AZFc 缺失的临床和睾丸组织学表型多种多样。一般来说，AZFc 缺失患者尚残存精子生成能力。AZFc 缺失见于无精子症或严重少精子症患者，在罕见情况下，也可以在自然状态下遗传给其男性后代。在无精子症患者中，AZFc 缺失者通过睾丸取精术（TESE）获得精子的机会要大得多，也可以进行 ICSI 受孕。但这些患者的男性子代将是 AZFc 缺失的携带者。另外，有研究发现 AZFc 区域缺失的少精子症患者，其精子数目有进行性下降的趋势，最后发展为无精子症。因此，对 AZFc 区域缺失的少精子症患者，应及早进行治疗或将其精液进行冷冻保存。

第二节　Y 染色体微缺失的区间位置

精子最容易受损害的根本原因在染色体和 DNA。因为携带有 Y 染色体的精子对环境影响和自身的不利因素损伤非常敏感，往往一点点的干扰都可以造成不良的影响和伤害，诸如环境中的雌激素、烟雾、农药、刹虫剂等化学的、物理的、生物的和生活中的某些污染，均可能对于 Y 染色体是一种损害。通常 Y 染色体受损的部位常常是其长臂，目前对长臂上相关基因已有了新的研究进展。

一、常染色体区

常染色体区（PAR）位于长、短臂的末端，分别命名为 PAR1 及 PAR2。位于该区的基因，以常染色体基因同样方式进行遗传。

二、常染色质区

除 PAR1 外的短臂，着丝粒及长臂的旁中央区组成。有无数高度重复序列，包括性别决定基因、性腺肿瘤基因、特纳综合征基因及精子发生基因。

三、异染色质区

位于 Yq 末端，PAR2 与常染色质区之间。其主要由 2 个高度重复序列的家族组成，即 DYZ1 和 DYZ2，各包括 5000 ～ 20000 拷贝。在不同人群中，该区可呈现多态性（长度有变异）。在 Yq11 的 5 ～ 6 间隔（interval）中，存在 Y 染色体上 4 个与精子生成相关的大区域，统称为无精子症因子（azoospermia factor，AZF）。

后来 Vogue 等将这一区域图谱划分为 25 个亚区（D1 ～ D25），并将 AZF 分为无重叠的 3 个区域 AZFa、AZFb、AZFc，图谱将 AZFa 区定在 D3 ～ D6；AZFb 区为 D13 ～ D16；AZFc 区为 D20 ～ D22。1999 年，Kent-First 等又提出在 AZFb 与 AZFc 之间还有 AZFd 区。所以，就有了现在的 AZFa、AZFb、AZFc、AZFd 区。随着分子生物学技术的飞速发展，用 Y 染色体特异性序列标签位点（STS）引物进行聚合酶链反应（PCR）扩增可检测出光镜下分辨不出的 Y 染色体微缺失。新一代测序技术的应用，使 AZF 基因检测又推进了一步，能够检测更微小的缺失或突变。估计未来此类技术仍然会有飞速发展（见图 21-10-8）。

第三节　无精子症因子检查在男性不育症中的应用

无精子症因子（AZF）是在 1993 年被发现的，已经被确认为精子发生所必需的因子。AZF 基因位于 Y 染色体（Yq11）上，并在睾丸内特异性表达。目前发现 AZF 缺失（Yq11 微缺失）约占原发性无精子症及严重少精子症的 10% ～ 15%。目前比较肯定的是，AZF 因子在 Y 染色体上有 3 个彼此不连的、与精子发生有关的位点，造成临床患者发生以下情况。

一、AZFa 缺失

AZFa 缺失较为罕见，1% ～ 5%。可导致青春期精子发生阻滞，75% 表现为睾丸病理上的"唯支持细胞综合征"（SCOS Ⅰ型，无精原细胞出现）、生精上皮细胞缺乏和小睾丸症。有 25% 表现为严重少精子症。当 AZFa 区域多个大片断基因缺失时，呈现同样严重的表现。

二、AZFb 缺失

AZFb 缺失的患者表现为减数分裂前的生精细胞正常，而减数分裂后的生精细胞缺乏，提示在青春期减数分裂前或减数分裂期间精子发生中断，患者的睾丸活检不能发现任何表型变化。Vogt 等报道 1 例无精子患者，经双侧睾丸活检，未见成熟精子；病理组织学观察，精子发生停滞于生精细胞第一阶段；经 Y 染色体 DNA 分析后，发现整个 AZFb 缺失。因此认为其为完全性 AZFb 缺失患者，能够找到成熟精子的可能性为"0"。

三、AZFc 缺失

AZFc 缺失患者的睾丸组织病理学表现多样化，缺失者精子计数可从无到正常，但伴随精子形态异常。可以有与"唯支持细胞综合征"相似的表型，表现可为与 SCOS Ⅱ型相关（有一些精原细胞呈现，并可见有限的精子生成或精子生成很少），也可以有精子发生停滞于不同阶段生精细胞的表型，或者是出现一些空化的生精小管周围，围绕着一些具有精原细胞和精母细胞的生精小管存在，而精母细胞发育阻滞，精子细胞发育减少，甚至是停止，因此，患者就会出现无精子症和少精子的不同临床表现。有少数病例虽然有了子代，而子代本身同样是 AZFc 位点缺失者，也已经证实其为无精子症患者。由此看来，AZFc 缺失者可以有不同的临床表现。

因此，精子发生是一个复杂的过程，虽然有大量研究报道 AZF 的缺失是生精障碍的重要原因，但还有许多问题不清楚，有待研究。

第四节　染色体结构异常与睾丸组织病理学特征

一、睾丸组织病理学特征

染色体结构异常表现多样，从正常生育到少精子症，甚至无精子症均存在，因此精液细胞学和组织病理学研究较少。笔者查阅了相关的文献，总结如下。

染色体易位无精子症患者，睾丸组织病理学有相应的变化，而这些变化可能与易位的特定染色体或断裂位点有关，相应的断裂位点可能影响关键基因的功能，从而导致无精子症。如图 27-4-1，睾丸活检显示生精小管中精母细胞的分裂部分受阻，仅发现有少量圆形精子细胞（图 A 中三角指示）；图 B 和图 C 显示生精小管中精母细胞完全被阻滞，没有发现精子细胞或精子；且均发现代表细胞死亡的核固缩（箭头指示）。

利用电子显微镜对睾丸生精细胞的研究显示，相互易位携带者有不成熟的精子和凋亡精子。不成熟的精子表现为不规则的核，染色质浓缩不紧密（uCh），有大胞浆小滴残留（CR），线粒体紊乱（M）等（图 27-4-2）。凋亡精子表现为边缘化染色质的核改变（mCh），不规则的螺旋轴丝（Ax），大胞浆小滴（CR）（图 27-4-3）。

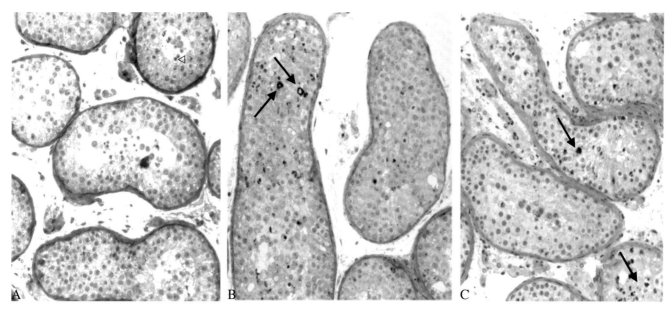

图 27-4-1　易位携带者睾丸组织病理学（×40）

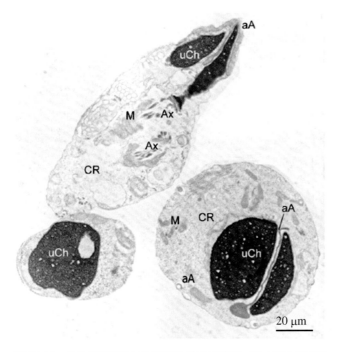

图 27-4-2　易位携带者睾丸不成熟精子的超微结构（图中英文缩写释义见正文）

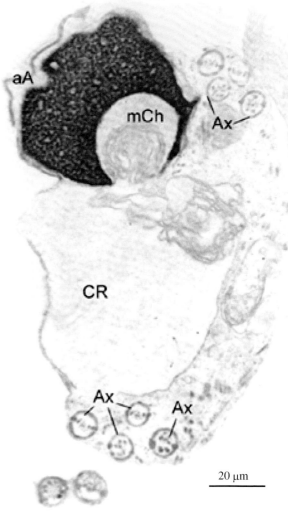

图 27-4-3　易位携带者睾丸凋亡精子的超微结构（图中英文缩写释义见正文）

染色体罗氏易位携带者射出精液的电液显微镜超微结构图显示有不成熟的精子、凋亡精子存在，成熟的精子主要表现为：圆形精子细胞、未浓缩的圆形（RN）或椭圆形（EN）核的精子、常有胞浆小滴（CR）。凋亡精子表现为：凋亡细胞核（AN）、坏死精子（NS）和双核生精细胞（BGC）等，见图27-4-4。

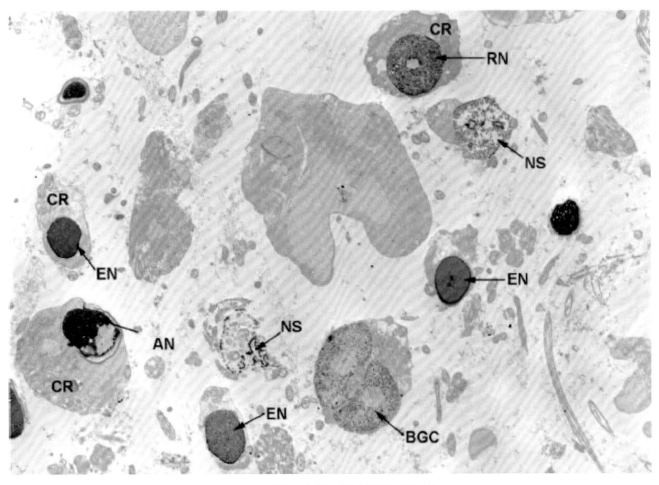

图 27-4-4　罗氏易位携带者排出精液的超微结构
（图中英文缩写释义见正文）

第五节　Y染色体微缺失患者精液细胞学研究

卢洪涌等对35例Y染色体AZF区域微缺失不育患者进行精液细胞学检查，评估其生精功能。结果：AZFa+b+c缺失组5例，精液细胞学检查均未见各级生精细胞，可见少量上皮细胞，其中1例经睾丸活检显示生精小管中未见各级生精细胞，诊断为唯支持细胞综合征，与精液细胞学检查与结果一致。AZFb+c缺失4例及单独AZFb缺失3例，其中1例AZFb+c缺失患者经精液细胞学检查未见各级生精细胞，睾丸活检诊断为唯支持细胞综合征；1例AZFb缺失的患者经精液细胞学检查见初级精母细胞，未见次级精母细胞、精子细胞和精子。

睾丸活检见睾丸生精细胞阻滞在初级精母细胞阶段。精液细胞学检查与睾丸活检结果一致。还有1例AZFb缺失的患者虽然经精液细胞学检查见初级精母细胞、次级精母细胞和精子细胞，但睾丸活检显示生精细胞阻滞在次级精母细胞阶段。

1例AZFb部分缺失患者经精液细胞学检查见初级精母细胞、次级精母细胞、精子细胞和精子。另外3例AZFb+c缺失患者经精液细胞学检查均发现细胞停滞在精母细胞阶段。AZFc缺失组和少精子症组患者生精细胞大多数停滞在精母细胞阶段，见少量精子细胞；无精子症组患者未见各级生精细胞，其中2例经睾丸活检证实为唯支持细胞综合征。结论：精液细胞学检查能有效评估 AZF 缺失患者的生精功能，与睾丸活检结果相比，其结果是可靠的，是一项无创检查技术，可作为 AZF 缺失患者生精功能评估的常规方法。

Y 染色体微缺失患者的睾丸活检，AZFa+b+c 缺失患者经睾丸活检检查只见支持细胞，未见各级生精细胞，经生精细胞检测仅见上皮细胞（图 27-5-1）。

对于 AZFb 缺失患者，精液中可检测到各级生精细胞，在图 27-5-2 中，a 为初级精母细胞，b 为次级精母细胞，c 为精子细胞。

对 AZFc 缺失患者，睾丸活检可见生精阻滞在

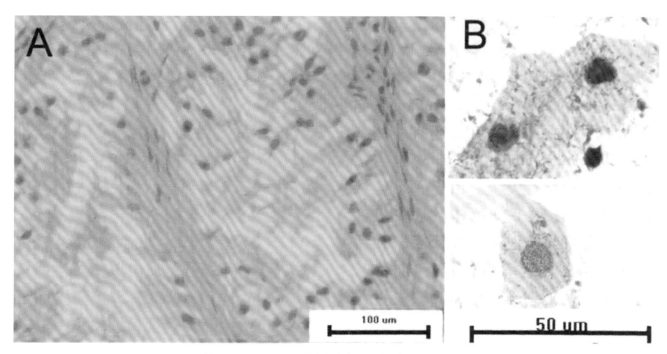

图 27-5-1　AZFa+b+c 缺失患者睾丸活检的病理组织学观察

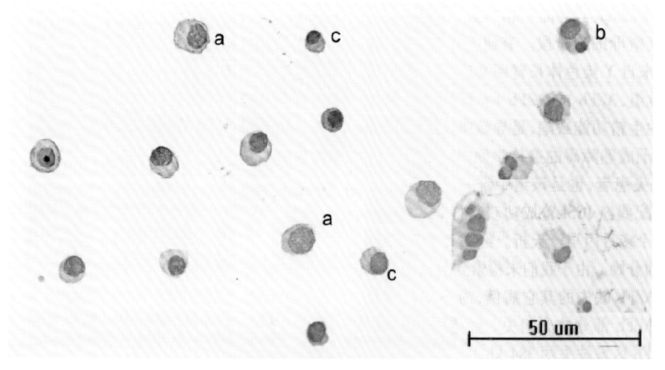

图 27-5-2　AZFb 缺失患者精液中可见各级生精细胞
a，初级精母细胞；b，次级精母细胞；c，精子细胞

初级精母细胞阶段；生精细胞学检查只见初级精母细胞（图 27-5-3）。

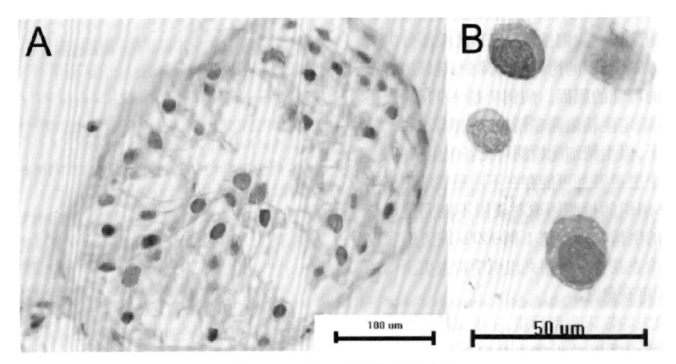

图 27-5-3　AZFc 缺失患者睾丸活检和生精细胞学

第六节　易位携带者精子染色体分析

　　染色体易位男性携带者在精子发生减数分裂时，由于易位染色体与正常染色体在联会时会形成异型配对，导致异型三价体或四价体结构产生，在精子进行减数分裂后期形成不同的分离模式，产生平衡或非平衡精子。罗氏易位患者在配子发生减数分裂时形成三价体结构，可有对位分离、邻位Ⅰ分离和邻位Ⅱ分离三种模式，产生 1 种正常配子、1 种平衡配子及 4 种不平衡配子，如图 27-6-1 所示。由于三价体结构的

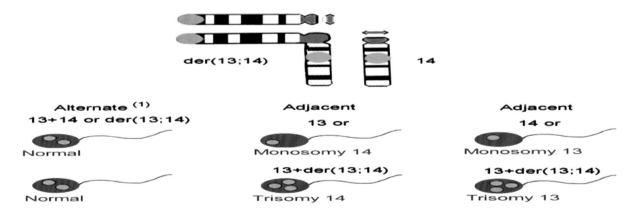

图 27-6-1　罗氏易位减数分裂模式

存在使患者易产生不平衡配子。对 20 例罗氏易位患者行精子荧光原位杂交（FISH）研究发现，患者可产生 3%～36% 的不平衡精子。

相互易位患者在减数分裂时形成四价体结构，可有对位分离、邻位 Ⅰ 分离、邻位 Ⅱ 分离、3：1 分离或 4：0 分离等减数分裂模式，产生至少 18 种类型的配子，与正常卵细胞结合，可形成 1/18 的正常

合子，1/18 携带者，其余为部分单体、部分三体或单体并三体型合子，如图 27-6-2 所示。利用 FISH 法研究 30 例相互易位患者的精子发现其不平衡精子的发生率为 29%～81%，高于罗氏易位携带者。不平衡精子发生率的差异与易位所涉及的染色体、片段大小、断裂点位置以及易位区域是否发生位置重组等有关。

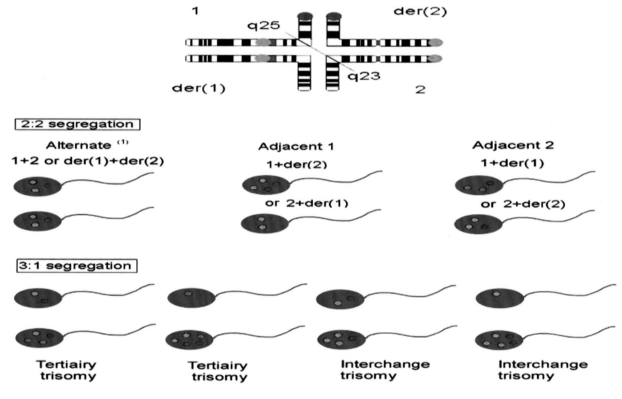

图 27-6-2　相互易位减数分裂模式

第七节　染色体易位导致生精障碍的机制

常染色体和性染色体上存在调控精子发生的基因。染色体易位导致患者精子生成障碍的原因可能为破坏易位区段基因结构完整性，导致调节精子生成基因不能正常表达，从而引起睾丸生精功能障碍。而易位患者的精液质量可表现为从正常到无精子症的差异，导致患者精液质量不同的原因可能为：易位患者在配子形成时存在两个减数分裂检验点，易位携带者在联会时无法正常配对，而通过联会调节进行异型配对，未进行异型配对的四分体易与 X-Y 性小体相连

从而降低生精细胞到达粗线期的精母细胞的细胞数，此为第一个检验点；第二个检验点为联会后期易位形成的三价体或四价体结构与性小体相连，干扰 X 染色体失活，阻止转录，启动凋亡机制，对生精细胞和精子产生致死效应。如果易位患者生精细胞能越过至少一个检验点，则有精子发生，但表现出少精子症的概率较大；如果均未越过两个检验点，则可导致患者无精子症；相反，如果越过两个检验点，则患者精子浓度可能正常。

第八节　Y 染色体结构异常与生育、助孕技术

染色体结构异常是无法治疗的，遇到生育障碍时，可以考虑做胚胎植入前遗传学诊断第三代试管婴儿（IVF）。胚胎植入前遗传学诊断（PGD）是把筛选遗传缺陷的时机提早到了早期胚胎阶段，是在胚胎植入子宫内膜前，对来源于受精卵和（或）胚胎的遗传物质进行分析，判断其是否存在特定遗传异常，选择无该遗传学异常的胚胎植入子宫腔内，从而获得正常胎儿的技术。目前针对易位、倒位等染色体结构异常的患者，可以通过特异性的探针，通过 FISH 技术对胚胎进行植入前诊断，选择正常的胚胎进行移植，生育正常后代。

对于 AZF 微缺失，有学者对 1176 例生育期男性的微缺失筛查中，发现 4 例 AZFb 远端的微小缺失，这可能是罕见的多态现象或生育者本身是少精子症，男性生育可与精子数目减少共存。在另一项研究中，对 91 例 Y 染色体微缺失者的男性近亲（父亲或同胞兄弟）筛查中，5 例患者的父亲将 AZFc 缺失传给儿子，这表明 Y 染色体微缺失者的精子生成可随时间而改变。

目前，对无精子和少精子症患者生育的有效治疗是卵质内单精子注射（ICSI）、ICSI+ 睾丸穿刺取精（testicular sperm aspiration，TESA）或经皮附睾穿刺取精（percutaneous epididymal sperm aspiration，PESA）。尽管带有 Y 染色体微缺失精子的受孕率与正常精子的相比是否有差别，目前还存在着一些相互矛盾的结果，但上述治疗用于解决这些患者可能存在的遗传学问题是至关重要的。因此，对这一群体的遗传学咨询和筛查十分必要。

目前，对无精子症或严重少精子症患者进行 AZF 检测的临床意义有两点：第一，通过检查可以使这些"原因不明"的无精子症或严重少精子症患者明确病因，减少一些无谓的"治疗"；第二，如果上述这些患者希望通过辅助生育技术达到生育目的，那么其后代也存在不育的可能。国外有报道，少数 AZF 缺失者，其男性子代同样也是 AZF 缺失者，而且可能会影响其正常生育。这已经涉及我们人类后代的遗传问题，因此不能不引起临床上的注意和重视，尤其是进行辅助生育技术时，AZF 是一项必须检测的项目。

第九节　染色体结构异常的典型病例介绍

一、病例 1

患者，男，31 岁。职业：教师。籍贯：吉林。2010 年 9 月 8 日初诊。2010 年 9 月 16 日复诊。主诉：婚后 2 年未育。查体：身高 174 cm，体重 62 kg，男性第二性征发育良好。睾丸体积大小：左 15 ml、右 15 ml，质地正常，阴茎发育良好。

第一次精液检查：2010 年 9 月 8 日，已禁欲 3 天，首次自慰取精。精液分析：精液量 3.1 ml，pH 7.2，液化时间 30 min，灰白色、黏稠度适中、具粟花味。精子浓度 $4.2×10^6$/ml，前向运动精子（A+B 级）10%，诊断为重度少弱精子症。

第二次精液检查：2010 年 9 月 16 日，已禁欲 2 天，自慰取精。精液分析：精液量 2.6 ml，pH 7.3，液化时间 30 min，灰白色、黏稠度适中、具粟花味。精子浓度 $5.1×10^6$/ml，前向运动精子（A+B 级）8%，与初次检查结果一致。

为明确患者生精障碍病因，行 Y 染色体微缺失检查及染色体核型分析。Y 染色体微缺失检查结果显示 sY84、sY86、sY127、sY134、sY254、sY255 位点均存在。核型分析结果为 45，XY，der（13；15）（q10；q10）。确定其致病原因为染色体易位所导致。因易位可产生非平衡精子导致生育染色体异常后代的概率增加，为评估其非平衡精子率，进一步行精子 FISH 检测。结果显示：对位分离模式产生的正常或易位携带精子比例为 91.1%，邻位分离模式产生的非平衡配子比例为 8.9%（图 27-9-1）。

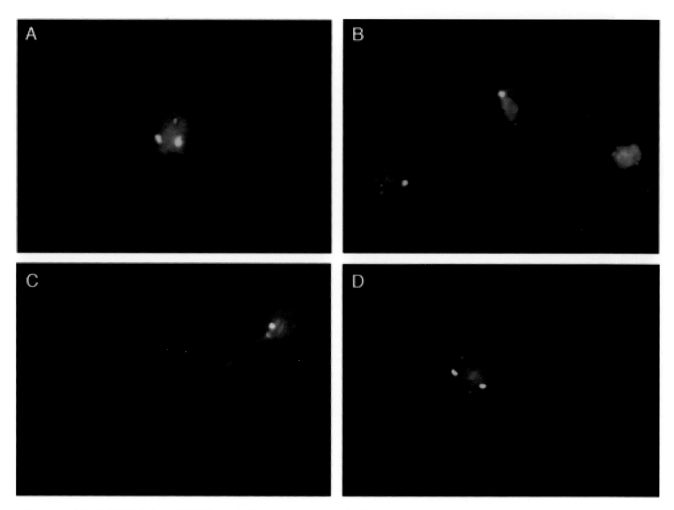

图 27-9-1　绿色荧光信号代表 13 号染色体 LSP 探针（13q 14.3），红色荧光信号代表 15 号染色体 TEL 探针（15q Tel）。A，13 二体性精子；B 左，正常精子，B 中，15 二体性精子，B 右，13 缺体精子；C，15 缺体精子；D，二倍体精子

二、病例 2

患者，男，26 岁。职业：农民。籍贯：吉林。2015 年 3 月 21 日初诊。2015 年 4 月 13 日复诊。主诉：婚后 3 年未育。查体：身高 176 cm，体重 82 kg，男性第二性征发育良好。睾丸体积大小：左 18 ml、右 18 ml，质地正常，阴茎发育良好。

第一次精液检查：2015 年 3 月 21 日禁欲 5 天，首次自慰取精。精液分析：量 3.7 ml，pH 7.4，液化时间 30 min，灰白色、稍稠、具粟花味。精子浓度 8.6×10^6/ml，前向运动精子（A+B 级）64%，诊断为少精子症。

第二次精液检查：2015 年 4 月 13 日禁欲 4 天，自慰取精。精液分析：量 3.4 ml，pH 7.4，液化时间 30 min，灰白色、黏稠度适中、具粟花味。精子浓度 8.1×10^6/ml，前向运动精子（A+B 级）59%，与初次检查结果一致。

为明确患者生精障碍病因，行 Y 染色体微缺失检查及染色体核型分析。Y 染色体微缺失检查结果显示 sY84、sY86、sY127、sY134、sY254、sY255 位点均存在。核型分析结果为 46,XY,t(10；16)（q25；p12)。确定其致病原因为染色体相互易位所致。因相互易位产生的非平衡精子率较高，患者自发流产或生育染色体异常后代的概率远远高于罗氏易位携带者，故建议患者行植入前遗传学诊断（PGD）生育后代。为进一步评估患者非平衡精子率，经患者知情同意后，行精子 FISH 检测。结果显示：对位分离模式产生的平衡精子比例为 47.7%，邻位分离或 3：1 分离模式产生的非平衡配子比例为 52.3%（图 27-9-2）。

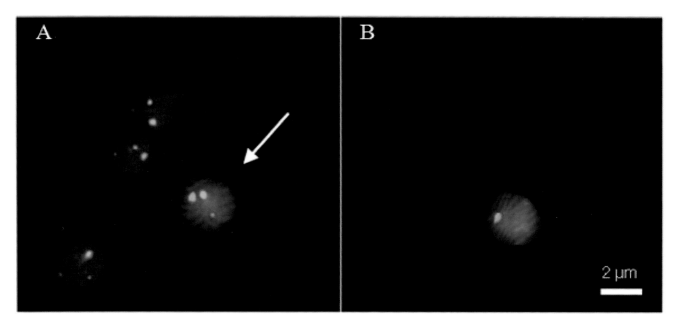

图 27-9-2　绿色荧光信号代表 10 号染色体 TEL 探针（11q Tel），红色荧光信号代表 16 号染色体 TEL 探针（16q Tel），天蓝色信号代表 10 号 CEP 探针。图 A 箭头处，正常精子；图 B，非平衡精子。

针对携带染色体易位的男性不育患者，可以通过精液分析评估其生精障碍程度，由于可产生非平衡精子，对有精子生成的携带者在生育前利用精子 FISH 技术预先评估非平衡精子的发生率，有助于后续患者合理生育方式的选择。对于非平衡精子率高的患者应优先选择 PGD 技术，减少妊娠后的流产率。

三、病例 3

以 46，XY，inv（6）（p12；q21）为例。患者：40 岁，中国男性，同时患有先天性双侧输精管缺如，睾丸萎缩，经睾丸抽吸术取精在显微镜下显示结果如图 27-9-3 和图 27-9-4。

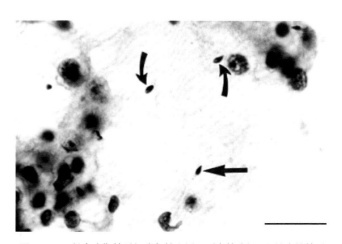

图 27-9-3　大量精子细胞（▲）

图 27-9-4　很多晚期精子细胞都缺少尾巴（弯箭头）。少量成熟精子带有尾巴（直箭头）。

（刘睿智　曹兴午　张红国）

参考文献

1. Agns B. Fogo，Michael Kashganrian. 肾脏病理诊断图谱. 周庚寅，译. 北京：北京大学医学出版社，2007：340-343.

2. M. ARABI，B. SHAREGHI. 尼古丁的抗生育效应. 中华男科学杂志. 2005，11（5）：323-330.

3. WHO. 人类精液及精子宫颈粘液相互作用实验室检验手册. 谷翊群，陈振文，于和鸣，等译. 4版. 北京：人民卫生出版社，2001：48-49.

4. 柏圣还. 苦参素治疗流行性腮腺炎并睾丸炎临床疗效观察. 实用中西医结合临床. 2009，9（2）：55-58.

5. 才秀莲，李德祥，李正非，等. 男性不育症睾丸曲细精管界膜厚度分析. 生殖与避孕. 1998，18（4）：242-243，248.

6. 蔡俊杰，丁彦青，张彦，等. SARS病毒合胞病毒巨细胞病毒包涵体显示法的比较. 中国组织化学与细胞化学杂志，2004，13（2）：254-258.

7. 蔡志明. Y染色体及其微缺失与男性不育：过去、现在与将来. 中华男科学杂志，2010，16（5）：387-394.

8. 曹利东，王军，周闯，等. 男性不育症睾丸精细小管钙化7例报告. 中国性科学，2003，12（4）：5-6.

9. 曹宁校，顾恒，杜文东，等. 具有同性性接触的男性调查. 中国性病艾滋病防治. 2000，6（2）：72~73.

10. 曹兴午，辛旸，苏梦荣，等. 107例生育组与不育组精子形态与生精细胞定性与定量分析. 中华医学检验杂志，1992，15（2）:86-91.

11. 曹兴午，杨文质，赵广明，等. 精液分析与不育症——生精细胞凋亡与胀亡及精子形态学图谱. 北京：中国人口出版社，2006.

12. 曹兴午. 男性不育症研究进展—无精子因子. 中国性科学，2003，12（9）:23-24.

13. 曹兴午，林凯，李翠英，等. 腮腺炎睾丸炎对睾丸的损伤及其治疗. 中国男科学杂志，2011，25（11）：64-66.

14. 曹兴午，施长春，齐来增，等. 严重少精子症治疗成功一例报告——文献复习与回顾性分析. 生殖医学杂志，2014，23（5）:408-410.

15. 曹兴午，王立红，袁长巍，等. 精液病理学检测与临床意义. 现代检验医学杂志，2013，28（3）：1-8.

16. 曹兴午，曹育爱，金合武，等. 睾丸性生殖障碍——支持细胞与支持细胞综合征. 中国性科学，2000，9:33-40.

17. 曹兴午，曹育爱，张少玉，等. 人体主要致病支原体的研究. 首都医药，1996，3:35.

18. 曹兴午，曹育爱. 微生物感染与生精细胞凋亡和胀亡. 中国男科学杂志，2009，23（5）:69-72.

19. 曹兴午，程岗. 183例不育症患者的生精细胞检查与病因分析. 中日友好医院学报，1994，8：27-30.

20. 曹兴午，等. 不育症精液生精细胞凋亡率检测. 生殖医学杂志，2008，17（5）：352-356.

21. 曹兴午. 精子形态学检验分析中华检验医学杂志，2006，29（4）：382-384.

22. 曹兴午，李翠英，袁长巍，等. 精子凋亡和生精细胞凋亡检测与精索静脉曲张的关系. 中国男科学杂志，2011，25（7）：69-70.

23. 曹兴午，李翠英，袁长巍，等. 巨细胞病毒感染、包涵体形成与生精细胞凋亡及不育症. 中国性科学，2014，23（3）：66-73.

24. 曹兴午，李翠英，袁长巍，等. 性学研究进入微观世界——创建性科学第三个高潮"中医药时代". 中国性科学，2011，20（10）：15-22.

25. 曹兴午，李翠英，袁长巍，等. 巨细胞病毒感染、包涵体形成与生精细胞凋亡及不育症. 中国性科学，2014，23（3）：66-71.

26. 曹兴午，李翠英，袁长巍，等. 生精细胞胀亡的特点及与凋亡的区别. 中国男科学杂志，2010，24（10）：65-68.

27. 曹兴午，李宏军，白文俊，等. 精液脱落细胞学与睾丸组织病理学. 北京：北京大学出版社，2012.

28. 曹兴午，林凯，李翠英，等. 腮腺炎睾丸炎对睾丸的损伤及其治疗. 中国男科学杂志，2011，25（12）：57-60.

29. 曹兴午，林凯，李翠英，等. 细胞胀亡在精液脱落细胞学的形态特征与机制的探讨. 现代检验医学杂志，2011，26（4）1-8.

30. 曹兴午，齐来增，施长春，等. 精索静脉曲张、AZFc缺失和腮腺炎史一例病例报告. 生殖医学杂志，2013，22（12）：958-962.

31. 曹兴午，施长春，李翠英，等. 精子凋亡和生精细胞凋亡检测与精索静脉曲张手术指征. 现代检验医学杂志，2013，28：1-9.

32. 曹兴午，王传航，周强，等. 不育症精液生精细胞凋亡率检测. 生殖医学杂志，2008，17（5）：351-355.

33. 曹兴午，王传航，周强，等. 圆头精子综合征生精细胞特征（附3例报告及文献复习）. 中国男科学杂志，2008，22（8）：53-55.

34. 曹兴午，王立红，袁长巍，等. 精液病理学检测与临床意义. 现代检验医学杂志，2013，28（3）1-8.

35. 曹兴午，辛扬，苏孟荣，等，107例生育组与不育组精子形态与生精细胞定性与定量分析. 中华医学检验杂志，1992，15（2）：86-88.

36. 曹兴午，辛阳，王兰英，等. 精子生成与精子超微结构. 中华医学检验杂志，1991，14（6）354.

37. 曹兴午，杨世凡，曹育爱，等. 细菌性阴道病. 中国性科学，1995，4（4）：43~46.

38. 曹兴午，杨文质，赵广明，等. 精液分析与不育症—生精细胞凋亡、胀亡与精子形态学图谱. 北京：中国人口出版社，2006.

39. 曹兴午，赵天德，王传航，等. 交变磁场照射对小鼠睾丸生殖功能的影响. 中华男科学杂志，2009，15（6）：530-533.

40. 曹兴午，赵天德. 细菌阴道病两性感染检查与分析. 中国医学检验杂志，2007，8（5）：374-381.

41. 曹兴午，周强，王传航，等. 不育症患者293例精子形态分析. 中华检验医学杂志，2008，31（10）：1169-1170.

42. 曹兴午、曹育爱. 微生物感染与生精细胞凋亡和胀亡. 中国男科学杂志，2009，23（5）：69-72.

43. 曹兴午. 精液生精细胞检查与临床意义. 中华检验医学杂志，2006，29（10）：956-960.

44. 曹兴午. 生殖细胞凋亡与男性不育症. 中华检验医学杂志，2005，28（9）：970-972.

45. 曹兴午. 四口循环对性病的传播. 中国性科学，2002，11（3）：45-46.

46. 曹兴午. 睾丸生精障碍的靶区、靶细胞和靶点. 中国男科学杂志，2008，22（7）：58-60，63.

47. 曹兴午. 睾丸支持细胞骨架的研究. 中华男科学杂志，2008，14（8）：675-679.

48. 曹兴午. 精子形态学检验分析. 中华检验医杂志，2006，29（4）：382-384.

49. 曹兴午. 跨世纪忧虑——人类精子质量下降. 中国性科学，1994，3（4）：6-11

50. 曹兴午. 男性不育者精子质量与遗传学基因——染色体微缺失. 中华医学网络信息杂志，2005，2（9）：383-384.

51. 曹兴午. 男性不育症研究进展——无精子因子. 中国性科学，2003，12（3）:23-24.

52. 曹兴午. 男性不育症应注意生活因素的影响. 中国性科学，2008，17（4）:45-48

53. 曹兴午. 为什么父母吸烟不易生男孩. 中国性科学，2008，17（12）：43-45.

54. 曹兴午. 我是协和人——65年践行转化医学的轨迹. 现代检验医学杂志，2014，29（5）：1-22.

55. 曹兴午. 性学研究进入微观世界——以睾丸组织化学研究为例. 华人性研究，2008，1（2）：33-39.

56. 曹兴午. 一种观察睾丸功能的新方法——精液生精细胞学. 中国性科学，1992，2（2）：41-43，22.

57. 曹兴午. 睾丸生精障碍的靶区、靶细胞和靶点. 中国男科学杂志，2008，22（7）：58-60，63.

58. 曹玉璞. 支原体研究的进展. 中华流行病学杂志，1995，16（2-B）：123.

59. 曹育爱，曹兴午，姜梅，等. 309例阴道涂片检查细菌性阴道病关系探讨. 中国性科学，1997，6（1）：30-32.

60. 曹育爱，金合武，曹兴午，等. 70例无精子症生精细胞检出与病因分析. 中国性科学，2004，13（1）：4-6.

61. 常学良，杨书文，蔡广增. 碱性成纤维细胞生长因子用于治疗特发性少弱精子症的临床意义（附57例疗效观察）. 中国男科学杂志，2000，14（4）：240-242.

62. 陈辉，赖利华，王祖勤，等. 提高检验人员形态学辨识能力的探索. 临床检验杂志，2011，29（6）：466-467.

63. 陈亮，付杰，陈菲，等. Y染色体长度变异对男性生育功能的影响. 北京大学学报（医学版），2014，46（2）:211-214.

64. 陈荣安，房秉仁，欧阳贵，等. 不同病因无精子症的生殖激素水平. 生殖与避孕，2002，22（2）：111-113.

65. 陈祥义，尹晓娜，姚秀娟，等. 唯支持细胞综合征病理变化和发病机制. 温州医学院学报，2012，42（5）：419-423.

66. 程远，李多多，程计林，等. 巨细胞病毒感染对血管内皮细胞脂质体形成的影响. 中华微生物学和免疫学杂志，2008，28（12）：1107-1108.

67. 隆など. 非淋菌性尿道炎におけるとMycoplasmagenitaliumの病原意义. 感染症，1996，26:25.

68. 崔成成，毕艳红，井申荣，等. 病毒包涵体在病毒感染细胞中的作用. 生命的化学，2015，35（1）：57-60.，

69. 崔应琦，董兆文，伦玉兰，等. 1202例早孕妇活动性巨细胞病毒感染的调查. 生殖医学杂志，1993，2（4）：199-202.

70. 戴庆福，张洪斌，赖东莲，等. 单纯疱疹病毒Ⅱ型感染与男性不育的关系. 中国皮肤病学杂志，1999，13（5）：286-287.

71. 党连凯，王清芝，宋兰芳，等. 核辐射对雄性哺乳动物生育和精子发生损伤效应的研究. 生殖医学杂志，2014，23（10）：822-827.

72. 邓春华，刘贵华，等. 睾丸微结石与男性不育症. 医学新知杂志，2008，18（1）：1-2，6.

73. 邓天勤，黄永汉，李颖嫦，等. 精浆生化检测在262例梗阻性无精子症分析中的意义. 检验医学与临床，2009，6（12）:929-930.

74. 丁环宇，周建华. 唾液酸酶测定在细菌性阴道病中的应用价值. 检验医学与临床，2006，3（2）：84.

75. 东四雄，大岛博幸. ネルモン检查－男性. 临床检查，1990，34（5）：526.

76. 冯俭，张水林，吴志君，等. 男性不育400例生殖激素水平测定分析. 南通医学院学报，2001，21（1）：53-54.

77. 高晓康，杨波，王禾，等. N-硝基-L-精氨酸甲酯对大鼠隐睾生殖细胞凋亡的保护作用. 中华男科学杂志，2003，9（9）：684-686.

78. 郭应禄，胡礼泉. 男科学. 北京：人民卫生出版社，2004.

79. 郭应禄，辛钟成. 男子生殖医学. 北京：北京医科大学出版社，2002：109-115

80. 何泳志，李大文，万里凯，等. 梗阻性无精子症的研究进展. 中国临床新医学，2015，8（11）：1000-1004.

81. 涂冰，韦安阳. 不孕不育的诊断与治疗，北京：人民军医出版社，1999：374.

82. 胡野，凌志强，单小云，等. 细胞凋亡的分子医学. 北京：军事医学科学出版社，2002：28-30.

83. 昊明章，曾超文，张君慧，等. 男性生殖病理学. 上海：科学普及出版社，1997：71-83.

84. 黄海燕，张香改，高羽，等. 117例大小Y染色体临床意义分析. 中国计划生育学杂志，2007，（2）：136.

85. 黄侠君. 尖锐湿疣的细胞学诊断. 广东医学. 1990，（5）：44-45

86. 黄宇峰，商学军，金永富，等. 解脲支原体在生精细胞中的定位研究. 男性学杂志，1995，9：197.

87. 黄宇烽，李宏军. 检验与临床诊断——男科疾病分册. 北京：人民军医出版社，2007：95-99.

88. 黄宇烽，夏欣一. 第四章男性不育症的诊断学. 郭应禄，李宏军. 男性不育症. 北京：人民人民军医出版社，2003：92.

89. 纪小龙，李维华. 无精子症睾丸的病理组织学特征. 中国人民解放军军医进修学院学报. 1990，11（1）：38-41.

90. 纪小龙，吴浩强，刘爱军，等. 压片组织细胞学一种更适合基层医院应用的病理诊断技术. 诊断病理学杂志. 1994，1（2）：113.

91. 蒋争凡，赵允，卞婕，等. 分离纯化的线粒体诱导细胞核发生类似凋亡的变化. 第四届海外生命科学论坛研讨会. 细胞调控的探索——细胞信号传导、细胞凋亡和基因调控. 北京：军事医学科学出版社，1999：204.

92. 柯明辉. 2599例男性精液质量及其影响因素的研究. 北京：北京中医药大学，2010.

93. 蓝尺茂雄，加藤弘之. 睾丸の生検. 临床检查，1990，34（5）：531.

94. 李新霞，张巍，桑伟，等. 外耳道原发精原细胞瘤1例. 中华病理学杂志，2013，42（1）：55-56.

95. 李翠英，袁长巍，曹兴午，等. 生精细胞检查与临床意义. 中国男科学杂志，2010，24（6）：67-69，72.

96. 李德懿. 牙周病微生物学. 天津：天津科技翻译出版公司出版，1994.

97. 李宏军，黄宇烽. 实用男科学. 北京：科学出版社，2015：101.

98. 李宏军，李汉忠，蔡盛，等. 睾丸微石症52例报告. 中华泌尿外科杂志，2007，28（10）：707-709.

99. 李宏军，李汉忠. 男科学. 3版. 北京：北京大学医学出版社. 2013：25.

100. 李晶晶，李巍，李国利. Oct4、PLAP基因在睾丸精原细胞瘤早期诊断中的意义. 实用临床医药杂志，2013，17（1）：10-12.

101. 李连青，朱庆义，刘俊芬，等. 阴道加德纳菌对细菌性阴道病的病原学诊断评价. 中华医院感染学杂志，2005，（2）：226-228.

102. 夏曙华，杨正安，胡官林，等. 353例男性泌尿生殖道疾病患者加德纳菌的检测. 中华皮肤科杂志，2000，33（3）：188.

103. 李世文，郑新民，郑航，等. 一氧化氮、总抗氧化能力对大鼠隐睾生殖细胞凋亡的影响. 中华男科学杂志，2003，9（3）：175-177.

104. 李哲，刘睿智，魏迎元，等. 男性不育患者病毒感染状况与精子密度、活率、形态的关系. 中国实验诊断学，2006，10（9）：1082-1084.

105. 李仲兴，郑家齐，李家宏，等. 诊断细菌学. 香港：黄河出版社，1992.

106. 刘媛. 精子凋亡与精液参数关系及其影响因素初步研究. 长春：吉林大学，2006.

107. 刘仁伟，吴志清，冯丰垄，等. 睾丸精原细胞瘤的MRI表现. 中国医学影像技术，2012，28（5）：982-985.

108. 刘伟，李庆军. Caspase与细胞凋亡. 新乡医学院学报，2005，22（1）：67-70.

109. 曹兴午. 睾丸支持细胞骨架的研究. 中华男科学杂志，2008，14（8）：675-679.

110. 刘媛，刘睿智，吴迪，等. 少精子症、弱精子症和畸形精子症患者精子凋亡率与比较. 吉林大学学报（医学版），2006，32（5）：869-871.

111. 刘春萌，赵文珍，徐晨，等. 加德纳菌感染对大鼠睾丸生精小管的影响. 实用医学杂志，2008，24（19）：3311-3313.

112. 刘德一，H. W. GordonBaker. 精子功能检测与男性不育诊治的新进展. 中华男科杂志，2007，13（2）：99-109.

113. 刘雯，李婷，于瑞梅，等. 147例唯支持细胞综合征患者的睾丸病理分型和性激素分析. 山东大学学报（医学版），2016，54（6）:73

114. 刘正稳，张成文. 流行性腮腺炎研究进展. 临床内科杂志，1997，14（4）：174-175.

115. 娄永新，高树森. 尿中病毒感染细胞包涵体. 中华医学检验杂志，1994，17（4）：244-246.

116. 卢洪涌，崔英霞，史轶超，等. Y染色体微缺失不育患者精液细胞学观察. 中华男科学杂志，2008，14:998-1002.

117. 卢建林. 溶脲脲原体感染对精液质量影响的临床研究. 中华男科学杂志. 2009，15（8）：760-761.

118. 骆丹. 与艾滋病相关的支原体的研究进展. 国外医学皮肤性病学分册，1998，24：96.

119. 吕德滨，黄平治. 实用简明男性学. 哈尔滨：哈尔滨出版社，1988：170-176

120. 孟庆欣，王炼，等. 睾丸微石症. 中华超声影像学杂志，2002，11（11）：690-692.

121. 聂国梁. 性病在口腔的表现. 中国性科学，2007，16（1）：24-26.

122. 欧建平，李阳，庄广伦. 无精症睾丸活检病理学特点及对男性不育诊治的指导意义. 中华泌尿外科杂志，

2004, 25 (5):354.

123. 彭少华, 李艳, 李从荣, 等. 细菌感染实验诊断与分析. 北京: 人民军医出版社, 2006.

124. 罗慰慈. 协和医学词典. 北京: 北京医科大学中国协和医科大学联合出版社. 1998.

125. 沙国柱, 肖景珠, 黄宇烽, 等. 精液细胞学与睾丸活检及细胞学的相关性研究. 生殖医学杂志, 1996, 5 (2): 96-98.

126. 邵安华, 孙世森. 原健康成人巨细胞病毒感染4例临床分析. 上海医学. 1980, 3 (6): 325-329.

127. 史敏, 李顺义. 浆细胞包涵体的名称与形态学特点. 临床检验杂志. 2011, 29 (5): 371-372.

128. 谢婧, 罗志刚. 显微外科治疗梗阻性无精子症的研究进展. 医学研究生学报, 2011, 24 (6): 634-636.

129. 松田公志. 男性不妊症外来. 泌尿器科外来. シリーズ2. 东京: 东京株式社メジカルビュー社, 1999.

130. 松田公志, 日浦义仁. 闭塞性无精子症. 东京: 临床泌尿器科, 1996, 50: 479-484.

131. 孙丽, 钱星宇, 董燕, 等. 1510例泌尿生殖道感染的支原体培养及药敏分析. 生殖医学杂志, 2009, 18 (4): 396-397.

132. 孙宝刚, 梁鲁南, 房姣, 等. 大 (小) Y染色体患者AZF微缺失分析与临床疾病关系的探讨. 临床医学, 2013, 33 (2): 1-3.

133. 孙辉臣, 董志英, 丁卫东, 等. 不育症患者睾丸曲细精管界膜的病理学观察. 中国男科学杂志, 2000, 14: 243-246.

134. 陶林, 言真, 范平, 等. 女性性高潮反应与性行为方式的对照研究. 中国性科学, 2003, 12 (1): 3-6.

135. 藤田恒夫など. 立体组织学图谱 (细胞篇). 新泻: 新泻西村书店, 1981.

136. 田龙. 显微外科治疗男性不育症 // 李宏军, 黄宇烽. 实用男科学. 2版. 北京: 科学出版社, 2015: 485-488.

137. 田艳, 王厚照, 马芳芳, 等. 大Y/小Y染色体与精液常规参数的关系研究. 中国优生与遗传杂志, 2012, 20 (11): 71-72, 31.

138. 童明汉, 高惠宝, 胡燕琴, 等. 糖皮质激素诱导大鼠睾丸间质细胞凋亡的研究. 中华男科学, 2000, 6 (1): 11-14.

139. 王晓, 丁明孝, 翟中和, 等. 细胞骨架与疱疹病毒的释放. 实验生物学报, 1985, 19 (1): 21-29.

140. 曹兴午, 白文俊, 罗世芳, 等. 二次腮腺炎睾丸炎、精索静脉曲张网络会诊. 中华临床医学杂志 (电子版), 2013, 7 (19): 8991-9000.

141. 王端雪, 孙卉芳, 刘睿智, 等. 畸形精子症研究进展. 生殖与避孕, 2007, 27 (4): 292-303.

142. 王官仁, 李东风, 李乐德, 等. 唯支持细胞综合征研究进展. 医学临床研究, 2006, 23 (10): 5.

143. 王树森, 袁中和, 庞书舰, 等. 精索静脉曲张睾丸组织

电镜观察. 男性学杂志, 1994, 8 (3): 154-156.

144. 王卫国, 郭德荣, 胡责祥, 等. 无精子症及严重少精子症患者的睾丸活检病理研究. 中国男科学杂志, 2003, 17 (3): 197-198.

145. 王移兰, 蒋学之, 顾祖维, 等. 环境与生殖. 上海: 上海医科大学出版社, 1994: 81-117.

146. 吴青, 王磊光, 吴斌, 等. Y染色体AZFc微缺失规律的研究. 中华男科学杂志, 2012, 18 (5): 387-390.

147. 吴近曾. 解脲脲原体感染与不孕不育关系的探讨 – 附分组培养分析. 男性学杂志, 1991, 5: 27.

148. 吴坤河, 周庆葵, 黄健红, 等. 男性不育患者生精细胞HCMV、HSV感染检测及形态学研究. 中华男科学杂志, 2007, 13 (12): 1075-1079.

149. 吴坤河, 周庆葵, 黄健红, 等. 男性不育患者生精细胞巨细胞病毒感染检测分析. 中国性科学, 2008, 17 (4): 3-5, 8.

150. 吴明章, 曾超文, 张君慧, 等. 男性生殖病理学. 上海: 上海科学普及出版社, 1997.

151. 吴明章, 王一飞, 汪国光, 等. 精索静脉曲张不育症机理研究. 生殖与避孕, 1988, 8 (1): 36-41.

152. 吴明章, 王一飞, 朱继业, 等. 隐睾的生殖病理与细胞生物学研究. 男性学杂志, 1997, 1 (2): 102-105.

153. 吴荣德, 郭宗远, 高英茂, 等. 儿童精索静脉曲张的睾丸病理组织学研究. 中华泌尿外科杂志, 1996, 17 (7): 428-431.

154. 吴永明, 夏欣一. 精子DNA完整性检测技术研究进展. 中华男科学杂志, 2006, 12 (8): 737-741.

155. 吴志华. 现代性病学. 广东: 广东人民出版社, 1996: 254-260.

156. 夏利, 刘升学, 蒙坚, 等. 亚临床型生殖器疱疹脱排毒及药物干预的临床研究. 中国性科学, 2013, 22 (8): 49-52, 55.

157. 夏曙华, 杨正安, 胡官林, 等. 353例男性泌尿生殖道疾病患者加德纳菌的检测. 中华皮肤科杂志, 2000, 33 (3): 188-192.

158. 夏艳, 朱伟杰. 管周细胞在介导睾丸功能中的作用, 生殖与避孕, 2010, 30 (5): 342-346.

159. Behre, Nieschlag. 男科学——男性生殖健康与功能障碍. 李宏军, 李汉中, 译. 北京大学医学出版社. 2013.

160. 祝群, 崔毓桂, 周作民, 等. 睾丸细胞生物学研究进展. 生殖医学杂志, 2014, 23 (4): 259-263.

161. 肖晓荣. 口腔微生物学及实用技术. 北京: 北京医科大学中国协和医科大学联合出版社, 1993.

162. 辛德莉. 聚合酶链反应在生殖支原体检测中的临床应用. 中华流行病学杂志, 1995, 16 (2-B): 115.

163. 熊锦文, 熊承良, 李丹, 等. 鼠巨细胞病毒感染诱导小鼠精子凋亡及线粒体调控机制研究. 中华医学杂志, 2008, 88 (24): 1673-1675.

164. 熊锦文, 熊承良, 田永红, 等. 小鼠睾丸巨噬细胞病毒

感染对精子顶体反应与膜功能的影响. 中华医学杂志, 2005, 85（24）：1714-1717.

165. 熊锦文, 熊承良. 睾丸巨细胞病毒感染对精子存活率影响的实验研究. 中华男科学杂志, 2005, 11（6）：433-437.

166. 徐晨, 张惠心, 王一飞, 等. 大鼠溶脲脲原体感染与曲细精管微结石形成. 生殖与避孕, 1995, 15（4）：281-284.

167. 薛宁, 崔明玉, 任明吉, 等. 支持细胞综合征病理观察与分析. 中国计划生育学杂志, 2000,（1）：15-17.

168. 薛社普, 梁德才, 刘裕, 等. 男用节育棉酚的实验研究. 北京：人民卫生出版社, 1983.

169. 杨建华. 现代男性不育诊疗学. 上海：上海科学技术文献出版社, 2007.

170. 杨慎敏, 陈冰, 史轶超, 等. 睾丸穿刺取精术睾丸标本病理学检查的价值. 中华男科学杂志, 2013, 19（10）：899-901.

171. 杨慎敏, 李海波, 温端改, 等. 无精子症患者中无精子因子微缺失分布. 生殖医学杂志, 2013, 22（3）：159-163.

172. 叶顺章, 张木有. 现代性传播疾病实验诊断技术. 广州：广东科技出版社, 1999：107.

173. 伊藤机一他. グリヅターーセル, 封入体细胞, プリスターーの意义. 临床检查, 1982, 26（6）：741-743.

174. 袁双虎. 睾丸间质细胞凋亡及调控. 中华男科学杂志, 2003, 9（3）：218-220, 225.

175. 袁莹莹, 赵君利, 景万红, 等. 大Y、小Y染色体对IVF/ICSI助孕效果的影响. 宁夏医学杂志, 2013, 35（9）：805-806.

176. 袁长巍, 杨海英, 刘敬平, 等. 精液脱落细胞学在少、无精子症中的应用. 中国性科学, 2015, 24（1）：8-10.

177. 岳焕勋, 蒋敏, 李福平, 等. 人正常精液中早期凋亡精子的检测. 四川医学, 2007, 28（8）：826-827.

178. 张前, 吴宗山, 张丹, 等. 睾丸微结石2例报告及文献复习. 中华男科学杂志, 2007, 13（5）：417-420.

179. 张东青, 许纯孝, 吕家驹, 等. 原发性性腺外精原细胞瘤（附5例报告及文献复习）. 中国癌症杂志, 2002, 12（2）：127-120.

180. 张桂元. 精子停滞的病理生理学. 生殖医学杂志, 1994, 3（4）：249-252.

181. 张豪杰, 盛璐, 孙忠全, 等. 急性附睾睾丸炎致睾丸坏死6例报告并文献复习. 中国男科学杂志, 2008；22（11）：44-46

182. 张继强, 秦达念. 睾丸支持细胞与生精细胞凋亡的关系. 中华男科学杂志, 2004, 10（9）：688-691.

183. 张莉, 朱伟杰. 人类睾丸生精细胞凋亡调控机制的研究进展. 生殖与避孕, 2005, 25（4）：229-232.

184. 张水林, 朱云霞, 糜祖煌, 等. 男性不育患者精液阴道加德纳菌感染调查. 中华男科学杂志, 2004, 10（7）：

506-508.

185. 赵越. 支原体的研究现状. 中国性科学, 2006, 15（7）：34-5.

186. 赵广明, 韩贵夫, 赵连华, 等. 148例阴茎包皮炎实验室诊断. 中华男科学杂志, 2000, 6（2）：130-131.

187. 赵连明, 姜辉, 洪锴, 等. 非嵌合型克氏综合征患者显微取精成功3例报告. 北京大学学报（医学版）, 2012, 44（4）：547-550.

188. 赵曼林, 杨桂艳, 蔡桂丰, 等. 梗阻性无精子症患者年龄对配偶卵胞浆内注射结局的影响. 生殖医学杂志, 2014, 23（5）：404-407.

189. 郑菊芬, 黄翼然, 向祖琼, 等. 睾丸活检和病理学检查对梗阻性无精子症患者睾丸精子检出率初探. 生殖与避孕, 2008, 29（7）：467-470.

190. 郑菊芬, 黄学锋, 李澄棣. 无精子症患者睾丸内精子存在的评估. 中华外科杂志, 2000, 38（5）：366-368.

191. 钟影, 吴东, 艾玲, 等. 272例无精子男性睾丸与生殖激素测量结果分析. 四川医学, 2013, 23（10）：1000-1002.

192. 周增娣, 马丽, 葛争鸣, 等. 流式细胞术结合FTTC-AnnexinV/PI荧光染色检测人精子凋亡. 中华检验医学杂志, 2003, 26（10）：626-627.

193. 周作民. 生殖病理学. 北京：人民卫生出版社, 2007：16.

194. 朱建央, 朱飞凤兰陈福, 等. 流行性腮腺炎伴发睾丸炎32例分析. 实用中西医结合临床. 2007, 7（3）：65-66.

195. 竺海波, 刘永章. 精索静脉曲张睾丸减数分裂及血清生殖激素测定的初步研究. 男性学杂志, 1994, 8（3）：157-159.

196. Agarwal A, Ramadan A, Mohamed A, et al. Rolo of reactive oxygen species in the pathophysiology of human reprocction. Fertil Steril, 2003, 79(4)：829-843.

197. Agarwal A, Said TM. Role of sperm chromatin abnormalities and DNA damage in male infertility. Hum Reprod Update, 2003, 9(4)：331-345.

198. Aitken RJ, Gordon E, Harkiss D, et al. Relative impact of oxidative stress on the functional competence and genomic integrity of human spermatozoa. Biol Reprod, 1998, 59：1037-1046.

199. Aizenstein RI, DiDomcnico D, Wilbur AC, et al. Testicular mi. crolithiasis：associationwithmaleinf -ertility. ClinUltrasound, 1998, 26(4)：195-198.

200. Albrecht M, Rämsch R, Köhn FM, et al. Isolation andcultivation of human testicular peritubular cells：Anewmodelfor the investigation of fibrotic processes in the human testisand male infertility. J Clin Endocrinol Metab, 2006, 91(5)：1956-1960.

201. Albrecht M. Insights into the nature of human testicularperitubular cells. Ann Anat, 2009, 191(6)：532-

540.

202. Allan DJ, Harmon BV, Kerr JFR, et al. Cell death in sperm atogenesis. In: PorterCS, ed. Perspective on mammalian cell death. Oxford, United Kingdom: Oxford University Press, 1987: 229-258.

203. Almeida C, Cardoso MF, Sousa M, et al. Quantitative study of caspase-3 activity in semen and after up preparation in relation to sperm quality. Hum Reprod, 2005, 20(5): 1307

204. Arcangeletti MC, Pinardi F, Medici MC, et al. Cytoskeleton involvement during human cytomegalovirus replicative cycle in human embryo fibroblasts. New Microbiol, 2000, 23(3): 241-256

205. Bak A, Gargani D, Macia JL, et al. Virus factories of cauliflower mosaic virus are virion reservoirs that engage actively in vector transmission. Journal of virology, 2013, 87(22): 12207-12215.

206. Barroso G, Mohninger S. Analysis of DNA fragmentation, plasma membrane translocation of phosphatidulserine and oxidative stressin human spermatozoa. Hum Reprod, 2000, 15(6): 1338-1344.

207. Beckman M. Cell biology. Great balls of fat. Science, 2006, 311(5765): 1232-1234.

208. Berger A, Brabrand K. Testicular microlithiasis——a possibly premalignant condition. Report of five cases and a review of the literature. Acta Radiol. 1998, 39(5): 583-586.

209. Black LD, Nudell DM, Cha I, et al. Compound genetic factors as a cause of male infertility: case report. HumReprod, 2000, 15(2): 449-51.

210. Bouma GJ, Washburn L L, Albrecht K H, et al. Correct dosage of Fog2 and Gata4 transcription factors is critical for fet al testis development in mice. Proc Natl Acad Sci USA, 2007, 104(38): 14994-14999.

211. Bratton S B, Mac Farlane M, Cain K, et al. Protein complexes activate distinct caspasecascades in death receptor and stress-induced apoptosis. Experimental Cell Research, 2000, 256(1): 27-33.

212. Burdge DR, Bowie WR, Chow AW. Gardnerella vaginalis associated balanoposthitis. Sex Transm Dis, 1986, 13: 159-162.

213. Cailleau J, Vermeire S, Verhoeven G. Independent control ofthe production of insulin-like growth factor I and its bindingprotein by cultured testicular cells. Mol Cell Endocrinol, 1990, 69(1): 79-89.

214. Carlo Foresta, et al. Analysis of Meiosis in Intratesticular Germ Cells from Subjects Affected by Classic Klinefelter's Syndrome. The Journal of Clinical Endocrinology & Metabolism, 2009, 84(10): 3807-3810.

215. Carlsen E, Olsson C, Petersen JH, et al. Diurnal rhythm inserum levels of inhibin B in normal men: relation to testicu-lar steroids and gonadotropins. J Clin Endocrinol Metab, 1999, 84(5): 1664-1669.

216. Cast JE, Nelson WM, Early AS, et al. Testicular micmlithiasis: prevalence and tumor risk in a population refelTed for scmtalsonog raphy. Am J Roentgenol, 2000, 175: 1703-1706.

217. Chandely AC. Male infmility and meiosis in man. In: Frajese G. (eds)Oligozoospermia: Recent progress in andrology. New York: Raven Press, 1981: 247-265.

218. Chen KC, Forsyth PS, Buchanan TM, et al. Amine content of vaginal fluid from untreated and treated patients with nonspecific vaginitis. J Clin Invest, 1979, 63(5): 828-835.

219. Chen Xu, Yifei Wang, Huixin Zhang: The relation of Ureaplasmaurealyticum infection to urogenital stone formation. J SSMU, 1999, 11(2): 71-75.

220. Chevalier MS, Daniels GM, Johnson DC, et al. Binding of human cytomegalovirus US2 to major histocompatibility complex class I and II protenins is sufficient for their degration. J Virol, 2002, 76(16): 8265-8275.

221. Ciampani T, Fabbri A, Isidori Λ, et al. Growth hormonereleasinghormone is produced by rat Leydig cell in cultureand acts as a positive regulator of Leydig cell function. Endocrinology, 1992, 131(6): 2785-2792.

222. Cigorraga SB, Chemes H, Pellizzari E. Steroidogenic andmorphogenic characteristics of human peritubular cells inculture. Biol Reprod, 1994, 51(6): 1193-1205.

223. De Gouveia Brazao CA, Pierik F H, Oosterhuis JW, et al. Bilat—eral testicular microlithiasis predicts the presence of the precursoroftesticular germ cell tumors in subfertile men. J Urol, 2004, 171(1): 158-160.

224. De Jong BW, De Gouveia Brazao CA, Stoop H, et al. Ramanspectroscopic analysis identifies testicular microlithiasis as intratubularhydroxyapatite. J Urol, 2004, 171(1): 92-96.

225. Del Castillo EB, Trabucco A, De la Balze FA. Syndrome produced by absence of the germinal epithelium without impairment of the Sertoli or Leydig cells. J Clin Endo Metab, 1947, 7: 493-502.

226. Derogee M, Bevels RF, Prins II, et al. Testicular micmlithiasis, apremalignant condition: prevalence, histopatholog ic findings, andrelation to testicular tumor Urology, 2001, 57: 1133-1137.

227. Dessi D, Delogu G, Emonte E, et al. Long-term survival and intracellular replicayion of Mycoplasma hominis in Trichomonas vaginalis cells: potential role of the protozoon in transmitting bacterial infection. Infect Immun, 2005,

73（2）：1180-1186.

228. Devroey P, van Steirteghem A. A review of ten yearsexperience of ICSI. HumReprod Update, 2004, 10(1)：19-28.

229. Doherty F J, Mullins T L, Sant G Reta1. Testicularmicro. 1ithiasis. A unique sonographic appearance. J Ultrasound Med, 1987. 6（7）：389-392.

230. Donald J. A study of meiotic preparation of human spermatocytes and their relaationship to infertility. J Urol, 1976, 115(5)：284-287.

231. Dongmei Cui. Atlas of Histology- with Functional and Clinical Correlations. Baltimore, USA：Lippincott Williams & Wilkins, 2011.

232. Ebina, T. M. Satake, & N, et al. Ishida, Involvement on microtubules in cytopathic effects of animal viruses：Early proteins of adenovirus and herpesvirus inhibit formation of microtubular paracrystals in HeLa-S 3 cells. J Gen Virol, 1978, 38：535-548

233. Eddy EM. Male germ cell gene expression. Recent ProgHorm Res, 2002, 57：103-128.

234. Elsasser A, SuzukiK, Schaper J. Unresolved issues regarding the role of apoptosis in the pathogenesis of ische m ic injury and heart failure. Mol Cell Cardiol, 2000, 32(5)：711 - 724.

235. Skinner MK, Fritz IB.Androgen stimulation of Sertoli cell function is enhanced by peritubular cells. Mol Cell Endocrinol, 1985, 40（2-3）：115-122.

236. Foresta C, Ferlin A, Garolla A, et al. High frequency of well-defined Y-chromosome deletions in idiopathic Sertoli cell-only syndrome. Hum Reprod, 1998, 13(2)：302-307.

237. Fredricsson B, Carlstrom K, Ploen L. Steroid metabolism and morphologic features of the human testis. J Androl, 1989, 10(1)：43-49.

238. Fredricsson B, Carlstrom K, Plone L, et al. Steroid metabolism and morphologic features of the human testes . J Androl, 1989, 10：43-47.

239. Gardner HL. Haemophilus vaginalis vaginitis after twenty-five years. Am J Obstet Gynecol. 1980, 137（3）：385-391.

240. Gardner HL, Dukes CD. Haemophilus vaginalis vaginitis：a newly defined specific infection previously classified non-specific vaginitis. Am J Obstet Gynecol, 1955, 69（5）：962-976.

241. Gravett MG, Nelson HP. Independent associations of bacterial vaginosis and trachomatis infection with adverse pregnancy outcome. JAMA, 1986, 256：1899-1902.

242. Biswas MK. Bacterial vaginosis. Clin Obstet Gynecol, 1993, 36：166-170.

243. Greenwood JR, Pickett MJ, Martin WJ, et al. Heamophilus vaginalis (Corynebacterium vaginal)：method for isolation and rapid biochemical identification. Health Lab Sci, 1977, 14（2）：102-106.

244. Guillon F, Monet-Kuntz C, Fontaine I, et al. Expression of fet al-type intermediate filaments by 17-day-old rat Sertoli cells cultured on reconstituted basement membrane. Cell Tissue Res, 1990, 260：395-387.

245. Guillou F, Zakin MM, Part D, et al. Sertoli cell-specific expression of the human transferrin gene：comparison withthe liver-specific expression. J Biol Chem, 1991, 266(15)：9876-9884.

246. Hadlziselimovic F, Herzog B, Liebundgut B, et al. Testicular and vascular changes and adults with varcocele. J Urol, 1989, 142：583-560.

247. Hadziselimovic F, Geneto R , Emmoms LR. et al. Increased apoptosis in the contralateral testis in patients with testicular torsion. Lancet, 1997, 350(9071)：118.

248. Heeg, U., W. Haase, D. Brauer, & D. Faike, Microtubules and microfilaments in HSV-infected rabbit-kidney cells. Arch. Virol, 1981, 70：233-246.

249. Heikinheimo M, Ermolaeva M, Bielinska M, et al. Expression and hormonal regulation of transcription factors GATA-4 and GATA-6 in the mouse ovary. Endocrinology, 1997, 138(8)：3505-3514.

250. Hein S, Arnon E, KoSTIN S, et al. Progression from compensated hypertrophy to failure in the presgsureoverloaded human heart：structural deterioration and compensatory mechanilms. Circulation, 2003, 107(7)：984-991

254. Helal MA, Mehmet H, Thomas NT, et al. Ontogeny of human fet al testicular apoptosis during first, second and third trimesters of pregnancy. J Clin Endocrnol Metab, 2002, 87(3)：1189-1193.

255. Henriksen K, Hakovirta H, Parvinen M. Testosterone inhibits and induces apopyosis in rat seminiferous tubules in a stage-specific manner：in situ quantification in squash preparations after administration of ethanc dimethane sulfonate . Eedocrinology, 1995, 136(8)：3285-3291.

256. HikimAP, LueY, YamamotoCM, et al. Key apoptotic pathways for heatinduced programmed germ cell death in the tists. Eedocrinology, 2003, 144(7)：3167.

257. Hillier SL. Diagnostic microbology of bacterial vaginosis. Am J Obstet Gynecol, 1993, 169：455-458.

258. Hoeben E, Van Aelstb I, Swinnen JV, et al. Gelatinase Asecretion and its control in peritubular and Sertoli cellcultures：effects of hormones, second messengers and inducersof cytokine production. Mol Cell Endocrinol, 1996, 118(1-2)：37-46.

259. Huckins C. The morphology and kinetics of spermatogonial degeneration in normal adult rats：an analysis using a

simplified classification of the germinal epithelium. Anat Rec, 1978, 190(4): 905-926.

260. Jarow J, Espeland M, Lipshultz L, et al. Evaluation of theazoospermic patient. J Urol, 1989, 142(1): 62-65.

261. Jin T, Zhang X, Li H, et al. Characterization of a novel silencer element in the human aromatase gene PII promoter. Breast Cancer Res Treat, 2000, 62(2): 151-159.

262. Johnson L, Thompson DL Jr, Varner DD. Role of Sertoli cellnumber and function on regulation of spermatogenesis. AnimReprod Sci, 2008, 105(1-2): 23-51.

263. Jones NL, Lewis JC, Kilpatrick BA. Cytoskeletal disruption during human cytomegalovirus infection of human lung fibroblasts. Eur J Cell Biol, 1986, 41(2): 304-312.

264. KapranosN, PetrakouE, AnastasiadouC, et al. Detetion of herpes sinrplexvirus, cytomegalovirus and Epsteirr Barr virus in the scmen of men attending infertility clinic. Fertil Steril, 2003, 79(suppl 3): 1566-1570.

265. Kass EJ, Belman AB. Reversal of testicular growth fatlure by varicocele ligation. J Urol, 1998, 137: 475.

266. Kawakami E, Hori T, Tsutsui T. et al. Azoospermia of dogs with apoptic germ cells Leydig cells. J Vet Med sci, 2000, 62(5): 529-531.

267. Kessaris DN. M ellinger BC. Incidence an d implication of testicularmicmlithiasis detected by scmtal duplexsonog raphy in a select group ofinfertile men. J Uro1, 1994, 152: 1560-1561.

268. Kim ED, Barquwi AZ, Sco JT, et al. Apoptosis: its importance in spermatogenic dysfunction. Urol Clin North Am, 2002, 29(4): 755.

269. Kim ED, Barqawi AZ, Seo JT, et al. Apoptosis: its importance in spermatogenic dysfunction. Urol Clin North Am, 2002, 29(4): 755-765.

270. Kohno S, Munoz JA, Williams TM, et al. Immunopathology ofmurine experimental allergic orchitis. J Immunol, 1983, 130(6): 2675-2682.

271. Kurohmaru M, SinhaHikimAP, MayerhoferA, et al. Goldenhamster myoid cells during active and inactive states ofspermatogenesis: correlation of testosterone levels withstructure. Am J Anat, 1990, 188(3): 319-327.

272. Le Magueresse-Battistoni B, Wolff J, Morera AM, et al. Fibroblast growth factor receptor type Ⅰ expression duringrat testicular development and its regulation in cultured Sertoicells. Endocrinology, 1994, 135(6): 2404-2411.

273. Levin S. Apoptosis, necrosis, or oncosis: what is your diagnosis A report from the Cell Death No menclature Comm itteeof the Society of Toxicologic Pathologists.

Toxicol Sci, 1998, 41(2): 155-156.

274. Lise A, et al. Natural history of seminiferous tubule degeneration in Klinefelter syndrome. Human Reproduction Update, 2006, 12(1): 39-48.

275. Tiepolo L, Zuffardi O. Localization of factors controlling spermatogenesis in the nonfluorescent portion of the human Y chromosome long arm. Hum Genet, 1976, 34（2）: 119-124.

276. Luftig, R. B. Does the cytoskeleton play a significant role in animal virus replication? J Theor Biol. 1982, 9: 173-191.

277. Maekawa M, Nagano T, Kamimura K, et al. Distribution ofactin-filament bundles in myoid cells, Sertoli cells, and tunicaalbuginea of rat and mouse testes. Cell Tissue Res, 1991, 266(2): 295-300.

278. MaekawaM, KamimuraK, NaganoT. Peritubularmyoid cells in the testis: their structure and function. Arch Histol Cytol, 1996, 59(1): 1-13.

279. Martin R, Santamaría L, Nistal M, et al. The peritubularmyofibroblasts in the testes from normal men and men Mendis-Handagama SM, Ariyaratne HB. Differentiation ofthe adult Leydig cell population in the postnatal testis. BiolReprod, 2001, 65(3): 660-671.

280. Meroni S, Canepa D, Pellizzari E, et al. Regulation of gammagluamyl transpeptidase activity by Ca^{2+} and protein kinase C-dependent pathways in Sertoli cell. Int J Androl, 1997, 20(4): 189-194.

281. Morel F, Mercier S, Roux C, et al. Interindivdual variations in the disomy frequencies of human spermatozoa and theircorrlation with nuclear maturity as evaluated by aniline blue stining. Fertil Steril, 1988, 69(6): 1122-1127.

282. Moretti E, Pascarelli NA, Giannerini V, et al. 18, X, Y aneuploidies and transmission electron microscopy studies in spermatozoa from five carriers of different reciprocal translocations. Asian J Androl, 2009, 11: 325-332.

283. Baccetti B, Capitani S, CollodelG, et al. Infertile spermatozoa in a human carrier ofrobertsonian translocation. Fertil Steril, 2002, 78: 1127-1130.

284. MorrisAJ, Taylor MF, Morris ID et al. Leyding cell apoptosis in response to ethane dimethanesulphonate after both in vivo and in viteo treatment. J Androl, 1997, 18(3): 274-280.

285. Moustafa MH, Sharma RK, Thoenton J, et al. Relationship between ROS production, apoptosis and DNA denaturation in spermatozoa from patients examined for infertility. Hum Reprod, 2004, 19(1): 129-138.

286. Mruk DD, Cheng CY. Sertoli-Sertoli and Sertoli-germ cell interactions and their significance in germ cell movement in the seminiferous epithelium during spermatogenesis.

Endocr Rev，2004，25(5)：747-806.

287. Mullaney BP，RosselliM，SkinnerMK. Developmental regulationof Sertoli cell lactate production by hormones and thetesticular paracrine factor，PModS. Mol Cell Endocrinol，1994，104(1)：67-73.

288. Nicopoullos J，Gilling-smith C，Ramsay J. Does the cause ofobstructive azoospermia affectthe outcome of intracytoplasmicsperm injection. BJU International，2004，93(9)：1282-6.

289. Nistal M，Paniagua R，Díez-Pardo JA. Testicular microlithiasis in 2 children with bilateral cryptorchidism. J Urol，1979，121(4)：535-537.

290. Novoa RR，Calderita G，Arranz R，et al. Virus factories：associations of cell organelles for viral replication and morphogenesis. Biol Cell，2005，97(2)：147-172.

291. Okuymna A. Surgied repuir of vacicocde at pubcrly：prevcnl lrcnl for fertility inptovement. J Urol 1987，139-141.

292. Otite U. Webb JA，Oliver RT，et al. Testicular micmlithiasis is it abenign condition with malignant potential? Eur Uml，2001，40：538

293. Palombi F，Di Carlo C. Alkaline phosphatase is a marker formyoid cells in cultures of rat peritubular and tubular tissue. Biol Reprod，1988，39(5)：1101-1109.

294. Peterson AC，Baurnan JM ，Light DE，et al. The prevalence oftesticular micmlithiasis in 813 asymptomatic po Pulation of men 18 to 35years old. J Uml，2001，166：2061-2064 .

295. PillierC，TebourbiL，Chopineau-Proust S，et al. Herpesvirus，cytomegalovirus，human sperm and assisted fertilization，Hun Reprod，2002，17(5)：1282-1287.

296. Priebe C J，Carret R. Testicular calcification in 4year old boypediatrics，1970，46：785-788.

297. Raychoudhury SS，IrvingMG，Thompson EW，et al. Collagenbiosynthesis in cultured rat testicular Sertoli and peritubularmyoid cells. Life Sci，1992，51(20)：1585-1596.

298. Regadera J，Martínez-García F，González-Peramato P，et al. Androgen receptor expression in Sertoli cells as a functionof seminiferous tubule maturation in the human cryptorchidtestis. J Clin Endocrinol Metab，2001，86(1)：413-421.

299. Regadera J，Martinez GF，Paniagua R，et al. Androgen insensitivity syndrome：animmunohistochemical，ultrast-ructural，and morphometric study. Arch Pathol Lab Med，1999，123：225-229.

300. Riccil G，Perticararis S，Fragonas E，et al. Apoptosis in human sperm：its correlation with semen quality and presence the presence of leukocytes. Human Reprod，

2002，17(10)：2665-2672.

301. Rodriguez L，Ody C，AraKi I，et al. An early and massive wave of germinal cell apoptosis is required for the development of functional spermatogenesis . EMBO J，1997，16(9)2262-70.

302. Romanoa F，Tripiciano A，Muciaccia B，et al. The contractilephenotype of peritubular smooth muscle cells is locallycontrolled：possible implications in male fertility. Contraception，2005，72(4)：294-297.

303. Russel LD，Ettlin RA，Sinha - Hikkim AP，et al. Histological andhistopathological evaluation of the testis. Clearwater：Cache River Press，1990.

304. Santiemma V，Beligotti F，Magnanti M，et al. Endothelin-1stimulates deoxyribonucleic acid synthesis and contractionin testicular peritubular myoid cells. Biol Reprod，1996，54(3)：583-590.

305. Sciurano R，Rahn M，Rey-Valzacchi，et al. The asynaptic chromatin in spermatocytes of translocationcarriers contains the histone variant g-H2AX and associateswith the XY body. HumReprod，2007，22：142-150.

306. Shen H M，Chia S E，Oeg C N. Evaluation of oxidative DNA damage in human sperm and its association with male infertility. J Andrl 1999，20：718-723.

307. Shikone T，Billig H，Hsueh A J，Experimentally induced cryptorchidism increaases apoptosis in rat testis . J Urol，1996，156(6)：1952-1958.

308. Siddighi S，Patton WC，Jacobson JD，et al. Correlation of sperm parameters with apoptosis assessed by dual fluorescence DNA integrity assay. Arch Androl，2004，50(4)：311-314.

309. Simsek F，Turkeri L，Cevik I，et al. Role of apoptosis in testicular tissue damage caused by Varicocele . Arch Esp Urol. 1998，51(9)：947-950.

310. Skinner MK，Tung PS，Fritz IB. Cooperativity betweenSertoli cells and testicular peritubular cells in the productionand deposition of extracellular matrix components. J Cell Biol，1985，100(6)：1941-1947.

311. Skinner M K，Norton JN，Mullaney BP，et al. Cell-cell interactionsand the regulation of testis function. Ann N Y AcadSci，1991，637：354-363.

312. Stojanovic S，Govorcin M，Hadnadev D，et al. The value of ultrasoundin diagnosis of male infertility. Med Pregl，2004，57 (11-12)：551-555.

313. Tttelmann F，Simoni M，Kliesch S，et al. Copy numbervariants in patients with severe oligozoospermia and sertoli-cell-only syndrome. PLos One，2011，6(4)：e19426.

314. Tesarik J，Mendoza C，Greco E，et al. The effect of FSH on male germ cell survival and differentiation in vitro

is mimicked by pentoxifylline but not insulin. Mol Hum Reprod, 2002, 6(10): 877-881.

315. The Male Infertility Best Practice Policy Committee of theAmerican Urological Association; Practice Committee of theAmerican Society for reproductivemedicine. Report on evaluationof the azoospermic male. Fertil Steril, 2004, 82(Suppl1): S131-136.

316. The Practice Committee of the American Society for ReproductiveMedicine. New techniques for sperm acquisition inobstructive azoospermia. Fertil Steril, 2004, 82(Suppl 1): S186-193.

317. Robinson LL, Townsend J, Anderson RA. The human fetal testis is a site of expression of neurotrophins and their receptors: regulation of the germ cell and peritubular cell population. J Clin Endocrinol Metab. 2003 88(8): 3943-3951.

318. Thomas K, Wood S J, Thompson A J, et al. The incidence andsignificance of testicular micmhthiasis in a subfertile population. Br J Radiol, 2000, 73: 494-497.

319. Thompson EW, Blavkshaw AW, Raychoudhury SS. Secretedproducts and extracellular martrix fromtesticular peritubularmyoid cells influence androgen-binding protein secretion bySertoli cells in culture. J Androl, 1995, 16(1): 28-35.

320. Tiepolo L, Zuffardi O. Localization of factors controlling spermatogenesis in the nonfluorescent portion Tournaye H, Verheyen G, Nagy P, et al. Are there predictive factors for successful testicular sperm recovery inazoospermic patient? Hum Reprod, 1997, 12(1): 80-86.

321. Tran N, Servos G, Haider S G. Ultrastructure of cell contactsof fetal and adult Leydig cells in the rat: a systematicstudy from birth to senium. Anat Embryol, 2006, 211(4): 273-282.

322. Tremblay J J, Viger R S. Novel roles for GATA transcription factors in the regulation of steroidogenesis. Steroid Biochem Mol Biol, 2003, 85(2-5): 291-298.

323. Tremblay J J, Viger R S. Transcription factor GATA-4 is activated by phosphorylation of serine 261 via the c AMP/ protein kinase a signaling pathway in gonadal cells. J Biol Chem, 2003, 278(24): 22128-22135.

324. Tung PS, Fritz IB. Cell-substratumand cell-cell interactionspromote testicular peritubular myoid cell histotypic expressionin vitro. Dev Biol, 1986, 115(1): 155-170.

325. Tung PS, Fritz IB. Characterization of rat testicularperitubular myoid cells in culture: a-smooth muscle isoactinis a specific differentiation marker. Biol Reprod, 1990, 42(2): 351-365.

326. Tung PS, Fritz IB. Sertoli cells in culture secrete paracrinefactor(s) that inhibit peritubular myoid cell

proliferation: identification of heparinoids as likely candidates. J Cell Physiol, 1991, 147(3): 470-478.

327. Van Cruchten S, VanDenBroeck W. Morphological and biochemical aspects of apoptosis, oncosis and necrosis. Anat Histol Embryol, 2002, 31(4): 214-223.

328. Van Saen D, Gies I, De Schepper J, et al. Can pubertal boys with Klinefelter syndrome benefit from spermatogonial stem cell banking? Hum Reprod, 2012, Feb, 27(2): 323-330.

329. Vaskivuo T E, Anttonen M, Herva R, et al. Survival of human ovarian follicles from fetal to adult life: apoptosis, apoptosis related proteins, and transcription factor GATA-4. J Clin Endocrinol Metab, 2001, 86(7): 3421-3429.

330. Vegni—Tallufi M, Bigliardi E, Vanni MG, et al. Testicular micmfiths: their origin and structure. J Uml, 1980, 124: 105-107.

331. Verhoeven G, Hoeben E, DeGendt K. Peritubular cell-Sertolicell interaction: factor involved inPModSactivity. Andrologia, 2000, 32(1): 42-45.

332. Walker W H. Molecular mechanisms of testosterone action inspermatogenesis. Steroids, 2009, 74(7): 602-607.

333. Wang X, Zelenski N G, Yang J, Sakai J, Brown M S, Goldstein J L. Cleavage of sterol regulatory element binding proteins (SREBPs) by CPP32 during apoptosis. Embo J, 1996, 15: 1012-1020

334. Welsh M, Saunders P T, Atanassova N, et al. Androgen actionvia testicular peritubular myoid cells is essential formale fertility. FASEB J, 2009, 23(12): 4218-4230.

335. Wennemuth G, Aumüller G, Bacher M, et al. Macrophagemigration inhibitory factor-induced Ca^{2+} response in rattesticular peritubular cells. Biol Reprod, 2000, 62(6): 1632-1639.

336. Whittington K, Assinder S J, Parkinson T, et al. Function andlocalization of oxytocin receptors in the reproductive tissueof rams. Reproduction, 2001, 122(2): 317-325.

337. Martin R, Santamaría L, Nistal M, et al. The peritubular myofibroblasts in the testes from normal men and men with Klinefelter's syndrome. A quantitative, ultrastructural, and immunohistochemical study. J Pathol, 1992, 168（1）: 59-66.

338. Deguchi T, Yoshida T, Miyazawa T, et al. Association of Ureaplasma urealyticum (biovar 2) with nongonococcal urethritis. Sex Transm Dis, 2004, 31(3): 192-195.

339. Wu X, Qi X, Qu B, et al. Evasion of antiviral immunity through sequestering of TBK1/IKK epsilon/IRF3 into viral inclusion bodies. J Virol, 2014, 88(6): 3067-3076.